中药饮片标准汤剂

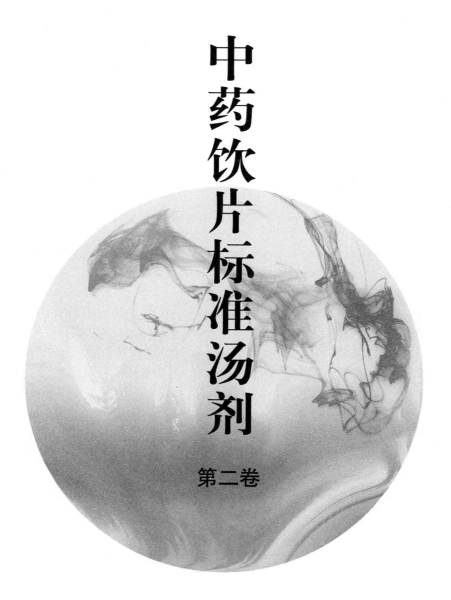

第二卷

陈士林　刘安／主编

刘昌孝／主审

中国中医科学院中药研究所
上海市药材有限公司　　联合编著
上海上药津村制药科技有限公司
天津药物研究院

科学出版社
北京

内 容 简 介

中药饮片标准汤剂作为经典名方制剂的质量基准和衡量中药配方颗粒的标准参照物，是当前中医药行业关注的焦点。

研究团队目前已对几百种中药饮片标准汤剂进行系统研究，所选样品代表性强，所得含量、转移率、出膏率、特征图谱数据翔实可靠，具有重要参考价值。研究结果能够指导企业进行中药配方颗粒、中药经典名方、中成药及中药新药相应品种研发、生产，保障产品质量均一，缩短研究周期，节约成本，产生更大的社会效益和经济效益。2018 年初研究团队出版了《中药饮片标准汤剂》第一卷，受到了业内的广泛关注。目前已完成 180 余味中药饮片标准汤剂的研究资料撰写，形成了《中药饮片标准汤剂》第二卷。亦分为上篇、下篇和附录三部分。

本书内容新颖、数据翔实、结论可靠，适合从事中药教学、研究、生产及质检等方面的人员阅读使用。

图书在版编目（CIP）数据

中药饮片标准汤剂. 第 2 卷 / 陈士林，刘安主编. —北京：科学出版社，2018.10
　ISBN　978-7-03-059127-2

　Ⅰ. ①中… 　Ⅱ. ①陈… ②刘… 　Ⅲ. ①饮片-汤剂-中药炮制学-标准
Ⅳ. R283.64-65

中国版本图书馆 CIP 数据核字（2018）第 238815 号

责任编辑：刘　亚 / 责任校对：张凤琴
责任印制：肖　兴 / 封面设计：黄华斌

科学出版社 出版

北京东黄城根北街 16 号
邮政编码：100717
http://www.sciencep.com

中国科学院印刷厂 印刷

科学出版社发行　各地新华书店经销

*

2019 年 1 月第　一　版　开本：889×1194　1/16
2019 年 11 月第二次印刷　印张：32
字数：902 000

定价：198.00 元
（如有印刷质量问题，我社负责调换）

《中药饮片标准汤剂》（第二卷）
编 委 会

马　海　中国中医科学院中药研究所

李　刚　盛实百草药业有限公司

张兰珍　北京中医药大学

杉田亨　日本国株式会社津村

陈军力　上海市药材有限公司

严桂林　盛实百草药业有限公司

户田光胤　日本国株式会社津村

叶　冠　上海医药集团股份有限公司

诸田隆　日本国株式会社津村

杨　弘　上海中药行业协会

戴一民　上海上药华宇药业有限公司

张铁军　天津药物研究院

杨立伟　国家食品药品监督管理总局

周祥山　东阿阿胶股份有限公司

编 写 说 明

本书由中国中医科学院中药研究所、上海市药材有限公司、上海上药津村制药科技有限公司、天津药物研究院等研究团队根据研究总结而成，书中数据、图表、结论均由实验结果整理、汇编而得。成书体例在参照《中药饮片标准汤剂》第一卷及类似书籍的基础上，根据本书内容，结合阅读习惯编排。受篇幅所限，本书仅对关键研究内容进行了详细的描述，其他内容仅简写或略过。本书为《中药饮片标准汤剂》第二卷，后续品种将陆续出版。

本书主体部分包括 5 个章节，按照药材的药用部位进行分类，分别为第 5 章根及根茎类、第 6 章种子果实类、第 7 章枝干皮藤类、第 8 章花叶草类、第 9 章其他类。所涉及的饮片及其炮制方法以 2015 年版《中华人民共和国药典》（简称《中国药典》）收载为准，个别非药典收录品种以 2008 年版《上海市中药饮片炮制规范》为准。饮片出现次序以首字母汉语拼音升序排列。标准汤剂的原料是饮片，本书主要考虑饮片质量是否符合药典规定，至于生产饮片的药材质量和炮制工艺，笔者没有着重考察。药材质量和炮制工艺属于饮片的生产过程，不应包括在标准汤剂的考察范围内。

为了让读者更好地了解标准汤剂的研究背景、制备策略和建立质量标准的依据等内容，增加可读性，特将第一卷的总论部分重新编辑后纳入本卷。同时，根据标准汤剂的最新进展，对总论中的部分内容进行了适当的调整。

中药饮片标准汤剂的制备采用通用研究流程，主要包括以下几个方面。

【样品】样品采集自全国主要药材市场及种植基地，覆盖道地产区、传统产区、主产区、规范化种植产区，一般不少于 12 批次。样品需符合 2015 年版《中国药典》规定，样品通过传统鉴别、DNA 条形码等方法鉴别，精确到物种。原植物拉丁名以 2015 年版《中国药典》为准。

【制备】制备流程及主要参数如下表所示。

工艺过程	参数
投料饮片	100g
溶剂	水
浸泡时间	30min
加水量	根及根茎类、种子果实类：头煎 7 倍量，二煎 6 倍量
	枝干皮藤类：头煎 8 倍量，二煎 7 倍量
	花叶全草类：头煎 12 倍量，二煎 10 倍量
煎煮时间	一般饮片：头煎 30min，二煎 20min
	质地坚硬、滋补类：头煎 60min，二煎 40min
浓缩温度	不高于 60℃
浓缩体积	5 倍（饮片重量）

根据前期的研究经验，加水 8 倍量和 7 倍量并无本质的区别，而且后期研究数据也表明标准汤剂质量变化较大，所以根及根茎类饮片、种子果实类饮片和枝干皮藤类饮片采用同样的加水量也符合要求。

对于 2015 年版《中国药典》中规定挥发油含量的饮片需单独提取挥发油。一般采用挥发油提取器提取：第一次提取 2h，第二次提取 30min，将两次的提取液合并浓缩，再将提取的挥发油添加到浓缩液，定容至 500mL，即得标准汤剂。

中药饮片标准汤剂与口服液、酒剂类似，因而其质量标准主要参考《中国药典》中口服液和酒剂的有关指标，如 pH 值、总固体。质量标准的体例及内容说明如下所示。

【制法】根据实际制备方法，进行简要的描述。

【性状】根据所得标准汤剂的颜色、状态进行描述。

【总固体】精密吸取混合均匀的标准汤剂 10mL，置已干燥至恒重的蒸发皿中，水浴蒸干，在 105℃干燥 3h，移至干燥器中，冷却 30min，迅速称定重量，即得。由于总固体得率相对稳定，因而其范围设定为均值±2SD（standard deviation，标准差）。

【特征图谱】由于指纹图谱的色谱时间过长，对色谱峰等要求过细，而特征图谱能满足一般鉴别的需求，且检测周期短，因此本书全部采用特征图谱进行定性研究。本书基本没有采用薄层色谱，主要有两个原因：①建立一个规范的薄层色谱对操作人员技术要求较高，且薄层色谱仪的普及率远低于高效液相色谱法（high performance liquid chromatography，HPLC），水提取液的薄层色谱尤其难以建立；②基于高效液相色谱法的特征图谱操作相对简单，能够联合质谱进行定性鉴别，且比较方便计算相似度、相对保留时间、相对峰面积等参数。本书中特征图谱都指认了特征成分，同时在起草说明中基本都给出了主要色谱峰的相对保留时间和相对峰面积。考虑到将来应用的需要，本书的一个显著特点是特征图谱和含量测定基本上都采用同一个色谱方法。标准汤剂在进行含量测定的同时基本都可以获得特征图谱，进一步缩短了检测时间，提高了工作效率，以期得到更好的推广应用。特征图谱均采用国家药典委员会"中药色谱指纹图谱相似度评价系统(2004A)"软件进行处理。

【含量测定】【转移率】指标成分含量能够表征标准汤剂质量。转移率能够表征标准汤剂制备过程。转移率计算公式为：转移率（%）=W/M×100%。其中，W 为标准汤剂中指标成分的量（mg），M 为饮片中指标成分的量（mg）。除个别不稳定的成分外，转移率相对稳定，因而转移率的范围设定为均值±2SD。少数品种因《中国药典》中对应饮片无指标成分或标准汤剂中指标成分含量过低，未进行含量测定。由于饮片中指标成分含量差异过大，如不同批次甘草饮片中甘草酸的含量相差 5 倍以上，导致标准汤剂中含量的 SD 值过大。如果将含量范围设定为均值±2SD，会导致与实际状况偏离较大。加之《中国药典》中规定了饮片含量的限度，理论上符合该限度的饮片都可以作为原料制备标准汤剂。但在实际研究中，不容易收集到含量为最低限度的饮片。因此笔者设定标准汤剂的限量标准为饮片的最低限量标准×转移率的均值。之所以取转移率的均值，是因为对含量较低的饮片，为了保证标准汤剂的质量，其转移率会有一定的要求，应该取较高的值。

【规格】统一制备为 0.2g（饮片）/mL。

【贮藏】一般应冷冻保存，用时复融。

由于标准汤剂的浓度为 0.2g（饮片）/mL，所含总固体也不是很高，其密度差异不大，不具备特征性，因此本实验未进行相对密度的测量。

前　言

标准汤剂是当前中医药行业关注的焦点，对配方颗粒、经典名方的开发和标准制定具有重要的作用。本研究团队通过多年的努力，对几百种中药饮片标准汤剂进行了深入的研究，明确了中药饮片标准汤剂的定义、内涵和外延等关键概念，建立了规范化的制备方法，为标准汤剂的研究和应用奠定了基础。

2018 年 1 月，本研究团队出版了《中药饮片标准汤剂》第一卷，共收录了 70 个中药饮片标准汤剂品种。该书详细阐述了标准汤剂研究进展、内涵、外延、制备方法建立依据和质量标准制定原则，形成了明确的中药标准汤剂制备方法，讨论了影响标准汤剂质量的有关因素。该书为中药饮片标准汤剂研究奠定了良好的基础，在业内引起了广泛的关注。由于研究基础相对薄弱，加之研究者能力有限，第一卷中难免存在错误和不足之处，经过反复检查校对，已在第一卷第二次印刷中予以更正。

《中药饮片标准汤剂》第二卷是第一卷的延续，共入选了白芷等 77 个中药饮片标准汤剂品种。根据用药部位的不同，全书下篇分为 5 章，分别为第 5 章根及根茎类、第 6 章种子果实类、第 7 章枝干皮藤类、第 8 章花叶草类和第 9 章其他类。《中药饮片标准汤剂》为系列研究，内容重复在所难免，第二卷引用了第一卷总论章节的大篇幅内容，在此予以说明。

本书由中国中医科学院中药研究所、上海市药材有限公司、上海上药津村制药科技有限公司、天津药物研究院等团队共同完成，是集体努力的结果。书中所有数据均为第一手材料，全部来自本研究团队实验室。

感谢中国药材集团公司、盛实百草药业有限公司、深圳津村药业有限公司等单位为本研究提供了部分样品。感谢安捷伦科技（中国）有限公司、沃特世科技（上海）有限公司提供的部分仪器及项目检测支持。还有其他友好单位及个人给予了大力支持，特别是有些读者提出了宝贵的反馈意见，在此不一一列举，一并表示最诚挚的感谢！

受作者能力所限，书中难免存在疏漏和不足之处，敬请广大读者批判指正，以利后续品种的出版和本书再版时改进。

编委会

2018 年 4 月

目　　录

《中药饮片标准汤剂》第一卷
品种回顾

为使读者清晰了解研究团队在中药饮片标准汤剂领域的工作进展,特将第一卷已出版的 70 个品种列出如下(页码为第一卷页码):

上篇　总　　论

第1章 概 述

随着科技的发展和进步,中药饮片出现了多种用药形式,除传统饮片外,还有配方颗粒、精制饮片、超微饮片、破壁饮片等,这些新的饮片用药形式具有一定积极的临床意义,是对传统饮片的有益补充,但同时也存在标准不明确、剂量不统一、临床合理性有待进一步论证等多种问题,给国家监管和使用带来了困扰。例如,不同的饮片用药形式之间剂量关系如何折算目前并没有统一标准,导致临床用药剂量混乱,严重影响了临床疗效的一致性评判;而且,即使同一种用药形式,由于制备工艺不一致,也会导致其临床用药剂量出现差异。所以,急需建立某种标准用于标化不同的饮片用药形式和不同企业的产品,提高临床用药的准确性,保障疗效的有效性。

2016 年 4 月,陈士林等发表了题为《中药饮片标准汤剂研究策略》的文章,首次给出了中药饮片标准汤剂明确的概念和内涵[1, 2]。2016 年 8 月,国家药典委员会在《中药配方颗粒质量控制与标准制定技术要求(征求意见稿)》(以下简称"技术要求")中也提出了标准汤剂的概念。2017 年 10 月国家食品药品监督管理总局在《中药经典名方复方制剂简化注册审批管理规定(征求意见稿)》(以下简称"管理规定")中提出了标准煎液的概念,这与"技术要求"中的标准汤剂如出一辙,即在传统中药的大生产过程中,为保证临床疗效不降低、毒性不增加,而设计的一个中间过渡对照物,这是大生产中制剂工艺筛选及标准制订的依据和准绳。从生产工艺的角度来看,中药配方颗粒类似单方的中成药制剂,故可以统一用标准汤剂来探讨单方制剂或复方制剂的中药整体质量控制模式。标准汤剂概念的提出,对引领行业发展布局、推动中药产业新格局的形成,对规范配方颗粒市场、促进配方颗粒质量标准升级具有深远影响,同时也为经典名方的研究提供了新的思路和技术手段。

汤剂是我国传统医学中应用最早,也是目前临床应用最广泛的剂型之一。中药饮片标准汤剂是以中医理论为指导、临床应用为基础,参考现代提取方法,经标准化工艺制备而成的单味饮片水煎剂。中药饮片标准汤剂也是进行中药质量标志物(Q-Marker)研究的重要手段和关键物质[2],作为中药质量标志物的核心样本,其制备方法标准、规范,易于进行定性分析和定量分析,实现临床用药剂量统一,保障用药的准确性和剂量的一致性。

中药饮片标准汤剂代表了传统汤剂的一般情况[3]。因此,建立中药饮片标准汤剂用于标化不同的临床用药形式是否与传统临床用药一致,是目前学术界,特别是配方颗粒及经典名方产业界共同关心的问题。究其原因,主要包括以下两点。

(1)传统中医药理论的传承。标准汤剂遵循传统的中医药理论,按照古法或临床工艺制备而成,在融合现代煎药设备及工艺特点基础上极大限度地保存传统工艺的完整性。以配方颗粒为例,其应用的前提是配方颗粒的质量与汤剂质量一致,这样才能够在中医理论指导下应用于临床。所以配方颗粒的质量应符合标准汤剂的质量要求。超过标准汤剂的质量范围,并不意味着配方颗粒的质量不好,只是其不再能够按照中医理论代替汤剂在临床使用,所以标准汤剂的质量范围决定了配方颗粒的质量标准。另外,大部分古籍记载的经典名方对药材来源、炮制方法、配伍比例、煎煮时间(先煎后下)及加水量等均有明确的要求,这也是标准汤剂制备应遵循的基本原则和要求。对部分提取方法记载不清楚的经典名方,其提取工艺筛选应参照 2009 年国家中医药管理局发布的《医疗机构中药煎药室管理规范》执行。这要求对成药的制剂工艺优化时,不应以一种或几种指标性成分的高低作为判断工艺优劣的标准,而应以标准汤剂各主要指标为核心开展研究。在临床应用时,还规定其功能主治范围不能超出传统的使用范围,日本"小柴胡汤事件"就是血的教训,应引起业界的重视。

（2）代表了制剂的整体内在质量。首先，标准汤剂从药材源头进行把关，保证投料药材的代表性；对制备过程进行控制，保证制备工艺的标准化；采用特征图谱、指标成分含量等相结合的多组分质量控制模式，从整体上对标准汤剂进行质量控制，以保证其质量均一、稳定。其次，除了成型工艺外，标准汤剂与制剂的其余质量控制指标均基本一致，因此是制剂内在质量的实物对照，是大生产提取工艺优化及其质量标准制订的依据。以这个实物对照为指导，可以从出膏率、含量测定、指标成分转移率及特征图谱等方面对大生产工艺进行优化，从而指导生产出与标准汤剂内在质量一致的成品制剂。此外，以标准汤剂为对照，运用现有的药物分析手段，如多组分薄层色谱、一标多测或指纹图谱等，从多维度开展成品制剂的质量标准研究，实现真正意义上的"中药整体质量控制模式"。

根据标准汤剂的定义，可以确定标准汤剂的制备方法应来自于临床实践。由卫生部委员会和国家中医药管理局共同颁发的《医疗机构中药煎药室管理规范》是现代临床中药煎煮均需遵照的条例，因而中药饮片标准汤剂制备方法应以该规范为核心。经典名方标准汤剂的制备方法首先应遵循原籍，原籍记载不清楚的才参考《医疗机构中药煎药室管理规范》。

如何从《医疗机构中药煎药室管理规范》推导出合理的工艺参数，并建立合理的质量控制体系，后文有详细的论述和实例，本章不再赘述。

为推动标准汤剂及相关产业的发展，需要进行广泛而深刻的研究。本书的相关内容是陈士林等近期科研工作和学术观点的总结，以期抛砖引玉，促进本领域的快速发展。

第2章 中药饮片标准汤剂研究策略

2.1 中药饮片标准汤剂相关研究进展

标准汤剂是学界非常关心的学术概念和方法理念，但国内外详细研究较少，其内涵和外延并不明确。由于中医临床多以复方入药，单味饮片标准汤剂国内研究甚为少见。虽然国内有临床煎煮规范、配方颗粒地方标准等规范性文件，但是从政府监管的角度并没有形成完善的标准汤剂概念。国内有些概念，如标准汤、标准煎、标准煎液、标准煎剂、标准浸膏等，与标准汤剂基本类似，并无实质的区别。日本虽然提出标准汤剂的理念，但主要是复方标准汤剂，且其规定与国内的要求有很大差异。尽管如此，他山之石可以攻玉，这些研究和规范也能为中药饮片标准汤剂的研究提供诸多参考。

2.1.1 国内外标准汤剂相关研究进展

1.日本标准汤剂研究进展[4, 5]

日本在开发研究汉方成药制剂时，选用了中国名医典籍中的古方，在剂型的研究方面提出了标准汤剂的概念，要求制定标准汤剂的化学基准与生物学基准。

日本标准汤剂的工艺要求十分严格，如对生药选择、粉碎细度、升温速度、提取次数、浓缩方式、干燥方式等都有详细的规定，主要包括：称取相当于日剂量中药制剂的标准药材，粉碎，加 20 倍量的水，煎煮 30min，浓缩至原体积的 50%，趁热过滤，即可制得标准汤剂。日本的中药饮片用量多较我国少，一剂汤剂一般用药材 20g 左右，用水约 400mL，煎煮一次，以煎得 200mL 为度。

2.中国台湾标准汤剂研究进展

中国台湾的标准汤剂是饮片或复方提取液经浓缩后的加工制品，提取液浓缩为固定的比例，一般控制在药材重量与所得浓缩汤液体积比为 1∶5。在标准汤剂的基础上，经干燥造粒等过程，制成粉末、颗粒等剂型的产品，习称"科学浓缩中药"，简称"科学中药"，也称"免煎中药"或"中药浓缩颗粒剂"，即相当于大陆的配方颗粒。"科学中药"大多为小包装粉末剂型，患者每日剂量为 12～15g（1g"科学中药"约为 1 钱饮片），通常撕开药包，服用药粉，再喝开水，也可泡在温水中服用。"科学中药"大部分在中医院应用，台湾中医师就"科学中药"的处方累积了约 40 年的历史，已经渐渐地取代了传统饮片煎剂，中医师在遵循传统的辨证论治法则的基础上，也在不断地创造、发明，处方思维呈现百家争鸣、多彩多姿的新境。

3.中国古代汤剂煎煮研究

中国古代汤剂制法考究，工艺严谨，对煎药器具、加水量、煎煮时间、煎煮顺序等均有详细的规定，用具以砂锅、陶器为主，忌铁器，而煎药时间常以水量控制，并根据药材部位、方剂功效不同，灵活调整制法，体现了古代医家对煎药的重视，也明确了方剂-功效-制法三者之间的内在关系[6-10]。

南朝陶弘景提出了一个近似标准的汤剂煎煮时间方案："凡煮汤，欲微火，令小沸。其水数依方多少，大略二十两药，用水一斗，煮取四升，以此为准。然则利汤欲生，少水而多取；补汤欲熟，多水而少取。好详视之，不得令水多少。"李时珍指出："陶氏所说，乃古法也。今之小小汤剂，每一两用水二瓯为准，多则加，少则减之。如剂多水少，则药味不出；剂少水多，又煎耗药力也。"

北宋官颁的《太平圣惠方》进一步强调"凡煮汤……其水数依方多少，不得参差"。此种标准历代相沿。

清代徐大椿特别指出了煎药时间的重要："煎药之法，最宜深讲，药之效不效，全在乎此……其法载于古方之末者，种种各殊……其煎之多寡，或煎水减半十分煎去二三分，或止煎一二十沸，煎药之法，不可胜者，皆各有意义。"

4.医疗机构中药煎药室管理规范

为加强医疗机构中药煎药室规范化、制度化建设，保证中药煎药质量，中华人民共和国卫生部和国家中医药管理局在 2009 年印发了《医疗机构中药煎药室管理规范》，适用于开展中药煎药服务的各级各类医疗机构，全国需遵照执行。《医疗机构中药煎药室管理规范》规定：待煎药物应当先行浸泡，浸泡时间一般不少于 30min。煎煮开始时的用水量一般以浸过药面 2～5cm 为宜，花、草类药物或煎煮时间较长的应当酌量加水。每剂药一般煎煮 2 次，将 2 煎药汁混合后再分装。煎煮时间应根据方剂的功能主治和药物的功效确定。一般药物煮沸后再煎煮 20～30min；解表类、清热类、芳香类药物不宜久煎，煮沸后再煎煮 15～20min；滋补药物先用武火煮沸后，改用文火慢煎 40～60min。药剂二煎的煎煮时间应当比头煎的时间略缩短。煎药量应当根据儿童和成人分别确定。儿童每剂一般煎至 100～300mL，成人每剂一般煎至 400～600mL。

5.深圳市中药饮片煎煮规范

2011 年深圳市市场监督管理局下发了《中药饮片煎煮规范》[①]，该规范与《医疗机构中药煎药室管理规范》较为类似，但规定更为细化，加水量有所调整，为浸过药面 2～3cm，依然在《医疗机构中药煎药室管理规范》规定的范围内。

6.上海市中药行业零售药店中药煎药服务管理规范

2015 年上海市中药行业协会颁布了《上海中药行业零售药店中药煎药服务管理规范》[②]，该规范与《医疗机构中药煎药室管理规范》大体相同，仅对个别规定做了细化调整。

2.1.2 各种中药饮片标准汤剂相关规范的对比

《医疗机构中药煎药室管理规范》是由卫生部和国家中医药管理局共同下发的，具有"遵照执行"的权威性、政策性，目前国内医疗机构煎药基本遵循这一规定。《医疗机构中药煎药室管理规范》强调以饮片投料、用水做溶剂等都符合传统用法和国内现状。深圳《中药饮片煎煮规范》和《上海中药行业零售药店中药煎药服务管理规范》与《医疗机构中药煎药室管理规范》基本类似。以陶弘景为代表的古代汤剂制法，虽与现代工艺不尽相同，但相关研究证明其参数与《医疗机构中药煎药室管理规范》具有较高的吻合度。若以此为依据建立中药饮片标准汤剂的制备方法，能够最大限度贴合目前临床实际，见表 2-1-1。

当然，应该看到《医疗机构中药煎药室管理规范》中的工艺参数范围较宽，易受主观因素干扰，难以达成统一，不利于制备标准汤剂及相关研究。例如，"浸过药面 2～5cm"，可导致加水量相差 2 倍以上；"头煎 20～30min，二煎时间比头煎略短"，由于不同的操作者掌握的尺度不同，煎煮时间也会多样。相比而言，日本标准汤剂的制法具有明确统一的参数，易于制备标准汤剂，可操作性强，值得借鉴。

---

① 深圳中药饮片煎煮规范，SZDB/Z47—2011.
② 上海中药行业零售药店中药煎药服务管理规范，沪中药协字（2015）第 002 号.

表 2-1-1 国内外中药汤剂煎煮标准对比

时期/区域	规范	颁布机构	适用范围	投料方式	浸泡	溶剂体积	温度	提取次数	提取时间	浓缩
中国古代文献	—	陶弘景提出	—	饮片	—	约7倍	文火	1次	以水量控制时间	1/2.5 加水体积
中国大陆	医疗机构中药煎药室管理规范	中华人民共和国卫生部；国家中医药管理局	中国大陆医疗机构	饮片	不少于30min	浸过药面2~5cm；花草类、滋补类酌量加水	文火	2次	一般药物20~30min、解表类、清热类、芳香类15~20min，滋补类40~60min。二煎时间比头煎略缩短	成人每剂400~600mL，儿童100~300mL
	上海中药行业零售药店中药煎药服务管理规范	上海中药行业协会	上海中药饮片零售企业	饮片	不少于30min	浸过药面2~5cm；解表类酌减水量；吸水性强、滋补类适当增加水量	一般药100~115℃，解表类、芳香类105~110℃，滋补类115~120℃	1次	一般药物20~30min、解表类15~20min，滋补类30~45min	成人每剂400~600mL，儿童100~300mL
	中药饮片煎煮规范	深圳市市场监督管理局	深圳医疗机构及药品零售企业	饮片	一般药物20~30min；强吸水药物15min；难吸水药物润透	浸过药面2~3cm；花草类、滋补类酌量加水	文火	2次	一般药物20~30min、解表、清热、芳香类15~20min，滋补类30~60min。二煎时间比头煎缩短	成人每剂400~600mL，儿童100~300mL
中国台湾	科学中药煎煮标准	—	中国台湾医疗机构	饮片	不少于30min	—	文火	—	—	饮片质量的5倍
日本	标准汤剂规范	日本厚生省	日本全国	颗粒	无要求	20倍	文火	1次	30min以上	1/2 加水体积
	企业煎药规范	日本企业	企业内部标准	颗粒	无要求	12倍	文火	1次	—	—

注：各标准中溶剂均为水

2.2　中药饮片标准汤剂的内涵与意义

2.2.1　中药饮片标准汤剂的内涵与外延

中药饮片标准汤剂是以中医理论为指导、临床应用为基础，参考现代提取方法，经标准化工艺制备而成的单味中药饮片水煎剂，用于标化临床用药，保障用药的准确性和剂量的一致性。

中药饮片标准汤剂综合体现了饮片和制备工艺等影响疗效的关键因素，与饮片相比，标准汤剂能够体现制备工艺的影响；与配方颗粒相比，标准汤剂没有辅料的干扰，没有经过干燥过程，保持与临床应用的传统汤剂一致，且标准汤剂易于通过饮片或提取液的调配实现各种理想浓度。因此，中药饮片标准汤剂能够作为一种标准，标化不同的临床用药形式。

中药饮片标准汤剂制备遵循传统汤剂的煎煮原则，其制备流程具有标准化和规范化的特点，能够保证工艺的统一，进而保障其质量的稳定和统一。中药饮片标准汤剂既可以作为一种化学基准，同时还可作为效应基准的阳性对照药，用于评价不同饮片用药形式，解决因制备方法不同而造成的"不同质"的尴尬局面，有助于实现临床疗效的一致性，将对中药的发展具有深远的影响。

由于汤剂的携带、贮藏都不是很方便，且含有不溶性成分，多为混悬液，取样的均一性也不太好掌握。为解决上述问题，可以把中药饮片标准汤剂制备成标准浸膏，以达到携带方便、易于贮藏、取样精确的目的。

2.2.2　中药饮片标准汤剂的作用和意义

1.有利于临床用药的准确和剂量的统一

中药饮片标准汤剂作为一种标准物质和标准体系，可以用于标化不同的饮片用药形式，建立相互之间的剂量换算关系，实现临床用药剂量统一。同时，中药饮片标准汤剂能够标化不同制备工艺、不同企业、不同原料所生产的产品，建立剂量当量，实现准确用药。

2.有利于保障疗效的一致性

临床疗效的一致性取决于临床用药的一致性，中药饮片标准汤剂具有系统的原料鉴定体系、标准化的制备工艺和多元质量标准体系，能够确保质量的一致性，建立不同用药形式之间的剂量关系，提高临床用药的一致性，更准确传承及研究经典方剂的疗效，实现疗效的一致性，并为现代研究提供标准化"模板"。

3.有利于促进用药质量提高，改变目前监管困局

由于成分的复杂性和生产过程的粗放性，特别是由于标准的不完善，监管缺乏有力的抓手，"不完全投料""劣质投料""不按规定生产""指标成分添加"等问题缺乏有效的杜绝方法，中药产品质量监管一直是个难题。中药饮片标准汤剂为中药产品建立了一道防火墙，形成了化学基准和效应基准，集定性标准和定量标准于一体，为监管提供了有力的抓手，有效地防止了各种不良问题的发生，能够改变目前监管困局。

4.为中药研究标准化提供了基础

在中药药理、药剂和临床研究中，常常由于汤剂制备方法及原料的不同，同样的处方药效结果差异巨大。中药饮片标准汤剂采用标准化的生产工艺，药材—汤剂—成药制剂各工艺环节的物质传递规律清晰，质量可控，一致性好。采用饮片标准汤剂进行研究，研究数据具有可重复性，且可靠性强，有利于保障同样的处方在不同的实验室产生同样的结果，为中药研究结果的标准化提供了基础。

5.有利于促进制造工艺和管理的改善与提升

中药饮片标准汤剂重在建立标准化制备工艺，其目的在于提供一种参考标准。基于中药饮片标准汤剂可以制备更优质的产品，实现优质优价，也可以基于中药饮片标准汤剂制备得率更高的产品，提高饮片利用率。如何制备更优质、得率更高的产品，取决于制造技术的进步、管理方法的改善。而且正是由于中药饮片标准汤剂的存在，为制造工艺的进步提供了判断标准，见图 2-2-1。

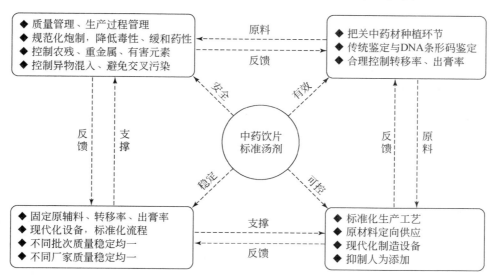

图 2-2-1　中药饮片标准汤剂核心价值

2.3 中药饮片标准汤剂的制备方法

中药饮片标准汤剂的重要性毋庸置疑。如何制备中药饮片标准汤剂是问题的关键所在，笔者认为中药饮片标准汤剂的制备方法应该符合以下指导原则，满足以下技术要求。

2.3.1 建立制备方法的指导原则

1.建立制备方法的理论依据

中药饮片标准汤剂作为临床汤剂的代表，用于标化临床不同饮片用药形式，评价不同地区、不同医院、不同操作者用药的差异性，规范临床用药，提高临床用药一致性。因而其制备方法必须以中医药理论为指导原则，其工艺过程、工艺参数均应符合中医药理论，与其功能主治、性味归经、饮片性质等相匹配。例如，滋补类饮片的煎煮时间可能比一般饮片的煎煮时间略长。传统煎煮认为"逢壳必捣，逢籽必破"，因而种子类饮片或特别坚硬的饮片在煎煮时应该进行适当的破碎。中药饮片标准汤剂的制备应该与临床实际一致，尽可能地接近临床用药习惯、煎煮方法及服用方法。例如，除了酒剂外，中药方剂临床应用基本都是水煎液。尽管现代研究证明某些成分用乙醇提取其转移率高于用水提取，但是在饮片标准汤剂的制备中还是应该坚持水煎煮。再如，很多实验证明正交优化提取工艺能够最大可能地提取药材中的成分。但是中药饮片标准汤剂代表了临床一般状况，应该采用与临床实际相一致的标准制备方法，而不是最优的制备方法。且在临床应用中，无论是医院代煎还是自己熬药，基本都是采用《医疗机构中药煎药室管理规范》中的方法，因而该规范应该被制备中药饮片标准汤剂所借鉴，以便最大限度地接近临床实际。

2.建立制备方法的技术依据

在明确制备方法指导原则的前提下，需要进一步明确建立制备方法的技术依据。根据前文的背景分析，《医疗机构中药煎药室管理规范》是由卫生部和国家中医药管理局共同下发的，具有一定的权威性、政策性，需要"遵照执行"，目前国内医疗机构煎药应该都遵循这一规定。《医疗机构中药煎药室管理规范》强调以饮片投料、用水做溶剂等都符合传统用法和国内现状。因而以此为技术依据建立中药饮片标准汤剂的制备方法，能够最大限度地贴合临床实际。

当然，应该看到《医疗机构中药煎药室管理规范》中的工艺参数范围较宽，具有较大的随意性。而中药饮片标准汤剂的制备过程应尽量统一化、规范化、工业化，具有明确的参数，能够规范生产，同时能够基本满足工艺化生产的需求。因此，需要依据《医疗机构中药煎药室管理规范》，对相应工艺参数进行细化。

另外，制备中药饮片标准汤剂应尽量吸收现代科学研究成果，体现科技发展趋势。例如，煎煮容器的选择，传统以砂锅、瓦罐等居多，实际上这些容器存在易破损、导热效率不高、重复性差、难以放大生产等问题；规模化生产宜选用不锈钢提取设备，而玻璃制品是实验室较好的选择。传统的药液浓缩多采用敞口形式，造成水蒸气大量扩散、浓缩温度较高、成分损耗大、能耗较高等诸多问题，采用减压浓缩代替敞口蒸发是不错的选择。

值得说明的是，在中成药制备工艺中常常选择正交设计等优化工艺，但是在标准汤剂中不宜采用此种方法。主要原因是：标准汤剂应该与临床用药一致，最大限度地贴近临床，而不是追求以指标成分最大溶出为核心的最佳制备工艺。另外，优化工艺是个体化工艺，每味饮片的煎煮工艺可能都不尽相同，不符合统一化的要求，非常不利于几百种标准汤剂的制备和推广。

2.3.2 制备过程及工艺参数的确定

1.原料的确定

1) 实验样品

入选样品应具有代表性,应包括道地产区、主产区、传统产区和规范化种植的药材,质量标准必须符合 2015 年版《中国药典》[11, 12] 各项规定,样品一般不少于 10 批次,应尽可能包括不同产地,每个产地药材应不少于 2 批(一般以 2～3 批为宜),并依据 2015 年版《中国药典》方法制成饮片供研究使用。样品鉴定以传统鉴别[13, 14] 和 DNA 条形码鉴别[15, 16] 相结合,精确到物种。

2) 炮制方法

饮片炮制依据 2015 年版《中国药典》相关规定,无规定者,依据道地产区、主产区或传统产区炮制方法,严格执行 2015 年版《中国药典》中饮片的规格要求,不宜将厚片、薄片混淆。

3) 检测

饮片的检测应依据 2015 年版《中国药典》中相关规定,对其含量、外观、检测、水分等进行系统评价。

2.工艺参数的确定

1) 样品用量

对于以标化为目的的中药饮片标准汤剂制备,推荐饮片用量为 100g,此取样量实验室和医疗机构都易于操作,能避免因样品过少引起的系统误差,对工业生产也具有较好的指导意义。

2) 溶剂

依据临床煎煮习惯,推荐用水。煎煮容器推荐使用玻璃器皿或不锈钢容器。

3) 溶剂用量

《医疗机构中药煎药室管理规范》中溶剂用量为"浸过药面 2～5cm",这与传统煎煮方式类似,但随意性强,加水量差异大,需要进一步细化。

郑虎占等对《伤寒论》96 首汤剂(共载方 113 首)、《金匮要略》95 首汤剂(与《伤寒论》不重复)的用药味数、饮片用量、煎煮加水量及煎取药液量进行了研究,结果表明每剂药饮片量为(200±100)g,每剂药煎煮加水量为(1400±600)mL,加水量为饮片量的 6～8 倍(mL/g)。以陶弘景为代表的古代煎法中,加水量约为 7 倍。本实验考察了 100g 不同类型饮片加水浸过药面 2～5cm 时的加水体积,发现根及根茎类药材的加水量为 2～8 倍,草、花和叶类药材由于质地蓬松,需要更多的加水量,见表 2-3-1。

表 2-3-1 100g 饮片加水量考察

类别	饮片	饮片占容器高度/cm	浸过药面 2～5cm 时加水量/倍	头煎加水量/倍	二煎加水量/倍
根及根茎类	郁金	4.3	4～6		
	甘草	4.5	5～7		
	黄芩	4.5	5～7		
种子果实类	芡实	2.5	3～5	7	6
	桑葚	4.2	4～7		
	枸杞	3.9	4～7		
枝干皮藤类	钩藤	7.4	6～8		
	地骨皮	7.1	6～8	8	7
	秦皮	5.3	6～7		

类别	饮片	饮片占容器高度/cm	浸过药面2~5cm时加水量/倍	头煎加水量/倍	二煎加水量/倍
花类	梅花	5.3	8~13		
	金莲花	6.8	9~12		
	玫瑰花	3.8	7~11		
叶类	紫苏叶	6.8	10~13		
	桑叶	4.7	7~12	12	10
	橘叶	3.4	7~11		
草类	北败酱草	4.5	6~11		
	蒲公英	5.3	7~12		
	墨旱莲	4.5	6~10		

注：花叶草类以2000mL煎药锅测算，其他饮片以1000mL煎药锅测算

根及根茎类、种子果实类饮片加水量范围较接近，加水量范围为4~7倍；花、叶、草类饮片加水量较接近，加水量范围为7~12倍；枝干皮藤类饮片加水量范围为6~8倍。通常情况下较高的溶剂用量能够获得更好的成分得率，为了充分利用饮片，原则上加水量均选择上限。经综合考虑，头煎时根及根茎类、种子果实类饮片加7倍水量，枝干皮藤类饮片加8倍量水，花、叶、草类饮片加12倍水量。二煎时考虑到饮片已充分吸水，加之二煎成分提取量一般少于头煎，结合各类饮片平均吸水系数及加水量测算方式，推荐根及根茎类、种子果实类饮片加6倍量水，枝干皮藤类饮片加7倍量水，花、叶、草类饮片加10倍量水。

考虑到根及根茎类、种子果实类饮片与枝干皮藤类饮片的头煎加水量差异较小，有可能对成分提取率不产生显著影响，为了简化流程、降低工艺的复杂程度，在实际工业生产中，也可根据情况将这两大类饮片统一调整为头煎加8倍量水，二煎加7倍量水。

4）浸泡时间

煎煮前浸泡药材有利于成分溶出，同时能够缩短煎煮时间。依据《医疗机构中药煎药室管理规范》的规定，浸泡时间推荐采用30min。对于种子、果实和质地坚硬的药材，建议使用前进行适当破碎。

5）煎煮次数及时间

研究表明，煎煮2次即可提取出大部分有效成分。《医疗机构中药煎药室管理规范》也采用2次煎煮，一般药物头煎时间为20~30min，二煎时间略缩短。一般情况下，适当延长煎煮时间能够获得较高的转移率。为了提高饮片的利用率，推荐头煎采用30min，二煎采用20min。对于质地坚硬、滋补类药物，建议煎煮时间延长为头煎60min、二煎40min。

6）分离、浓缩方法

考虑到固液分离对成分得率影响较大，建议采用趁热过滤方式进行固液分离，二煎过滤后对药渣进行适当压榨处理，以减少成分损失。鉴于敞口浓缩容易产生大量水蒸气，破坏周围环境，且温度高、时间长，不符合环保的理念，因此推荐减压浓缩，浓缩时将2次煎液合并，温度不超过60℃。综合质量控制需要，建议煎液体积浓缩至药材质量的5倍。也可根据实际需要，继续将浓缩液通过冷冻干燥成标准浸膏，以适应工业化需求，如制备配方颗粒等。

7）其他

煎煮过程中尽量搅拌药料3~5次，不推荐敞口煎煮，建议增加冷凝装置，以确保最大限度保留挥发性成分。煎煮液趁热过滤，不推荐使用滤纸等较为致密的过滤介质。

中药饮片标准汤剂具体工艺参数见表2-3-2。

表 2-3-2　中药饮片标准汤剂工艺参数

工艺过程	参数
投料饮片	100g
溶剂	水
浸泡时间	30min
加水量	根及根茎类、种子果实类：头煎 7 倍量，二煎 6 倍量
	枝干皮藤类：头煎 8 倍量，二煎 7 倍量
	花、叶、草类：头煎 12 倍量，二煎 10 倍量
煎煮时间	一般饮片：头煎 30min，二煎 20min
	质地坚硬、滋补类：头煎 60min，二煎 40min
浓缩温度	不高于 60℃
浓缩体积	5 倍（饮片质量）

2.4　中药饮片标准汤剂质量标准制定原则

2.4.1　建立质量标准的指导原则

中药饮片标准汤剂质量标准的制定应该参照国家中药产品标准制定的一般准则。该标准应包含制备全过程，加强专属性鉴别，以及多成分、整体质量控制，注意与饮片质量标准的一致性。其格式和用语应参照 2015 年版《中国药典》，其内容应包括名称、来源、制法、性状、鉴别、检查、特征图谱或指纹图谱、含量测定、规格、贮藏等。制备工艺的描述应包括工艺全过程、主要工艺参数、总固体范围、指标成分转移率范围等，应重视指标成分的传递规律研究，明确影响成分转移的关键步骤。应制定农药残留、重金属与有害元素、真菌毒素及内源性有毒有害成分的限量或含量。质量标准应该能够反映现代研究成果，积极采用鉴别率高、使用方便的方法，对一些落后的方法不宜使用，同时注意降低检测成本。中药饮片标准汤剂失去了原有饮片的形态学特征，单纯的指标成分的定性鉴别和定量分析，难以反映其质量的优劣。因而中药饮片标准汤剂质量控制要重视以特征图谱为主的整体质量控制。质量评价标准要结合液相指纹图谱/特征指纹图谱和具有互补性的薄层鉴别，达到对汤剂的多层次整体质量控制。中药饮片标准汤剂制备及质量标准流程见图 2-4-1。

2.4.2　质量标准主要内容及确定依据

1.名称

名称宜采用"×××饮片+标准汤剂"。

2.来源

应表明植物来源、炮制品种名称，建议为"本品为×××科植物×××（拉丁名）饮片标准汤剂"。

3.制法

应该包含制备全过程，有详细工艺参数，能够满足制备需要。应包含总固体及其计算方法。建议通过总固体范围控制产品质量的一致性。当然，也可以采用出膏率代替总固体，二者无本质区别。

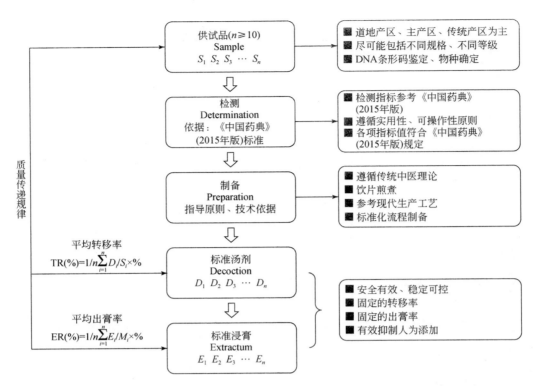

图 2-4-1　中药饮片标准汤剂制备及质量标准流程

$D_1\cdots D_n$ 为标准汤剂中指标成分的量（mg）；$S_1\cdots S_n$ 为饮片中指标成分的量（mg）；$E_1\cdots E_n$ 为干膏量（mg）；$M_1\cdots M_n$ 为饮片量（mg）

4.性状

性状包括溶液颜色、气味和味道，要求分散均匀。

5.鉴别

如果有国家权威单位提供饮片标准汤剂，可以选用该标准汤剂作为对照，进行鉴别。鉴别方法采用薄层色谱法时，主要用于弥补指纹图谱或特征图谱无法表现的信息。如果薄层鉴别信息与指纹图谱或特征图谱信息一致，不建议增加薄层鉴别。不建议采用指标成分作为对照的薄层鉴别，因为含量测定也要进行该指标的检查，薄层鉴别为重复性工作。

6.检查

建议采用 pH 值检查项。

由于饮片标准汤剂对相对密度指标不敏感，不同的标准汤剂之间差异较小，同时相对密度测量时对温度有要求，测量方法也较为繁琐，加之规定了标准汤剂浸膏得率范围，因而不建议采用相对密度检查项。

7.指纹图谱或特征图谱

参考 2015 年版《中国药典》的有关规定，建立指纹图谱或特征图谱。指纹图谱应该能系统反映标准汤剂中的主要成分，具有较好的特征性。参照物尽量选择含量测定用指标成分。采用色谱方法制定指纹图谱，根据供试品的检测结果，标定共有指纹峰，建立对照指纹图谱。根据参照物的保留时间，计算和标定指纹峰的相对保留时间。以参照物峰面积作为 1，计算各共有指纹峰面积与参照物峰面积的比值。单峰面积占总峰面积的比例大于或等于 20%的共有峰，其差值不得大于±20%；单峰面积占总峰面积的比例大于或等于 10%，而小于 20%的共有峰，其差值不得大于±25%；单峰面积占总峰面积的比例小于 10%的共有峰，对峰面积比值不做要求，但必须标定相对保留时间。采用国家药典委员会制订的《中药色谱指纹图谱相似度评价系统》进行指纹图谱的相似度评价，相似度一般不低于 0.9。

8.含量测定

含量测定方法首选高效液相色谱（HPLC），研究步骤参照 2015 年版《中国药典》有关要求执行。指标成分应包含 2015 年版《中国药典》中饮片质量标准所采用的指标成分。对药材中含量低于 0.1%的指标成分，谨慎选用。因为极低含量成分在饮片中含量差异较大，导致产品中指标成分含量均一性差，而且极低含量成分作为指标性成分的合理性值得商榷。对于 2015 年版《中国药典》无含量测定的品种，推荐根据文献报道选择合适的指标成分，但是需要进行深入的研究。中药饮片标准汤剂指标成分含量应设立最低限量，其计算依据为饮片中指标成分 2015 年版《中国药典》规定含量乘以平均转移率。同时应根据制备工艺，建立合理的指标成分转移率范围，以控制产品的质量一致性。

应该注意到药典中有些饮片的指标成分为脂溶性成分或水难溶成分，可能不是特别适合水提取。然而中药饮片标准汤剂不是追求最好的提取率，而是要建立一种标化方法，因而即使某些成分提取率不高，只要其转移率稳定，能够表征提取物的一致性，依然可以作为中药饮片标准汤剂的指标成分。

9.规格

标准汤剂：以标化为目的的标准汤剂，每 500mL 水煎剂含有饮片 100g，即规格为 0.2g/mL。

为了便于保存及满足制备配方颗粒的需求，可将标准汤剂通过冷冻干燥成标准浸膏，则对应的规格应表示为：每克标准浸膏相当于 X 克饮片。

10.贮藏

冷冻保存，用时复融。

11.农药残留、重金属与有害元素、真菌毒素限量

符合 2015 年版《中国药典》口服液制剂的规定。

12.内源性有毒有害成分的限量或含量限量

限量按照 2015 年版《中国药典》规定剂量换算，按转移率 100%计算。

2.5 中药饮片标准汤剂的应用

2.5.1 标准汤剂是大生产提取工艺优化及其质量标准制订的依据和准绳

标准汤剂的出现，彻底改变了工艺参数优化的理念，其不以某些成分高低论质量，强调传统的才是最佳的选择[18]。例如，某单味制剂和标准汤剂各主要控制参数见表 2-5-1。

表 2-5-1 某单味制剂和标准汤剂的主要控制参数

项目	参数	标准汤剂	单味制剂
煎煮/提取工艺	第 1 次	加 9 倍量水提取 30min	加 9 倍量水提取 30min
	第 2 次	加 7 倍量水提取 20min	加 7 倍量水提取 20min
出膏率/%	平均值	45（n=15）	35（n=3）
	范围	35～50	33～37

续表

项目	参数	标准汤剂	单味制剂
丹酚酸 B 质量分数/%	平均值	4.7（$n=15$）	4.4（$n=3$）
	范围	3.0～6.8	4.2～4.7
丹酚酸 B 转移率/%	平均值	57（$n=15$）	50（$n=3$）
	范围	27～72	50～55
指纹图谱相似度	平均值	0.95（$n=15$）	0.93（$n=3$）
	范围	0.90～0.98	0.91～0.94

由表 2-5-1 可知，与标准汤剂比较，该单味制剂的指标成分的含量及转移率、指纹图谱相似度均符合要求，但出膏率接近范围的下限，这时应调整提取工艺参数，如加水量、煎煮时间等，让成品的出膏率接近标准汤剂的平均值，以保证大生产的样品质量接近标准汤剂。同样的道理，如果单味制剂中指标成分的含量及其转移率或指纹图谱相似度等指标偏离标准汤剂的主要指标范围，那就要对生产工艺参数进行适当的优化以满足要求。

2.5.2　标准汤剂是中成药品种二次开发的参比制剂

由于历史的原因，我国已上市的来源于经典名方的中成药制剂在上市时往往缺少合理的工艺评价研究，也未开展整体质量控制研究，其内在质量与传统汤剂质量往往存在较大的差异，是急需开展二次开发研究的品种。这部分产品二次开发时，可按本章介绍的方法建立相应的标准汤剂，运用整体质量控制方法，通过比较已上市成品与标准汤剂之间的整体质量差异，找出老品种的质量缺陷，然后有的放矢地开展工艺参数优化研究，提高老品种的内在质量，增强临床用药的有效性和安全性。

2.5.3　标准汤剂为上市中成药整体质量评价提供标尺

我国中成药单品种批准文号多、生产厂家多，再加上复杂的中药材来源，市场上同一种成药，不同厂家之间的质量差异较大，如何评价上市中成药内在质量差异是一个棘手的问题。标准汤剂的出现为上市中成药整体质量评价提供了一个客观的标尺，且可操作性强。北京市药品检验所建立了甘草配方颗粒的标准汤剂，并以其指纹图谱为对照，对市场上 6 家生产企业的样品（每家 3 批，共 18 批）进行了指纹图谱比较（图 2-5-1），结果发现不同厂家之间的产品质量存在一定差异，相似度在 0.85～0.97。相似度越高其品质越接近标准汤剂，说明质量更好。如果按照 6 家企业样品平均生成的指纹图谱计算，高品质样品的相似度可能不高，这对产品质量的评价就不客观、也不科学。没有标准汤剂作为参考，唯成分或指纹图谱等指标的多少、高低等来评价不同厂家之间产品质量的内在差异，可能会与临床疗效南辕北辙。

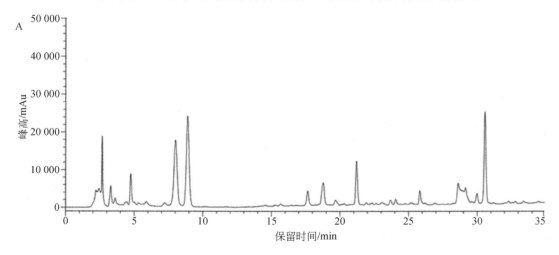

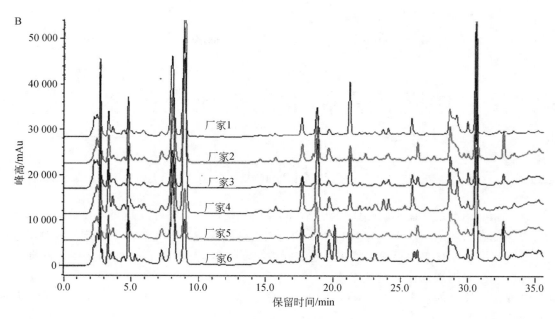

图 2-5-1 甘草配方颗粒的指纹谱比较

A：标准汤剂；B：不同厂家样品

第3章　中药饮片标准汤剂研究关键问题探讨

3.1　研究样品代表性探讨

　　中药饮片标准汤剂是标化不同临床用药形式的参比制剂，其质量标准是衡量其他临床用药形式的基准，为确保临床用药的均一性、疗效的一致性提供了参照物。鉴于此，标准汤剂应具有足够的代表性，这样所得数据才能真实反映现代临床用药实际情况，才能更真实、准确地标化临床用药。

　　由于标准汤剂采用规范化的制备工艺，其质量标准变量主要来自于饮片本身。因此，标准汤剂的代表性关键取决于饮片的代表性，即所纳入研究的样品能否涵盖目前中药市场流通领域所涉及的大部甚至所有饮片情况。

3.1.1　纳入标准

　　研究样品应包括道地产区、主产区、传统产区和规范化种植产区的药材，质量标准必须符合 2015 年版《中国药典》各项规定，样品一般不少于 12 批次，应尽可能包括不同产地，每个产地药材应不少于 2 批（一般以 2~3 批为宜）。并依据《中国药典》方法制成饮片供研究使用。样品鉴定以传统理化鉴别和 DNA 条形码等鉴定技术相结合，精确到物种。

1.产　区

　　产区即中药材的生长、种植区域，是自然地理条件、生态环境及人类活动环境的总和，受自然因素及经济、交通因素的影响。中药材具有地域性特色，并逐渐形成了道地产区、主产区、传统产区和规范化种植产区，也主导着药材整体质量。例如，白芍饮片（批号为 15050140、15050142 和 15050112），来自于白芍的道地产区、主产区和传统产区安徽亳州，年产量约占全国年产量的 50%以上。白芍样品（批号为 160608）来自于浙江，既是传统产区也是道地产区。

2.批　次

　　批次是指生产者依据生产一定数量的饮片质量均质化程度而对中药饮片进行区别划分的一种方法。批次是样品代表性的另外一个重要因素，代表了一类样品的整体质量。多样本、多批次之间的质量变异能较大程度反映样品的质量走势，极具参考价值。例如，在选择甘肃产的甘草时，为了尽可能如实反映天津某企业不同生产周期的饮片质量差异，选择了 3 个不同批次（013CY160512-1、013CY160512-2 和 013CY160512-3）的饮片进行研究。同时，在选择内蒙古产甘草时，也选择了北京某企业两个不同生产周期、两个不同批次（50400904 和 50401003）的饮片进行研究。

　　批次的引入，在很大程度上补充了研究样品因时间、空间等因素的变化而引起的质量不均一的缺陷，以多批次样品纳入研究，所得数据科学、合理，能较大程度涵盖各品种的数据变化区间，从根本上减少研究数据误差，从而真实反映标准汤剂质量变异范围。

3.规格、等级

　　规格是根据产地、生长周期、采收时间及药用部位形态等不同而对中药材进行分类的一种方法。

等级是指对同一规格或同一品名的药材，按外部形态和内在质量等性质要求而制定的若干标准，每一个标准即为一个等级。规格、等级是按照传统习惯和现代标准对中药材分别制定的外观和品质标志。有的中药材既有规格又有等级；有的中药材没有规格只有等级；有的中药材既无规格也无等级。中药饮片和中药材传统规格等级划分是在长期用药实践中归纳而得的。一般认为不同等级的饮片，其质量具有较为明显的差异。饮片等级与疗效之间的关系目前还不是非常清晰。研究显示：切制较薄饮片的总固体和指标成分转移率高于切制较厚的饮片，斜片高于圆片，丝大于段。总体来讲，饮片与水的接触面越大、越容易浸透，越有利于其中成分的溶出，标准汤剂的质量较好、较稳定。

由于中药临床用药形式多样，饮片规格也并非固定，医生会根据不同的处方、不同的疾病选择不同规格的饮片入药，以满足临床治疗需求。因此，标准汤剂的样品选择应尽可能包括不同规格的饮片，以保证标准汤剂具有足够的代表性。

4.市场流通性

市场流通性是指中药在市场流通领域的流通频次高低，以及医生处方、患者使用中药数量多少的关键指标。中药饮片的市场流通性是饮片供求关系的直接体现。例如，甘草是年使用量最大的中药材之一。同时，目前市场上流通的甘草绝大部分源于甘肃、内蒙古、新疆三地。这 3 个地区也是野生甘草和栽培甘草的主产地，生产的甘草质量较高，在全国中医药领域广泛使用。标准汤剂的样品选择应重点关注这类市场广泛使用的药材。再如，作为附子炮制品之一的淡附片，因其市场需求量较少，很少有企业进行此饮片的加工，市场流通量较少，来源单一，样品批次有限。标准汤剂的样品选择要充分考虑到市场流通的实际情况。

3.1.2 存在问题分析

1.样品代表性

理论上，应严格按照纳入标准进行样品收集，以保证研究样本能够代表市场流通的真实性，从而获得对工业化生产具有指导意义的研究数据。原则上，研究标准汤剂需要收集样品不少于 12 批，样品应具有代表性，应包括道地产区、主产区、传统产区和规范化种植产区的药材。而实际进入流通领域的样品并非都具备多产地、多规格、多批次、多等级的要求，这在一定程度上给标准汤剂的样品收集增加了难度。有些常用药材产地分布较广，从样品代表性来看，已经满足研究需求。从国内主要药材市场及饮片公司得到的数据显示，完全满足这样纳入标准的饮片很少。绝大部分能进入流通领域的饮片产地只有 2~3 个，每个产地最多包含一等、二等、三等（或统货、选货、特选）3 个等级。

2.规格、等级划分模糊

对于选定的产地，应尽可能包含不同的规格、等级，以保证样品的差异性。目前虽有规格、等级的区分，但还没有形成统一的概念，各企业完全凭借主观感觉进行划分。例如，甘草分别购自新疆、内蒙古及甘肃（基地），规格均为长段，但从实际测量来看，不同企业之间长短不一、粗细不等，差异较大。再如，连翘分别购自北京和河北的两个企业，产地均为山西，等级均包含一等、二等、三等 3 个等级，但是两个企业的同等级饮片的外观形态存在很大差异，含量也各不相同。北京企业 3 个等级的连翘酯苷含量的均值为 3.97%，连翘苷含量的均值为 0.62%；而河北企业 3 个等级的连翘酯苷含量的均值为 3.88%，连翘苷含量的均值为 0.82%。且各等级饮片的成分含量与等级也没有明显的相关性，如北京企业 3 个等级的连翘酯苷含量呈现中、高、低的趋势，而河北企业 3 个等级的连翘酯苷含量呈现低、高、中的趋势，从结构来看，饮片的等级划分存在一定的主观性、随意性，与饮片的实际质量没有直接的相关性。

3.批次划分模糊

目前批次没有明确的概念。有的饮片直接用自编批号来划分，这些批号一般以年月+数字的形式表示，如桂枝，江西某企业以 1606006 和 1406001 表示，安徽某企业以 1604230206 和 1607100202 表示。也有的以字母+数字的形式表示，如夏枯草，北京某企业以 SB2171 和 SB2172 表示。这些批号没有统一的标准，不代表饮片的质量优劣。有些不同批号的饮片外观形态一致，指标成分含量完全相同，如大青叶，产自河北，河北某企业自编批号分别为 1509001 和 1508001，外观形态基本无差别，指标成分靛玉红的含量均为 0.041%，从严格意义上讲，这两个批次的饮片应视为同一样品。

3.1.3 应对策略

对于产地较多的药材，可以按照道地产区、主产区、传统产区和规范化种植产区进行筛选，以尽量保证研究所需。但对于产地较少的药材，首先要保证主产区的药材列入样品。根据实际需要，可以再将主产区划分为更小的行政单位，再结合各行政单位的药材野生或栽培历史、自然因素、药材质量等进行产地筛选，以满足研究需求。

中药饮片批次、规格、等级的划分，同时受主观、客观因素的影响，具有较大的随意性，划分标准不清晰，质量区分不明显，且规律性不强。作为中药饮片标准汤剂的研究样品，在进行批次、规格、等级筛选时，首先应根据药材供给端提供的实际饮片进行筛选。在样本量不足时，可以根据实际情况，将主流药材市场划分的不同批次、规格、等级的药材纳入样品，以保证样品具有较大的覆盖面，以获得符合实际的数据变异区间。

3.2 中药饮片标准汤剂质量标准体系的建立

中药饮片标准汤剂质量标准体系需契合中药传统煎煮工艺，针对样品特性，依据已有基础研究数据[17-25]，开展指标成分选择、系统方法学考察等工作。其供试品制备、前处理方法优化及分析条件（色谱柱的选择、流动相、检测波长）的考察等均应严格遵循标准化操作。上述内容在每个品种中均有详细介绍，本节主要针对标准汤剂分析中的共性关键因素重点进行分析及解读。

3.2.1 指标成分的选择

指标成分是指用来控制中药质量的一种或一类物质，是具体的可进行定性、定量的化学成分。标准汤剂来源于饮片，基于系统性质量传递及溯源体系构建需求，在质量标准指标性成分选择上应尽可能与饮片保持一致。但应注意，标准汤剂的指标性成分又不能完全照搬饮片，提取方法及提取溶剂、热不稳定性、挥发性等均需要作为指标选择的考虑因素。

例如，2015 年版《中国药典》中金银花含量测定项下，以绿原酸和木犀草苷作为指标成分。但由于提取溶剂差异，标准煎液中木犀草苷含量仅为 0.016%～0.05%，含量偏低，因此金银花标准煎液仅标定了绿原酸的含量范围，木犀草苷仅作为特征图谱共有峰进行定性标定。

特征图谱共有峰鉴定结果显示，丹参标准汤剂的主要成分包括丹参素、原儿茶醛、咖啡酸、丹酚酸 H/I、丹酚酸 E、迷迭香酸、紫草酸、丹酚酸 B、异丹酚酸 B 和丹酚酸 A，主要为丹酚酸类成分；而脂溶性成分如丹参酮 IIA 基本检测不到。所以，丹参标准汤剂质量标准中仅对丹酚酸 B 进行了含量测定，不同于 2015 年版《中国药典》中药材的水溶性和脂溶性成分的双重指标。

又如，参考 2015 年版《中国药典》，麻黄标准汤剂将麻黄碱与伪麻黄碱总量作为指标成分。研究结果显示，水煎液中麻黄碱和伪麻黄碱的浓度总和为 1.08～2.98mg/mL，变化范围为均值的 52%～141%；而水煎液中麻黄碱浓度为 0.14～3.69mg/mL，变化范围为均值的 7%～180%；伪麻黄碱浓度为

0.65～2.57mg/mL，变化范围为均值的 49%～192%。该数据表明，二者之和的变化范围远小于单个成分的变化范围，该现象可能与生物合成过程和加热煎煮过程中二者的相互转化有关。现代药理学一般认为麻黄碱与伪麻黄碱药效相似，平喘中以麻黄碱为主，伪麻黄碱为辅。因此，从二者可能的结构转化和药效角度考虑，含量控制采用二者之和更为合适。

再如，2015 年版《中国药典》党参项下只规定了定性鉴别，未建立指标成分含量测定。本实验建立了以党参炔苷为指标成分的含量测定方法，从而完善了党参标准汤剂质量控制体系，也为党参的质量控制提供了参考。选择党参炔苷作为指标性成分主要依据以下三点：①2015 年版《中国药典》中收载了以党参炔苷为对照的薄层定性鉴别方法；②党参有效成分中党参炔苷含量较多，便于检测；③党参炔苷为党参主要活性成分之一，党参炔苷对乙醇造成的胃黏膜损伤有很好的保护作用，与党参补中益气功效相符，是党参胃黏膜保护作用的主要活性成分。

3.2.2　检测波长的选择

标准汤剂特征图谱研究中，波长的选择是一个重要的内容。检测波长的选择要能稳定反映样品中的主要成分，展现样品的特征。为此，特征图谱波长首先应选取特征峰的最大吸收波长，当所选取特征峰为不同类型化合物时，应兼顾不同类型化合物的紫外吸收。因此，所选取波长有可能和指标成分含量测定所选波长不一致，必要时会选择多个波长以提供更为准确的判定信息。

例如，金银花标准汤剂特征图谱研究选择了 3 个检测波长。环烯醚萜类的最大吸收波长为 237nm，绿原酸的最大吸收波长为 327nm，黄酮类的最大吸收波长为 350nm 和 255nm。因此，327nm 用于绿原酸的含量测定；350nm 用于木犀草苷的含量测定，但是所测药材中该成分含量均低，没有列入质量标准范围；238nm 下，含量最高的成分绿原酸的吸收变弱，而环烯醚萜类有最大吸收，黄酮类也有较强吸收，因此本书选择 237nm 用于特征图谱的采集，该波长下的特征图谱共有峰多，能反映金银花水煎液中的主要化学成分，优于传统的 327nm 下的特征图谱。

又如，麻黄中生物碱成分与其他成分性质差距较大，受酸碱度影响大，难以在一张图谱中同时呈现。本实验研究了对生物碱类成分有最大吸收的 210nm 波长和 260nm 波长的图谱，结果显示，210nm 下主要药效成分麻黄碱与伪麻黄碱信号明显。正是因为这个原因，现有文献特征图谱波长均选择在 210nm 附近，但其谱图杂乱，共有峰少；260nm 下的图谱谱图更为平滑，共有峰多且均匀分散，优于 210nm 图谱。因此，质量标准中采用两个主要生物碱成分的定量标化和 260nm 波长下的特征图谱相结合的模式，该方法能全面反映、定量和定性麻黄中的主要成分。

再如，栀子标准汤剂特征图谱的检测选择 238nm 和 440nm 为检测波长，2 个波长所得特征图谱互补，各色谱峰分离度良好，特征峰明显且峰形较好。多波长高效液相色谱法为中药材中多类组分的同时检测提供了新模式，能全面反映栀子中的主要成分，并将方法运用于栀子标准汤剂的相似度评价、共有特征图谱的获得和共有峰识别。

3.3　影响中药饮片标准汤剂质量的主要因素探讨

3.3.1　饮片质量

标准汤剂由饮片加工而成，饮片的质量直接影响了标准汤剂的质量。从质量传递角度讲，任何影响饮片质量的因素都会影响到标准汤剂的质量，如产地、栽培、加工炮制等。对饮片质量的影响因素已有广泛的讨论，本处不做深入介绍。实际上泛泛介绍影响饮片的因素并不能解决标准汤剂的问题。相关研究表明，标准汤剂中指标成分含量与饮片中含量基本成正比，二者的变化范围基本保持一致。例如，丹参标准汤剂中丹酚酸 B 的浓度为 4.0～9.5mg/mL，为均值的 67%～158%；丹参饮片中丹酚酸

B 的浓度为 5.1%～11.4%，为均值的 74%～165%。丹参标准汤剂中的丹酚酸 B 的浓度变化幅度与丹参饮片基本一致，说明丹参标准汤剂的质量主要受饮片的影响。

3.3.2 饮片规格

研究中发现，标准汤剂中指标成分的转移率变化较大。深入研究后，推测饮片的规格可能是影响指标成分转移率的关键因素之一。例如，党参药材一般市售规格（厚度为 10mm）与 2015 年版《中国药典》规格厚度（2～4mm）不同，不同规格对党参标准汤剂的出膏率有明显的影响（图 3-3-1）。

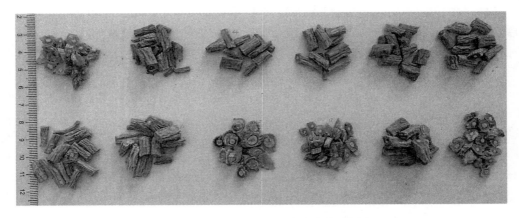

图 3-3-1　采集的有代表性的党参饮片图片

本实验中党参样品 DS-1、DS-2、DS-3 和 DS-13 的出膏率（50%～63%）与其他样品的出膏率（34%～43%）相比明显偏大。样品 DS-1、DS-2 和 DS-3 是按照 2015 年版《中国药典》饮片厚度要求由实验室切制的，DS-13 药材饮片厚度接近 2015 年版《中国药典》要求的厚度。其他的饮片厚度为 10mm 左右，为 2015 年版《中国药典》要求的饮片厚度的约 3 倍。该现象表明饮片的大小可能对出膏率有很大影响。药材监管部门应严格要求控制市售饮片的规格，以更好地保证饮片质量的一致性。

3.3.3 制备工艺

已有研究证明饮片对中成药质量的影响远超过制备工艺的影响。标准汤剂也基本类似。以黄芩标准汤剂为例进行了示范性的研究。按照黄芩标准汤剂的制备方法，取同一批饮片，重复制备 3 次，结果发现黄芩苷质量浓度分别为 12.14g/L、11.99g/L 和 11.59g/L，相对标准偏差（RSD）为 2.4%；黄芩苷转移率分别为 78.3%、77.4% 和 74.8%，RSD 为 2.4%；总固体分别为 41.6%、40.6% 和 40.9%，RSD 为 1.3%；pH 值分别为 5.12、5.10 和 5.10，RSD 为 0.2%。实验结果表明工艺对标准汤剂的影响远小于饮片的影响，标准汤剂的质量控制重点还是控制饮片质量。

3.4　标准汤剂质量标准主要参数探讨

3.4.1　总固体

总固体是指每单位体积中药饮片标准汤剂混悬液中溶解的化学物质与悬浮固体总量之和，是表征汤剂质量的重要指标。本书所指总固体均为精密吸取混合均匀的标准汤剂 10mL，置已干燥至恒重的蒸发皿中，蒸干，在 105℃干燥 3h，移至干燥器中，冷却 30min，迅速称定所得到的干燥残留物。出膏率也具有总固体类似的作用和类似的研究方法。

通过统计不同品种总固体的变化范围，发现一般饮片的总固体范围大多位于均值±2SD 范围内，或者在均值的 70%～130%。出膏率是总固体除以饮片用量得到的，在固体制剂中常用于表征工艺及其稳定性。由于 2015 年版《中国药典》中采用"总固体"描述酒剂中固体成分含量，本书也按照 2015 年版《中国药典》的表述，不使用出膏率。一般情况下，本书采用均值±2SD 的方式表述总固体的范围。

3.4.2　指标成分的含量及转移率

研究结果表明，转移率范围比较稳定，故设定为均值±2SD 范围。而指标成分含量变异较大，考虑到 2015 年版《中国药典》对饮片有限量要求，标准汤剂限量标准设定为对应饮片 2015 年版《中国药典》规定的限量标准平均转移率。

3.4.3　指纹图谱或特征图谱

指纹图谱或特征图谱作为中药质量控制的重要手段，用于样品的鉴别。通过比较各批次的标准汤剂特征图谱的相似度，确定终产品特征图谱相似度的可接受范围。由于指纹图谱的测量时间过长，虽然能够获得更为充分的样品信息，但是考虑到实际检测的需求，以及特征图谱的优势，本书基本采用特征图谱来表征样品的特征。

例如，金银花标准汤剂研究结果显示 12 批金银花标准汤剂的相似度值均大于 0.98，相似度良好。对 9 个主要的共有峰进行相对保留时间和峰面积计算，其中单峰面积占总峰面积大于或等于 20% 的共有峰，其差值为 6%；相对峰面积在 10% 以下的色谱峰，其变化范围暂不要求。12 批金银花标准汤剂具有稳定的相似度结果和相对峰面积，表明不同批次药材水提液之间一致性良好。但峰面积大于 10% 而小于 20% 的峰为马钱子苷，该峰宽且峰面积批次间差异大，其原因有待进一步考察。

13 批麻黄标准汤剂相似度值为 0.86～0.98，8 个主要共有峰的峰面积百分含量和相对峰面积批间差距较大，其原因可能与麻黄化学成分复杂，共有峰面积百分比较小，药材个体间差异较大而导致细小的非共有峰较多有关。

当归标准汤剂的相似度值均大于 0.9，相似度良好；匹配结果显示共有 20 个共有峰，选择其中峰面积大于 2% 的 11 个主要共有峰作为当归特征图谱的对照峰。当归特征图谱共有峰多，峰面积较小，峰面积大于 10% 的只有两个，其 RSD 值均小于 30%，其他峰 RSD 值大部分也位于 20% 左右，这表明 15 批当归标准汤剂具有稳定的相似度结果和相对峰面积，表明不同批次标准汤剂之间一致性良好。白芍标准汤剂的特征图谱共有峰 11 个，确认 5 个，分别是氧化芍药苷、儿茶素、芍药内酯苷、芍药苷和苯甲酰芍药苷。特征图谱相似度均大于 0.9，符合特征图谱相似度要求。

黄芩饮片标准汤剂特征图谱与对照特征图谱的相似度均大于 0.9。不同批次之间特征图谱的色谱峰个数及相对保留时间没有明显变化，峰面积较大的色谱峰的相对峰面积比较稳定，而峰面积较小的色谱峰的相对峰面积则差异很大，因此，相对峰面积<10% 的色谱峰，其变化范围暂不要求。

红花标准汤剂的特征图谱相似度均大于 0.95，符合特征图谱要求。主要共有峰有 10 个，其中单峰面积占总峰面积大于或等于 20% 的共有峰，其差值为 9.5%，参照峰羟基红花黄色素 A 在 14 个批次间的含量稳定，平均值为（1.8±0.2）%。该结果表明，红花标准汤剂质量均一性好。

一般而言，采用高效液相色谱法即可达到中药饮片标准汤剂质量研究的要求，但往往用时过长、耗费溶剂，考虑到中药饮片标准汤剂研究样品品种多、批次多、检测数据量大的特点，研究团队也在尝试采用更加高效、快速的超高效液相色谱进行中药饮片标准汤剂的分析研究，以缩短研究周期，提高效率，希望能给从事中药配方颗粒、中药经典名方、中成药及中药新药研发、生产的企业提供有益参考。

第4章　中药饮片标准汤剂展望

汤剂是临床最常用剂型，临床上表述的剂量实际上是饮片的重量，由于汤剂才是治病最终的服用形式，饮片仅是药物的原料阶段，所以临床剂量更应该关注汤剂的剂量。但临床汤剂质量缺乏标准，缺少监管。无论是医院代煎，还是患者自行煎煮，均处于粗放状态，二者之间剂量是否等价无从得知。尽管国家在药材、饮片的质量控制中投入了大量的资源，但如不控制汤剂的质量，处方疗效和疗效均一性难以保障。

配方颗粒已有一定的临床应用历史和规模，因缺乏统一的质量标准，不同企业的产品质量各异，导致临床用药剂量极为混乱。更值得引起重视的是目前无法准确地评价配方颗粒和临床煎液剂量是否等效。因而配方颗粒的临床用量只能依据生产厂家提供的数据，该数据合理与否值得商榷，疗效能否保证、均一性是否达到要求，也有待临床进一步验证。

刘昌孝院士基于存在于中药材和中药产品（如中药饮片、中药煎剂、中药提取物、中成药制剂）中固有的或加工制备过程中形成的、与中药的功能属性密切相关的化学物质、物质群或化合物类提出了中药质量标志物（quality marker）的定义。质量标志物是反映中药安全性和有效性的标示性物质，在质量控制或质量标准[26]中，它可以用于定性和定量测定。在生产过程中，它可以用于作为质量追溯系统和建立质量风险管理系统的依据[27]。获得能代表中药临床汤剂基本特性的中药饮片标准汤剂，并以此作为参比对照品是研究质量标志物的基础，是中药有效性溯源的核心环节。因此，标准汤剂可视为研究中药质量标志物的基础和关键，是向复方制剂和中成药延伸的起点（图4-0-1）。基于中药饮片标准汤剂的研究，可以有效地解决临床用药剂量不一致、质量不均一，以及安全性等问题。

中药饮片标准汤剂遵循传统中医理论，制备流程及工艺参数极大限度遵循临床要求，用于标化不同的临床用药形式，推动临床用药剂量一致。它代表了临床的一般状况，可视为基准剂量。因此中药饮片标准汤剂可以标化临床用药剂量是否合理，不同用药形式和不同厂家产品是否剂量等价，能够解决当前临床煎液、配方颗粒无标准、难监管的困境。有媒体曾发出"中医亡于中药？"之问，如果患者临床实际服用剂量（包括汤剂剂量、配方颗粒剂量等）不能得以保证，中医临床疗效难以保证。

从配方颗粒的制备过程来看，标准汤剂又可以作为其制备过程的中间体。基于中药饮片标准汤剂制备配方颗粒，既保证了工艺的一致性，又保证了质量的一致性。但是如何合理地根据中药饮片标准汤剂制备配方颗粒仍需深入探讨。

中药饮片标准汤剂具有积极的现实意义，能够解决目前配方颗粒、临床煎液所面临的问题。当前中药饮片标准汤剂尚缺乏深入的研究，相关基础数据明显不足。建议国家尽快进行专门立项，组织国内优势力量共同研究，形成统一的国家标准，推动配方颗粒等产业的发展，提高临床疗效和疗效一致性。

中药饮片标准汤剂作为一种基准（参比对照品），可以用于标化不同的临床用药形式，推动临床用药剂量一致性，基于中药饮片标准汤剂，可以建立标准的临床用药方案。中药饮片标准汤剂严格遵循传统中医理论，技术流程及工艺参数极大限度遵循传统中医对饮片的加工、制备要求，基于中药饮片标准汤剂的标准化方案进行中药饮片的加工、提取，可以实现过程的标准化，降低误差，提高标准，实现临床用药剂量、研究用量的统一，进而实现临床疗效的一致性。

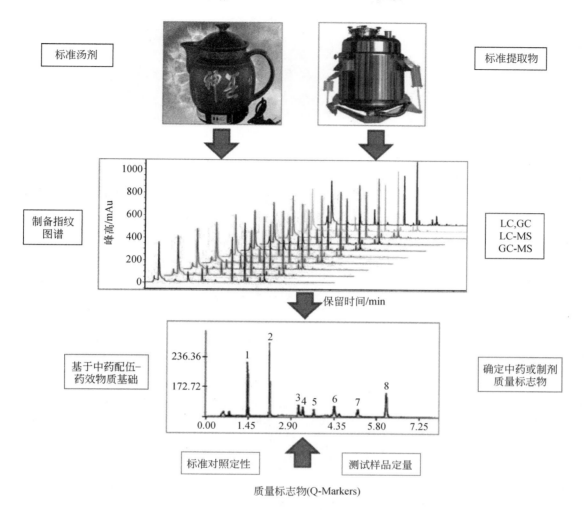

图 4-0-1　以中药饮片标准汤剂为核心样本的中药质量标志物研究

中药饮片标准汤剂仅是中药标准汤剂研究的一种特殊形式，主要用于单味饮片相关问题的研究，是中药配方颗粒开发、利用的关键所在。依据中药饮片标准汤剂的研究思路和方法，还可以进行中药复方标准汤剂研究，能够为中药经典名方、中药新药的研究、开发和应用提供支撑。综上所述，中药饮片标准汤剂的研究对当前中医药行业的发展具有积极意义，将对中药产品的开发及质量标准体系的完善产生深远影响。根据中药饮片标准汤剂的学术价值及应用价值，预计在当前及今后很长一段时间内，将对中药产业的发展起到一定的指导性作用，主要体现在以下 3 个方面。

第一，规范配方颗粒生产，统一质量标准。汤剂作为传统的剂型形式之一，缺乏统一的煎煮标准，如果是患者自行煎煮，得到的汤液质量更是千差万别。再者，汤剂在服用、保存、携带等方面都具有诸多不便，这在很大程度上限制了中药汤剂的传播和发展，因此，在新的思路和医疗环境下，中药配方颗粒市场的放开为医患双方提供了更多的选择余地。基于中药饮片标准汤剂的研究思路，可以进行配方颗粒的研究、生产。目前，配方颗粒[28]在临床上应用已较为广泛，但缺乏统一的质量标准，不同企业的产品质量各异，导致临床用药剂量较为混乱，中药饮片标准汤剂为规范配方颗粒临床用药，统一配方颗粒质量提供了可靠的依据，在制备配方颗粒的过程中起着重要作用，可以为配方颗粒质量标准的制定提供更多的数据参考，这样既保证了工艺的一致性，又提高了临床用药的方便性。从配方颗粒的工艺流程来看，标准汤剂的作用首屈一指，是制备浸膏粉、生产颗粒的前提，标准汤剂的质量优劣，直接体现在总固体（出膏率）、转移率、特征图谱等重要指征上，直接决定后期浸膏粉、成品是否合格。同时，标准汤剂又是制定中间体标准、成品标准的关键参照物，作为质量控制的源头，标准汤剂对三者之间的质量传递具有决定性作用。因此，基于中药饮片标准汤剂的研究体系，进行配方颗粒的制备，既能保证工艺的一致性，又能保证质量的一致性。

第二，为中药经典名方开发及制定质量标准提供依据。中药饮片标准汤剂主要用于单味饮片研究，但基于此研究思路进行工艺设计和变革，可进行中药复方标准汤剂的研究，能够为中药经典名方的开发提供研究方案。一般而言，经典名方具有严格的配伍、固定的煎煮工艺，古法煎煮常依据复方药味特点严格遵循先煎后下等工艺要求。但由于工业生产的投料量较大，设备复杂，缺乏灵活性，而且在现代工厂，即使是较小的参数改变，都可能引起成品质量的巨大波动。因此，在现代生产设备及工艺条件下，要想照搬古代制法而适时调整工艺流程，几乎无法实现。经验证实，在遵循中医药传统理论的同时，还应充分考虑到现代工业生产的实际因素，只有这样，才能做到既遵循传统，又保证有所创新。中药复方标准汤剂的研究遵循了传承与创新的研究思路，既保证了按照药用部分、性味归经、功能主治的不同，设计与之相符的工艺路线，又可以根据复方配伍的实际情况，灵活调整煎煮时间、煎煮次序，能够做到参数可调、时间可控，数据可重复的要求，以确保工艺的科学性，保证疗效的可靠性。中药饮片标准汤剂作为一种参照体系，可以为中药经典名方的工艺提供可靠的数据来源，指导中试工艺的调整，生产出质量均一、稳定可靠的经典名方制剂，并为其质量标准的制定提供数据支撑。

第三，为中药新药开发及制定质量标准提供依据。中药新药开发与中药经典名方开发有着本质区别，由于前者没有详细的古代工艺作参照，且大多缺乏系统的临床及实验研究数据，不仅需要进行工艺设计和论证，还要对成品进行临床疗效及安全性评价，开发程序复杂，技术难度较大。因此，为确保中药新药的顺利开发及质量标准的制定，处于源头的制备工艺尤为关键。基于中药饮片标准汤剂而进行的中药复方标准汤剂研究，能够依据中药复方新药配方组成、药味特点、功能主治等对可能影响新药质量的多种因素进行考察，通过中药复方标准汤剂研究，摸索引起新药质量变化的主要因素，并通过工艺调整以消除或最大限度减少因素对新药质量的影响。再结合药理学、药效学、毒理学等方面的数据进行综合评价，最后通过对中药复方标准汤剂的正交优化设计，确定最佳工艺路线，为工业生产及各项技术指标的优化提供数据支撑，制定符合要求的质量标准。

本章讨论的标准汤剂（或标准煎液），从狭义的角度来看，是指传统汤剂的对照用参照物。如果是传统的丸剂、散剂等其他剂型，也可以参照此理念制备相应的对照用参照物，其制备方法应与传统工艺一致，但其属性、应用及用途均类似汤剂。因此，从广义的角度，也可以把散剂、丸剂等其他制剂的对照用参照物暂且称为标准汤剂。

标准汤剂作为经典名方制剂的质量基准和衡量中药配方颗粒的标准参照物，在经典名方和单味制剂开发中均承担了一个对照物质的角色，比对照药材或对照品更接近药味本身，不但体现了所含药味的整体物质基础，也蕴含了制备工艺过程的影响因素。中国食品药品检定研究院聂黎行等已经制订了《中药对照制剂研制指导原则和技术要求》，该文中提到的中药对照制剂与标准汤剂有异曲同工之处。随着研究及使用经验的不断积累和完善，标准汤剂作为正式对照物质也许只是时间问题。

运用标准汤剂优化而来的生产工艺生产的制剂最接近于临床上汤剂的物质基础，大大提高了产品的内在质量，保障了其临床疗效，值得在单味制剂或复方制剂研发中推广应用，是中药配方颗粒开发与利用的关键所在，还可以进行中药复方标准汤剂的研究，为中药经典名方开发和应用提供数据支撑。

下篇　各　　论

第 5 章　根及根茎类

根及根茎类药材分别来自植物的两种不同器官，具有不同的外部形态和内部构造，多数中药同时具有根及根茎两个部分，因此，称为根及根茎类药材，以根、根茎、根和根茎、块茎、块根等部位入药。

本章所选 25 味饮片均来自于根及根茎类药材，经炮制而得。按照入药部位分为根（包括白芷、北沙参、柴胡、独活、秦艽、天花粉）、根茎（包括白茅根、川芎、醋香附、莪术、麸炒白术、姜黄、芦根、射干、烫狗脊）、根和根茎（包括红景天、茜草、徐长卿）、块根（包括地黄、熟地黄、何首乌、制何首乌、麦冬、天冬）、鳞茎（包括薤白）。

根及根茎类饮片头煎加 7 倍量水、煎煮 30min，二煎加 6 倍量水、煎煮 20min 即可。一般而言，根及根茎类饮片外观形态较规则，质地较均匀，质量也相对均一，因此汤剂中指标成分含量、总固体、转移率变异较小。

5.1　白　茅　根

5.1.1　白茅根标准汤剂质量标准

本品为禾本科植物白茅 Imperata cylindrica Beauv. var. major（Nees）C.E.Hubb. 的干燥根茎，经炮制、加工制成的标准汤剂。

【制法】取白茅根饮片 100g，置于 2000mL 圆底烧瓶中，加 7 倍量水，浸泡 30min，加热回流提取 30min，趁热过滤；药渣再加 6 倍量水，继续提取 20min，趁热过滤。合并 2 次滤液，浓缩至适量，定容至 500mL，即得。

【性状】本品为棕褐色混悬液，静置后会产生沉淀。

【检查】pH 值：应为 4.4～5.2。

　　　　总固体：应为 0.28～0.75g。

　　　　其他：应符合口服混悬剂项下有关的规定。

【特征图谱】按照高效液相色谱法测定。

色谱条件与系统适用性试验：以十八烷基硅烷键合硅胶为填充剂（柱长为 250mm，内径为 4.6mm，粒径为 5μm）；以甲醇为流动相 A，以 0.5%冰醋酸水溶液为流动相 B，按表 5-1-1 中的规定进行梯度洗脱；流速为 1mL/min；柱温为 30℃；检测波长为 327nm。

表 5-1-1　洗脱条件

时间/min	流动相 A/%	流动相 B/%
0～30	40	60
30～40	40→50	60→50

参照物溶液的制备：取绿原酸对照品适量，精密称定，加入甲醇制成每毫升含绿原酸 1mg 的混合溶液，即得。

供试品溶液的制备：取所得的标准汤剂置于 2mL 离心管中，12 000r/min 离心 5min，取上清液，用 0.45μm 滤膜过滤，取续滤液，即得。

测定法：分别精密吸取参照物溶液和供试品溶液各 10μL，注入液相色谱仪，测定，记录 40min 的色谱图，即得。

白茅根的标准汤剂特征图谱共有峰 5 个（图 5-1-1），其中峰 3 为绿原酸。以峰 3 为 S 峰，计算特征峰峰 1、峰 2、峰 4、峰 5 的相对保留时间，其相对保留时间应在规定值的 ±5% 之内。其规定值为：0.68（峰 1）、0.90（峰 2）、1.00（峰 3）、1.10（峰 4）、2.01（峰 5）。

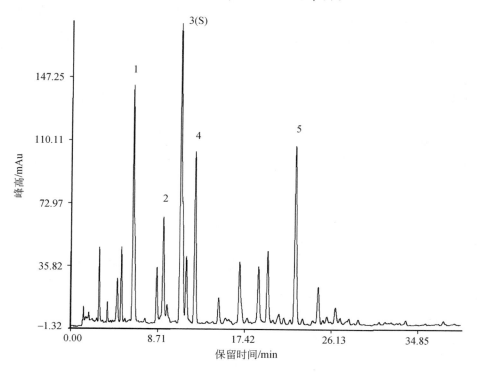

图 5-1-1　对照特征图谱及共有峰

峰 3：绿原酸（chlorogenic acid，$C_{16}H_{18}O_9$）

【规格】0.2g/mL（以饮片计）。

【贮藏】冷冻保存，用时复融。

5.1.2　白茅根标准汤剂质量标准起草说明

1.仪器与材料

安捷伦 1260 型高效液相色谱仪（美国安捷伦公司），Sartorius-BS-210S-型电子分析天平（德国赛多利斯天平有限公司），KQ-100E 型超声波清洗器（昆山市超声仪器有限公司），BSA124S 型电子分析天平（d=0.0001g），H1650-W 型台式高速离心机（湖南湘仪）。

绿原酸（纯度：HPLC≥98%；批号 2016928，购于北京索莱宝科技有限公司），甲醇为色谱纯，水为娃哈哈纯净水，其他试剂为分析纯。

2.样品采集

样品共 11 份（编号 BMG-01～BMG-11），采自主产区、道地产区安徽、江西、河北、广东等地，包括符合 2015 年版《中国药典》要求的不同商品规格等级。

3.物种鉴别

经鉴定，所研究样品均为禾本科植物白茅 *Imperata cylindrica* Beauv. var. *major*（Nees）C.E.Hubb.。

4.定量测定

1）标准汤剂的制备

取白茅根饮片 100g，置于 2000mL 圆底烧瓶中，加 7 倍量水，浸泡 30min，加热回流提取 30min，趁热过滤；药渣再加 6 倍量水，继续提取 20min，趁热过滤。合并 2 次滤液，浓缩至适量，定容至 500mL，即得。

2）测定法

（1）pH 值测定

取标准汤剂，用 pH 计测定 pH 值。

（2）总固体测定

参照编写说明【总固体】项下测定方法操作。

3）结果

pH 值及总固体见表 5-1-2。

表 5-1-2 pH 值及总固体

编号	pH 值	总固体/g	RSD/%
BMG-01	4.9	0.36	0.6
BMG-02	5.0	0.47	0.4
BMG-03	5.2	0.48	0.8
BMG-04	4.8	0.61	0.4
BMG-05	4.4	0.51	0.6
BMG-06	5.1	0.56	0.7
BMG-07	4.8	0.42	0.9
BMG-08	4.9	0.61	1.1
BMG-09	4.6	0.32	0.5
BMG-10	4.9	0.60	0.7
BMG-11	4.8	0.73	0.9

5.标准汤剂特征图谱研究

1）色谱条件

色谱柱：Thermo-C18 色谱柱（250mm×4.6mm，5μm）；以甲醇为流动相 A，以 0.5%冰醋酸水溶液为流动相 B；梯度洗脱条件：0～30min、40%A，40～50min、40%～50%A；流速为 1mL/min；柱温为 30℃；检测波长为 327nm（图 5-1-2）。

2）标准汤剂供试品溶液制备

将提取的白茅根标准汤剂取约 1mL，12 000r/min 离心 5min，取上清液，经 0.45μm 滤膜过滤，取续滤液，即得白茅根标准汤剂供试品溶液。

3）参照物溶液制备

取绿原酸对照品适量，精密称定，加甲醇制成每毫升含绿原酸 1mg 的溶液，即得。

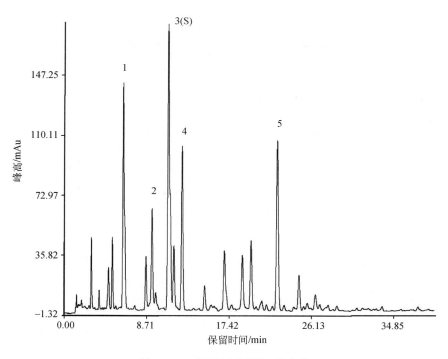

图 5-1-2　对照特征图谱及共有峰

峰 3：绿原酸（chlorogenic acid，$C_{16}H_{18}O_9$）

4）方法学验证

方法学考察合格（具体内容略）。

5）特征图谱的建立及共有峰的标定

按照 5 项下"色谱条件"，分别精密吸取 11 批白茅根标准汤剂供试品溶液 10μL，注入高效液相色谱仪，记录色谱峰信息（图 5-1-3），生成的对照特征图谱见图 5-1-1。相似度结果见表 5-1-3，共有峰 5 个，指认 1 个。各共有峰峰面积见表 5-1-4，以峰 3 为参照峰，计算其他峰的相对保留时间和相对峰面积（表 5-1-5）。

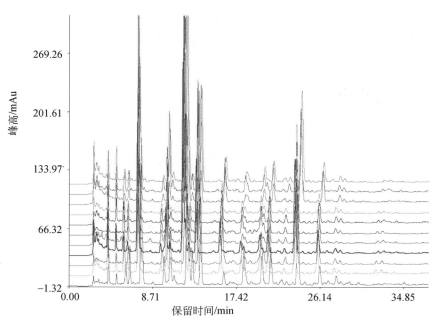

图 5-1-3　白茅根标准汤剂特征图谱

表 5-1-3　相似度计算结果

编号	S1	S2	S3	S4	S5	S6	S7	S8	S9	S10	S11	对照特征图谱
S1	1.000	0.964	0.936	0.964	0.857	0.954	0.922	0.961	0.885	0.919	0.917	0.959
S2	0.964	1.000	0.983	0.991	0.929	0.983	0.980	0.996	0.858	0.975	0.97	0.996
S3	0.936	0.983	1.000	0.962	0.895	0.992	0.966	0.987	0.888	0.958	0.948	0.981
S4	0.964	0.991	0.962	1.000	0.921	0.963	0.968	0.989	0.905	0.963	0.969	0.990
S5	0.857	0.929	0.895	0.921	1.000	0.863	0.977	0.911	0.898	0.982	0.978	0.950
S6	0.954	0.983	0.992	0.963	0.863	1.000	0.945	0.987	0.898	0.936	0.924	0.972
S7	0.922	0.98	0.966	0.968	0.977	0.945	1.000	0.974	0.820	0.998	0.991	0.991
S8	0.961	0.996	0.987	0.989	0.911	0.987	0.974	1.000	0.851	0.966	0.964	0.993
S9	0.885	0.858	0.888	0.905	0.898	0.898	0.82	0.851	1.000	0.826	0.857	0.864
S10	0.919	0.975	0.958	0.963	0.982	0.936	0.998	0.966	0.826	1.000	0.994	0.988
S11	0.917	0.97	0.948	0.969	0.978	0.924	0.991	0.964	0.857	0.994	1.000	0.985
对照特征图谱	0.959	0.996	0.981	0.990	0.950	0.972	0.991	0.993	0.864	0.988	0.985	1.000

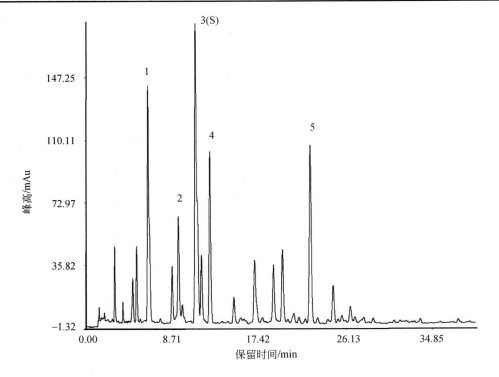

图 5-1-4　对照特征图谱及共有峰

峰 3：绿原酸（chlorogenic acid，$C_{16}H_{18}O_9$）

表 5-1-4　各共有峰峰面积

编号	保留时间/min	S1	S2	S3	S4	S5	S6	S7	S8	S9	S10	S11
1	7.774	1312.3	1976.6	3046.4	1484.5	933.1	2716.9	1774.6	2043.3	537.9	1768.5	1460.7
2	10.304	1031.5	806.2	885.2	587.0	747.0	863.5	968.8	844.9	259.0	957.1	618.2
3	11.433	2160.4	2996.1	3648.3	2347.4	3739.6	2817.7	3800.1	2699.8	1129.3	4065.9	3550.2
4	12.522	1201.0	1498.4	2201.3	1155.7	813.7	1913.3	1377.6	1490.8	396.8	1361.4	1214.0
5	23.016	1430.4	1355.2	1297.8	1490.5	1028.8	1177.6	1267.3	1399.6	1445.2	1399.4	1495.8

表 5-1-5　相对保留时间与相对峰面积

峰编号	保留时间/min	相对保留时间	峰面积/mAu×s	相对峰面积
1	7.774	0.680	3046.4	0.835
2	10.304	0.901	885.2	0.243
3	11.433	1.000	3648.3	1.000
4	12.522	1.095	2201.3	0.603
5	23.016	2.013	1297.8	0.356

（研究人员：孙　奕）

5.2　白　芷

5.2.1　白芷标准汤剂质量标准

本品为伞形科植物白芷 *Angelica dahurica*（Fisch. ex Hoffm.）Benth.et Hook.f.的干燥根，经炮制、加工制成的标准汤剂。

【制法】取白芷饮片 100g，加 7 倍量水浸泡 30min，回流 30min，趁热过滤；药渣再加 6 倍量水，回流 20min，趁热过滤。合并 2 次滤液，减压浓缩至 500mL，即得。

【性状】本品为淡黄色悬浊液，静置后会产生沉淀。

【检查】pH 值：应为 5.4～6.6。

　　　　总固体：应为 0.42～0.78g。

　　　　其他：应符合口服混悬剂项下有关的规定。

【特征图谱】按照高效液相色谱法测定。

色谱条件与系统适用性试验：以十八烷基硅烷键合硅胶为填充剂（柱长为 250mm，内径为 4.6mm，粒径为 5μm）；以乙腈为流动相 A，以 0.1%磷酸水溶液为流动相 B，按表 5-2-1 中的规定进行梯度洗脱；流速为 1mL/min；柱温为 40℃；检测波长为 254nm。理论塔板数按欧前胡素峰计算应不低于 3000。

表 5-2-1　洗脱条件

时间/min	流动相 A/%	流动相 B/%
0～20	20→27	80→73
20～25	27→42	73→58
25～43	42	58
43～60	42→70	58→30

参照物溶液的制备：取欧前胡素、异欧前胡素对照品适量，精密称定，加甲醇制成每毫升含欧前胡素 10μg、异欧前胡素 10μg 的混合溶液，即得。

供试品溶液的制备：取本品摇匀，精密量取 2mL，置 10mL 离心管中，加甲醇 1.6mL、水 4.4mL，摇匀，使甲醇浓度为 20%，超声处理 10min，冷却，离心（3500r/min，10min），取上清液过 SPE 小柱（小柱预先用纯甲醇 3mL 活化，再用 2mL 20%甲醇缓冲），流出液弃去，用 20%甲醇 2mL 洗脱、弃去，真空泵抽干。10mL 离心管中的残渣加甲醇 2mL，超声 30min，离心（3500r/min，10min），上清液过 SPE 小柱，收集，再用 5mL 甲醇少量多次洗脱、抽干，收集。合并甲醇洗脱液，旋干，用 2mL 甲醇溶解残渣。0.45μm 滤膜滤过，取续滤液，即得。

测定法：分别精密吸取参照物溶液 10μL，供试品溶液 10μL，注入液相色谱仪，测定，记录 60min 色谱图，即得。

供试品特征图谱中呈现 12 个特征峰（图 5-2-1），其中 2 个峰与对应的参照物峰保留时间相同；与欧前胡素参照物峰相应的峰为 S 峰，计算特征峰峰 1～峰 10、峰 12 的相对保留时间，其相对保留时间应在规定值的±5%之内。规定值为：0.29（峰 1）、0.34（峰 2）、0.38（峰 3）、0.41（峰 4）、0.45（峰 5）、0.62（峰 6）、0.72（峰 7）、0.73（峰 8）、0.82（峰 9）、0.83（峰 10）、1.00（峰 11）、1.06（峰 12）。

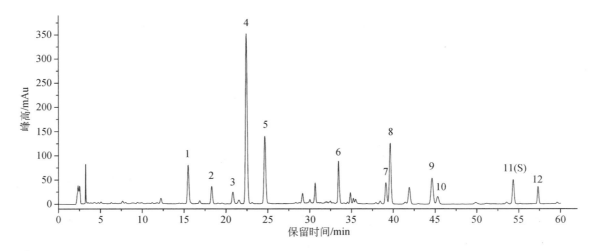

图 5-2-1　对照特征图谱及共有峰

峰 11：欧前胡素（imperatorin，$C_{16}H_{14}O_4$）；峰 12：异欧前胡素（isoimperatorin，$C_{16}H_{14}O_4$）

【规格】0.2g/mL（以饮片计）。

【贮藏】冷冻保存，用时复融。

5.2.2　白芷标准汤剂质量标准起草说明

1.仪器与材料

岛津 LC-20AT 型高效液相色谱仪（日本岛津公司，DGC-20 A 型在线脱气系统，SIL-20 A 型自动进样系统，CTO-20 A 型柱温箱，SPD-M20 A 型二极管阵列检测器），BS224S-型 1/10 万电子分析天平（德国赛多利斯公司），KQ-250DB 型超声波清洗器（昆山市超声仪器有限公司），Sartorius BS 210 S 型电子天平，Sartorius PB-10 型 pH 计。

欧前胡素对照品（纯度≥98%，批号 11826-200410；购自中国药品生物制品检定所）；异欧前胡素（纯度≥98%，批号 BCTG-0884，购自中国固体制剂制造技术国家工程研究中心）；SPE 小柱：中国博纳艾杰尔 Agela Cleanert ODS C18 200mg/3mL；甲醇、乙腈为色谱纯（美国 Fisher 公司）；水为高纯水；其他试剂为分析纯。

2.样品采集

样品共 14 份（编号 BZ-01～BZ-14），采自主产区、道地产区，以及 GACP 基地安徽、河北、四川等地和安国药材市场，包括符合 2015 年版《中国药典》要求的不同商品规格等级。

3.物种鉴别

经鉴定，所研究饮片均为伞形科植物白芷 *Angelica dahurica*（Fisch. ex Hoffm.）Benth.et Hook.f.。

4.定量测定

1）标准汤剂的制备

取白芷饮片 100g，加 7 倍量水浸泡 30min，回流 30min，趁热过滤；药渣再加 6 倍量水，回流 20min，趁热过滤。合并 2 次滤液，减压浓缩至 500mL，即得白芷标准汤剂。

2）色谱条件

饮片色谱条件：色谱柱，Diamonsil-C18 色谱柱（250mm×4.6mm，5μm）；流动相，甲醇：水（55：45）；柱温，40℃；流速为 1mL/min；检测波长，300nm；理论塔板数按欧前胡素峰计算不低于 3000。

标准汤剂色谱条件：经预试，白芷标准汤剂中欧前胡素含量极低，仅为 6μg/mL 左右，而且前处理方法复杂，因此没有进行含量测定。

3）对照品溶液的制备

取经五氧化二磷减压干燥器中干燥 36h 的欧前胡素对照品适量，精密称定，加甲醇制成每毫升含 9.71μg 的溶液，即得。

4）供试品溶液制备

（1）饮片供试品溶液制备

取白芷饮片粉末 0.4g，精密称定，置 50mL 容量瓶中加甲醇 45mL，超声处理 1h，取出冷却，加甲醇至刻度，摇匀，0.45μm 滤膜滤过，取续滤液，即得。

（2）标准汤剂供试品溶液制备

经预试，白芷标准汤剂中欧前胡素含量极低，仅为 6μg/mL 左右，而且前处理方法复杂，因此没有进行含量测定。

5）方法学验证

由于白芷标准汤剂中欧前胡素含量极低，不进行含量测定，因此没有进行方法学验证。

6）测定法

（1）含量测定

分别精密吸取对照品溶液 20mL，饮品供试品溶液 20mL，注入高效液相色谱仪，按照 5 项下"色谱条件"测定含量。

（2）pH 值测定

取标准汤剂，用 pH 计测定 pH 值。

（3）总固体测定

参照编写说明【总固体】项下测定方法操作。

（4）欧前胡素转移率测定

由于欧前胡素在饮片中含量很低，在 0.2% 左右，成分的极性又较小，水提取的转移率很低，仅 2% 左右。因此，转移率不作为考察指标。

7）结果

（1）饮片中欧前胡素含量

欧前胡素含量测定结果见表 5-2-2，按干燥品计，所收集样品均满足 2015 年版《中国药典》中欧前胡素（$C_{16}H_{14}O_4$）（不少于 0.08%）的限量要求。

表 5-2-2　饮片中含水率及欧前胡素含量测定

编号	欧前胡素含量/%	RSD/%	含水率/%	RSD/%	干燥品中欧前胡素含量/%
BZ-01	0.156	0.7	9.4	0.2	0.172
BZ-02	0.206	0.3	7.1	1.6	0.222
BZ-03	0.211	1.3	6.2	0.3	0.225

编号	欧前胡素含量/%	RSD/%	含水率/%	RSD/%	干燥品中欧前胡素含量/%
BZ-04	0.236	0.8	8.1	0.9	0.257
BZ-05	0.219	0.8	10.3	1.4	0.244
BZ-06	0.212	2.2	9.9	1.1	0.236
BZ-07	0.167	0.6	9.6	0.4	0.184
BZ-08	0.193	0.5	6.6	1.0	0.207
BZ-09	0.199	0.2	5.2	0.9	0.209
BZ-10	0.198	1.3	6.6	1.6	0.212
BZ-11	0.203	1.2	6.1	2.2	0.216
BZ-12	0.143	1.5	9.1	0.0	0.157
BZ-13	0.164	1.1	9.3	2.5	0.181
BZ-14	0.192	1.0	8.7	1.7	0.210

（2）标准汤剂中欧前胡素含量

无。

（3）pH 值及总固体（表 5-2-3）

表 5-2-3　pH 值及总固体

编号	pH 值	总固体/g	RSD/%
BZ-01	6.6	0.44	1.6
BZ-02	5.8	0.89	0.1
BZ-03	5.7	1.00	0.5
BZ-04	5.8	0.78	0.1
BZ-05	5.7	0.49	0.5
BZ-06	6.0	0.47	0.4
BZ-07	5.7	0.47	0.1
BZ-08	6.0	0.39	0.6
BZ-09	5.8	0.39	3.0
BZ-10	5.6	0.97	0.2
BZ-11	5.4	1.09	0.0
BZ-12	5.8	0.35	0.9
BZ-13	5.8	0.33	0.4
BZ-14	6.0	0.33	2.1

（4）欧前胡素转移率

无。

5.标准汤剂特征图谱研究

1）色谱条件

色谱柱：Diamonsil-C18 色谱柱（250mm×4.6mm，5μm）；以乙腈为流动相 A，以 0.1%磷酸水溶液为流动相 B；梯度洗脱条件：0～20min、20%～27%A，20～25min、27%～42%A，25～43min、42%A，43～60min、42%～70%A；流速为 1mL/min；柱温为 40℃；检测波长为 254nm。理论塔板数按欧前胡素峰计算应不低于 3000。

2）参照物溶液制备

取欧前胡素、异欧前胡素对照品适量，精密称定，加甲醇制成每毫升含欧前胡素 10μg、异欧前胡素 10μg 的混合溶液，即得。

3）标准汤剂供试品溶液制备

取白芷标准汤剂（BZ-01～BZ-14）摇匀，精密量取 2mL，置 10mL 离心管中，加甲醇 1.6mL、水 4.4mL，摇匀，使甲醇浓度为 20%，超声处理 10min，冷却，离心（3500r/min，10min），取上清液过 SPE 小柱（小柱预先用纯甲醇 3mL 活化，再用 2mL 20%甲醇缓冲），流出液弃去，用 20%甲醇 2mL 洗脱、弃去，真空泵抽干。10mL 离心管中的残渣加纯甲醇 2mL，超声 30min。离心（3500r/min，10min），上清液过 SPE 小柱，收集，再用 5mL 甲醇少量多次洗脱、抽干，收集。合并甲醇洗脱液，旋干，用 2mL 甲醇溶解残渣。0.45μm 滤膜滤过，取续滤液，即得标准汤剂供试品溶液。

4）方法学验证

方法学考察合格（具体内容略）。

5）特征图谱的建立及共有峰的标定

按照 5 项下"色谱条件"，分别精密吸取 14 批白芷标准汤剂供试品溶液 10μL，注入高效液相色谱仪，记录色谱峰信息，特征图谱见图 5-2-2，相似度结果见表 5-2-4，生成的对照特征图谱见图 5-2-3，共有峰 12 个，指认 2 个。各共有峰峰面积见表 5-2-5，以峰 11 为参照峰，计算其他峰的相对保留时间和相对峰面积（表 5-2-6）。

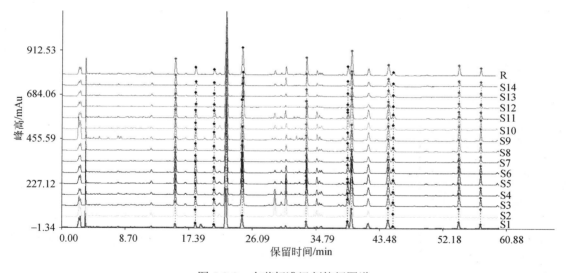

图 5-2-2　白芷标准汤剂特征图谱

表 5-2-4　相似度计算结果

编号	S1	S2	S3	S4	S5	S6	S7	S8	S9	S10	S11	S12	S13	S14	对照特征图谱
S1	1.000	0.974	0.981	0.982	0.947	0.970	0.957	0.980	0.943	0.969	0.949	0.964	0.961	0.980	0.965
S2	0.974	1.000	0.991	0.988	0.941	0.966	0.957	0.973	0.944	0.971	0.955	0.960	0.957	0.980	0.969
S3	0.981	0.991	1.000	0.995	0.967	0.985	0.983	0.990	0.971	0.960	0.982	0.984	0.982	0.993	0.989
S4	0.982	0.988	0.995	1.000	0.972	0.992	0.978	0.992	0.974	0.971	0.972	0.982	0.982	0.991	0.989
S5	0.947	0.941	0.967	0.972	1.000	0.993	0.990	0.990	0.993	0.900	0.975	0.990	0.990	0.980	0.992
S6	0.970	0.966	0.985	0.992	0.993	1.000	0.991	0.997	0.990	0.941	0.980	0.994	0.994	0.992	0.996
S7	0.957	0.957	0.983	0.978	0.990	0.991	1.000	0.992	0.988	0.906	0.996	0.997	0.998	0.991	0.997
S8	0.980	0.973	0.990	0.992	0.990	0.997	0.992	1.000	0.987	0.944	0.982	0.994	0.994	0.996	0.997

续表

编号	S1	S2	S3	S4	S5	S6	S7	S8	S9	S10	S11	S12	S13	S14	对照特征图谱
S9	0.943	0.944	0.971	0.974	0.993	0.990	0.988	0.987	1.000	0.900	0.980	0.985	0.988	0.974	0.993
S10	0.969	0.971	0.960	0.971	0.900	0.941	0.906	0.944	0.900	1.000	0.898	0.922	0.917	0.949	0.928
S11	0.949	0.955	0.982	0.972	0.975	0.980	0.996	0.982	0.980	0.898	1.000	0.992	0.993	0.984	0.991
S12	0.964	0.960	0.984	0.982	0.990	0.994	0.997	0.994	0.985	0.922	0.992	1.000	1.000	0.995	0.997
S13	0.961	0.957	0.982	0.982	0.990	0.994	0.998	0.994	0.988	0.917	0.993	1.000	1.000	0.993	0.997
S14	0.980	0.980	0.993	0.991	0.980	0.992	0.991	0.996	0.974	0.949	0.984	0.995	0.993	1.000	0.993
对照特征图谱	0.965	0.969	0.989	0.989	0.992	0.996	0.997	0.997	0.993	0.928	0.991	0.997	0.997	0.993	1.000

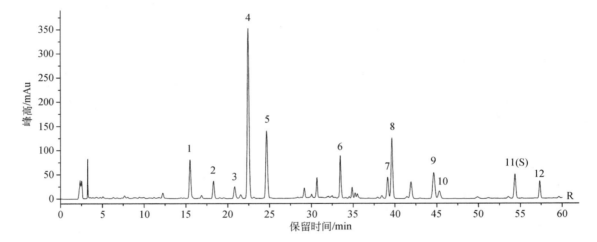

图 5-2-3 对照特征图谱及共有峰

峰 11：欧前胡素（imperatorin，$C_{16}H_{14}O_4$）；峰 12：异欧前胡素（isoimperatorin，$C_{16}H_{14}O_4$）

表 5-2-5 各共有峰峰面积

编号	保留时间/min	S1	S2	S3	S4	S5	S6	S7	S8	S9	S10	S11	S12	S13	S14
1	15.50	216190	1006152	1339065	1295095	1387652	1316350	940134	909844	1347774	1289624	1709721	614229	719133	697061
2	18.32	308833	461410	556023	750533	727309	707306	384981	489980	675909	394694	525244	185958	267242	243015
3	20.84	245557	431678	436786	366817	434497	395403	263437	326258	553568	369598	551240	170428	202426	215221
4	22.47	2837173	7834972	8010686	5858351	5445430	4929180	4332874	4728363	5654930	5150111	8284177	2403179	2731145	3187779
5	24.69	889984	3379723	3272503	2658041	2361307	2106566	1613075	1875371	3077935	2217791	3185441	853786	1019290	1054845
6	33.47	331013	2270692	1397479	1190003	1208138	947095	700913	869637	931052	1113553	917999	389401	419180	650928
7	39.14	499130	1269264	918524	918027	371916	568186	295812	602308	568960	1389676	459232	223136	235291	354174
8	39.65	1446393	4021328	3283053	2677698	1171364	1647943	928884	1568965	1201713	4164198	1754831	634480	689382	1142221
9	44.67	734734	847738	1033430	1104324	1576497	1268257	838731	1178580	1404739	988686	1298974	594073	655350	686697
10	45.34	221134	341123	349473	330283	437061	333819	265321	329946	316011	413636	405826	134789	171007	229706
11	54.37	490771	650000	992016	928599	1322722	983536	580769	879686	1147439	990004	485036	298164	326840	373393
12	57.34	243404	499249	524837	470102	664744	461889	310775	499365	730532	598963	384958	192019	211790	264568

表 5-2-6　相对保留时间与相对峰面积

峰编号	保留时间/min	相对保留时间	峰面积/μAu×s	相对峰面积
1	15.497	0.285	1056287	1.415
2	18.318	0.337	477031	0.639
3	20.842	0.383	354494	0.475
4	22.468	0.413	5099168	6.832
5	24.692	0.454	2111833	2.830
6	33.472	0.616	952649	1.276
7	39.137	0.720	619545	0.830
8	39.650	0.729	1880889	2.520
9	44.665	0.822	1015058	1.360
10	45.344	0.834	305652	0.410
11	54.366	1.000	746355	1.000
12	57.341	1.055	432657	0.580

（研究人员：章　军）

5.3　北　沙　参

5.3.1　北沙参标准汤剂质量标准

本品为伞形科植物珊瑚菜 *Glehnia littoralis* Fr. Schmidt ex Miq.的干燥根，经炮制、加工制成的标准汤剂。

【制法】取北沙参饮片 100g，加 7 倍量水浸泡 30min，回流 30min，趁热过滤；药渣再加 6 倍量水，回流 20min，趁热过滤。合并 2 次滤液，减压浓缩至 500mL，即得。

【性状】本品为黄白色悬浊液，静置后会产生沉淀。

【检查】pH 值：应为 4.0～5.7。

总固体：应为 0.37～0.63g。

其他：应符合口服混悬剂项下有关的各项规定。

【特征图谱】按照高效液相色谱法测定。

色谱条件与系统适用性试验：以十八烷基硅烷键合硅胶为填充剂（柱长为 250mm，内径为 4.6mm，粒径为 5μm）；以 0.1%磷酸水溶液-乙腈-甲醇（34∶28∶38）为流动相；流速为 1mL/min；柱温为 40℃；检测波长为 203nm。理论塔板数按峰 1 计算应不低于 3000。

供试品溶液的制备：取本品摇匀，精密量取 1mL，置 10mL 量瓶中，加甲醇至接近刻度，超声处理 20min，冷却，甲醇定容，摇匀，0.45μm 滤膜滤过，取续滤液，即得。

测定法：精密吸取供试品溶液 5μL，注入液相色谱仪，测定，记录 40min 色谱图，即得。

供试品特征图谱中呈现 6 个特征峰（图 5-3-1），其中峰 1 为 S 峰，计算特征峰峰 2～峰 6 的相对保留时间，其相对保留时间应在规定值的±5%之内。规定值为：1.00（峰 1）、1.09（峰 2）、1.17（峰 3）、1.53（峰 4）、1.66（峰 5）、1.79（峰 6）。

【规格】0.2g/mL（以饮片计）。

【贮藏】冷冻保存，用时复融。

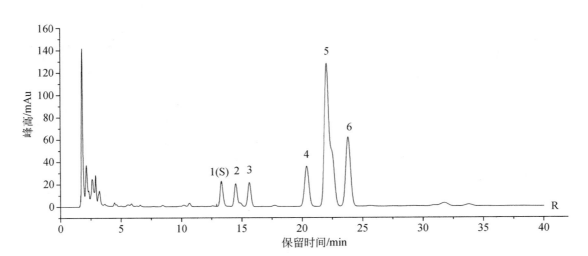

图 5-3-1 对照特征图谱及共有峰

5.3.2　北沙参标准汤剂质量标准起草说明

1.仪器与材料

岛津 LC-20AT 型高效液相色谱仪（日本岛津公司，DGC-20 A 型在线脱气系统，SIL-20 A 型自动进样系统，CTO-20 A 型柱温箱，SPD-M20 A 型二极管阵列检测器），BS224S-型 1/10 万电子分析天平（德国赛多利斯公司），KQ-250DB 型超声波清洗器（昆山市超声仪器有限公司），Sartorius BS 210 S 型电子天平，Sartorius PB-10 型 pH 计。

甲醇、乙腈为色谱纯（美国 Fisher 公司），水为高纯水，其他试剂为分析纯。

2.样品采集

样品共 13 份（编号 BSS-01～BSS-13），采自主产区、道地产区，山东、内蒙古、河北等地及安国药材市场，包括符合 2015 年版《中国药典》要求的不同商品规格等级。

3.物种鉴别

经鉴定，所研究样品均为伞形科植物珊瑚菜 *Glehnia littoralis* Fr. Schmidt ex Miq.。

4.定量测定

1）标准汤剂的制备

取北沙参饮片 100g，加 7 倍量水浸泡 30min，回流 30min，趁热过滤；药渣再加 6 倍量水，回流 20min，趁热过滤。合并 2 次滤液，减压浓缩至 500mL，即得北沙参标准汤剂。

2）测定法

（1）pH 值测定

取标准汤剂，用 pH 计测定 pH 值。

（2）总固体测定

参照编写说明【总固体】项下测定方法操作。

3）结果

pH 值及总固体（表 5-3-1）

表 5-3-1　pH 值及总固体

编号	pH 值	总固体/g	RSD/%
BSS-01	5.2	0.50	1.6
BSS-02	5.2	0.48	1.0
BSS-03	4.8	0.50	0.2
BSS-04	5.6	0.63	1.0
BSS-05	5.6	0.59	2.1
BSS-06	5.7	0.56	0.5
BSS-07	5.7	0.51	1.0
BSS-08	4.8	0.37	0.2
BSS-09	5.1	0.47	0.3
BSS-10	5.0	0.47	0.0
BSS-11	5.4	0.48	0.3
BSS-12	4.9	0.48	1.5
BSS-13	4.0	0.50	0.4

5.标准汤剂特征图谱研究

1）色谱条件

色谱柱：Diamonsil-C18 色谱柱（250mm×4.6mm，5μm）；以 0.1%磷酸水溶液-乙腈-甲醇（34：28：38）为流动相；流速为 1mL/min；柱温为 40℃；检测波长为 203nm。理论塔板数按峰 1 计算应不低于 3000。

2）参照物溶液制备

无。

3）标准汤剂供试品溶液制备

取北沙参标准汤剂（BSS-01～BSS-13）摇匀，精密量取 1mL，置 10mL 量瓶中，加甲醇至接近刻度，超声处理 20min，冷却，甲醇定容，摇匀，0.45μm 滤膜滤过，取续滤液，即得标准汤剂供试品溶液。

4）方法学验证

方法学考察合格（具体内容略）。

5）特征图谱的建立及共有峰的标定

按照 5 项下"色谱条件"，分别精密吸取 13 批北沙参标准汤剂供试品溶液 5μL，注入高效液相色谱仪，记录色谱峰信息，特征图谱见图 5-3-2，相似度结果见表 5-3-2，生成的对照特征图谱见图 5-3-3，共有峰 6 个。各共有峰峰面积见表 5-3-3，以峰 1 为参照峰，计算其他峰的相对保留时间和相对峰面积（表 5-3-4）。

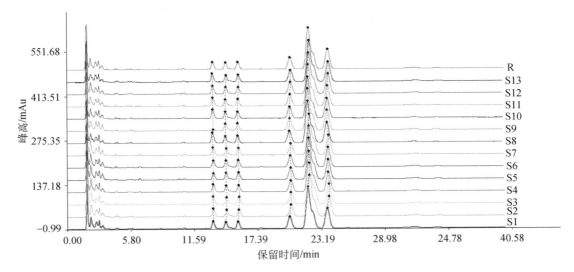

图 5-3-2　北沙参标准汤剂特征图谱

表 5-3-2　相似度计算结果

编号	S1	S2	S3	S4	S5	S6	S7	S8	S9	S10	S11	S12	S13	对照特征图谱
S1	1.000	1.000	1.000	1.000	1.000	1.000	1.000	0.999	0.998	1.000	1.000	1.000	1.000	1.000
S2	1.000	1.000	1.000	1.000	1.000	1.000	1.000	1.000	0.997	1.000	1.000	1.000	1.000	1.000
S3	1.000	1.000	1.000	1.000	1.000	1.000	1.000	1.000	0.998	1.000	1.000	1.000	1.000	1.000
S4	1.000	1.000	1.000	1.000	1.000	1.000	1.000	1.000	0.997	1.000	1.000	1.000	1.000	1.000
S5	1.000	1.000	1.000	1.000	1.000	1.000	1.000	0.999	0.999	0.999	1.000	1.000	1.000	1.000
S6	1.000	1.000	1.000	1.000	1.000	1.000	1.000	0.999	0.998	1.000	1.000	1.000	1.000	1.000
S7	1.000	1.000	1.000	1.000	1.000	1.000	1.000	1.000	0.998	1.000	1.000	1.000	1.000	1.000
S8	0.999	1.000	1.000	1.000	0.999	0.999	1.000	1.000	0.995	1.000	1.000	1.000	1.000	1.000
S9	0.998	0.997	0.998	0.997	0.999	0.998	0.998	0.995	1.000	0.997	0.997	0.998	0.997	0.998
S10	1.000	1.000	1.000	1.000	0.999	1.000	1.000	1.000	0.997	1.000	1.000	1.000	1.000	1.000
S11	1.000	1.000	1.000	1.000	1.000	1.000	1.000	1.000	0.997	1.000	1.000	1.000	1.000	1.000
S12	1.000	1.000	1.000	1.000	1.000	1.000	1.000	1.000	0.998	1.000	1.000	1.000	1.000	1.000
S13	1.000	1.000	1.000	1.000	1.000	1.000	1.000	1.000	0.997	1.000	1.000	1.000	1.000	1.000
对照特征图谱	1.000	1.000	1.000	1.000	1.000	1.000	1.000	1.000	0.998	1.000	1.000	1.000	1.000	1.000

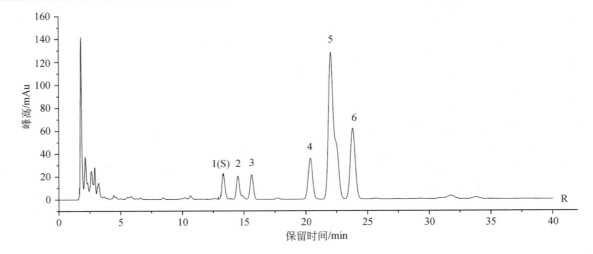

图 5-3-3　对照特征图谱及共有峰

表 5-3-3 各共有峰峰面积

编号	保留时间/min	S1	S2	S3	S4	S5	S6	S7	S8	S9	S10	S11	S12	S13
1	13.31	366717	402018	389325	394088	304236	342261	382080	527023	50281	459955	426450	389385	402752
2	14.49	351469	346448	354724	339048	351105	354640	354084	347601	356490	360281	356544	356495	347932
3	15.62	404095	397302	392420	390116	396206	401684	402384	402508	399362	399617	402082	391398	378580
4	20.38	928033	921396	914836	901118	928993	930419	920566	927909	918713	924349	924803	915377	916115
5	22.04	4520938	4471790	4471456	4379050	4487596	4493433	4465313	4524949	4487783	4475676	4480476	4446301	4451763
6	23.81	1752795	1733423	1734066	1704113	1744850	1742454	1727398	1755359	1745748	1732428	1744228	1724553	1731090

表 5-3-4 相对保留时间与相对峰面积

峰编号	保留时间/min	相对保留时间	峰面积/μAu×s	相对峰面积
1	13.310	1.000	372044	1.000
2	14.494	1.089	352066	0.946
3	15.623	1.174	396750	1.066
4	20.375	1.531	920971	2.475
5	22.039	1.656	4473579	12.024
6	23.812	1.789	1736346	4.667

（研究人员：章　军）

5.4 柴　胡

5.4.1 柴胡标准汤剂质量标准

本品为伞形科植物柴胡 *Bupleurum chinense* DC.的干燥根，经炮制、加工制成的标准汤剂。

【制法】取柴胡饮片 100g，加 7 倍量水浸泡 30min，回流 30min，趁热过滤；药渣再加 6 倍量水，回流 20min，趁热过滤。合并 2 次滤液，减压浓缩至 500mL，即得。

【性状】本品为棕褐色悬浊液，静置后会产生沉淀。

【检查】pH 值：应为 4.7～5.6。

　　　　总固体：应为 0.21～0.47g。

　　　　其他：应符合口服混悬剂项下有关的各项规定。

【特征图谱】按照高效液相色谱法测定。

色谱条件与系统适用性试验：以十八烷基硅烷键合硅胶为填充剂（柱长为 250mm，内径为 4.6mm，粒径为 5μm）；以乙腈为流动相 A，以 0.1%磷酸水溶液为流动相 B，按表 5-4-1 中的规定进行梯度洗脱；流速为 1mL/min；柱温为 40℃；检测波长为 254nm。理论塔板数按柴胡皂苷 B_1 峰计算应不低于 10 000。

表 5-4-1 洗脱条件

时间/min	流动相 A/%	流动相 B/%
0～15	25→35	75→65
15～45	35→60	65→40
45～50	60→85	40→15

参照物溶液的制备：取柴胡皂苷 B$_1$ 对照品适量，精密称定，加甲醇制成每毫升含柴胡皂苷 B$_1$ 50μg 的溶液，即得。

供试品溶液的制备：取柴胡标准汤剂摇匀，精密量取 1mL，置 10mL 量瓶中，加甲醇至接近刻度，超声处理 20min，冷却，甲醇定容，摇匀，0.45μm 滤膜滤过，取续滤液，即得。

测定法：分别精密吸取参照物溶液 10μL、供试品溶液 10μL，注入液相色谱仪，测定，记录 50min 色谱图，即得。

供试品特征图谱中呈现 7 个特征峰（图 5-4-1），其中 1 个峰与对应的参照物峰保留时间相同；与柴胡皂苷 B$_1$ 参照物峰相应的峰为 S 峰，计算特征峰峰 1～峰 5、峰 7 的相对保留时间，其相对保留时间应在规定值的 ±5% 之内。规定值为：0.36（峰 1）、0.48（峰 2）、0.86（峰 3）、0.93（峰 4）、0.95（峰 5）、1.00（峰 6）、1.19（峰 7）。

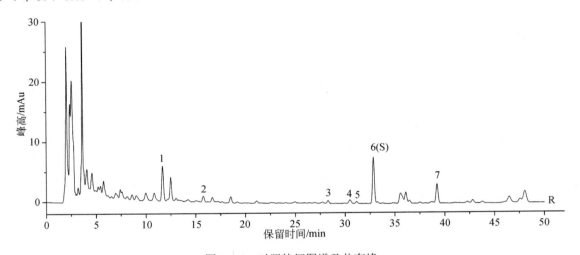

图 5-4-1　对照特征图谱及共有峰

峰 6：柴胡皂苷 B$_1$（saikosaponin B$_1$，C$_{42}$H$_{68}$O$_{13}$）

【规格】0.2g/mL（以饮片计）。

【贮藏】冷冻保存，用时复融。

5.4.2　柴胡标准汤剂质量标准起草说明

1.仪器与材料

岛津 LC-20AT 型高效液相色谱仪（日本岛津公司，DGC-20 A 型在线脱气系统，SIL-20 A 型自动进样系统，CTO-20 A 型柱温箱，SPD-M20 A 型二极管阵列检测器），BS224S-型 1/10 万电子分析天平（德国赛多利斯公司），KQ-250DB 型超声波清洗器（昆山市超声仪器有限公司），Sartorius BS 210 S 型电子天平，Sartorius PB-10 型 pH 计。

柴胡皂苷 A 对照品（纯度≥98%，批号 1240-050109，购自中药固体制剂制造技术国家工程研究中心），柴胡皂苷 D 对照品（纯度≥98%，批号 1241-050109，购自中药固体制剂制造技术国家工程研究中心），柴胡皂苷 B$_1$ 对照品（纯度≥98%，批号 1283-051103，购自中药固体制剂制造技术国家工程研究中心），甲醇、乙腈为色谱纯（美国 Fisher 公司），水为高纯水，其他试剂为分析纯。

2.样品采集

样品共 14 份（编号 CH-01～CH-14），采自主产区、道地产区，以及 GACP 基地河北、山西、陕西等地和安国药材市场，包括符合 2015 年版《中国药典》要求的不同商品规格等级。

3.物种鉴别

经鉴定，所研究样品均为伞形科植物柴胡 *Bupleurum chinense* DC.。

4.定量测定

1）标准汤剂的制备

取柴胡饮片 100g，加 7 倍量水浸泡 30min，回流 30min，趁热过滤；药渣再加 6 倍量水，回流 20min，趁热过滤。合并 2 次滤液，减压浓缩至 500mL，即得柴胡标准汤剂。

2）色谱条件

饮片色谱条件：色谱柱，Diamonsil-C18 色谱柱（250mm×4.6mm，5μm）；以乙腈为流动相 A，以水为流动相 B；梯度洗脱条件：0～50min、25%～90%A，50～55min，90%A；流速为 1mL/min；柱温为 40℃；检测波长为 210nm。理论塔板数按柴胡皂苷 a 峰计算应不低于 10 000。

标准汤剂色谱条件：经试验，柴胡标准汤剂中检测不到柴胡皂苷 a 和柴胡皂苷 d。文献报道显示，柴胡皂苷 a 和柴胡皂苷 d 化学结构母核 D 环上的醚键在酸性条件下开环，产生一对共轭双键。因此，柴胡汤剂没有柴胡皂苷 a 和柴胡皂苷 d 的含量测定及转移率。

3）对照品溶液的制备

取经五氧化二磷减压干燥器中干燥 36h 的柴胡皂苷 a、柴胡皂苷 d 对照品适量，精密称定，加甲醇制成每毫升含柴胡皂苷 a 118μg、柴胡皂苷 d 142.2μg 的混合溶液，即得。

4）供试品溶液制备

（1）饮片供试品溶液制备

取柴胡饮片粉末（过四号筛）约 0.5g，精密称定，置具塞锥形瓶中，加入含 5%浓氨试液的甲醇溶液 25mL，密塞，30℃水温超声处理（功率 200W，频率 40kHz）30min，滤过，用甲醇 20mL 分 2 次洗涤容器及药渣，洗液与滤液合并，回收溶剂至干。残渣加甲醇溶解，转移至 5mL 量瓶中，加甲醇至刻度，摇匀，0.45μm 滤膜滤过，取续滤液，即得。

（2）标准汤剂供试品溶液制备

经试验，柴胡标准汤剂中检测不到柴胡皂苷 a 和柴胡皂苷 d。因此，柴胡汤剂没有柴胡皂苷 a 和柴胡皂苷 d 的含量测定。

5）方法学验证

由于柴胡标准汤剂中检测不到柴胡皂苷 a 和柴胡皂苷 d，不进行含量测定，因此没有方法学验证。

6）测定法

（1）含量测定

分别精密吸取对照品溶液 10μL、饮片供试品溶液 10μL，注入高效液相色谱仪，按照 4 项下"色谱条件"测定含量。

（2）pH 值测定

取标准汤剂，用 pH 计测定 pH 值。

（3）总固体测定

参照编写说明【总固体】项下测定方法操作。

（4）柴胡皂苷 a 和柴胡皂苷 d 转移率测定

由于柴胡标准汤剂中检测不到柴胡皂苷 a 和柴胡皂苷 d，因此，没有转移率计算。

7）结果

（1）饮片中柴胡皂苷 a 和柴胡皂苷 d 含量

柴胡皂苷 a 和柴胡皂苷 d 含量测定结果见表 5-4-2，所收集样品均满足 2015 年版《中国药典》中柴胡皂苷 a 和柴胡皂苷 d 的总量不少于 0.30%的限量要求。

表 5-4-2　饮片中柴胡皂苷 a 和柴胡皂苷 d 含量测定

编号	柴胡皂苷 a 含量/%	柴胡皂苷 d 含量/%	二者总量/%
CH-01	0.664	0.761	1.43
CH-02	0.761	0.812	1.57
CH-03	0.699	0.955	1.65
CH-04	0.658	0.409	1.07
CH-05	0.682	0.85	1.53
CH-06	0.514	0.599	1.11
CH-07	0.849	1.001	1.85
CH-08	0.521	0.623	1.14
CH-09	0.471	0.574	1.05
CH-10	0.933	0.925	1.86
CH-11	0.351	0.390	0.74
CH-12	0.559	0.797	1.36
CH-13	0.599	0.840	1.44
CH-14	0.772	1.091	1.86

（2）标准汤剂中柴胡皂苷 a 和柴胡皂苷 d 含量

无。

（3）pH 值及总固体（表 5-4-3）

表 5-4-3　pH 值及总固体

编号	pH 值	总固体/g	RSD/%
CH-01	5.4	0.29	0.0
CH-02	5.4	0.30	0.1
CH-03	5.5	0.31	0.0
CH-04	5.6	0.42	0.2
CH-05	5.6	0.48	0.7
CH-06	5.0	0.31	1.3
CH-07	5.1	0.35	0.1
CH-08	5.0	0.31	0.2
CH-09	4.8	0.32	0.1
CH-10	4.7	0.36	0.1
CH-11	4.7	0.22	0.2
CH-12	5.1	0.30	1.2
CH-13	5.1	0.39	0.3
CH-14	5.1	0.38	1.9

（4）柴胡皂苷 a 和柴胡皂苷 d 的转移率

无。

5.标准汤剂特征图谱研究

1）色谱条件

色谱柱：Diamonsil-C18 色谱柱（250mm×4.6mm，5μm）；以乙腈为流动相 A，以 0.1%磷酸水溶液为流动相 B；梯度洗脱条件：0～15min、25%～35%A，15～45min、35%～60%A，45～50min、60%～85%A；流速为 1mL/min；柱温为 40℃；检测波长为 254nm。理论塔板数按柴胡皂苷 B_1 峰计算应不低于 10 000。

2）参照物溶液制备

取柴胡皂苷 B_1 对照品适量，精密称定，加甲醇制成每毫升含柴胡皂苷 B_1 50μg 的溶液，即得。

3）标准汤剂供试品溶液制备

取柴胡标准汤剂（CH-01～CH-14）摇匀，精密量取 1mL，置 10mL 量瓶中，加甲醇至接近刻度，超声处理 20min，冷却，甲醇定容，摇匀，0.45μm 滤膜滤过，取续滤液，即得标准汤剂供试品溶液。

4）方法学验证

方法学考察合格（具体内容略）。

5）特征图谱的建立及共有峰的标定

按照 5 项下"色谱条件"，分别精密吸取 14 批柴胡标准汤剂供试品溶液 10μL，注入高效液相色谱仪，记录色谱峰信息，特征图谱见图 5-4-2，相似度结果见表 5-4-4，生成的对照特征图谱见图 5-4-3，共有峰 7 个，指认 1 个。各共有峰峰面积见表 5-4-5，以峰 6 为参照峰，计算其他峰的相对保留时间和相对峰面积（表 5-4-6）。

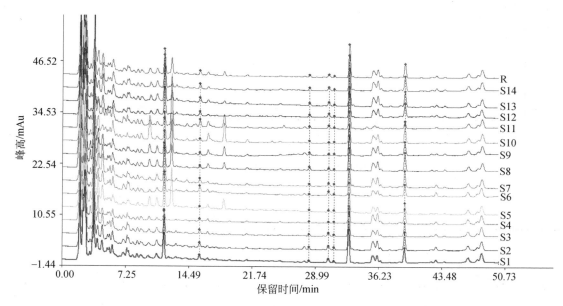

图 5-4-2　柴胡标准汤剂特征图谱

表 5-4-4　相似度计算结果

编号	S1	S2	S3	S4	S5	S6	S7	S8	S9	S10	S11	S12	S13	S14	对照特征图谱
S1	1.000	0.999	1.000	0.954	0.976	0.997	0.997	0.994	0.996	0.989	0.948	0.996	0.993	0.994	0.999
S2	0.999	1.000	0.999	0.964	0.973	0.994	0.996	0.997	0.998	0.993	0.952	0.994	0.991	0.992	1.000

续表

编号	S1	S2	S3	S4	S5	S6	S7	S8	S9	S10	S11	S12	S13	S14	对照特征图谱
S3	1.000	0.999	1.000	0.954	0.980	0.996	0.998	0.995	0.998	0.990	0.949	0.997	0.994	0.995	1.000
S4	0.954	0.964	0.954	1.000	0.883	0.943	0.939	0.972	0.960	0.970	0.950	0.930	0.920	0.922	0.956
S5	0.976	0.973	0.980	0.883	1.000	0.971	0.989	0.965	0.978	0.963	0.897	0.991	0.994	0.994	0.979
S6	0.997	0.994	0.996	0.943	0.971	1.000	0.992	0.984	0.989	0.977	0.956	0.994	0.990	0.991	0.995
S7	0.997	0.996	0.998	0.939	0.989	0.992	1.000	0.991	0.996	0.988	0.935	0.999	0.998	0.999	0.998
S8	0.994	0.997	0.995	0.972	0.965	0.984	0.991	1.000	0.996	0.999	0.939	0.987	0.984	0.984	0.996
S9	0.996	0.998	0.998	0.960	0.978	0.989	0.996	0.996	1.000	0.993	0.950	0.994	0.991	0.992	0.998
S10	0.989	0.993	0.990	0.970	0.963	0.977	0.988	0.999	0.993	1.000	0.924	0.983	0.980	0.980	0.992
S11	0.948	0.952	0.949	0.950	0.897	0.956	0.935	0.939	0.950	0.924	1.000	0.935	0.924	0.930	0.948
S12	0.996	0.994	0.997	0.930	0.991	0.994	0.999	0.987	0.994	0.983	0.935	1.000	0.999	1.000	0.997
S13	0.993	0.991	0.994	0.920	0.994	0.990	0.998	0.984	0.991	0.980	0.924	0.999	1.000	1.000	0.994
S14	0.994	0.992	0.995	0.922	0.994	0.991	0.999	0.984	0.992	0.980	0.930	1.000	1.000	1.000	0.995
对照特征图谱	0.999	1.000	1.000	0.956	0.979	0.995	0.998	0.996	0.998	0.992	0.948	0.997	0.994	0.995	1.000

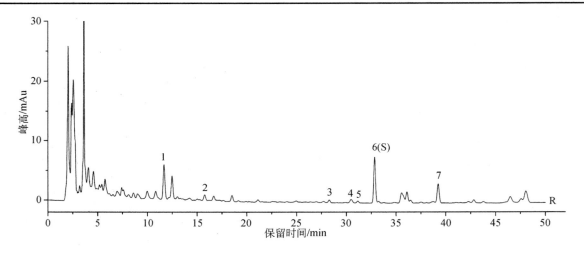

图 5-4-3　对照特征图谱及共有峰

峰 6：柴胡皂苷 B_1（saikosaponin B_1，$C_{42}H_{68}O_{13}$）

表 5-4-5　各共有峰峰面积

编号	保留时间/min	S1	S2	S3	S4	S5	S6	S7	S8	S9	S10	S11	S12	S13	S14
1	11.65	73073	85288	67936	29091	93103	58527	95377	69278	65019	65981	38894	77257	103045	95683
2	15.74	16809	17420	12595	8376	6731	19758	15097	9070	8427	7522	22534	13247	15539	15535
3	28.28	5253	6421	5110	5019	4782	3452	6539	8675	8628	5583	6379	6635	8053	7453
4	30.47	14982	14058	12310	3553	5451	15024	11378	7373	5693	2665	10803	11854	13811	12656
5	31.13	4260	6223	4318	3249	3908	3083	6194	3938	5167	3000	3412	3759	4194	4208
6	32.84	104274	129619	97167	91732	93401	83696	121328	108739	97311	99582	109826	95333	118769	113233
7	39.22	51305	63558	45730	50684	37107	36551	57390	61177	44367	61624	22611	42953	54195	49369

表 5-4-6　相对保留时间与相对峰面积

峰编号	保留时间/min	相对保留时间	峰面积/μAu×s	相对峰面积
1	11.651	0.355	72682	0.695
2	15.739	0.479	13476	0.129
3	28.281	0.861	6284	0.060
4	30.470	0.928	10115	0.097
5	31.128	0.948	4208	0.040
6	32.836	1.000	104572	1.000
7	39.218	1.194	48473	0.464

（研究人员：章　军）

5.5　川　芎

5.5.1　川芎标准汤剂质量标准

本品为伞形科植物川芎 *Ligusticum chuanxiong* Hort.的干燥根茎，经炮制、加工制成的标准汤剂。

【制法】取川芎饮片 100g，加 7 倍量水浸泡 30min，回流 30min，趁热过滤；药渣再加 6 倍量水，回流 20min，趁热过滤。合并 2 次滤液，减压浓缩至 500mL，即得。

【性状】本品为棕褐色悬浊液，静置后会产生沉淀。

【检查】pH 值：应为 4.3～5.1。

总固体：应为 0.29～0.81g。

其他：应符合口服混悬剂项下有关的各项规定。

【特征图谱】按照高效液相色谱法测定。

色谱条件与系统适应性试验：以十八烷基硅烷键合硅胶为填充剂（柱长为 250mm，内径为 4.6mm，粒径为 5μm）；以甲醇为流动相 A，以 0.1%磷酸水溶液为流动相 B，按表 5-5-1 中的规定进行梯度洗脱；流速为 1mL/min；柱温为 30℃；检测波长为 294nm。

表 5-5-1　洗脱条件

时间/min	流动相 A/%	流动相 B/%
0～5	10	90
5～32	10→35	90→65
32～50	35→47	65→53
50～59	47→90	53→10
59～65	90→100	10→0

参照物溶液的制备：取阿魏酸对照品适量，精密称定，置棕色量瓶中，加甲醇制成每毫升含 20μg 的溶液，即得。

供试品溶液的制备：精密吸取川芎标准汤剂各 1mL，置于 2mL 离心管中，12 000r/min 离心 5min，0.45μm 滤膜过滤，即得。

测定法：分别精密吸取参照物溶液和供试品溶液各 5μL，注入液相色谱仪，测定，记录 65min 的色谱图，即得。

供试品特征图谱中应呈现 12 个特征峰（图 5-5-1），其中 1 个峰应分别与对应的参照物峰保留时间相同；与阿魏酸参照物峰相应的峰为 S 峰，计算特征峰 1～峰 6、峰 8～峰 12 的相对保留时间，其相对保留时间应在规定值的±5%之内。规定值为：0.20（峰 1）、0.25（峰 2）、0.65（峰 3）、0.72（峰 4）、

0.74（峰5）、0.86（峰6）、1.00（峰7）、1.20（峰8）、1.24（峰9）、1.32（峰10）、1.59（峰11）、1.67（峰12）。计算峰5与S峰的相对峰面积，峰5的相对峰面积不得小于0.30；计算峰9与S峰的相对峰面积，峰9的相对峰面积不得小于0.37。

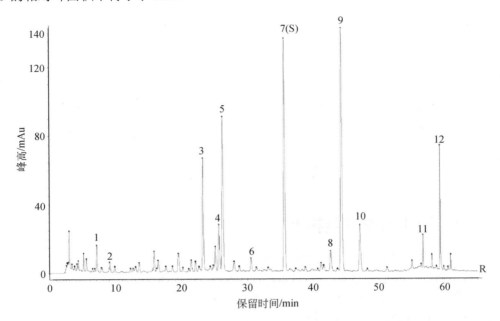

图 5-5-1　对照特征图谱及共有峰

峰 7：阿魏酸（ferulic acid，$C_{10}H_{10}O_4$）

【含量测定】阿魏酸：按照高效液相色谱法测定。

色谱条件与系统适用性试验：以十八烷基硅烷键合硅胶为填充剂（柱长为250mm，内径为4.6mm，粒径为5μm）；以甲醇-1%醋酸溶液（30：70）为流动相；流速 1mL/min；柱温为 30℃；检测波长为321nm。理论板数按阿魏酸峰计算应不低于4000。

参照物溶液的制备：同【特征图谱】项下。

供试品溶液的制备：同【特征图谱】项下。

测定法：分别精密吸取对照品溶液与供试品溶液各 10μL，注入液相色谱仪，测定，即得。

本品每毫升含川芎以阿魏酸（$C_{10}H_{10}O_4$）计应不低于 0.1054mg。

【转移率】阿魏酸转移率应为 35.2%～70.3%。

【规格】0.2g/mL（以饮片计）。

【贮藏】冷冻保存，用时复融。

5.5.2　川芎标准汤剂质量标准起草说明

1.仪器与材料

安捷伦 1260 型高效液相色谱仪（美国安捷伦公司，G7129A 型自动进样系统，G1311B 型四元泵，G1315D 型 DAD 检测器），Sartorius-BP211D 型电子分析天平（德国赛多利斯天平有限公司），KQ-100DE 型数控超声波清洗器（昆山市超声仪器有限公司），LD510-2 型电子天平（沈阳龙腾电子有限公司），Scanspeed mini 型高速离心机（丹麦 Labogene 公司），pH 计（METTLER TOLEDO，FE20–FiveEasy）。

阿魏酸（含量 98%，批号 MUST-16021902，购于四川成都曼斯特生物科技有限公司），甲醇为色谱纯（美国 Fisher 公司），水为高纯水，其他试剂为分析纯。

2.样品采集

样品共 15 份（编号 CX-01～CX-15），采自主产区及道地产区四川，以及安国、亳州、荷花池等药材市场，包括符合 2015 年版《中国药典》要求的不同商品规格等级。

3.物种鉴别

经鉴定，研究样品均为伞形科植物川芎 *Ligusticum chuanxiong* Hort.。

4.定量测定

1）色谱条件

色谱柱：Agilent-Eclipse Plus C18 色谱柱（250mm×4.6mm，5.0μm）；以甲醇-1%醋酸溶液（30∶70）为流动相；流速为 1mL/min；柱温为 30℃；检测波长为 321nm。理论板数按阿魏酸峰计算应不低于 4000，见图 5-5-2。

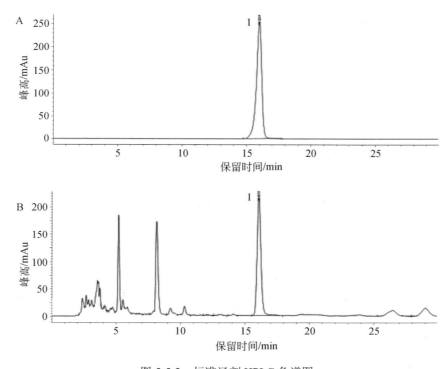

图 5-5-2 标准汤剂 HPLC 色谱图

A：阿魏酸（ferulic acid，$C_{10}H_{10}O_4$）；B：标准汤剂

2）对照品溶液的制备

取阿魏酸对照品适量，精密称定，置棕色量瓶中，加甲醇制成每毫升含 20μg 的溶液，即得。

3）供试品溶液制备

（1）饮片供试品溶液制备

取本品粉末（过四号筛）约 0.5g，精密称定，置具塞锥形瓶中，精密加入 70%甲醇 50mL，密塞，称定重量，加热回流 30min，放冷，再称定重量，用 70%甲醇补足减失的重量，摇匀，静置，取上清液，滤过，取续滤液，即得。

（2）标准汤剂供试品溶液制备

取川芎饮片 100g，加 7 倍量水浸泡 30min，回流 30min，趁热过滤，药渣再加 6 倍量水，回流 20min，趁热过滤，合并 2 次滤液，减压浓缩至 500mL，即得。

精密吸取川芎标准汤剂（CX-01～CX-15）各 1mL，置于 2mL 离心管中，12 000r/min 离心 5min，0.45μm 滤膜过滤，即得。

4）方法学验证

以阿魏酸峰面积积分值为纵坐标（Y）、对照品进样量（μg）为横坐标（X）绘制标准曲线，$Y=3416.7X+191.71$，$R^2=0.9999$，表明线性关系良好。精密度考察合格，RSD 为 1.4%。川芎标准汤剂供试品制备后 24h 内稳定性良好，RSD 为 1.8%。重复性良好，平行 6 份供试品溶液的 RSD 为 0.15%；平均加样回收率为 104.3%，RSD 为 0.4%。

5）测定法

（1）含量测定

分别精密吸取对照品溶液 10μL、饮片供试品溶液 10μL，标准汤剂供试品溶液 10μL，注入高效液相色谱仪，按照 4 项下"色谱条件"测定含量。

（2）pH 值测定

取标准汤剂，用 pH 计测定 pH 值。

（3）总固体测定

参照编写说明【总固体】项下测定方法操作。

（4）阿魏酸转移率测定

参照编写说明【转移率】项下公式计算。

6）结果

（1）饮片中阿魏酸含量

阿魏酸含量测定结果见表 5-5-2，所收集样品均满足 2015 年版《中国药典》中阿魏酸（不少于 0.10%）的限量要求。

表 5-5-2　饮片中阿魏酸含量测定

编号	阿魏酸含量/%	RSD/%
CX-01	0.187	0.05
CX-02	0.176	0.3
CX-03	0.108	0.2
CX-04	0.113	0.3
CX-05	0.131	0.2
CX-06	0.159	0.2
CX-07	0.157	0.3
CX-08	0.168	0.05
CX-09	0.163	0.04
CX-10	0.185	0.2
CX-11	0.105	0.2
CX-12	0.210	0.1
CX-13	0.160	0.1
CX-14	0.159	2.3
CX-15	0.130	0.3

（2）标准汤剂中阿魏酸含量（表 5-5-3）

表 5-5-3 标准汤剂中阿魏酸含量测定

编号	阿魏酸含量/（mg/mL）	RSD/%
CX-01	0.160	1.8
CX-02	0.144	0.5
CX-03	0.118	3.2
CX-04	0.111	0.1
CX-05	0.113	0.1
CX-06	0.138	0.5
CX-07	0.192	0.1
CX-08	0.153	1.1
CX-09	0.179	0.6
CX-10	0.226	0.1
CX-11	0.135	0.03
CX-12	0.224	0.04
CX-13	0.209	0.1
CX-14	0.151	0.01
CX-15	0.166	0.0

（3）pH 值及总固体（表 5-5-4）

表 5-5-4 pH 值及总固体

编号	pH 值	总固体/g	RSD/%
CX-01	4.94	0.52	1.6
CX-02	4.87	0.53	0.5
CX-03	4.40	0.43	1.7
CX-04	4.37	0.40	0.7
CX-05	4.65	0.51	2.8
CX-06	4.79	0.40	0.7
CX-07	4.91	0.62	2.1
CX-08	4.85	0.46	1.6
CX-09	5.07	0.62	0.2
CX-10	5.02	0.72	1.2
CX-11	4.26	0.83	0.9
CX-12	5.00	0.72	1.4
CX-13	4.85	0.56	2.3
CX-14	4.59	0.45	0.6
CX-15	4.54	0.46	0.9

（4）阿魏酸转移率（表 5-5-5）

表 5-5-5 阿魏酸转移率计算结果

编号	标准汤剂中阿魏酸含量/mg	饮片中阿魏酸含量/mg	转移率/%	$(\overline{X} \pm S)$/%
CX-01	80.1	187.0	42.8	
CX-02	71.8	175.9	40.8	
CX-03	58.9	108.5	54.3	
CX-04	55.4	112.7	49.2	52.7±8.8
CX-05	56.6	131.2	43.1	
CX-06	69.0	158.9	43.4	
CX-07	96.0	157.0	61.1	

编号	标准汤剂中阿魏酸含量/mg	饮片中阿魏酸含量/mg	转移率/%	$(\overline{X}\pm S)$ /%
CX-08	76.3	167.6	45.5	
CX-09	89.7	162.8	55.1	
CX-10	113.1	185.0	61.1	
CX-11	67.7	104.7	64.7	52.7±8.8
CX-12	112.2	210.2	53.4	
CX-13	104.5	160.3	65.2	
CX-14	75.3	158.7	47.5	
CX-15	83.1	130.0	63.9	

5.标准汤剂特征图谱研究

1）色谱条件

色谱柱：Agilent-C18色谱柱（250mm×4.6mm，5μm）；流动相为0.1%磷酸水（A）-甲醇（B），梯度洗脱；洗脱程序为：0～5min、10%B，5～32min、10%～35%B，32～50min、35%～47%B，50～59min、47%～90%B，59～65min、90%～100%B，流速为1mL/min；检测波长为294nm；柱温为30℃；进样量为5μL。

2）参照物溶液制备

同4项下"对照品溶液制备"。

3）标准汤剂供试品溶液制备

同4项下"标准汤剂供试品溶液制备"。

4）方法学验证

方法学考察合格（具体内容略）。

5）特征图谱的建立及共有峰的标定

按照4项下"色谱条件"，分别精密吸取15批川芎标准汤剂供试品溶液5μL，注入高效液相色谱仪，记录色谱峰信息，特征图谱见图5-5-3，相似度结果见表5-5-6，生成的对照特征图谱见图5-5-4，共有峰12个，指认1个。各共有峰峰面积见表5-5-7，以峰7为参照峰，计算其他峰的相对保留时间和相对峰面积（表5-5-8）。

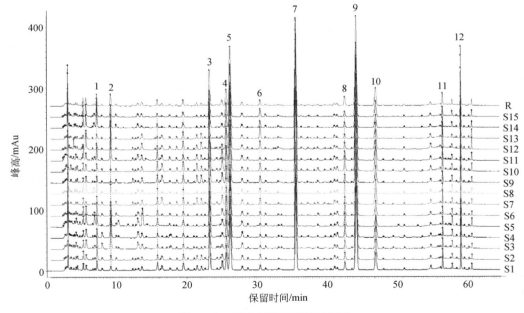

图 5-5-3　川芎标准汤剂特征图谱

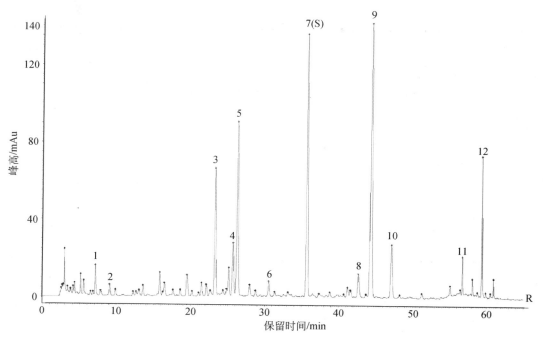

图 5-5-4　对照特征图谱及共有峰的确认

峰 7：阿魏酸（ferulic acid，$C_{10}H_{10}O_4$）

表 5-5-6　相似度计算结果

样品	S1	S2	S3	S4	S5	S6	S7	S8	S9	S10	S11	S12	S13	S14	S15	对照特征图谱
S1	1.000	0.985	0.960	0.972	0.974	0.995	0.994	0.988	0.994	0.996	0.980	0.982	0.959	0.977	0.982	0.998
S2	0.985	1.000	0.988	0.987	0.943	0.974	0.996	0.957	0.964	0.969	0.971	0.963	0.933	0.947	0.957	0.986
S3	0.960	0.988	1.000	0.996	0.925	0.953	0.981	0.926	0.928	0.941	0.971	0.923	0.887	0.911	0.924	0.965
S4	0.972	0.987	0.996	1.000	0.944	0.969	0.985	0.942	0.945	0.959	0.984	0.929	0.890	0.922	0.932	0.974
S5	0.974	0.943	0.925	0.944	1.000	0.989	0.954	0.990	0.975	0.970	0.965	0.949	0.930	0.973	0.975	0.977
S6	0.995	0.974	0.953	0.969	0.989	1.000	0.984	0.995	0.991	0.992	0.981	0.975	0.952	0.981	0.984	0.996
S7	0.994	0.996	0.981	0.985	0.954	0.984	1.000	0.969	0.978	0.985	0.977	0.971	0.943	0.955	0.965	0.993
S8	0.988	0.957	0.926	0.942	0.990	0.995	0.969	1.000	0.993	0.985	0.965	0.979	0.966	0.993	0.994	0.990
S9	0.994	0.964	0.928	0.945	0.975	0.991	0.978	0.993	1.000	0.995	0.967	0.985	0.969	0.984	0.986	0.992
S10	0.996	0.969	0.941	0.959	0.970	0.992	0.985	0.985	0.995	1.000	0.975	0.977	0.953	0.970	0.974	0.992
S11	0.980	0.971	0.971	0.984	0.965	0.981	0.977	0.965	0.967	0.975	1.000	0.942	0.909	0.950	0.953	0.982
S12	0.982	0.963	0.923	0.929	0.949	0.975	0.971	0.979	0.985	0.977	0.942	1.000	0.993	0.985	0.989	0.985
S13	0.959	0.933	0.887	0.890	0.930	0.952	0.943	0.966	0.969	0.953	0.909	0.993	1.000	0.982	0.985	0.964
S14	0.977	0.947	0.911	0.922	0.973	0.981	0.955	0.993	0.984	0.970	0.950	0.985	0.982	1.000	0.999	0.982
S15	0.982	0.957	0.924	0.932	0.975	0.984	0.965	0.994	0.986	0.974	0.953	0.989	0.985	0.999	1.000	0.987
对照特征图谱	0.998	0.986	0.965	0.974	0.977	0.996	0.993	0.99	0.992	0.992	0.982	0.985	0.964	0.982	0.987	1.000

表 5-5-7　各共有峰峰面积

编号	保留时间/min	S1	S2	S3	S4	S5	S6	S7	S8	S9	S10	S11	S12	S13	S14	S15
1	7.09	149.5	196.8	164.9	129.1	140.8	188.6	128.2	243.0	97.3	122.1	256.4	90.9	77.4	352.5	285.1
2	9.08	53.0	62.1	484.7	436.9	259.3	173.5	43.3	150.6	15.7	28.6	651.1	23.1	21.4	217.3	194.0
3	23.28	794.3	468.8	494.6	720.4	687.8	748.9	908.8	727.2	935.6	1446.7	1013.7	493.7	289.4	510.5	521.0

编号	保留时间/min	S1	S2	S3	S4	S5	S6	S7	S8	S9	S10	S11	S12	S13	S14	S15
4	25.71	357.8	298.7	256.2	360.3	340.4	410.8	366.1	322.4	353.0	503.1	312.0	433.5	253.1	285.7	296.7
5	26.25	1268.9	1454.3	1745.2	1579.3	1032.2	1180.7	1950.8	1142.8	1164.5	1808.7	1260.5	1402.8	1286.4	1053.0	1226.9
6	30.58	104.0	104.5	68.6	42.7	33.9	81.3	137.3	104.3	139.9	167.0	58.4	174.4	242.0	150.6	175.0
7	35.66	1809.9	1656.6	1409.6	1340.3	1331.6	1592.0	2245.1	1796.5	2087.1	2635.6	1619.4	2611.9	2648.4	1938.2	2126.4
8	42.71	171.0	161.4	165.5	283.8	282.9	280.0	180.4	244.8	184.0	325.2	203.9	149.0	98.9	117.8	120.3
9	44.34	2292.8	2850.5	3215.9	2863.8	1473.1	1914.1	3450.4	1760.8	2163.1	3061.6	2543.6	2422.4	2007.5	1663.9	1945.4
10	47.15	450.4	536.5	574.2	543.9	299.3	392.5	658.9	370.3	451.5	651.5	552.9	508.5	423.5	361.2	434.2
11	56.78	122.3	97.9	101.9	82.7	86.1	77.8	132.2	90.0	105.8	224.4	125.0	209.2	150.7	95.5	92.7
12	59.39	436.4	390.7	400.1	387.1	749.0	532.1	435.1	653.3	519.8	465.6	423.6	382.5	417.5	580.2	675.7

表 5-5-8　相对保留时间与相对峰面积

峰编号	保留时间/min	相对保留时间	峰面积/mAu×s	相对峰面积
1	7.087	0.199	174.8	0.091
2	9.079	0.255	187.6	0.098
3	23.281	0.653	717.4	0.373
4	25.705	0.721	343.3	0.179
5	26.252	0.736	1370.5	0.713
6	30.575	0.857	118.9	0.062
7	35.657	1.000	1923.2	1.000
8	42.707	1.198	197.9	0.103
9	44.340	1.244	2375.3	1.235
10	47.147	1.322	480.6	0.250
11	56.778	1.592	119.6	0.062
12	59.385	1.665	496.6	0.258

（研究人员：郐　兰）

5.6　醋　香　附

5.6.1　醋香附标准汤剂质量标准

本品为莎草科植物莎草 *Cyperus rotundus* L.的干燥根茎，经炮制、加工制成的标准汤剂。

【制法】取醋香附饮片 100g，加 7 倍量水浸泡 30min，加挥发油提取器，回流 2h，趁热过滤；药渣再加 6 倍量水，加挥发油提取器，回流 30min，趁热过滤。合并 2 次滤液，减压浓缩，得到的挥发油加适量吐温兑入浓缩液中并定容至 500mL，即得。

【性状】本品为棕褐色悬浊液，静置后会产生沉淀。

【检查】pH 值：应为 3.9～5.0。

总固体：应为 0.31～0.58g。

其他：应符合口服混悬剂项下有关的各项规定。

【特征图谱】按照高效液相色谱法测定。

色谱条件与系统适用性试验：以十八烷基硅烷键合硅胶为填充剂（柱长为 250mm，内径为 4.6mm，粒径为 5μm）；以乙腈为流动相 A，以水为流动相 B，按表 5-6-1 中的规定进行梯度洗脱；流速为 1mL/min；

柱温为 40℃；检测波长为 282nm。理论塔板数按峰 3 计算应不低于 3000。

表 5-6-1　洗脱条件

时间/min	流动相 A/%	流动相 B/%
0～15	9→28	92→72
15～50	28→85	72→15
50～60	85	15

供试品溶液的制备：取本品摇匀，精密量取 1mL，置 25mL 量瓶中，加 25%甲醇至接近刻度，超声处理 20min，冷却，25%甲醇定容，摇匀，0.45μm 滤膜滤过，取续滤液，即得。

测定法：精密吸取供试品溶液 10μL，注入液相色谱仪，测定，记录 60min 色谱图，即得。

供试品特征图谱中呈现 4 个特征峰（图 5-6-1），以峰 3 为 S 峰，计算特征峰峰 1、峰 2、峰 4 的相对保留时间，其相对保留时间应在规定值的±5%之内。规定值为：0.68（峰 1）、0.81（峰 2）、1.00（峰 3）、1.32（峰 4）。

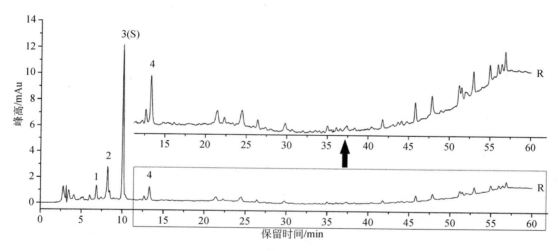

图 5-6-1　对照特征图谱及共有峰

【规格】0.2g/mL（以饮片计）。

【贮藏】冷冻保存，用时复融。

5.6.2　醋香附标准汤剂质量标准起草说明

1.仪器与材料

岛津 LC-20AT 型高效液相色谱仪（日本岛津公司，DGC-20 A 型在线脱气系统，SIL-20 A 型自动进样系统，CTO-20 A 型柱温箱，SPD-M20 A 型二极管阵列检测器），BS224S-型 1/10 万电子分析天平（德国赛多利斯公司），KQ-250DB 型超声波清洗器（昆山市超声仪器有限公司），Sartorius BS 210 S 型电子天平，Sartorius PB-10 型 pH 计，甲醇、乙腈为色谱纯（美国 Fisher 公司），水为高纯水，其他试剂为分析纯。

2.样品采集

样品共 14 份（编号 CXF-01～CXF-14），采自主产区、道地产区，以及 GACP 基地山东、江西、浙江、广东等地和安国药材市场，包括符合 2015 年版《中国药典》要求的不同商品规格等级。

3.物种鉴别

经鉴定，所研究样品均为莎草科植物莎草 *Cyperus rotundus* L.。

4.定量测定

1）标准汤剂的制备

取醋香附饮片 100g，加 7 倍量水浸泡 30min，加挥发油提取器，回流 2h，趁热过滤；药渣再加 6 倍量水，加挥发油提取器，回流 30min，趁热过滤。合并 2 次滤液，减压浓缩，得到的挥发油加适量吐温兑入浓缩液中并定容至 500mL，即得醋香附标准汤剂。

2）挥发油测定

取醋香附饮片，按照 2015 年版《中国药典》（通则 2204 甲法）测定挥发油量。

3）测定法

（1）pH 值测定

取标准汤剂，用 pH 计测定 pH 值。

（2）总固体测定

参照编写说明【总固体】项下测定方法操作。

4）结果

（1）饮片中挥发油含量

挥发油含量结果见表 5-6-2，所收集样品均满足 2015 年版《中国药典》中挥发油不少于 0.8%（mL/g）的规定。

表 5-6-2　饮片中挥发油含量

编号	挥发油含量/（mL/g）
CXF-01	0.8
CXF-02	0.9
CXF-03	0.9
CXF-04	1.0
CXF-05	0.9
CXF-06	0.8
CXF-07	1.0
CXF-08	0.8
CXF-09	0.8
CXF-10	0.8
CXF-11	1.0
CXF-12	0.9
CXF-13	0.8
CXF-14	0.8

（2）pH 值及总固体（表 5-6-3）

表 5-6-3　pH 值及总固体

编号	pH 值	总固体/g	RSD/%
CXF-01	4.6	0.34	0.3
CXF-02	4.1	0.52	1.0
CXF-03	4.2	0.49	0.8
CXF-04	4.7	0.49	0.7
CXF-05	4.7	0.49	0.2

续表

编号	pH 值	总固体/g	RSD/%
CXF-06	4.7	0.51	0.0
CXF-07	5.0	0.33	0.1
CXF-08	3.9	0.45	0.3
CXF-09	4.3	0.45	0.6
CXF-10	4.0	0.56	0.2
CXF-11	4.6	0.38	0.3
CXF-12	4.5	0.43	0.2
CXF-13	4.7	0.42	0.4
CXF-14	4.6	0.43	0.3

5.标准汤剂特征图谱研究

1）色谱条件

色谱柱：Diamonsil-C18 色谱柱（250mm×4.6mm，5μm）；以乙腈为流动相 A，以水为流动相 B；梯度洗脱条件：0～15min、9%～28%A，15～50min、28%～85%A，50～60min、85%A；流速为 1mL/min；柱温为 40℃；检测波长为 282nm。理论塔板数按峰 3 计算应不低于 3000。

2）参照物溶液制备

无。

3）标准汤剂供试品溶液制备

取醋香附标准汤剂（CXF-01～CXF-14）摇匀，精密量取 1mL，置 25mL 量瓶中，加 25%甲醇至接近刻度，超声处理 20min，冷却，25%甲醇定容，摇匀，0.45μm 滤膜滤过，取续滤液，即得标准汤剂供试品溶液。

4）方法学验证

方法学考察合格（具体内容略）。

5）特征图谱的建立及共有峰的标定

按照 5 项下"色谱条件"，分别精密吸取 14 批醋香附标准汤剂供试品溶液 10μL，注入高效液相色谱仪，记录色谱峰信息，特征图谱见图 5-6-2，相似度结果见表 5-6-4，生成的对照特征图谱见图 5-6-3，共有峰 4 个。各共有峰峰面积见表 5-6-5，以峰 3 为参照峰，计算其他峰的相对保留时间和相对峰面积（表 5-6-6）。

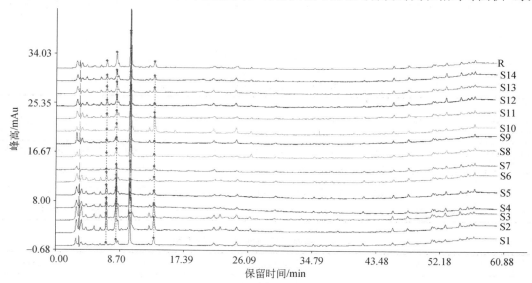

图 5-6-2 醋香附标准汤剂特征图谱

表 5-6-4　相似度计算结果

编号	S1	S2	S3	S4	S5	S6	S7	S8	S9	S10	S11	S12	S13	S14	对照特征图谱
S1	1.000	0.984	0.985	0.738	0.764	0.842	0.928	0.958	0.971	0.985	0.972	0.967	0.942	0.981	0.981
S2	0.984	1.000	1.000	0.683	0.712	0.804	0.854	0.988	0.997	0.976	0.989	0.968	0.909	0.969	0.969
S3	0.985	1.000	1.000	0.686	0.714	0.807	0.858	0.987	0.997	0.977	0.990	0.969	0.911	0.971	0.970
S4	0.738	0.683	0.686	1.000	0.999	0.983	0.866	0.563	0.632	0.612	0.763	0.840	0.921	0.837	0.840
S5	0.764	0.712	0.714	0.999	1.000	0.989	0.878	0.597	0.663	0.644	0.787	0.861	0.936	0.857	0.860
S6	0.842	0.804	0.807	0.983	0.989	1.000	0.909	0.704	0.764	0.736	0.869	0.926	0.974	0.921	0.923
S7	0.928	0.854	0.858	0.866	0.878	0.909	1.000	0.784	0.817	0.871	0.868	0.907	0.957	0.936	0.935
S8	0.958	0.988	0.987	0.563	0.597	0.704	0.784	1.000	0.996	0.977	0.959	0.919	0.836	0.921	0.920
S9	0.971	0.997	0.997	0.632	0.663	0.764	0.817	0.996	1.000	0.973	0.981	0.951	0.878	0.950	0.949
S10	0.985	0.976	0.977	0.612	0.644	0.736	0.871	0.977	0.973	1.000	0.941	0.917	0.870	0.935	0.934
S11	0.972	0.989	0.990	0.763	0.787	0.869	0.868	0.959	0.981	0.941	1.000	0.991	0.944	0.986	0.986
S12	0.967	0.968	0.969	0.840	0.861	0.926	0.907	0.919	0.951	0.917	0.991	1.000	0.978	0.996	0.997
S13	0.942	0.909	0.911	0.921	0.936	0.974	0.957	0.836	0.878	0.870	0.944	0.978	1.000	0.982	0.984
S14	0.981	0.969	0.971	0.837	0.857	0.921	0.936	0.921	0.950	0.935	0.986	0.996	0.982	1.000	1.000
对照特征图谱	0.981	0.969	0.970	0.840	0.860	0.923	0.935	0.920	0.949	0.934	0.986	0.997	0.984	1.000	1.000

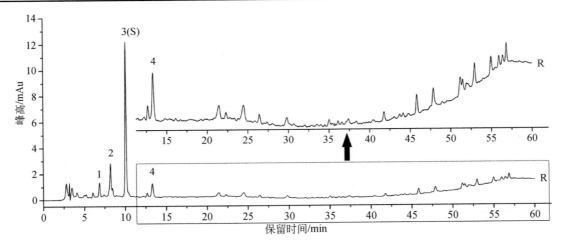

图 5-6-3　对照指纹图谱及共有峰

表 5-6-5　各共有峰峰面积

编号	保留时间/min	S1	S2	S3	S4	S5	S6	S7	S8	S9	S10	S11	S12	S13	S14
1	6.84	4409	34235	29111	16726	18145	16090	1324	5743	4367	2506	7145	10314	11028	8200
2	8.20	18331	102154	105176	37403	36653	37446	9738	19299	15537	20599	22953	27271	27448	28874
3	10.07	63764	451183	447041	23764	26185	34814	14617	235188	89158	191456	61240	54930	40176	59507
4	13.30	16227	31369	33175	11702	12027	10271	9428	6784	2026	47754	1332	5168	11818	10642

表 5-6-6　相对保留时间与相对峰面积

峰编号	保留时间/min	相对保留时间	峰面积/μAu×s	相对峰面积
1	6.836	0.679	12096	0.094

峰编号	保留时间/min	相对保留时间	峰面积/μAu×s	相对峰面积
2	8.199	0.814	36349	0.284
3	10.068	1.000	128073	1.000
4	13.301	1.321	14980	0.117

（研究人员：章　军）

5.7　地　黄

5.7.1　地黄标准汤剂质量标准

本品为玄参科植物地黄 *Rehmannia glutinosa* Libosch.的新鲜或干燥块根，经炮制、加工制成的标准汤剂。

【制法】取地黄饮片 100g，加 7 倍量水浸泡 30min，回流 30min，趁热过滤；药渣再加 6 倍量水，回流 20min，趁热过滤。合并 2 次滤液，减压浓缩至 500mL，即得。

【性状】本品为褐色混悬液，静置后会产生沉淀。

【检查】pH 值：应为 4.3～4.9。

　　　　总固体：应为 0.56～1.16g。

　　　　其他：应符合口服混悬剂项下有关的各项规定。

【特征图谱】按照高效液相色谱法测定

色谱条件与系统适用性试验：以十八烷基硅烷键合硅胶为填充剂（柱长为 150mm，内径为 2.1mm，粒径为 1.8μm）；以 0.1%甲酸水溶液为流动相 A，以 0.1%甲酸乙腈为流动相 B，按表 5-7-1 中的规定进行梯度洗脱；流速为 0.3mL/min；柱温为 32℃；检测波长为 210nm。

表 5-7-1　洗脱条件

时间/min	流动相 A/%	流动相 B/%
0～7	100→86	0→14
7～9	86→0	14→100
9～12	0→100	100→0
12～15	100	0

参照物溶液的制备：取梓醇、毛蕊花糖苷对照品适量，精密称定，加流动相制成每毫升含梓醇 10μg、毛蕊花糖苷 1μg 的溶液，即得。

供试品溶液的制备：取本品摇匀，取 2mL 置于离心管中，12 000r/min 离心 5min，取上清液，过 0.45μm 微孔滤膜，即得。

测定法：分别精密吸取对照品溶液 2μL、供试品溶液各 2μL，注入液相色谱仪，测定，记录 15min 色谱图，即得。

供试品特征图谱中呈现 6 个特征峰（图 5-7-1），其中峰 4 与对应的参照物梓醇峰保留时间相同，标记为 S 峰，计算特征峰峰 1～峰 3、峰 5、峰 6 的相对保留时间，其相对保留时间应在规定值的±5%之内。规定值为：0.76（峰 1）、0.79（峰 2）、0.93（峰 3）、0.1.00（峰 4）、0.1.05（峰 5）、0.1.34（峰 6）。

【含量测定】梓醇：按照 HPLC 测定。

色谱条件与系统适用性试验：采用 ACQUITY UPLC HSS T3 色谱柱（柱长为 100mm，内径为 2.1mm，粒径为 1.8μm）进行分离；流动相为乙腈-0.01%磷酸（5∶95）；检测波长为 210nm；柱温为 30℃。理论塔板数按梓醇峰计算应不低于 5000。

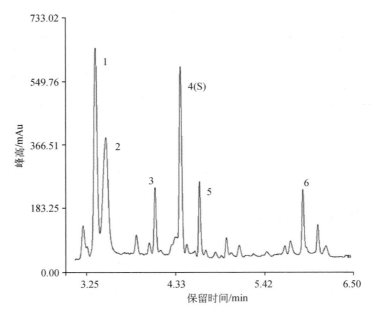

图 5-7-1　210nm 对照特征图谱及共有峰

峰 4：梓醇（catalpol，$C_{15}H_{22}O_{10}$）

对照品溶液的制备：同【特征图谱】项下。

供试品溶液的制备：取本品摇匀，取 2mL 置于离心管中，12 000r/min 离心 5min，取上清液，过 0.45μm 微孔滤膜，即得。

测定法：分别精密吸取对照品溶液、标准汤剂供试品溶液 1μL 测梓醇含量，注入高效液相色谱仪，测定，记录色谱图，即得。

本品每毫升含地黄以梓醇（$C_{15}H_{22}O_{10}$）计应不低于 0.06mg。

毛蕊花糖苷：按照高效液相色谱法测定。

色谱条件与系统适用性试验：采用 ACQUITY UPLC BEH C18 色谱柱（柱长为 150mm，内径为 2.1mm，粒径为 1.8μm）进行分离；以乙腈-0.1%磷酸溶液（16∶84）为流动相；检测波长为 334nm。理论塔板数按毛蕊花糖苷计算应不低于 5000。

对照品溶液的制备：同【特征图谱】项下。

供试品溶液的制备：同【含量测定】梓醇项下。

测定法：分别精密吸取对照品溶液、标准汤剂供试品溶液 5μL 测毛蕊花糖苷含量，注入高效液相色谱仪，测定，记录色谱图，即得。

本品每毫升含地黄以毛蕊花糖苷（$C_{29}H_{36}O_{15}$）计应不低于 0.02mg。

【转移率】梓醇转移率为 4.2%～21.4%，毛蕊花糖苷转移率为 12.6%～42.6%。

【规格】0.2g/mL（以饮片计）。

【贮藏】冷冻保存，用时复融。

5.7.2　地黄标准汤剂质量标准草案

1.仪器与材料

Acquity H-class System UPLC-PDA（Waters 公司），Sartorius-BS-210S-型电子分析天平（德国赛多利斯天平有限公司），KQ-100E 型超声波清洗器（昆山市超声仪器有限公司），LD510-2 型电子天平（沈阳龙腾电子有限公司），Scanspeed mini BLUE 型离心机。

梓醇（含量≥99.57%，购自北京世纪奥科生物技术有限公司），毛蕊花糖苷（含量≥99.57%，批号61276-17-3，购自北京恒元启天化工技术研究院），甲醇、乙腈为色谱纯（美国 Fisher 公司），水为高纯水，其他试剂为分析纯。

2.样品采集

样品共 15 份（编号 DH-01～DH-15），采自主产区、道地产区，以及 GACP 基地安徽亳州、河南、江西等地和安国药材市场，包括符合 2015 年版《中国药典》要求的不同商品规格等级。

3.物种鉴别

经鉴定，研究样品均为玄参科植物地黄 *Rehmannia glutinosa* Libosch.。

4.定量测定

1）色谱条件

饮片色谱条件：梓醇，采用 ACQUITY UPLC HSS T3 色谱柱（150mm×2.1mm，1.8μm）进行分离；流动相为乙腈-0.01%磷酸溶液（5∶95）；检测波长为 210nm；柱温为 30℃。理论塔板数按梓醇峰计算应不低于 5000，见图 5-7-2。

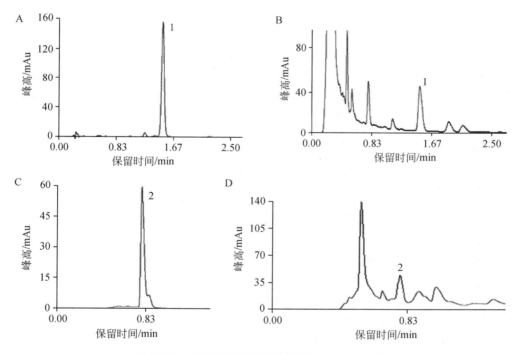

图 5-7-2　标准汤剂超高效液相色谱（UPLC）图

A：毛蕊花糖苷（acteoside，$C_{29}H_{36}O_{15}$）；B：标准汤剂；C：梓醇（catalpol，$C_{15}H_{22}O_{10}$）；D：标准汤剂

毛蕊花糖苷，采用 ACQUITY UPLC BEH C18 色谱柱（150mm×2.1mm，1.7μm）进行分离；以乙腈-0.1%磷酸溶液（16∶84）为流动相；检测波长为 334nm。理论塔板数按毛蕊花糖苷峰计算应不低于 5000，见图 5-7-2。

2）对照品溶液制备

取梓醇、毛蕊花糖苷对照品适量，精密称定，加流动相制成每毫升含梓醇 10μg、毛蕊花糖苷 1μg 的溶液，即得。

3）供试品溶液制备

（1）饮片供试品溶液制备

梓醇：取地黄饮片粉末0.8g，精密称定，精密加入甲醇50mL，称重，加热回流1.5h，取出，冷却，补重，摇匀，滤过，取续滤液10mL，旋蒸浓缩至近干，残渣用流动相溶解，转移置10mL容量瓶中，加流动相稀释至刻度，摇匀，过微孔滤膜，取续滤液，即得。

毛蕊花糖苷：取本品最粗粉约2g，精密称定，置圆底烧瓶中，精密加入甲醇100ml，称定重量，加热回流30min，放冷，再称定重量，用甲醇补足减失的重量，摇匀，滤过，精密量取续滤液50mL，减压回收溶剂近干，残渣用流动相溶解，转移至10mL量瓶中，加流动相至刻度，摇匀，滤过，取续滤液，即得。

（2）标准汤剂供试品溶液制备

取地黄饮片100g，加8倍量水浸泡30min，回流30min，趁热过滤；药渣再加7倍量水，回流30min，趁热过滤。合并2次滤液，减压浓缩至500mL，即得地黄标准汤剂。

取本品摇匀，取2mL置于离心管中，12 000r/min离心5min，取上清液，过0.45μm微孔滤膜，即得。

4）方法学验证

以梓醇峰面积积分值为纵坐标（Y）、对照品进样量（μg）为横坐标（X），绘制标准曲线，$Y=1723X-106.64$，$R^2=0.999$，表明线性关系良好。精密度考察合格，RSD为2.4%。地黄标准汤剂供试品制备后24h内稳定性良好，RSD为3.5%。重复性良好，平行6份供试品溶液的RSD为3.0%，平均加样回收率为101.9%，RSD为5.9%。

以毛蕊花糖苷峰面积积分值为纵坐标（Y）、对照品进样量（μg）为横坐标（X）绘制标准曲线，$Y=3\times10^6X+22964$，$R^2=0.998$，表明线性关系良好。精密度考察合格，RSD为0.1%。地黄标准汤剂供试品制备后24h内稳定性良好，RSD为2.8%。重复性良好，平行6份供试品溶液的RSD为4.0%；平均加样回收率为101.2%，RSD为11.4%。

5）测定法

（1）含量测定

分别精密吸取对照品溶液、饮片供试品溶液、标准汤剂供试品溶液1μL测梓醇含量，分别精密吸取对照品溶液、饮片供试品溶液、标准汤剂供试品溶液5μL测毛蕊花糖苷含量，注入高效液相色谱仪，按照4项下"色谱条件"测定含量。

（2）pH值测定

取标准汤剂，用pH计测定pH值。

（3）总固体测定

参照编写说明【总固体】项下测定方法操作。

（4）梓醇与毛蕊花糖苷转移率测定

参照编写说明【转移率】项下公式计算。

6）结果

（1）饮片中梓醇和毛蕊花糖苷含量

梓醇和毛蕊花糖苷含量测定结果见表5-7-2，所收集样品均满足2015年版《中国药典》中梓醇（不少于0.2%）和毛蕊花糖苷（不少于0.02%）的限量要求。

表5-7-2　饮片中梓醇和毛蕊花糖苷含量测定

编号	梓醇含量/%	毛蕊花糖苷含量/%
DH-01	0.71	0.115
DH-02	1.05	0.065

编号	梓醇含量/%	毛蕊花糖苷含量/%
DH-03	0.85	0.06
DH-04	0.78	0.14
DH-05	0.91	0.095
DH-06	0.81	0.11
DH-07	0.83	0.14
DH-08	0.97	0.145
DH-09	1.15	0.075
DH-10	0.91	0.135
DH-11	0.80	0.075
DH-12	0.94	0.12
DH-13	0.82	0.14
DH-14	0.86	0.09
DH-15	0.95	0.145

（2）标准汤剂中梓醇和毛蕊花糖苷含量（表 5-7-3）

表 5-7-3　标准汤剂中梓醇和毛蕊花糖苷含量测定

编号	梓醇含量/（mg/mL）	毛蕊花糖苷含量/（mg/mL）
DH-01	0.18	0.04
DH-02	0.29	0.04
DH-03	0.24	0.02
DH-04	0.19	0.08
DH-05	0.21	0.08
DH-06	0.21	0.04
DH-07	0.18	0.08
DH-08	0.06	0.08
DH-09	0.30	0.04
DH-10	0.30	0.08
DH-11	0.36	0.06
DH-12	0.34	0.06
DH-13	0.20	0.08
DH-14	0.16	0.06
DH-15	0.18	0.06

（3）pH 值及总固体（表 5-7-4）

表 5-7-4　pH 值及总固体

编号	pH 值	总固体/g	RSD/%
DH-01	4.5	1.03	0.7
DH-02	4.5	1.05	0.8
DH-03	4.5	0.87	1.1
DH-04	4.3	1.22	1.3
DH-05	4.7	1.02	1.4
DH-06	4.8	1.01	0.2
DH-07	4.8	1.07	1.5

续表

编号	pH 值	总固体/g	RSD/%
DH-08	4.6	1.22	1.3
DH-09	4.4	1.10	1.7
DH-10	4.5	1.09	1.5
DH-11	4.3	0.78	1.7
DH-12	4.4	0.75	1.9
DH-13	4.9	0.88	0.5
DH-14	4.5	1.06	1.5
DH-15	4.6	0.93	1.6

（4）梓醇和毛蕊花糖苷转移率（表 5-7-5、表 5-7-6）

表 5-7-5　梓醇转移率计算结果

编号	饮片中梓醇/mg	汤剂中梓醇/mg	转移率/%	$(\overline{X} \pm S)$/%
DH-01	710	90	12.7	
DH-02	1045	145	13.9	
DH-03	845	120	14.2	
DH-04	780	95	12.2	
DH-05	905	105	11.6	
DH-06	810	105	13.0	
DH-07	825	90	10.9	
DH-08	965	30	3.1	12.8±4.3
DH-09	1145	150	13.1	
DH-10	910	150	16.5	
DH-11	795	180	22.6	
DH-12	940	170	18.1	
DH-13	815	100	12.3	
DH-14	855	80	9.4	
DH-15	950	90	9.5	

表 5-7-6　毛蕊花糖苷转移率计算结果

编号	饮片中毛蕊花糖苷/mg	汤剂中毛蕊花糖苷/mg	转移率/%	$(\overline{X} \pm S)$/%
DH-01	115	20	17.4	
DH-02	65	20	30.8	
DH-03	60	10	16.7	
DH-04	140	40	28.6	
DH-05	95	40	42.1	27.6±7.5
DH-06	110	20	18.2	
DH-07	140	40	28.6	
DH-08	145	40	27.6	
DH-09	75	20	26.7	
DH-10	135	40	29.6	

续表

编号	饮片中毛蕊花糖苷/mg	汤剂中毛蕊花糖苷/mg	转移率/%	$(\overline{X}\pm S)$/%
DH-11	75	30	40.0	
DH-12	120	30	25.0	
DH-13	140	40	28.6	27.6±7.5
DH-14	90	30	33.3	
DH-15	145	30	20.7	

5.标准汤剂特征图谱研究

1）色谱条件

色谱柱：ACQUITY UPLC HSS T3（150mm×2.1mm，1.8μm）；以 0.1%甲酸水溶液为流动相 A，以 0.1%甲酸乙腈为流动相 B；梯度洗脱条件：0～7min、100%～86%A，7～9min、86%～0%A，9～12min、0～100%A，12～15min、100%A；流速为 0.3mL/min；柱温为 32℃；检测波长为 210nm。

2）参照物溶液制备

取梓醇、毛蕊花糖苷对照品适量，精密称定，加流动相分别制成每毫升含梓醇 10μg 的溶液、含毛蕊花糖苷 10μg 的溶液，即得。

3）标准汤剂供试品溶液制备

同 4 项下"标准汤剂供试品溶液制备"。

4）方法学验证

方法学考察合格（具体内容略）。

5）特征图谱的建立及共有峰的标定

按照 4 项下"色谱条件"，分别精密吸取 15 批地黄标准汤剂供试品溶液 2μL，注入超高效液相色谱仪，记录色谱峰信息，特征图谱见图 5-7-3，相似度结果见表 5-7-7，生成的对照特征图谱见图 5-7-4，共有峰 6 个。各共有峰峰面积见表 5-7-8，以峰 4 为参照峰，计算其他峰的相对保留时间和相对峰面积（表 5-7-9）。

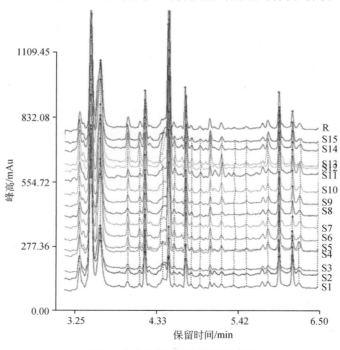

图 5-7-3　地黄标准汤剂特征图谱

表 5-7-7 相似度计算结果

编号	S1	S2	S3	S4	S5	S6	S7	S8	S9	S10	S11	S12	S13	S14	S15	对照特征图谱
S1	1.000	0.997	0.99	0.920	0.868	0.837	0.842	0.965	0.917	0.938	0.965	0.932	0.769	0.889	0.927	0.949
S2	0.997	1.000	0.985	0.918	0.850	0.819	0.825	0.951	0.909	0.923	0.955	0.92	0.753	0.881	0.911	0.938
S3	0.990	0.985	1.000	0.916	0.868	0.832	0.831	0.975	0.921	0.929	0.954	0.919	0.750	0.868	0.923	0.941
S4	0.920	0.918	0.916	1.000	0.901	0.866	0.874	0.900	0.984	0.859	0.885	0.856	0.825	0.926	0.847	0.934
S5	0.868	0.850	0.868	0.901	1.000	0.993	0.993	0.895	0.948	0.939	0.925	0.923	0.959	0.976	0.929	0.975
S6	0.837	0.819	0.832	0.866	0.993	1.000	0.996	0.856	0.923	0.932	0.913	0.921	0.979	0.977	0.926	0.964
S7	0.842	0.825	0.831	0.874	0.993	0.996	1.000	0.858	0.924	0.927	0.909	0.910	0.970	0.978	0.911	0.962
S8	0.965	0.951	0.975	0.900	0.895	0.856	0.858	1.000	0.913	0.948	0.958	0.930	0.775	0.868	0.934	0.948
S9	0.917	0.909	0.921	0.984	0.948	0.923	0.924	0.913	1.000	0.898	0.913	0.894	0.881	0.954	0.894	0.964
S10	0.938	0.923	0.929	0.859	0.939	0.932	0.927	0.948	0.898	1.000	0.991	0.993	0.892	0.931	0.99	0.979
S11	0.965	0.955	0.954	0.885	0.925	0.913	0.909	0.958	0.913	0.991	1.000	0.990	0.866	0.931	0.984	0.980
S12	0.932	0.920	0.919	0.856	0.923	0.921	0.910	0.930	0.894	0.993	0.99	1.000	0.893	0.929	0.991	0.973
S13	0.769	0.753	0.750	0.825	0.959	0.979	0.970	0.775	0.881	0.892	0.866	0.893	1.000	0.965	0.893	0.925
S14	0.889	0.881	0.868	0.926	0.976	0.977	0.978	0.868	0.954	0.931	0.931	0.929	0.965	1.000	0.923	0.978
S15	0.927	0.911	0.923	0.847	0.929	0.926	0.911	0.934	0.894	0.99	0.984	0.991	0.893	0.923	1.000	0.972
对照特征图谱	0.949	0.938	0.941	0.934	0.975	0.964	0.962	0.948	0.964	0.979	0.980	0.973	0.925	0.978	0.972	1.000

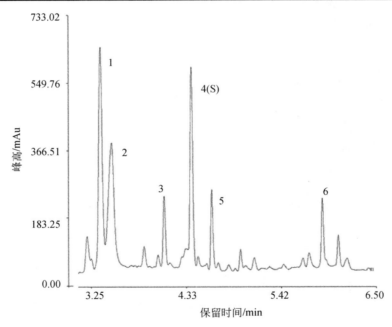

图 5-7-4 对照特征图谱及共有峰

峰 4：梓醇（catalpol，$C_{15}H_{22}O_{10}$）

表 5-7-8 各共有峰峰面积

编号	保留时间/min	S1	S2	S3	S4	S5	S6	S7	S8	S9	S10	S11	S12	S13	S14	S15
1	3.369	1769.5	2027.5	1347.8	1769.4	1040.9	1256.2	1244.2	888.9	1414.4	1496.4	1676.9	1811.0	1918.6	2057.2	1488.4
2	3.499	798.6	800.1	548.8	440.4	1672.9	2047.5	2236.7	698.2	642.6	1396.4	1229.2	1207.2	2320.0	1769.7	1087.6
3	4.109	335.5	403.4	223.3	350.7	310.6	269.1	306.3	376.2	309.6	355.3	423.8	441.1	433.2	452.1	318.3
4	4.423	229.1	129.1	239.9	181.3	1417.7	1893.8	1586.9	425.6	656.1	1471.1	1159.4	1719.8	2912.6	1425.9	1747.4

续表

编号	保留时间/min	S1	S2	S3	S4	S5	S6	S7	S8	S9	S10	S11	S12	S13	S14	S15
5	4.658	265.3	294.7	222.9	369.9	340.8	358.5	360.1	356.7	317.4	462.6	485.8	558.5	631.0	484.5	314.1
6	5.942	313.9	353.8	228.7	400.2	319.0	372.9	371.0	399.2	327.5	463.5	428.3	478.4	536.7	402.0	369.6

表 5-7-9　相对保留时间与相对峰面积

峰编号	保留时间/min	相对保留时间	峰面积/mAu×s	相对峰面积
1	3.369	0.762	1547.2	1.350
2	3.499	0.792	1259.7	1.099
3	4.109	0.930	353.9	0.309
4	4.423	1.001	1146.4	1.000
5	4.658	1.054	388.2	0.339
6	5.942	1.344	384.3	0.335

（研究人员：代云桃）

5.8　熟　地　黄

5.8.1　熟地黄标准汤剂质量标准

本品为玄参科植物地黄 *Rehmannia glutinosa* Libosch.的干燥块根，经炮制、加工制成的标准汤剂。

【制法】取地黄饮片 100g，加 7 倍量水浸泡 30min，回流 60min，趁热过滤；药渣再加 6 倍量水，回流 40min，趁热过滤，合并 2 次滤液，减压浓缩至 500mL，即得。

【性状】本品为褐色混悬液，静置后会产生沉淀。

【检查】pH 值：应为 4.1～5.1。

　　　总固体：应为 0.72～1.29g。

　　　其他：应符合口服混悬剂项下有关的各项规定。

【特征图谱】按照高效液相色谱法测定。

色谱条件与系统适用性试验：以十八烷基硅烷键合硅胶为填充剂（柱长为 150mm，内径为 2.1mm，粒径为 1.8μm）；以 0.1%甲酸水溶液为流动相 A，以 0.1%甲酸乙腈为流动相 B，按表 5-8-1 中的规定进行梯度洗脱；流速为 0.3mL/min；柱温为 32℃；检测波长为 210nm。

表 5-8-1　洗脱条件

时间/min	流动相 A/%	流动相 B/%
0～7	100→86	0→14
7～9	86→0	14→100
9～12	0→100	100→0

参照物溶液的制备：取毛蕊花糖苷对照品适量，精密称定，加流动相制成每毫升含毛蕊花糖苷 10μg 的溶液，即得。

供试品溶液的制备：取本品摇匀，取 2mL 置于离心管中，12 000r/min 离心 5min，取上清液，过 0.45μm 微孔滤膜，即得。

测定法：分别精密吸取对照品溶液 2μL、供试品溶液各 2μL，注入液相色谱仪，测定，记录色谱图，即得。

供试品特征图谱中呈现 7 个特征峰（图 5-8-1），以峰 6 为 S 峰，计算特征峰峰 1～峰 5、峰 7 的相对保留时间，其相对保留时间应在规定值的±5%之内。规定值为：0.569（峰 1）、0.591（峰 2）、0.693（峰 3）、0.784（峰 4）、0.869（峰 5）、1.00（峰 6）、1.046（峰 7）。

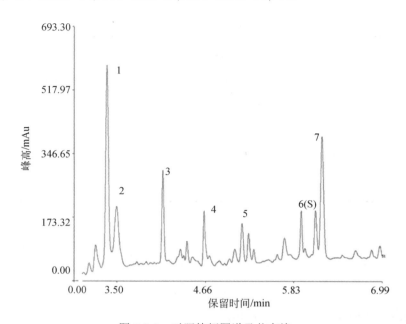

图 5-8-1　对照特征图谱及共有峰

峰 6：地黄苷 D（rehmannioside D，$C_{27}H_{42}O_{20}$）

【含量测定】毛蕊花糖苷：按照高效液相色谱法测定。

色谱条件与系统适用性试验：采用 ACQUITY UPLC BEH C18 色谱柱（柱长为 150mm，内径为 2.1mm，粒径为 1.7μm）进行分离；以乙腈-0.1%磷酸溶液（16：84）为流动相；检测波长为 334nm；进样量为 5μL。理论塔板数按毛蕊花糖苷计算应不低于 5000。

对照品溶液的制备：取毛蕊花糖苷对照品适量，精密称定，加流动相制成每毫升含毛蕊花糖苷 10μg 的溶液，即得。

供试品溶液的制备：取本品摇匀，取 2mL 置于离心管中，12 000r/min 离心 5min，取上清液，过 0.45μm 微孔滤膜，即得。

测定法：精密吸取标准汤剂供试品溶液 5μL、对照品溶液 2μL，注入高效液相色谱仪，测定，记录 15min 色谱图，即得。

本品每毫升含地黄以毛蕊花糖苷（$C_{29}H_{36}O_{15}$）计应不低于 0.004mg。

【转移率】毛蕊花糖苷转移率为（13.7±82.0）%。

【规格】0.2g/mL（以饮片计）。

【贮藏】冷冻保存，用时复融。

5.8.2　熟地黄标准汤剂质量标准草案

1.仪器与材料

Acquity H-class System UPLC-PDA（Waters 公司），Sartorius-BS-210S-型电子分析天平（德国赛多利斯天平有限公司），KQ-100E 型超声波清洗器（昆山市超声仪器有限公司），LD510-2 型电子天平（沈阳龙腾电子有限公司），Scanspeed mini BLUE 型离心机。

毛蕊花糖苷（含量≥99.57%，批号 61276-17-3，购自北京恒元启天化工技术研究院），甲醇、乙腈为色谱纯（美国 Fisher 公司），水为高纯水，其他试剂为分析纯。

2.样品采集

样品共 15 份（编号 SDH-01～SDS-15），采自主产区、道地产区，以及 GACP 基地安徽亳州、河南、江西等地和安国药材市场，包括符合 2015 年版《中国药典》要求的不同商品规格等级。

3.物种鉴别

经鉴定，研究样品均为玄参科植物地黄 *Rehmannia glutinosa* Libosch.。

4.定量测定

1）色谱条件

色谱柱：ACQUITY UPLC BEH C18（150mm×2.1mm，1.7μm）进行分离；以乙腈-0.1%磷酸溶液（16∶84）为流动相；检测波长为 334nm；进样量为 5μL。理论塔板数按毛蕊花糖苷峰计算应不低于 5000，见图 5-8-2。

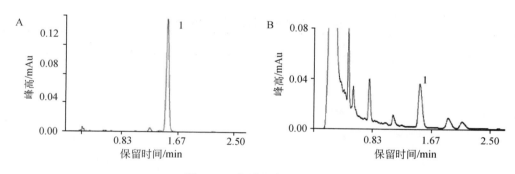

图 5-8-2　标准汤剂 UPLC 图

A：毛蕊花糖苷（acteoside，$C_{29}H_{36}O_{15}$）；B：标准汤剂

2）对照品溶液制备

取经五氧化二磷减压干燥器中干燥 36h 的毛蕊花糖苷对照品适量，精密称定，加甲醇制成每毫升含 10μg 的溶液，即得。

3）供试品溶液制备

（1）饮片供试品溶液制备

毛蕊花糖苷：取熟地黄饮片粉末 0.8g，精密称定，精密加入甲醇 50mL，称重，加热回流 1.5h，取出，冷却，补重，摇匀，滤过，取续滤液 20mL，减压回收溶剂近干，残渣用流动相溶解，转移至 5mL 容量瓶中，加流动相稀释至刻度，摇匀，过微孔滤膜，取续滤液，即得。

（2）标准汤剂供试品溶液制备

取熟地黄饮片 100g，加 8 倍量水浸泡 30min，回流 60min，趁热过滤；药渣再加 7 倍量水，回流 40min，趁热过滤。合并 2 次滤液，减压浓缩至 500mL，即得地黄标准汤剂。

取本品摇匀，取 2mL 置于离心管中，12 000r/min 离心 5min，取上清液，过 0.45μm 微孔滤膜，即得。

4）方法学验证

以毛蕊花糖苷峰面积积分值为纵坐标（Y）、对照品进样量（μg）为横坐标（X）绘制标准曲线，$Y=3\times10^6X+22964$，$R^2=0.997$，表明线性关系良好。精密度考察合格，RSD 为 0.06%。地黄标准汤剂供试品制备后 24h 内稳定性良好，RSD 为 2.78%。重复性良好，平行 6 份供试品溶液的 RSD 为 4.02%；

平均加样回收率为 101.23%，RSD 为 11.35%。

　　5）测定法

　　（1）含量测定

　　分别精密吸取对照品溶液、饮片供试品溶液、标准汤剂供试品溶液 5μL 测毛蕊花糖苷含量，注入高效液相色谱仪，按照 4 项下"色谱条件"测定含量。

　　（2）pH 值测定

　　取标准汤剂，用 pH 计测定 pH 值。

　　（3）总固体测定

　　参照编写说明【总固体】项下测定方法操作。

　　（4）毛蕊花糖苷转移率测定

　　参照编写说明【转移率】项下公式计算。

　　6）结果

　　（1）饮片中毛蕊花糖苷含量

　　毛蕊花糖苷含量测定结果见表 5-8-2，所收集样品均满足 2015 年版《中国药典》中毛蕊花糖苷（不少于 0.02%）的限量要求。

表 5-8-2　饮片中毛蕊花糖苷含量测定

编号	毛蕊花糖苷含量/%
SDH-01	0.056
SDH-02	0.043
SDH-03	0.059
SDH-04	0.069
SDH-05	0.021
SDH-06	0.035
SDH-07	0.030
SDH-08	0.131
SDH-09	0.048
SDH-10	0.034
SDH-11	0.117
SDH-12	0.152
SDH-13	0.067
SDH-14	0.098
SDH-15	0.060

　　（2）标准汤剂中毛蕊花糖苷含量（表 5-8-3）

表 5-8-3　标准汤剂中毛蕊花糖苷含量测定

编号	毛蕊花糖苷含量/（mg/mL）
SDH-01	0.076
SDH-02	0.061
SDH-03	0.058
SDH-04	0.060
SDH-05	0.034
SDH-06	0.034

编号	毛蕊花糖苷含量/（mg/mL）
SDH-07	0.043
SDH-08	0.076
SDH-09	0.042
SDH-10	0.069
SDH-11	0.020
SDH-12	0.116
SDH-13	0.061
SDH-14	0.077
SDH-15	0.043

（3）pH 值及出膏率（表 5-8-4）

表 5-8-4　pH 值及出膏率

编号	pH 值	总固体/g	RSD/%
SDH-01	4.2	1.03	1.7
SDH-02	4.2	1.05	0.8
SDH-03	5.0	0.87	1.8
SDH-04	5.0	1.22	1.5
SDH-05	5.1	1.02	1.5
SDH-06	5.1	1.01	2.2
SDH-07	5.1	1.07	1.6
SDH-08	4.9	1.22	1.1
SDH-09	4.9	1.10	1.6
SDH-10	4.9	1.09	1.1
SDH-11	4.1	0.78	1.7
SDH-12	4.2	0.75	0.9
SDH-13	4.1	0.88	0.8
SDH-14	4.1	1.06	0.5
SDH-15	4.1	0.93	2.6

（4）毛蕊花糖苷转移率（表 5-8-5）

表 5-8-5　毛蕊花糖苷转移率计算结果

编号	饮片中毛蕊花糖苷含量/（mg）	标准汤剂中毛蕊花糖苷含量/（mg）	转移率/%	$(\overline{X}\pm S)$/%
SDH-01	56.2	38.0	67.6	
SDH-02	42.9	30.5	71.0	
SDH-03	59.1	29.0	49.1	
SDH-04	68.6	30.0	43.7	
SDH-05	21.2	17.0	80.0	
SDH-06	35.0	17.0	48.5	47.8±17.1
SDH-07	30.0	21.5	71.7	
SDH-08	131.2	38.0	29.0	
SDH-09	47.9	21.0	43.8	
SDH-10	34.5	10.0	29.0	
SDH-11	117.0	30.0	25.6	

续表

编号	饮片中毛蕊花糖苷含量/（mg）	标准汤剂中毛蕊花糖苷含量/（mg）	转移率/%	$(\overline{X} \pm S)$/%
SDH-12	152.2	58.0	38.1	
SDH-13	67.4	30.5	45.2	47.8±17.1
SDH-14	98.2	38.5	39.2	
SDH-15	59.7	21.5	36.0	

5.标准汤剂特征图谱研究

1）色谱条件

色谱柱：ACQUITY UPLC BEH C18（150mm×2.1mm，1.7μm）；以 0.1%甲酸水溶液为流动相 A，以 0.1%甲酸乙腈为流动相 B；梯度洗脱条件：0～7min、100%～86%A，7～9min、86%～0%A，9～12min、0%～100%A；流速为 0.3mL/min；柱温为 32℃；检测波长为 210nm。理论塔板数按毛蕊花糖苷峰计算应各不低于 5000，见图 5-8-2。

2）参照物溶液制备

取毛蕊花糖苷对照品适量，精密称定，加甲醇分别制成每毫升含毛蕊花糖苷 1mg 的溶液，即得。

3）标准汤剂供试品溶液制备

同 4 项下"标准汤剂供试品溶液制备"。

4）方法学验证

方法学考察合格（具体内容略）。

5）特征图谱的建立及共有峰的标定

按照 4 项下"色谱条件"，分别精密吸取 15 批地黄标准汤剂供试品溶液 2μL，注入超高效液相色谱仪，记录色谱峰信息，特征图谱见图 5-8-3，相似度结果见表 5-8-6，生成的对照特征图谱见图 5-8-4，共有峰 7 个，指认 1 个。各共有峰峰面积见表 5-8-7，以峰 6 为参照峰，计算其他峰的相对保留时间和相对峰面积（表 5-8-8）。

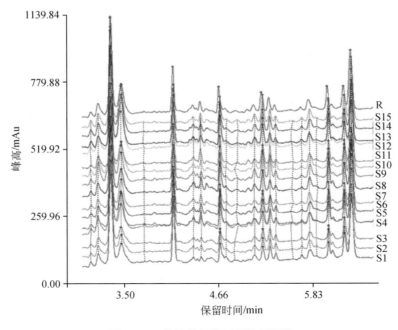

图 5-8-3　熟地黄标准汤剂特征图谱

表 5-8-6　相似度计算结果

编号	S1	S2	S3	S4	S5	S6	S7	S8	S9	S10	S11	S12	S13	S14	S15	对照特征图谱
S1	1.000	0.993	0.992	0.811	0.860	0.873	0.925	0.904	0.771	0.902	0.909	0.915	0.889	0.924	0.755	0.930
S2	0.993	1.000	0.992	0.818	0.862	0.874	0.935	0.911	0.776	0.899	0.919	0.914	0.896	0.930	0.759	0.934
S3	0.992	0.992	1.000	0.812	0.860	0.870	0.927	0.905	0.779	0.902	0.909	0.904	0.888	0.920	0.760	0.929
S4	0.811	0.818	0.812	1.000	0.874	0.869	0.904	0.936	0.963	0.926	0.953	0.946	0.977	0.953	0.978	0.960
S5	0.860	0.862	0.860	0.874	1.000	0.994	0.939	0.923	0.908	0.958	0.892	0.890	0.916	0.886	0.857	0.939
S6	0.873	0.874	0.870	0.869	0.994	1.000	0.942	0.922	0.903	0.965	0.893	0.894	0.919	0.892	0.853	0.942
S7	0.925	0.935	0.927	0.904	0.939	0.942	1.000	0.980	0.865	0.944	0.963	0.933	0.940	0.947	0.864	0.972
S8	0.904	0.911	0.905	0.936	0.923	0.922	0.980	1.000	0.879	0.943	0.985	0.963	0.962	0.970	0.884	0.981
S9	0.771	0.776	0.779	0.963	0.908	0.903	0.865	0.879	1.000	0.945	0.893	0.896	0.954	0.899	0.969	0.932
S10	0.902	0.899	0.902	0.926	0.958	0.965	0.944	0.943	0.945	1.000	0.942	0.951	0.967	0.948	0.902	0.977
S11	0.909	0.919	0.909	0.953	0.892	0.893	0.963	0.985	0.893	0.942	1.000	0.982	0.979	0.992	0.899	0.986
S12	0.915	0.914	0.904	0.946	0.890	0.894	0.933	0.963	0.896	0.951	0.982	1.000	0.977	0.989	0.886	0.982
S13	0.889	0.896	0.888	0.977	0.916	0.919	0.940	0.962	0.954	0.967	0.979	0.977	1.000	0.987	0.944	0.990
S14	0.924	0.930	0.920	0.953	0.886	0.892	0.947	0.970	0.899	0.948	0.992	0.989	0.987	1.000	0.902	0.988
S15	0.755	0.759	0.760	0.978	0.857	0.853	0.864	0.884	0.969	0.902	0.899	0.886	0.944	0.902	1.000	0.922
对照特征图谱	0.930	0.934	0.929	0.960	0.939	0.942	0.972	0.981	0.932	0.977	0.986	0.982	0.990	0.988	0.922	1.000

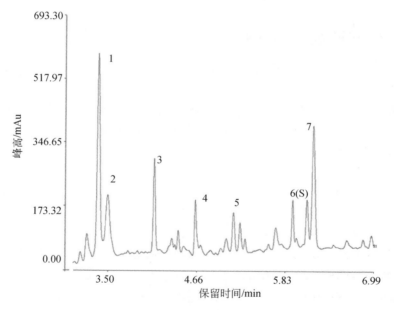

图 5-8-4　对照特征图谱及共有峰

峰 6：地黄苷 D（rehmannioside D，$C_{27}H_{42}O_{20}$）

表 5-8-7　各共有峰峰面积

编号	保留时间/min	S1	S2	S3	S4	S5	S6	S7	S8	S9	S10	S11	S12	S13	S14	S15
5	3.372	1231.2	1267.6	1126.3	1628.4	1076.9	1215.7	968.6	1332.8	1857.3	1630.5	1117.9	1708.5	1305.2	1455.4	1482.2
6	3.501	366.2	321.4	304.2	683.5	372.0	408.8	503.8	427.0	529.3	567.8	332.6	784.6	882.4	891.7	698.9
7	4.107	594.4	518.1	487.0	548.5	411.2	473.5	391.3	485.8	527.1	482.2	371.2	543.8	422.9	454.4	399.8
8	4.649	182.2	213.7	151.3	393.5	218.5	231.1	215.7	274.8	264.9	244.0	285.7	427.5	287.1	305.7	264.6
9	5.15	153.6	138.3	136.5	434.3	140.2	146.0	126.6	230.4	295.1	220.2	214.0	326.4	210.7	235.3	319.0

续表

编号	保留时间/min	S1	S2	S3	S4	S5	S6	S7	S8	S9	S10	S11	S12	S13	S14	S15
10	5.928	109.2	150.0	99.6	287.9	177.1	188.0	185.5	248.3	200.3	165.3	177.9	314.1	318.7	253.1	193.4
11	6.201	863.6	647.0	747.2	742.3	964.6	1007.3	754.7	813.5	1279.3	1380.0	465.0	606.3	569.6	688.2	888.6

表 5-8-8　相对保留时间与相对峰面积

峰编号	保留时间/min	相对保留时间	峰面积/mAu×s	相对峰面积
1	3.372	0.569	1360.3	6.650
2	3.501	0.591	538.3	2.631
3	4.107	0.693	474.1	2.318
4	4.649	0.784	264.0	1.291
5	5.15	0.869	221.8	1.084
6	5.928	1.000	204.6	1.000
7	6.201	1.046	827.8	4.047

（研究人员：代云桃）

5.9　独　　活

5.9.1　独活标准汤剂质量标准

本品为伞形科植物重齿毛当归 *Angelica pubescens* Maxim.f.*biserrata* Shan et Yuan 的干燥根，经炮制、加工制成的标准汤剂。

【制法】取独活饮片 100g，加 7 倍量水浸泡 30min，回流 30min，趁热过滤；药渣再加 6 倍量水，回流 20min，趁热过滤。合并 2 次滤液，减压浓缩至 500mL，即得。

【性状】本品为棕褐色悬浊液，静置后会产生沉淀。

【检查】pH 值：应为 5.1～5.8。

　　　　总固体：应为 0.63～1.09g。

　　　　其他：应符合口服混悬剂项下有关的各项规定。

【特征图谱】按照高效液相色谱法测定。

色谱条件与系统适用性试验：以十八烷基硅烷键合硅胶为填充剂（柱长为 250mm，内径为 4.6mm，粒径为 5μm）；以甲醇为流动相 A，以水为流动相 B，按表 5-9-1 中的规定进行梯度洗脱；流速为 1mL/min；柱温为 40℃；检测波长为 330nm。理论塔板数按二氢欧山芹醇当归酸酯峰计算应不低于 6000。

表 5-9-1　洗脱条件

时间/min	流动相 A/%	流动相 B/%
0～15	35→47	65→53
15～30	47→53	53→47
30～35	53→68	47→32
35～36	68→72	32→28
36～55	72	28

参照物溶液的制备：取蛇床子素、二氢欧山芹醇当归酸酯对照品适量，精密称定，加甲醇制成每毫升含蛇床子素 20μg、二氢欧山芹醇当归酸酯 10μg 的混合溶液，即得。

供试品溶液的制备：取本品摇匀，精密量取 1mL，置 10mL 量瓶中，用甲醇稀释至接近刻度，超声 20min，冷却，甲醇定容至刻度，摇匀，0.45μm 滤膜滤过，取续滤液，即得。

测定法：分别精密吸取参照物溶液 10μL，供试品溶液 10μL，注入液相色谱仪，测定，记录 55min 色谱图，即得。

供试品特征图谱中呈现 14 个特征峰（图 5-9-1），其中 2 个峰与对应的参照物峰保留时间相同；与蛇床子素参照物峰相应的峰为 S 峰，计算特征峰峰 1～峰 12、峰 14 的相对保留时间，其相对保留时间应在规定值的±5%之内。规定值为：0.12（峰 1）、0.22（峰 2）、0.32（峰 3）、0.44（峰 4）、0.53（峰 5）、0.58（峰 6）、0.62（峰 7）、0.63（峰 8）、0.66（峰 9）、0.68（峰 10）、0.71（峰 11）、0.81（峰 12）、1.00（峰 13）、1.04（峰 14）。

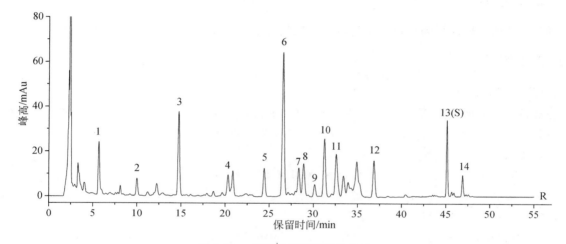

图 5-9-1　对照特征图谱及共有峰

峰 13：蛇床子素（osthole，$C_{15}H_{16}O_3$）；峰 14：二氢欧山芹醇当归酸酯（columbianadin，$C_{19}H_{20}O_5$）

【含量测定】按照高效液相色谱法测定。

色谱条件与系统适用性试验：同【特征图谱】项下。

对照品溶液的制备：取蛇床子素、二氢欧山芹醇当归酸酯对照品适量，精密称定，加甲醇制成每毫升含蛇床子素 18μg、二氢欧山芹醇当归酸酯 2.1μg 的混合溶液，即得。

供试品溶液的制备：同【特征图谱】项下。

测定法：分别精密吸取对照品溶液 10μL，供试品溶液 10μL，注入液相色谱仪，测定，记录色谱图，即得。

本品每毫升含独活以蛇床子素（$C_{15}H_{16}O_3$）计应不低于 0.062mg，以二氢欧山芹醇当归酸酯（$C_{19}H_{20}O_5$）计应不低于 0.012mg。

【转移率】蛇床子素转移率为 2.3%～10.1%，二氢欧山芹醇当归酸酯移率为 2.3%～12.2%。

【规格】0.2g/mL（以饮片计）。

【贮藏】冷冻保存，用时复融。

5.9.2　独活标准汤剂质量标准起草说明

1.仪器与材料

岛津 LC-20AT 型高效液相色谱仪（日本岛津公司，DGC-20 A 型在线脱气系统，SIL-20 A 型自动进样系统，CTO-20 A 型柱温箱，SPD-M20 A 型二极管阵列检测器），BS224S-型 1/10 万电子分析天平（德国赛多利斯公司），KQ-250DB 型超声波清洗器（昆山市超声仪器有限公司），Sartorius BS 210 S 型电子天平，Sartorius PB-10 型 pH 计。

蛇床子素对照品（纯度≥98%，批号 BCY-0603，购自江西佰草源生物科技有限公司），二氢欧山芹醇当归酸酯对照品（纯度≥98%，批号 BCY-0922，购自江西佰草源生物科技有限公司），甲醇、乙腈为色谱纯（美国 Fisher），水为高纯水，其他试剂为分析纯。

2.样品采集

样品共 14 份（编号 DH-01～DH-14），采自主产区、道地产区及 GACP 基地，湖北、四川等地及安国药材市场，包括符合 2015 年版《中国药典》要求的不同商品规格等级。

3.物种鉴别

经鉴定,所研究样品均为伞形科植物重齿毛当归 *Angelica pubescens* Maxim.f.*biserrata* Shan et Yuan。

4.定量测定

1）标准汤剂的制备

取独活饮片 100g，加 7 倍量水浸泡 30min，回流 30min，趁热过滤；药渣再加 6 倍量水，回流 20min，趁热过滤。合并 2 次滤液，减压浓缩至 500mL，即得独活标准汤剂。

2）色谱条件

饮片色谱条件：色谱柱：Agilent Eclipse XDB-C18 色谱柱（250mm×4.6mm，5μm）；以乙腈-水（49∶51）为流动相；柱温为 40℃；流速为 1mL/min；检测波长为 330nm。理论塔板数按二氢欧山芹醇当归酸酯峰计算不低于 6000。

标准汤剂色谱条件：色谱柱，Agilent Eclipse XDB-C18 色谱柱（250mm×4.6mm，5μm）；以甲醇为流动相 A，以水为流动相 B；梯度洗脱条件，0～15min、35%～47%A，15～30min、47%～53%A，30～35min、53%～68%A，35～36min、68%～72%A，36～55min、72%A；流速为 1mL/min；柱温为 40℃；检测波长为 330nm。理论塔板数按二氢欧山芹醇当归酸酯峰计算不低于 6000，见图 5-9-2。

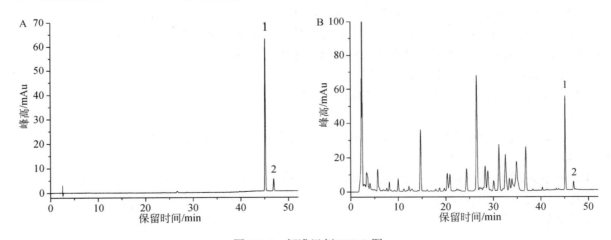

图 5-9-2　标准汤剂 HPLC 图

A：对照品；B：标准汤剂

峰 1：蛇床子素（osthole，$C_{15}H_{16}O_3$）；峰 2：二氢欧山芹醇当归酸酯（columbianadin，$C_{19}H_{20}O_5$）

3）对照品溶液的制备

取经五氧化二磷减压干燥器中干燥 36h 的蛇床子素、二氢欧山芹醇当归酸酯对照品适量，精密称定，加甲醇制成每毫升分别含 17.63μg 蛇床子素、2.102μg 二氢欧山芹醇当归酸酯的混合溶液，即得。

4）供试品溶液制备

（1）饮片供试品溶液制备

取独活粉末（过三号筛）约 0.5g，精密称定，置具塞锥形瓶中，精密加入甲醇 20mL，密塞，称定重量，超声处理（功率 250W，频率 40kHz）30min，放冷，再称定重量，用甲醇补足减失的重量，摇匀，滤过，精密量取续滤液 5mL，置 20mL 量瓶中，加甲醇至刻度，摇匀，0.45μm 滤膜滤过，取续滤液，即得。

（2）标准汤剂供试品溶液制备

取独活标准汤剂（DH-01~DH-14）摇匀，精密量取 1mL，置 10mL 量瓶中，加甲醇至接近刻度，超声处理 20min，冷却，甲醇定容，摇匀，0.45μm 滤膜滤过，取续滤液，即得标准汤剂供试品溶液。

5）方法学验证

以蛇床子素峰面积积分值为纵坐标（Y），以对照品进样量（μg）为横坐标（X），绘制标准曲线，$Y=3266988X-183$，$R^2=1.0000$；以二氢欧山芹醇当归酸酯峰面积积分值为纵坐标（Y）、以对照品进样量（μg）为横坐标（X）绘制标准曲线，$Y=2601697X-797$，$R^2=0.9996$，表明线性关系良好。精密度考察合格，RSD 分别为 0.5% 和 1.7%。独活标准汤剂供试品制备后 24h 内稳定性良好，RSD 分别为 1.2% 和 2.1%。重复性良好，平行 6 份供试品溶液的 RSD 分别为 1.6% 和 1.5%，蛇床子素平均加样回收率为 100.0%，RSD 为 0.8%；二氢欧山芹醇当归酸酯平均加样回收率为 97.4%，RSD 为 1.6%。

6）测定法

（1）含量测定

分别精密吸取对照品溶液 10μL、饮片供试品溶液 10μL、标准汤剂供试品溶液 20μL，注入高效液相色谱仪，按照 4 项下"色谱条件"测定含量。

（2）pH 值测定

取标准汤剂，用 pH 计测定 pH 值。

（3）总固体测定

参照编写说明【总固体】项下测定方法操作。

（4）蛇床子素和二氢欧山芹醇当归酸酯转移率测定

参照编写说明【转移率】项下公式计算。

7）结果

（1）饮片中蛇床子素和二氢欧山芹醇当归酸酯含量

蛇床子素和二氢欧山芹醇当归酸酯含量测定结果见表 5-9-2，按干燥品计，所收集样品均满足 2015 年版《中国药典》中独活项下规定，含蛇床子素（$C_{15}H_{16}O_3$）不得少于 0.50%、含二氢欧山芹醇当归酸酯（$C_{19}H_{20}O_5$）不得少于 0.080% 的限量要求。

表 5-9-2　饮片中蛇床子素和二氢欧山芹醇当归酸酯含量

编号	蛇床子素含量/%	RSD/%	二氢欧山芹醇当归酸酯含量/%	RSD/%	含水率/%	RSD/%	干燥品中蛇床子素含量/%	干燥品中二氢欧山芹醇当归酸酯含量/%
DH-01	1.124	0.9	0.126	0.3	7.1	0.2	1.209	0.136
DH-02	1.013	0.2	0.210	0.4	7.2	0.5	1.091	0.226
DH-03	0.708	0.4	0.225	0.2	6.8	0.9	0.760	0.241
DH-04	0.865	0.1	0.097	0.1	7.5	3.4	0.935	0.105
DH-05	0.467	0.7	0.401	0.9	7.1	0.7	0.503	0.432
DH-06	0.490	1.2	0.451	0.6	7.6	0.5	0.531	0.488
DH-07	0.605	0.6	0.276	0.3	8.8	0.4	0.663	0.302
DH-08	0.893	0.6	0.212	0.2	6.8	0.3	0.958	0.228

编号	蛇床子素含量/%	RSD/%	二氢欧山芹醇当归酸酯含量/%	RSD/%	含水率/%	RSD/%	干燥品中蛇床子素含量/%	干燥品中二氢欧山芹醇当归酸酯含量/%
DH-09	0.485	2.2	0.376	1.6	9.3	0.9	0.535	0.415
DH-10	0.649	0.4	0.119	0.4	9.5	0.5	0.717	0.132
DH-11	0.824	0.7	0.116	0.9	9.4	0.1	0.909	0.128
DH-12	0.546	0.6	1.092	0.8	8.6	1.1	0.598	1.195
DH-13	0.539	1.2	0.369	1.1	7.6	1.5	0.583	0.399
DH-14	0.844	0.4	0.150	0.1	7.5	0.8	0.912	0.162

（2）标准汤剂中蛇床子素和二氢欧山芹醇当归酸酯含量（表5-9-3）

表 5-9-3　标准汤剂中蛇床子素和二氢欧山芹醇当归酸酯含量

编号	蛇床子素含量/（mg/mL）	RSD/%	二氢欧山芹醇当归酸酯含量/（mg/mL）	RSD/%
DH-01	0.153	0.9	0.0222	0.2
DH-02	0.181	0.7	0.0232	0.0
DH-03	0.159	1.0	0.0225	1.6
DH-04	0.134	0.3	0.0200	1.7
DH-05	0.034	1.1	0.0899	0.3
DH-06	0.026	0.6	0.0740	1.5
DH-07	0.069	0.5	0.0485	0.3
DH-08	0.080	0.1	0.0182	1.4
DH-09	0.038	1.3	0.0380	1.5
DH-10	0.108	1.1	0.0204	1.5
DH-11	0.063	0.7	0.0121	0.4
DH-12	0.064	0.7	0.0869	0.5
DH-13	0.077	1.3	0.0676	0.5
DH-14	0.146	0.1	0.0551	0.2

（3）pH值及总固体（表5-9-4）

表 5-9-4　pH 值及总固体

编号	pH 值	总固体/g	RSD/%
DH-01	5.8	0.91	0.1
DH-02	5.7	0.95	0.3
DH-03	5.6	1.10	0.0
DH-04	5.7	0.93	0.0
DH-05	5.1	0.87	0.2
DH-06	5.7	0.82	0.1
DH-07	5.4	0.85	0.1
DH-08	5.5	0.92	0.2
DH-09	5.6	0.85	0.2
DH-10	5.7	0.82	0.1
DH-11	5.6	0.91	0.1
DH-12	5.4	0.63	0.1
DH-13	5.4	0.69	0.1
DH-14	5.1	0.82	0.3

（4）蛇床子素和二氢欧山芹醇当归酸酯转移率（表 5-9-5，表 5-9-6）

表 5-9-5　蛇床子素转移率计算结果

编号	标准汤剂中蛇床子素含量/mg	饮片中蛇床子素含量/mg	转移率/%	$(\overline{X} \pm S)$/%
DH-01	76.5	1124.0	6.8	
DH-02	90.5	1013.0	8.9	
DH-03	79.5	708.0	11.2	
DH-04	67.0	865.0	7.7	
DH-05	17.0	467.0	3.6	
DH-06	13.0	490.0	2.7	
DH-07	34.5	605.0	5.7	
DH-08	40.0	893.0	4.5	6.4±2.5
DH-09	19.0	485.0	3.9	
DH-10	54.0	649.0	8.3	
DH-11	31.5	824.0	3.8	
DH-12	32.0	546.0	5.9	
DH-13	38.5	539	7.1	
DH-14	73	844	8.6	

表 5-9-6　二氢欧山芹醇当归酸酯转移率计算结果

编号	标准汤剂中二氢欧山芹醇当归酸酯含量/mg	饮片中二氢欧山芹醇当归酸酯含量/mg	转移率/%	$(\overline{X} \pm S)$/%
DH-01	11.1	126.0	8.8	
DH-02	11.6	210.0	5.5	
DH-03	11.3	225.0	5.0	
DH-04	10.0	97.0	10.3	
DH-05	45.0	401.0	11.2	
DH-06	37.0	451.0	8.2	
DH-07	24.3	276.0	8.8	
DH-08	9.1	212.0	4.3	8.0±3.8
DH-09	19.0	376.0	5.1	
DH-10	10.2	119.0	8.6	
DH-11	6.1	116.0	5.2	
DH-12	43.5	1092.0	4.0	
DH-13	33.8	369	9.2	
DH-14	27.55	150	18.4	

5.标准汤剂特征图谱研究

1）色谱条件

同 4 项下"色谱条件"。

2）参照物溶液制备

取蛇床子素、二氢欧山芹醇当归酸酯对照品适量，精密称定，加甲醇制成每毫升含蛇床子素 20μg、二氢欧山芹醇当归酸酯 10μg 的混合溶液，即得。

3）标准汤剂供试品溶液制备

同 4 项下"标准汤剂供试品溶液制备"。

4）方法学验证

方法学考察合格（具体内容略）。

5）特征图谱的建立及共有峰的标定

按照4项下"色谱条件"，分别精密吸取14批独活标准汤剂供试品溶液10μL，注入高效液相色谱仪，记录色谱峰信息，特征图谱见图5-9-3，相似度结果见表5-9-7，生成的对照特征图谱见图5-9-4，共有峰14个，指认2个。各共有峰峰面积见表5-9-8，以峰13为参照峰，计算其他峰的相对保留时间和相对峰面积（表5-9-9）。

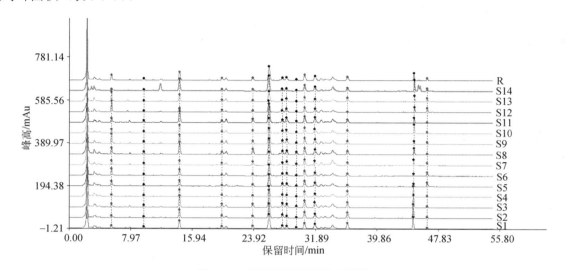

图 5-9-3　独活标准汤剂特征图谱

表 5-9-7　相似度计算结果

编号	S1	S2	S3	S4	S5	S6	S7	S8	S9	S10	S11	S12	S13	S14	对照特征图谱
S1	1.000	0.997	0.994	0.992	0.931	0.917	0.961	0.958	0.927	0.987	0.948	0.867	0.931	0.978	0.976
S2	0.997	1.000	0.990	0.995	0.909	0.893	0.942	0.939	0.902	0.975	0.927	0.845	0.916	0.973	0.960
S3	0.994	0.990	1.000	0.984	0.940	0.926	0.959	0.975	0.942	0.991	0.968	0.871	0.933	0.988	0.982
S4	0.992	0.995	0.984	1.000	0.900	0.891	0.928	0.932	0.896	0.966	0.921	0.830	0.923	0.971	0.954
S5	0.931	0.909	0.940	0.900	1.000	0.990	0.977	0.959	0.979	0.964	0.961	0.952	0.949	0.938	0.980
S6	0.917	0.893	0.926	0.891	0.990	1.000	0.965	0.958	0.990	0.952	0.952	0.967	0.975	0.920	0.973
S7	0.961	0.942	0.959	0.928	0.977	0.965	1.000	0.967	0.968	0.980	0.958	0.937	0.939	0.937	0.985
S8	0.958	0.939	0.975	0.932	0.959	0.958	0.967	1.000	0.978	0.981	0.988	0.903	0.945	0.962	0.984
S9	0.927	0.902	0.942	0.896	0.979	0.990	0.968	0.978	1.000	0.965	0.973	0.956	0.970	0.927	0.981
S10	0.987	0.975	0.991	0.966	0.964	0.952	0.980	0.981	0.965	1.000	0.982	0.908	0.943	0.982	0.994
S11	0.948	0.927	0.968	0.921	0.961	0.952	0.958	0.988	0.973	0.982	1.000	0.889	0.926	0.970	0.985
S12	0.867	0.845	0.871	0.830	0.952	0.967	0.937	0.903	0.956	0.908	0.889	1.000	0.950	0.852	0.926
S13	0.931	0.916	0.933	0.923	0.949	0.975	0.939	0.945	0.970	0.943	0.926	0.950	1.000	0.918	0.957
S14	0.978	0.973	0.988	0.971	0.938	0.920	0.937	0.962	0.927	0.982	0.970	0.852	0.918	1.000	0.973
对照特征图谱	0.976	0.960	0.982	0.954	0.980	0.973	0.985	0.984	0.981	0.994	0.985	0.926	0.957	0.973	1.000

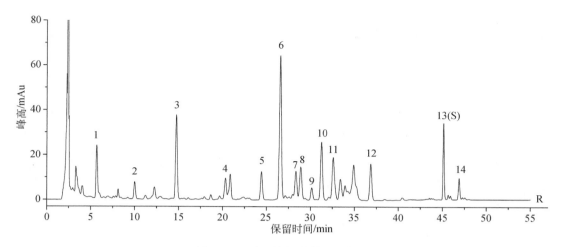

图 5-9-4　对照特征图谱及共有峰

峰 13：蛇床子素（osthole，$C_{15}H_{16}O_3$）；峰 14：二氢欧山芹醇当归酸酯（columbianadin，$C_{19}H_{20}O_5$）

表 5-9-8　各共有峰峰面积

编号	保留时间/min	S1	S2	S3	S4	S5	S6	S7	S8	S9	S10	S11	S12	S13	S14
1	5.47	159119	132892	194607	111719	263031	381728	240393	352509	514003	207814	246360	546048	467924	90610
2	9.66	91528	79418	112275	66982	82098	81635	114272	143981	122424	91043	119944	68744	56156	71102
3	14.27	470660	483645	693965	415972	350711	356707	268339	731863	549320	477941	800696	216597	399131	711962
4	19.78	160502	182351	240595	135929	85956	69617	142570	193884	149173	112344	137110	146823	111115	111944
5	23.78	191744	163221	235054	100624	123224	115277	244848	386065	196620	205282	271516	115497	98036	138480
6	25.86	1023883	1016139	1212277	763224	856265	782639	928570	1141670	1104170	1052903	1328970	813678	731172	1068776
7	27.61	180141	208419	254828	131377	168910	119331	154466	199940	188192	135813	150042	82778	88149	119318
8	28.15	194640	168765	252090	127258	224562	204999	293925	318717	342484	250139	410081	258124	225371	216935
9	29.41	89506	74299	107802	43681	52523	48140	112358	176047	87988	88899	113654	50440	40254	59707
10	30.48	427692	437928	487789	372324	384396	361404	420448	477525	423489	394484	469879	336755	308685	438736
11	31.83	388481	369542	441694	258821	301865	264226	379346	432042	386326	353365	427055	255905	222150	348980
12	36.05	394508	415653	387036	403179	129610	176295	216736	280019	228970	249083	235985	37052	324192	269729
13	44.64	517295	613471	544975	457791	115388	88328	234591	272003	126493	364786	216229	202614	238476	457176
14	46.38	59666	62669	61293	54487	242990	197280	131060	48474	101410	54471	32569	219683	169638	138991

表 5-9-9　相对保留时间与相对峰面积

峰编号	保留时间/min	相对保留时间	峰面积/μAu×s	相对峰面积
1	5.465	0.122	279197	0.878
2	9.661	0.216	92972	0.293
3	14.271	0.320	494822	1.557
4	19.779	0.443	141422	0.445
5	23.777	0.533	184678	0.581
6	25.861	0.579	987453	3.107
7	27.606	0.618	155836	0.490
8	28.150	0.631	249149	0.784

续表

峰编号	保留时间/min	相对保留时间	峰面积/μAu×s	相对峰面积
9	29.410	0.659	81807	0.257
10	30.484	0.683	410110	1.290
11	31.828	0.713	344986	1.085
12	36.045	0.807	267718	0.842
13	44.644	1.000	317830	1.000
14	46.381	1.039	112477	0.354

（研究人员：章　军）

5.10　莪　术

5.10.1　莪术标准汤剂质量标准

本品为姜科植物广西莪术 Curcuma kwangsiensis S.G.Lee et C.F.Liang 的干燥根茎，经炮制、加工制成的标准汤剂。

【制法】取莪术饮片 100g，加 7 倍量水，浸泡 30min，加热回流 30min，趁热过滤；药渣再加 6 倍量水，回流 20min，趁热过滤。合并 2 次煎煮滤液，加热浓缩至 500mL，即得。

【性状】本品为褐色混悬液，静置后会产生沉淀。

【检查】pH 值：应为 4.5～6.0。

总固体：应为 0.10～0.59g。

其他：应符合口服混悬剂项下有关的各项规定。

【特征图谱】按照高效液相色谱法测定

色谱条件与系统适用性试验：以十八烷基硅烷键合硅胶为填充剂（柱长为 250mm，内径为 4.6mm，粒径为 5μm）；以甲醇为流动相 A，以 0.5%冰醋酸水溶液为流动相 B；按表 5-10-1 中的规定进行梯度洗脱；柱温为 30℃；流速为 1mL/min；检测波长为 214nm。

表 5-10-1　洗脱条件

时间/min	流动相 A/%	流动相 B/%
0～10	20	80
10～40	20→50	80→50
40～55	50→70	50→20

参照物溶液的制备：取吉马酮对照品适量，精密称定，加无水乙醇制成每毫升含 0.4mg 的溶液，即得。

供试品溶液的制备：取所得的标准汤剂置于 2mL 的离心管中，12 000r/min 离心 5min，取上清液，经 0.45μm 滤膜过滤，取续滤液，即得。

测定法：分别精密吸取参照物溶液和供试品溶液各 10μL，注入液相色谱仪，测定，记录色谱图，即得。

莪术标准汤剂特征图谱中呈现 4 个特征峰（图 5-10-1），其中 2 个峰与对应的参照物峰保留时间相同；以与吉马酮参照物峰相应的峰为 S 峰，计算特征峰峰 1、峰 2、峰 4 的相对保留时间，其相对保留时间应在规定值±5%之内。其规定值为：0.624（峰 1）、0.861（峰 2）、1.00（峰 3）、1.146（峰 4）。

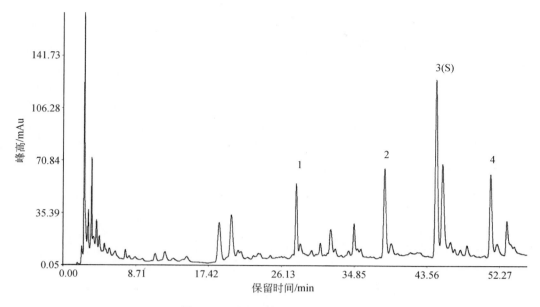

图 5-10-1　对照特征图谱及共有峰

峰 3：吉马酮（germacrone，$C_{15}H_{22}O$）；峰 4：莪术醇（curcumol，$C_{15}H_{24}O_2$）

【含量测定】本品含挥发油不低于 1.0%（mL/g）。

【规格】0.2g/mL（以饮片计）。

【贮藏】冷冻保存，用时复融。

5.10.2　莪术标准汤剂质量标准起草说明

1.仪器与材料

安捷伦 1260 型高效液相色谱仪（美国安捷伦公司），Sartorius-BS-210S-型电子分析天平（德国赛多利斯天平有限公司），KQ-100E 型超声波清洗器（昆山市超声仪器有限公司），BSA124S 型电子分析天平（d=0.0001g），H1650-W 型台式高速离心机（湖南湘仪）。

吉马酮（纯度：HPLC≥98%；批号 111665-201605，购于中国食品药品检定研究所），莪术醇（纯度：HPLC≥98%；批号 100185-201007，购于中国食品药品检定研究所），乙腈为色谱纯，水为娃哈哈纯净水，其他试剂为分析纯。

2.样品采集

样品共 12 份（编号 EZ-01～EZ-12），采自主产区、道地产区安徽亳州、河北，以及安国药材市场，包括符合 2015 年版《中国药典》要求的不同商品规格等级。

3.物种鉴别

经鉴定，研究样品均为姜科植物广西莪术 *Curcuma kwangsiensis* S.G.Lee et C.F.Liang。

4.定量测定

1）标准汤剂的制备

取莪术饮片 100g，加 7 倍量水，浸泡 30min，加热回流 30min，趁热过滤；药渣再加 6 倍量水，回流 20min，趁热过滤。合并 2 次煎煮滤液，加热浓缩约至 500mL，即得。

2）饮片供试品溶液制备

按 2015 年版《中国药典》（一部），莪术项下含量测定方法制备。

3）测定法

（1）饮片含量测定

甲法：取供试品 100g，置 2000mL 圆底烧瓶中，加纯化水 500mL，振摇混合后，连接挥发油测定器与回流冷凝管。自冷凝管上端加水使其充满挥发油测定器的刻度部分，并溢流入烧瓶时为止，置加热套中缓缓加热至沸，并保持微沸 5h，至测定器中油量不再增加，停止加热，放置片刻，读取挥发油量，并计算供试品中挥发油的含量（%）。

（2）pH 值测定

取标准汤剂，用 pH 计测定 pH 值。

（3）总固体测定

参照编写说明【总固体】项下测定方法操作。

4）结果

（1）饮片中挥发油含量（表 5-10-2）

表 5-10-2　饮片中挥发油含量测定

编号	挥发油含量/%
EZ-01	1.6
EZ-02	1.6
EZ-03	1.7
EZ-04	1.8
EZ-05	1.7
EZ-06	2.1
EZ-07	1.8
EZ-08	1.9
EZ-09	2.0
EZ-10	1.8
EZ-11	1.7
EZ-12	1.7

（2）pH 值及总固体（表 5-10-3）

表 5-10-3　标准汤剂 pH 值及总固体

编号	pH 值	总固体/g	RSD/%
EZ-01	4.9	0.12	1.1
EZ-02	5.6	0.17	1.3
EZ-03	5.7	0.09	1.2
EZ-04	5.5	0.16	1.3
EZ-05	6.0	0.10	1.2
EZ-06	4.9	0.29	1.0
EZ-07	5.3	0.32	0.6
EZ-08	5.5	0.23	0.7

续表

编号	pH 值	总固体/g	RSD/%
EZ-09	5.6	0.23	1.1
EZ-10	5.4	0.3	1.0
EZ-11	4.5	0.21	0.6
EZ-12	4.6	0.13	0.8

5.标准汤剂特征图谱研究

1）色谱条件

色谱柱：Thermo-C18 色谱柱（250mm×4.6mm，5μm）；以乙腈为流动相 A，以 0.1%甲酸水溶液为流动相 B；梯度洗脱条件：0～10min、20%B，10～40min、20%～50%B，40～60min、50%～80%B；柱温为 30℃；流速为 1mL/min；检测波长为 214nm（图 5-10-2）。

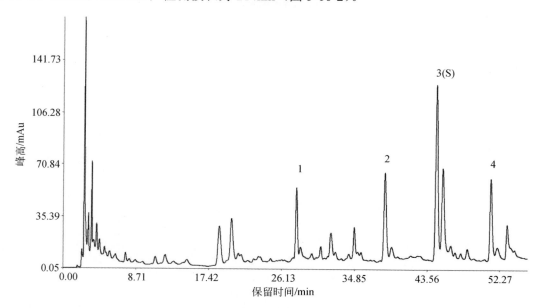

图 5-10-2　标准汤剂 HPLC 色谱图

2）标准汤剂供试品溶液制备

将提取的挥发油加到对应的莪术标准汤剂中摇匀，量取约 1.5mL 于离心管中，12 000r/min 离心 5min，取上清液，经 0.45μm 滤膜过滤，取续滤液，即得。

3）参照物溶液的制备

取莪术醇、吉马酮对照品适量，精密称定，分别加入甲醇制成每毫升含吉马酮 1mg、莪术醇 1mg 的混合溶液，即得。

4）方法学验证

方法学考察合格（具体内容略）。

5）特征图谱的建立及共有峰的标定

按照 4 项下"色谱条件"，分别精密吸取 12 批莪术标准汤剂供试品溶液 10μL，注入高效液相色谱仪，记录色谱峰信息（图 5-10-3），生成的对照特征图谱见图 5-10-4，共有峰 5 个，指认 2 个。相似度结果见表 5-10-4，各共有峰峰面积见表 5-10-5，以峰 3 为参照峰，计算其他峰的相对保留时间和相对峰面积（表 5-10-6）。

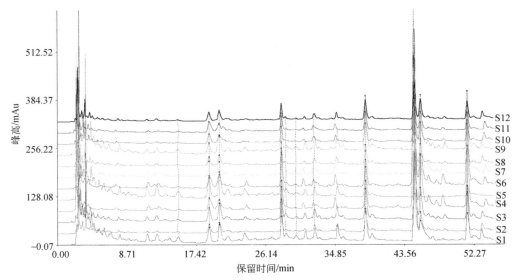

图 5-10-3 莪术标准汤剂特征图谱

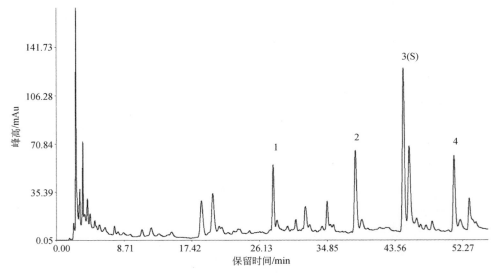

图 5-10-4 对照特征图谱及共有峰

峰 3：吉马酮（germacrone，$C_{15}H_{22}O$）；峰 4：莪术醇（curcumol，$C_{15}H_{24}O_2$）

表 5-10-4 莪术饮片标准汤剂特征图谱相似度计算结果

编号	S1	S2	S3	S4	S5	S6	S7	S8	S9	S10	S11	S12	对照特征图谱
S1	1.000	0.830	0.839	0.919	0.833	0.927	0.920	0.823	0.846	0.801	0.813	0.823	0.950
S2	0.830	1.000	0.987	0.833	0.809	0.838	0.826	0.989	0.881	0.846	0.832	0.989	0.922
S3	0.839	0.987	1.000	0.840	0.821	0.849	0.836	0.993	0.875	0.849	0.833	0.993	0.928
S4	0.919	0.833	0.840	1.000	0.843	0.994	0.996	0.829	0.864	0.892	0.914	0.829	0.968
S5	0.833	0.809	0.821	0.843	1.000	0.842	0.842	0.805	0.861	0.819	0.886	0.805	0.816
S6	0.927	0.838	0.849	0.994	0.842	1.000	0.994	0.835	0.868	0.881	0.905	0.835	0.969
S7	0.920	0.826	0.836	0.996	0.842	0.994	1.000	0.823	0.859	0.882	0.906	0.823	0.965
S8	0.823	0.989	0.993	0.829	0.805	0.835	0.823	1.000	0.869	0.844	0.830	1.000	0.918
S9	0.846	0.881	0.875	0.864	0.861	0.868	0.859	0.869	1.000	0.838	0.838	0.869	0.926
S10	0.801	0.846	0.849	0.892	0.819	0.881	0.882	0.844	0.838	1.000	0.965	0.844	0.919
S11	0.813	0.832	0.833	0.914	0.886	0.905	0.906	0.830	0.838	0.965	1.000	0.830	0.925
S12	0.823	0.989	0.993	0.829	0.805	0.835	0.823	1.000	0.869	0.844	0.830	1.000	0.918
对照特征图谱	0.950	0.922	0.928	0.968	0.816	0.969	0.965	0.918	0.926	0.919	0.925	0.918	1.000

表 5-10-5　各共有峰峰面积

编号	保留时间/min	S1	S2	S3	S4	S5	S6	S7	S8	S9	S10	S11	S12
1	27.815	651.8	774.3	767.9	1515.3	381.7	286.7	221.5	2114.5	1983.1	1762.7	242.9	230.0
2	38.388	597.4	1149.6	1227.3	1983.7	881.6	874.4	990.0	1725.6	1602.4	1892.3	117.7	125.4
3	44.560	378.8	566.0	2349.1	4197.2	1069.1	6260.7	849.3	10633.3	11132.3	10425.7	2027.0	3330.6
4	51.086	94.60	243.20	1084.6	2001	514.8	1717.4	705.4	4107.4	4258.6	3631.6	1657.5	2074

表 5-10-6　相对保留时间与相对峰面积

峰编号	保留时间/min	相对保留时间	峰面积/mAu×s	相对峰面积
1	27.815	0.624	767.9	0.327
2	38.388	0.861	1227.3	0.522
3	44.560	1.000	2349.1	1.000
4	51.086	1.146	1084.6	0.462

（研究人员：孙　奕）

5.11　麸炒白术

5.11.1　麸炒白术标准汤剂质量标准

本品为菊科植物白术 *Atractylodes macrocephala* Koidz.的干燥根茎，经炮制、加工制成的标准汤剂。

【制法】取麸炒白术饮片 100g，加 7 倍量水浸泡 30min，回流 30min，趁热过滤；滤渣再加 6 倍量水，回流 20min，趁热过滤。合并 2 次滤液，减压浓缩至 500mL，即得。

【性状】本品为灰黄色至深褐色混悬液，静置后会产生沉淀。

【检查】pH 值：应为 4.3～5.6。

总固体：应为 0.77～1.01g。

其他：应符合口服混悬剂项下有关的各项规定。

【特征图谱】按照高效液相色谱法测定。

色谱条件与系统适应性试验：色谱柱，Welch XB-C18 色谱柱（250mm×4.6mm，5μm）；以甲醇为流动相 A，以 0.1%甲酸水溶液为流动相 B，按表 5-11-1 中的规定进行梯度洗脱；流速为 0.8mL/min；柱温为 30℃；检测波长为 254nm。

表 5-11-1　洗脱条件

时间/min	流动相 A/%	流动相 B/%
0～10	1	99
10～30	1→40	99→60
30～45	40→55	60→55

供试品溶液的制备：取本品摇匀，量取 1.5mL，置 2mL 离心管中，12 000r/min 离心 5min，取上清液，摇匀，过 0.45μm 微孔滤膜，即得。

测定法：精密吸取供试品溶液 5μL，注入液相色谱仪，测定，记录 45min 的色谱图，即得。

供试品特征图谱中应呈现 8 个特征峰（图 5-11-1），峰 5 为 S 峰，计算特征峰峰 1～峰 4、峰 6～峰 8 的相对保留时间，其相对保留时间应在规定值的±5%之内。规定值为：0.31（峰 1）、0.58（峰 2）、0.75（峰 3）、0.80（峰 4）、1.00（峰 5）、1.07（峰 6）、1.22（峰 7）、1.82（峰 8）。

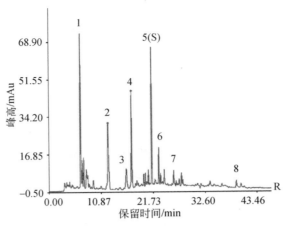

图 5-11-1　对照特征图谱及共有峰

峰 5 为参照峰

色谱条件与系统适用性试验：同【特征图谱】项下。

供试品溶液的制备：同【特征图谱】项下。

测定法：同【特征图谱】项下。

【规格】0.2g/mL（以饮片计）。

【贮藏】冷冻保存，用时复融。

5.11.2　麸炒白术标准汤剂质量标准草案起草说明

1.仪器与材料

Agilent 1200 高效液相色谱仪（HP 真空脱气泵，HP 四元泵，HP 自动进样，HP 柱温箱，HPLC-DAD 检测器），KQ5200DE 型超声波清洗器（昆山市超声仪器有限公司），JA2003 型电子天平（上海舜宇恒平科学仪器有限公司），TG16-WS 型台式高速离心机（湖南湘仪），FE20 型实验室 pH 计（Mettler-Toledo）。

甲醇为色谱纯（美国 Fisher 公司），水为娃哈哈纯净水，其他试剂为分析纯。

2.样品采集

样品共 11 份（编号 FCBZ-01～FCBZ-11），采自主产区、道地产区及 GAP 基地，安徽亳州、浙江、河南、湖南、山东等地及安国药材市场，包括符合 2015 年版《中国药典》要求的不同商品规格等级。

3.物种鉴别

经鉴定，研究样品均为菊科植物白术 *Atractylodes macrocephala* Koidz.。

4.定量测定

1）标准汤剂的制备

取麸炒白术饮片 100g，加 7 倍量水浸泡 30min，回流 30min，趁热过滤；药渣再加 6 倍量水，回流 20min，趁热过滤。合并 2 次煎煮滤液，浓缩至 500mL，即得白术标准汤剂。

2）测定法

（1）pH 值测定

取标准汤剂，用 pH 计测定 pH 值。

（2）总固体测定

参照编写说明【总固体】项下测定方法操作。

3）结果

总固体及 pH 值结果见表 5-11-2。

表 5-11-2　pH 值和总固体

编号	pH 值	总固体/g	RSD/%
FCBZ-01	5.6	0.93	1.2
FCBZ-02	5.4	0.77	0.3
FCBZ-03	5.3	0.97	0.3
FCBZ-04	4.3	0.78	0.7
FCBZ-05	4.3	0.88	0.1
FCBZ-06	4.4	0.99	0.4
FCBZ-07	5.4	0.97	0.9
FCBZ-08	5.0	0.87	1.5
FCBZ-09	4.8	0.88	1.2
FCBZ-10	5.2	0.93	0.3
FCBZ-11	4.4	1.01	0.1

5.标准汤剂特征图谱研究

1）色谱条件

色谱柱：Welch XB-C18 色谱柱（250mm×4.6mm，5μm）；流动相：以甲醇为流动相 A，以 0.1% 甲酸水溶液为流动相 B；梯度洗脱条件：0～10min、1%A，10～30min、1%～40%A，30～45min、40%～ 55%A；流速为 0.8mL/min；柱温为 30℃；检测波长为 254nm。见图 5-11-2。

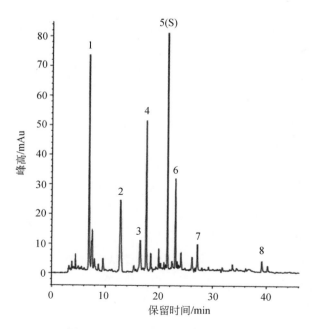

图 5-11-2　标准汤剂 HPLC 色谱图

2）供试品溶液的制备

精密吸取麸炒白术标准汤剂（FCBZ-01～FCBZ-11）各 1.5mL，置 2mL 离心管中，12 000r/min 离心 5min，取上清液，摇匀，0.45μm 微孔滤膜过滤，取续滤液即得标准汤剂供试品溶液。

3）方法学验证

方法学考察合格（具体内容略）。

4）特征图谱的建立及共有峰的标定

按照 5 项下"色谱条件"，分别精密吸取 11 批麸炒白术标准汤剂供试品溶液 5μL，注入高效液相色谱仪，记录色谱峰信息（图 5-11-3），相似度结果见表 5-11-3，生成的对照特征图谱见图 5-11-4，其中共有峰 8 个。各共有峰峰面积见表 5-11-4，以峰 5 为参照峰，计算其他峰的相对保留时间和相对峰面积（表 5-11-5）。

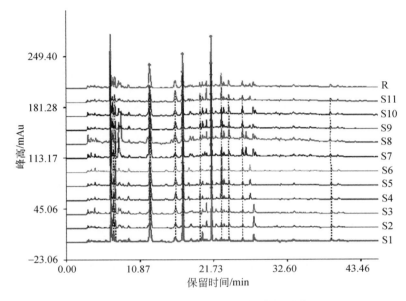

图 5-11-3　麸炒白术标准汤剂特征图谱

表 5-11-3　相似度计算结果

编号	1	2	3	4	5	6	7	8	9	10	11	对照特征图谱
1	1.000	0.965	0.959	0.913	0.892	0.911	0.878	0.788	0.924	0.949	0.865	0.942
2	0.965	1.000	0.981	0.941	0.924	0.937	0.888	0.789	0.942	0.960	0.892	0.967
3	0.959	0.981	1.000	0.941	0.918	0.938	0.908	0.830	0.947	0.965	0.912	0.972
4	0.913	0.941	0.941	1.000	0.981	0.989	0.865	0.769	0.953	0.910	0.924	0.977
5	0.892	0.924	0.918	0.981	1.000	0.969	0.858	0.775	0.945	0.903	0.926	0.965
6	0.911	0.937	0.938	0.989	0.969	1.000	0.857	0.762	0.948	0.902	0.929	0.972
7	0.878	0.888	0.908	0.865	0.858	0.857	1.000	0.852	0.896	0.938	0.821	0.898
8	0.788	0.789	0.830	0.769	0.775	0.762	0.852	1.000	0.852	0.863	0.828	0.817
9	0.924	0.942	0.947	0.953	0.945	0.948	0.896	0.852	1.000	0.949	0.951	0.979
10	0.949	0.960	0.965	0.910	0.903	0.902	0.938	0.863	0.949	1.000	0.893	0.953
11	0.865	0.892	0.912	0.924	0.926	0.929	0.821	0.828	0.951	0.893	1.000	0.951
对照特征图谱	0.942	0.967	0.972	0.977	0.965	0.972	0.898	0.817	0.979	0.953	0.951	1.000

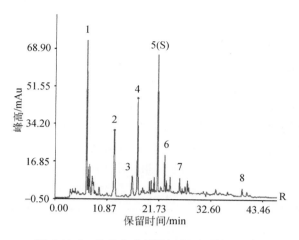

图 5-11-4　麸炒白术标准汤剂对照特征图谱

表 5-11-4　各共有峰峰面积

编号	保留时间/min	S1	S2	S3	S4	S5	S6	S7	S8	S9	S10	S11
1	6.584	432.1	623.7	584.7	633.1	634.8	613.9	493.6	554.0	534.4	542.5	383.4
2	12.360	514.9	527.7	538.6	441.1	479.2	437.5	634.4	580.5	451.0	648.4	291.1
3	16.133	154.5	150.9	219.1	192.0	216.6	213.1	142.6	344.0	223.6	178.1	280.1
4	17.242	383.1	526.3	500.6	507.6	560.2	476.1	395.2	712.8	528.4	546.6	460.0
5	21.433	539.0	567.3	588.3	490.0	395.2	545.8	397.1	659.3	546.6	507.5	406.7
6	22.917	75.0	90.3	112.4	267.6	324.2	278.9	159.7	272.6	256.3	138.8	207.2
7	26.048	105.1	91.1	136.4	76.1	93.5	84.7	208.2	396.0	179.6	196.9	155.0
8	39.069	102.3	84.1	76.7	59.3	71.1	61.9	70.0	110.7	95.2	77.3	74.2

表 5-11-5　麸炒白术标准汤剂共有特征峰指标参数

编号	保留时间/min	相对保留时间	峰面积/mAu×s	相对峰面积
1	6.584	0.307	548.2	1.077
2	12.360	0.577	504.0	0.991
3	16.133	0.753	210.4	0.414
4	17.242	0.804	508.8	1.000
5	21.433	1.000	513.0	1.008
6	22.917	1.069	198.4	0.390
7	26.048	1.215	156.6	0.308
8	39.069	1.823	80.2	0.158

（研究人员：赵庆贺）

5.12　何　首　乌

5.12.1　何首乌标准汤剂质量标准

本品为蓼科植物何首乌 *Polygonum multiflorum* Thunb.的干燥块根，经炮制、加工制成的标准汤剂。

【制法】取何首乌饮片 100g，加 7 倍量水浸泡 30min，回流 30min，趁热过滤；药渣再加 6 倍量水，回流 40min，趁热过滤。合并 2 次滤液，减压浓缩至 500mL，即得。

【性状】本品为棕褐色悬浊液，静置后会产生沉淀。

【检查】pH 值：应为 4.4～5.2。

总固体：应为 0.16～0.37g。

其他：应符合口服混悬剂项下有关的各项规定。

【特征图谱】按照高效液相色谱法测定。

色谱条件与系统适用性试验：以十八烷基硅烷键合硅胶为填充剂（柱长为 150mm，内径为 4.6mm，粒径为 5μm）；以乙腈为流动相 A，以 0.1%甲酸水溶液为流动相 B，按表 5-12-1 中的规定进行梯度洗脱；流速为 1mL/min；柱温为 30℃；检测波长为 254nm。理论板数按二苯乙烯苷峰计算应不低于 5000。

表 5-12-1　洗脱条件

时间/min	流动相 A/%	流动相 B/%
0～45	10→35	90→65
45～65	35→100	65→0

参照物溶液的制备：取二苯乙烯苷、大黄素和大黄素甲醚对照品适量，精密称定，加甲醇制成每毫升含二苯乙烯苷 206.4μg、大黄素 84.96μg 和大黄素甲醚 41.04μg 的混合溶液，即得。

供试品溶液的制备：本品摇匀，精密量取 1mL，置 10mL 量瓶中，加甲醇至刻度，超声 10min，放置，待其冷却至室温，过 0.22μm 滤膜，取续滤液，即得。

测定法：分别精密吸取对照品溶液、供试品溶液各 10μL，注入液相色谱仪，测定，记录 65min 色谱图，即得。

供试品特征图谱中呈现 10 个特征峰（图 5-12-1），其中 3 个峰与对应的参照物峰保留时间相同；与二苯乙烯苷参照物峰相应的峰为 S 峰，计算特征峰峰 1～峰 4、峰 6～峰 10 的相对保留时间，其相对保留时间应在规定值的±5%之内。规定值为：0.25（峰 1）、0.38（峰 2）、0.57（峰 3）、0.75（峰 4）、1.00（峰 5）、2.02（峰 6）、2.20（峰 7）、2.82（峰 8）、2.98（峰 9）、3.05（峰 10）。

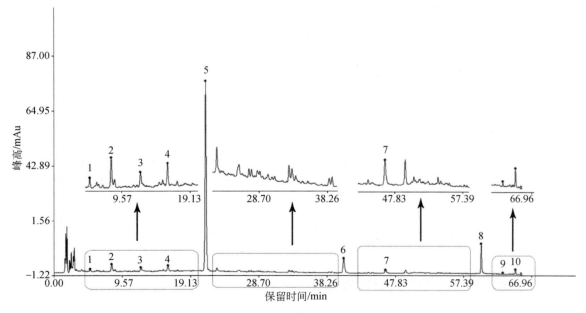

图 5-12-1　对照特征图谱及共有峰

峰 5：二苯乙烯苷（stibene，$C_{20}H_{22}O_9$）；峰 8：大黄素（emodin，$C_{15}H_{10}O_5$）；峰 10：大黄素甲醚（physcion，$C_{16}H_{12}O_5$）

【含量测定】二苯乙烯苷、游离蒽醌（以大黄素和大黄素甲醚总量计）：按照高效液相色谱法测定。

色谱条件与系统适用性试验：同【特征图谱】项下。

对照品溶液的制备：同【特征图谱】项下。

供试品溶液的制备：同【特征图谱】项下。

测定法：同【特征图谱】项下。

本品每毫升含何首乌以二苯乙烯苷（$C_{20}H_{26}O_9$）计应不低于 0.15mg，每毫升含游离蒽醌含量［以大黄素（$C_{15}H_{10}O_5$）和大黄素甲醚（$C_{16}H_{12}O_5$）总量计］不得低于 1.5μg。

【转移率】二苯乙烯苷转移率为 19.6%～63.2%；游离蒽醌（以大黄素和大黄素甲醚）转移率为 3.5%～41.9%，其中大黄素转移率为 5.2%～55.7%、大黄素甲醚转移率为 2.3%～31.0%。

【规格】0.2g/mL（以饮片计）。

【贮藏】冷冻保存，用时复融。

5.12.2　何首乌标准汤剂质量标准起草说明

1.仪器与材料

岛津 LC-20AT 型高效液相色谱仪（日本岛津公司，DGC-20 A 型在线脱气系统，SIL-20 A 型自动进样系统，CTO-20 A 型柱温箱，SPD-M20 A 型二极管阵列检测），CPA225D 型 1/10 万电子分析天平［购自赛多利斯科学仪器（北京）公司］，SK7210HP 型超声波清洗器（上海科导超声仪器有限公司），FA1004 型分析天平（购自上海良平仪器仪表有限公司），HI2216 型 pH 计［哈纳沃德仪器（北京）有限公司］。

二苯乙烯苷（纯度＞98.0%，批号 17000106），购自深圳博泰通生物技术有限公司；大黄素（纯度＞98.0%，批号 110756-201512）、大黄素甲醚（纯度＞98.0%，批号 110758-201615）均购自中国食品药品检定研究院；甲醇、乙腈为色谱纯（美国 Fisher 公司），水为高纯水，其他试剂均为分析纯。

2.样品采集

样品共 14 份（编号 SSW-01～SSW-14），采自或购自主产区、道地产区、安徽亳州药材市场和河北安国药材市场，分别来源于贵州、云南、广西、湖北、广东、河南等地，均符合 2015 年版《中国药典》要求。

3.物种鉴别

经鉴定，研究样品均为蓼科植物何首乌 *Polygonum multiflorum* Thunb.。

4.定量测定

1）色谱条件

饮片色谱条件：以十八烷基硅烷键合硅胶为填充剂（柱长为 150mm，内径为 4.6mm，粒径为 5μm）；以乙腈-水（25∶75）为流动相；检测波长为 320nm。理论板数按二苯乙烯苷峰计算不低于 2000。

标准汤剂色谱条件：以十八烷基硅烷键合硅胶为填充剂（柱长为 150mm，内径为 4.6mm，粒径为 5μm）；以乙腈为流动相 A，以 0.1%甲酸水溶液为流动相 B；梯度洗脱条件：0～45min、10%～35%A、90%～65%B，45～65min、35%～100%A、65%～0%B；流速为 1mL/min；柱温为 30℃；检测波长为 254nm。理论板数按二苯乙烯苷峰计算应不低于 5000，见图 5-12-2。

2）对照品溶液制备

分别取二苯乙烯苷、大黄素和大黄素甲醚对照品适量，精密称定，加甲醇制成每毫升含二苯乙烯苷 206.4μg、大黄素 84.96μg 和大黄素甲醚 41.04μg 的混合溶液，即得。

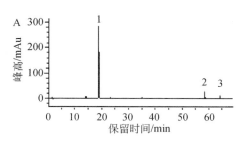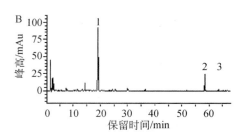

图 5-12-2　标准汤剂 HPLC 色谱图

A：对照品；B：标准汤剂

1：二苯乙烯苷（stibene，$C_{20}H_{22}O_9$）；2：大黄素（emodin，$C_{15}H_{10}O_5$）；3：大黄素甲醚（physcion，$C_{16}H_{12}O_5$）

3）供试品溶液制备

（1）饮片供试品溶液制备

取本品粉末约 0.2g，精密称定，置具塞锥形瓶中，精密加入稀乙醇 25mL，称定重量，加热回流 30min，放冷，再称定重量，用稀乙醇补足减失的重量，摇匀，静置，上清液滤过，取续滤液，用以测定二苯乙烯苷含量。

取本品粉末（过四号筛）约 1g，精密称定，置具塞锥形瓶中，精密加入甲醇 50mL，称定重量，加热回流 1h，取出，放冷，再称定重量，用甲醇补足减失的重量，摇匀，滤过，取续滤液 5mL 作为供试品溶液 A（测游离蒽醌用）。另精密量取续滤液 25mL，置具塞锥形瓶中，水浴蒸干，精密加 8% 盐酸溶液 20mL，水浴中加热回流 1h，取出，立即冷却，置分液漏斗中，用少量三氯甲烷洗涤容器，洗液并入分液漏斗中，分取三氯甲烷液，酸液再用三氯甲烷振摇提取 3 次，每次 15mL，合并三氯甲烷液，回收溶剂至干，残渣加甲醇使溶解，转移至 10mL 量瓶中，加甲醇至刻度，摇匀，滤过，取续滤液，作为供试品溶液 B（测总蒽醌用）。结合蒽醌含量=总蒽醌含量-游离蒽醌含量。

（2）标准汤剂供试品溶液制备

取何首乌饮片 100g，加 7 倍量水浸泡 30min，回流 30min，趁热过滤；药渣再加 6 倍量水，回流 20min，趁热过滤。合并 2 次滤液，减压浓缩至 500mL，即得。

取何首乌标准汤剂（SSW-01～SSW-14）摇匀，精密量取 1mL，置 10mL 量瓶中，加甲醇至接近刻度，超声处理 20min，冷却，甲醇定容，摇匀，过 0.22μm 微孔滤膜，取续滤液，即得标准汤剂供试品溶液。

4）方法学验证

分别以二苯乙烯苷、大黄素和大黄素甲醚对照品的峰面积积分值为纵坐标（Y）、各个对照品的进样质量（μg）为横坐标（X）绘制标准曲线；二苯乙烯苷：$Y=332033X+5367$，$R^2=0.9999$；大黄素：$Y=2795499X-3959$，$R^2=0.9994$；大黄素甲醚标准曲线：$Y=1940250X-239$，$R^2=0.9997$，表明线性关系均良好。3 个成分精密度考察合格，RSD 依次为 0.22%、1.91%、1.90%。何首乌标准汤剂供试品制备后 24h 内稳定性良好，RSD 依次为 0.58%、1.32%、2.91%。重复性良好，平行 6 份供试品溶液的 RSD 依次为 1.56%、0.07%、2.52%，平均加样回收率和 RSD 依次为 100.69%、2.10%，98.15%、2.27%，101.18%、2.93%。

5）测定法

（1）含量测定

分别精密吸取对照品溶液、供试品溶液各 10μL，注入高效液相色谱仪，按照 4 项下"色谱条件"测定含量。

（2）pH 值测定

取标准汤剂，用 pH 计测定 pH 值。

（3）总固体测定

参照编写说明【总固体】项下测定方法操作。

（4）3 个成分转移率测定

参照编写说明【转移率】项下公式计算。

6）结果

（1）饮片中 3 个成分的含量

3 个成分的含量测定结果见表 5-12-2。所收集样品均满足 2015 年版《中国药典》二苯乙烯苷（不得少于 1.0%）和结合蒽醌［以大黄素（$C_{15}H_{10}O_5$）和大黄素甲醚（$C_{16}H_{12}O_5$）总量计，不得少于 0.05%］的限量要求，由于 2015 年版《中国药典》未规定游离蒽醌的含量（结合蒽醌含量=总蒽醌含量-游离蒽醌），因此本试验选择符合 2015 年版《中国药典》要求的饮片并以所含游离蒽醌含量（%）为参考依据。

表 5-12-2　何首乌饮片中游离蒽醌（以大黄素和大黄素甲醚总量计，以干燥品计算）含量

编号	二苯乙烯苷含量/%	大黄素含量/%	大黄素甲醚含量/%	游离蒽醌总量（以大黄素和大黄素甲醚计）/%
SSW-01	4.335	0.415	0.369	0.784
SSW-02	3.682	0.122	0.116	0.238
SSW-03	3.983	0.103	0.128	0.231
SSW-04	3.951	0.113	0.139	0.252
SSW-05	4.277	0.087	0.133	0.220
SSW-06	3.628	0.087	0.158	0.245
SSW-07	3.174	0.070	0.125	0.195
SSW-08	2.634	0.040	0.076	0.116
SSW-09	2.493	0.036	0.072	0.108
SSW-10	3.814	0.030	0.038	0.068
SSW-11	3.874	0.028	0.028	0.056
SSW-12	3.918	0.194	0.279	0.473
SSW-13	3.032	0.073	0.083	0.156
SSW-14	2.118	0.030	0.051	0.081

（2）标准汤剂中 3 个成分的含量（表 5-12-3）

表 5-12-3　标准汤剂中二苯乙烯苷和游离蒽醌（以大黄素和大黄素甲醚总量计）含量

编号	二苯乙烯苷含量/（mg/mL）	大黄素含量/（μg/mL）	大黄素甲醚含量/（μg/mL）	游离蒽醌（以大黄素和大黄素甲醚总量计）/（μg/mL）
SSW-01	0.373	7.372	2.628	10.000
SSW-02	0.289	3.963	3.077	7.040
SSW-03	0.381	4.980	3.379	8.359
SSW-04	0.403	5.966	4.616	10.582
SSW-05	0.456	6.226	4.508	10.734
SSW-06	0.269	2.149	1.927	4.076
SSW-07	0.287	2.943	2.307	5.250
SSW-08	0.164	1.326	1.099	2.425
SSW-09	0.313	1.360	1.648	3.008
SSW-10	0.329	3.325	2.340	5.665
SSW-11	0.304	2.594	1.320	3.914

续表

编号	二苯乙烯苷含量/（mg/mL）	大黄素含量/（μg/mL）	大黄素甲醚含量/（μg/mL）	游离蒽醌（以大黄素和大黄素甲醚总量计）/（μg/mL）
SSW-12	0.152	1.978	1.255	3.233
SSW-13	0.325	1.910	1.643	3.553
SSW-14	0.189	0.787	1.075	1.862

（3）pH 值及总固体（表 5-12-4）

表 5-12-4 pH 值及总固体

编号	pH 值	总固体/g	RSD/%
SSW-01	5.2	0.29	0.73
SSW-02	5.0	0.26	1.61
SSW-03	5.0	0.35	1.84
SSW-04	5.1	0.34	0.83
SSW-05	5.1	0.37	1.72
SSW-06	5.2	0.28	4.08
SSW-07	5.2	0.28	2.01
SSW-08	4.4	0.26	0.28
SSW-09	5.0	0.31	0.00
SSW-10	5.1	0.34	2.72
SSW-11	5.2	0.22	3.30
SSW-12	4.8	0.16	0.87
SSW-13	5.0	0.25	2.28
SSW-14	5.0	0.34	2.11

（4）3 个成分的转移率（表 5-12-5～表 5-12-8）

表 5-12-5 二苯乙烯苷转移率计算结果

编号	标准汤剂中二苯乙烯苷含量/mg	饮片中二苯乙烯苷含量/mg	转移率/%	$(\overline{X} \pm S)$/%
SSW-01	1864.5	4294.1	43.4	
SSW-02	1443.6	3652.5	39.5	
SSW-03	1905.5	3948.3	48.3	
SSW-04	2017.2	3918.0	51.5	
SSW-05	2280.5	4241.9	53.8	
SSW-06	1343.9	3591.6	37.4	
SSW-07	1434.5	3147.5	45.6	
SSW-08	822.2	2609.1	31.5	44.0±10.0
SSW-09	1562.9	2474.8	63.2	
SSW-10	1643.2	3779.2	43.5	
SSW-11	1520.5	3832.6	39.7	
SSW-12	759.5	3872.6	19.6	
SSW-13	1624.6	3000.5	54.1	
SSW-14	947.5	2101.6	45.1	

表 5-12-6　大黄素转移率计算结果

编号	标准汤剂中大黄素含量/mg	饮片中大黄素含量/mg	转移率/%	$(\overline{X} \pm S)/\%$
SSW-01	36.86	410.54	9.0	
SSW-02	19.81	120.72	16.4	
SSW-03	24.90	102.12	24.4	
SSW-04	29.83	112.31	26.6	
SSW-05	31.13	85.52	36.4	
SSW-06	10.75	85.89	12.5	
SSW-07	14.72	68.99	21.3	22.6±14.5
SSW-08	6.63	40.10	16.5	
SSW-09	6.80	35.91	18.9	
SSW-10	16.63	29.84	55.7	
SSW-11	12.97	27.88	46.5	
SSW-12	9.89	191.64	5.2	
SSW-13	9.55	71.71	13.3	
SSW-14	3.94	30.00	13.1	

表 5-12-7　大黄素甲醚转移率计算结果

编号	标准汤剂中大黄素甲醚含量/mg	饮片中大黄素甲醚含量/mg	转移率/%	$(\overline{X} \pm S)/\%$
SSW-01	13.14	366.47	3.6	
SSW-02	15.38	114.97	13.4	
SSW-03	16.89	126.83	13.3	
SSW-04	23.08	137.59	16.8	
SSW-05	22.54	132.13	17.1	
SSW-06	9.63	156.34	6.2	
SSW-07	11.54	123.71	9.3	12.6±7.7
SSW-08	5.50	74.70	7.4	
SSW-09	8.24	70.57	11.7	
SSW-10	11.70	37.73	31.0	
SSW-11	6.60	27.55	24.0	
SSW-12	6.27	275.54	2.3	
SSW-13	8.22	82.00	10.0	
SSW-14	5.37	50.59	10.6	

表 5-12-8　游离蒽醌（以大黄素和大黄素甲醚计）转移率计算结果

编号	标准汤剂中游离蒽醌含量/mg	饮片中游离蒽醌含量/mg	转移率/%	$(\overline{X} \pm S)/\%$
SSW-01	50.00	777.01	6.4	
SSW-02	35.19	235.69	14.9	
SSW-03	41.79	228.95	18.2	
SSW-04	52.91	249.9	21.2	
SSW-05	53.67	217.65	24.7	16.8±10.8
SSW-06	20.38	242.23	8.4	
SSW-07	26.26	192.7	13.6	
SSW-08	12.13	114.8	10.6	

续表

编号	标准汤剂中游离蒽醌含量/mg	饮片中游离蒽醌含量/mg	转移率/%	$(\overline{X}\pm S)$/%
SSW-09	15.04	106.48	14.1	
SSW-10	28.33	67.57	41.9	
SSW-11	19.57	55.43	35.3	
SSW-12	16.16	467.18	3.5	
SSW-13	17.77	153.71	11.6	
SSW-14	9.31	80.59	11.6	

5.标准汤剂特征图谱研究

1）色谱条件

同 4 项下"色谱条件"。

2）参照物溶液制备

取二苯乙烯苷、大黄素和大黄素甲醚对照品适量，精密称定，加甲醇制成每毫升含二苯乙烯苷 206.4μg、大黄素 84.96μg 和大黄素甲醚 41.04μg 的混合溶液，即得。

3）标准汤液供试品溶液制备

同 4 项下"标准汤液供试品溶液制备"。

4）方法学验证

方法学考察合格（具体内容略）。

5）特征图谱的建立及共有峰的标定

按照 4 项下"色谱条件"，分别精密吸取 14 批何首乌标准汤剂供试品溶液各 10μL，分别注入高效液相色谱仪，记录色谱峰信息（图 5-12-3），相似度结果见表 5-12-9，生成的对照特征图谱见图 5-12-4，其中共有峰 10 个，指认 3 个。各共有峰峰面积见表 5-12-10，以峰 5 为参照峰，计算其他峰的相对保留时间和相对峰面积（表 5-12-11）。

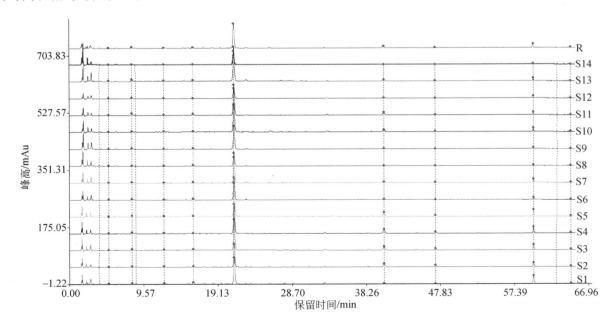

图 5-12-3 何首乌标准汤剂特征图谱

表 5-12-9　相似度计算结果

编号	S1	S2	S3	S4	S5	S6	S7	S8	S9	S10	S11	S12	S13	S14	对照特征图谱
S1	1.000	0.997	0.994	0.992	0.931	0.917	0.961	0.958	0.927	0.987	0.948	0.867	0.931	0.978	0.976
S2	0.997	1.000	0.990	0.995	0.909	0.893	0.942	0.939	0.902	0.975	0.927	0.845	0.916	0.973	0.960
S3	0.994	0.990	1.000	0.984	0.940	0.926	0.959	0.975	0.942	0.991	0.968	0.871	0.933	0.988	0.982
S4	0.992	0.995	0.984	1.000	0.900	0.891	0.928	0.932	0.896	0.966	0.921	0.830	0.923	0.971	0.954
S5	0.931	0.909	0.940	0.900	1.000	0.990	0.977	0.959	0.979	0.964	0.961	0.952	0.949	0.938	0.980
S6	0.917	0.893	0.926	0.891	0.990	1.000	0.965	0.958	0.990	0.952	0.952	0.967	0.975	0.920	0.973
S7	0.961	0.942	0.959	0.928	0.977	0.965	1.000	0.967	0.968	0.980	0.958	0.937	0.939	0.937	0.985
S8	0.958	0.939	0.975	0.932	0.959	0.958	0.967	1.000	0.978	0.981	0.988	0.903	0.945	0.962	0.984
S9	0.927	0.902	0.942	0.896	0.979	0.990	0.968	0.978	1.000	0.965	0.973	0.956	0.970	0.927	0.981
S10	0.987	0.975	0.991	0.966	0.964	0.952	0.980	0.981	0.965	1.000	0.982	0.908	0.943	0.982	0.994
S11	0.948	0.927	0.968	0.921	0.961	0.952	0.958	0.988	0.973	0.982	1.000	0.889	0.926	0.970	0.985
S12	0.867	0.845	0.871	0.830	0.952	0.967	0.937	0.903	0.956	0.908	0.889	1.000	0.950	0.852	0.926
S13	0.931	0.916	0.933	0.923	0.949	0.975	0.939	0.945	0.970	0.943	0.926	0.950	1.000	0.918	0.957
S14	0.978	0.973	0.988	0.971	0.938	0.920	0.937	0.962	0.927	0.982	0.970	0.852	0.918	1.000	0.973
对照特征图谱	0.976	0.960	0.982	0.954	0.980	0.973	0.985	0.984	0.981	0.994	0.985	0.926	0.957	0.973	1.000

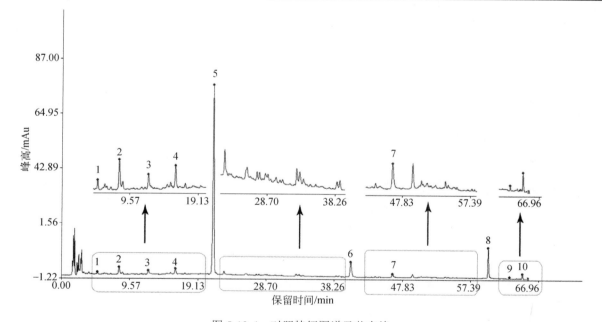

图 5-12-4　对照特征图谱及共有峰

峰 5：二苯乙烯苷（stibene，$C_{20}H_{22}O_9$）；峰 8：大黄素（emodin，$C_{15}H_{10}O_5$）；峰 10：大黄素甲醚（physcion，$C_{16}H_{12}O_5$）

表 5-12-10　各共有峰峰面积

编号	保留时间/min	S1	S2	S3	S4	S5	S6	S7	S8	S9	S10	S11	S12	S13	S14
1	5.299	14426	10954	14947	19396	17721	4138	5937	6800	6823	3073	1858	1373	2184	2208
2	8.077	48368	38142	40698	49705	48345	46563	47126	19858	37775	40756	69435	34317	60412	22621
3	12.188	38926	35298	24299	27368	29806	13337	13538	15632	15841	26807	15605	14020	25618	13352
4	15.976	80123	25438	34372	31098	23012	32053	27787	25564	27670	37957	51664	14798	36020	11301

续表

编号	保留时间/min	S1	S2	S3	S4	S5	S6	S7	S8	S9	S10	S11	S12	S13	S14
5	21.230	1193515	924102	1219727	1291254	1459817	860272	918281	526336	1000461	1051880	973305	486182	1039936	606494
6	42.937	39058	185701	191239	266190	204073	35211	43171	16139	20899	36300	27732	17131	17801	2289
7	46.839	1609	5766	2023	3610	5263	14821	20146	12050	14666	1314	1901	2816	1607	3545
8	59.874	224699	120784	151783	181830	189752	65505	89702	40418	41446	101342	79074	60300	58226	23990
9	63.214	3887	3761	3307	4926	4155	3231	2945	2952	3657	3145	3479	3744	3888	3375
10	64.674	17497	20485	22495	30733	30011	12827	15362	7319	10975	15578	8791	8356	10050	7157

表 5-12-11　相对保留时间与相对峰面积

峰编号	保留时间/min	相对保留时间	峰面积/mAu×s	相对峰面积
1	5.299	0.25	7988	0.008
2	8.077	0.38	43151	0.045
3	12.188	0.57	22103	0.023
4	15.976	0.75	32775	0.034
5	21.230	1.00	967969	1
6	42.937	2.02	78781	0.081
7	46.839	2.21	6510	0.007
8	59.874	2.82	102061	0.105
9	63.214	2.98	3603	0.004
10	64.674	3.05	15545	0.016

（研究人员：李娆娆）

5.13　制 何 首 乌

5.13.1　制何首乌标准汤剂质量标准

本品为蓼科植物何首乌 *Polygonum multiflorum* Thunb.的干燥块根经炮制、加工制成的标准汤剂。

【制法】取制何首乌饮片 100g，加 7 倍量水浸泡 30min，回流 30min，趁热过滤；药渣再加 6 倍量水，回流 40min，趁热过滤。合并 2 次滤液，减压浓缩至 500mL，即得。

【性状】本品为棕褐色悬浊液，静置后会产生沉淀。

【检查】pH 值：应为 4.2～4.6。

总固体：应为 0.34～0.77g。

其他：应符合口服混悬剂项下有关的各项规定。

【特征图谱】按照高效液相色谱法测定。

色谱条件与系统适用性试验：以十八烷基硅烷键合硅胶为填充剂（柱长为 150mm，内径为 4.6mm，粒径为 5μm）；以乙腈为流动相 A，以 0.1%甲酸水溶液为流动相 B，按表 5-13-1 中的规定进行梯度洗脱；流速为 1mL/min；柱温为 30℃；检测波长为 254nm。理论板数按二苯乙烯苷峰计算应不低于 5000。

表 5-13-1　洗脱条件

时间/min	流动相 A/%	流动相 B/%
0～45	10→35	90→65
45～65	35→100	65→0

参照物溶液的制备：取二苯乙烯苷、大黄素和大黄素甲醚对照品适量，精密称定，加甲醇制成每毫升含二苯乙烯苷 206.4μg、大黄素 84.96μg 和大黄素甲醚 41.04μg 的混合溶液，即得。

供试品溶液的制备：本品摇匀，精密量取 1mL，置 10mL 量瓶中，加甲醇至刻度，超声 10min，放置，待其冷却至室温，过 0.22μm 滤膜，取续滤液，即得。

测定法：分别精密吸取对照品溶液、供试品溶液各 10μL，注入液相色谱仪，测定，记录色谱图，即得。

供试品特征图谱中呈现 12 个特征峰（图 5-13-1），其中 3 个峰与对应的参照物峰保留时间相同；与二苯乙烯苷参照物峰相应的峰为 S 峰，计算特征峰 1～峰 5、峰 7～峰 12 的相对保留时间，其相对保留时间应在规定值的 ±5% 之内。规定值为：0.26（峰 1）、0.31（峰 2）、0.41（峰 3）、0.62（峰 4）、0.76（峰 5）、1.00（峰 6）、1.26（峰 7）、1.32（峰 8）、1.87（峰 9）、2.18（峰 10）、2.97（峰 11）、3.24（峰 12）。

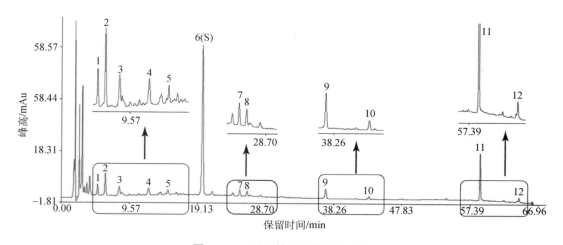

图 5-13-1　对照特征图谱及共有峰

峰 6：二苯乙烯苷（stibene，$C_{20}H_{22}O_9$）；峰 11：大黄素（emodin，$C_{15}H_{10}O_5$）；峰 12：大黄素甲醚（physcion，$C_{16}H_{12}O_5$）

【含量测定】二苯乙烯苷、游离蒽醌（以大黄素和大黄素甲醚总量计）：按照高效液相色谱法测定。色谱条件与系统适用性试验：同【特征图谱】项下。

对照品溶液的制备：同【特征图谱】项下。

供试品溶液的制备：同【特征图谱】项下。

测定法：同【特征图谱】项下。

本品每毫升含制何首乌以二苯乙烯苷（$C_{20}H_{26}O_9$）计应不低于 0.15mg，每毫升含游离蒽醌含量 [以大黄素（$C_{15}H_{10}O_5$）和大黄素甲醚（$C_{16}H_{12}O_5$）总量计] 不得低于 1.5μg。

【转移率】二苯乙烯苷转移率为 38.2%～82.8%；游离蒽醌（以大黄素和大黄素甲醚总量计）转移率为 2.9%～9.0%，其中大黄素转移率为 5.7%～18.9%、大黄素甲醚转移率为 1.1%～4.1%。

【规格】0.2g/mL（以饮片计）。

【贮藏】冷冻保存，用时复融。

5.13.2　制何首乌标准汤剂质量标准起草说明

1.仪器与材料

岛津 LC-20AT 型高效液相色谱仪（日本岛津公司，DGC-20 A 型在线脱气系统，SIL-20 A 型自动进样系统，CTO-20 A 型柱温箱，SPD-M20 A 型二极管阵列检测），CPA225D 型 1/10 万电子分析天平

[购自赛多利斯科学仪器（北京）公司]，SK7210HP 型超声波清洗器（上海科导超声仪器有限公司），FA1004 型分析天平（购自上海良平仪器仪表有限公司），HI2216 型 pH 计 [哈纳沃德仪器（北京）有限公司]。

二苯乙烯苷（批号 17000106），购自深圳博泰通生物技术有限公司，纯度大于 98.0%；大黄素（批号 110756-201512）和大黄素甲醚（批号 110758-201615）均购自中国食品药品检定研究院，纯度均大于 98.0%；甲醇、乙腈为色谱纯（美国 Fisher 公司），水为娃哈哈纯净水，其他试剂均为分析纯。

2.样品采集

样品共 13 份（编号 ZSW-01～ZSW-13），收集不同厂家的制何首乌样品，均符合 2015 年版《中国药典》要求，原材料来自河南、云南、四川、贵州、广西、广东等地。

3.物种鉴别

经鉴定，研究样品均为蓼科植物何首乌 *Polygonum multiflorum* Thunb.。

4.定量测定

1）色谱条件

饮片色谱条件：以十八烷基硅烷键合硅胶为填充剂（柱长为 150mm，内径为 4.6mm，粒径为 5μm）；以乙腈-水（25：75）为流动相；检测波长为 320nm。理论板数按二苯乙烯苷峰计算不低于 2000。

标准汤剂色谱条件：以十八烷基硅烷键合硅胶为填充剂（柱长为 150mm，内径为 4.6mm，粒径为 5μm）；以乙腈为流动相 A，以 0.1%甲酸水溶液为流动相 B；梯度洗脱条件：0～45min、10%～35%A、90%～65%B，45～65min、35%～100%A、65%～0%B；流速为 1mL/min；柱温为 30℃；检测波长为 254nm。理论板数按二苯乙烯苷计算应不低于 5000，见图 5-13-2。

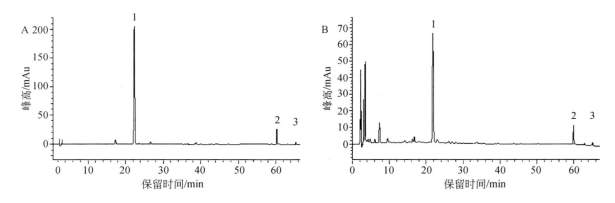

图 5-13-2　标准汤剂 HPLC 色谱图

A：对照品；B：标准汤剂；

1：二苯乙烯苷（stibene，$C_{20}H_{22}O_9$）；2：大黄素（emodin，$C_{15}H_{10}O_5$）；3：大黄素甲醚（physcion，$C_{16}H_{12}O_5$）

2）对照品溶液制备

分别取二苯乙烯苷、大黄素和大黄素甲醚对照品适量，精密称定，加甲醇制成每毫升含二苯乙烯苷 206.4μg、大黄素 84.96μg 和大黄素甲醚 41.04μg 的混合溶液，即得。

3）供试品溶液制备

（1）饮片供试品溶液制备

取本品粉末约 0.2g，精密称定，置具塞锥形瓶中，精密加入稀乙醇 25mL，称定重量，加热回流 30min，放冷，再称定重量，用稀乙醇补足减失的重量，摇匀，静置，上清液滤过，取续滤液，用以测定二苯乙烯苷含量。

取本品粉末（过四号筛）约 1g，精密称定，置具塞锥形瓶中，精密加入甲醇 50mL，称定重量，加热回流 1h，取出，放冷，再称定重量，用甲醇补足减失的重量，摇匀，滤过，取续滤液 5mL 作为供试品溶液 A（测游离蒽醌用）。另精密量取续滤液 25mL，置具塞锥形瓶中，水浴蒸干，精密加 8%盐酸溶液 20mL，水浴中加热回流 1h，取出，立即冷却，置分液漏斗中，用少量三氯甲烷洗涤容器，洗液并入分液漏斗中，分取三氯甲烷液，酸液再用三氯甲烷振摇提取 3 次，每次 15mL，合并三氯甲烷液，回收溶剂至干，残渣加甲醇使溶解，转移至 10mL 量瓶中，加甲醇至刻度，摇匀，滤过，取续滤液，作为供试品溶液 B（测总蒽醌用）。结合蒽醌含量=总蒽醌含量-游离蒽醌含量。

（2）标准汤剂供试品溶液制备

取制何首乌饮片 100g，加 7 倍量水浸泡 30min，回流 30min，趁热过滤；药渣再加 6 倍量水，回流 20min，趁热过滤。合并 2 次滤液，减压浓缩至 500mL，即得制何首乌标准汤剂。

精密吸取制何首乌标准汤剂（ZSW-01～ZSW-13）各 1mL，置 10mL 量瓶中，加甲醇至接近刻度，超声处理 20min，冷却，甲醇定容，摇匀，过 0.22μm 微孔滤膜，取续滤液，即得标准汤剂供试品溶液。

4）方法学验证

分别以二苯乙烯苷、大黄素和大黄素甲醚对照品的峰面积积分值为纵坐标（Y），各个对照品的进样质量（μg）为横坐标（X），绘制标准曲线；二苯乙烯苷：$Y=341481X+22080$，$R^2=0.9996$；大黄素：$Y=2940694X+239$，$R^2=0.9997$；大黄素甲醚：$Y=1111883X+1384$，$R^2=0.9994$。

3 个成分精密度考察合格，RSD 依次为 0.10%、1.21%、2.99%。制何首乌标准汤剂供试品制备后 24h 内稳定性良好，RSD 依次为 0.15%、2.18%、1.85%。重复性良好，平行 6 份供试品溶液的 RSD 依次为 2.25%、3.34%、2.56%，平均加样回收率和 RSD 依次为 100.88%、1.23%，101.26%、1.91%，99.70%、2.08%。

5）测定法

（1）含量测定

分别精密吸取对照品溶液、供试品溶液各 10μL，注入高效液相色谱仪，按照 4 项下"色谱条件"测定含量。

（2）pH 值测定

取标准汤剂，用 pH 计测定 pH 值。

（3）总固体测定

参照编写说明【总固体】项下测定方法操作。

（4）3 个成分转移率测定

参照编写说明【转移率】项下公式计算。

6）结果

（1）饮片中 3 个成分的含量

3 个成分的含量测定结果见表 5-13-2。所收集样品均满足 2015 年版《中国药典》中制何首乌项下 [二苯乙烯苷（$C_{20}H_{22}O_9$）不得少于 1.0%，含游离蒽醌以大黄素（$C_{15}H_{10}O_5$）和大黄素甲醚（$C_{16}H_{12}O_5$）总量计不得少于 0.05%] 的限量要求。

表 5-13-2　饮片中二苯乙烯苷和游离蒽醌（以大黄素和大黄素甲醚总量计，以干燥品计）含量

编号	二苯乙烯苷含量/%	大黄素含量/%	大黄素甲醚含量/%	游离蒽醌含量（以大黄素和大黄素甲醚计）/%
ZSW-01	2.55	0.11	0.27	0.38
ZSW-02	1.26	0.11	0.23	0.34
ZSW-03	2.25	0.21	0.33	0.54

编号	二苯乙烯苷含量/%	大黄素含量/%	大黄素甲醚含量/%	游离蒽醌含量（以大黄素和大黄素甲醚计）/%
ZSW-04	2.34	0.20	0.31	0.51
ZSW-05	2.49	0.20	0.31	0.51
ZSW-06	3.80	0.58	0.94	1.52
ZSW-07	1.63	0.32	0.54	0.86
ZSW-08	3.19	0.37	0.60	0.97
ZSW-09	2.79	0.42	0.75	1.17
ZSW-10	1.20	0.18	0.34	0.52
ZSW-11	1.18	0.14	0.26	0.4
ZSW-12	1.02	0.15	0.25	0.4
ZSW-13	1.91	0.05	0.12	0.17

（2）标准汤剂中 3 个成分的含量（表 5-13-3）

表 5-13-3　标准汤剂中二苯乙烯苷和游离蒽醌（以大黄素和大黄素甲醚的总量计，以干燥品计）含量

编号	二苯乙烯苷含量/（mg/mL）	大黄素含量/（μg/mL）	大黄素甲醚含量/（μg/mL）	游离蒽醌含量（以大黄素和大黄素甲醚计）/（μg/mL）
ZSW-01	0.323	4.065	2.177	6.242
ZSW-02	0.120	1.229	0.870	2.099
ZSW-03	0.343	6.661	2.326	8.987
ZSW-04	0.301	6.400	2.279	8.679
ZSW-05	0.341	6.881	2.190	9.071
ZSW-06	0.380	6.653	1.960	8.613
ZSW-07	0.217	6.783	1.567	8.35
ZSW-08	0.343	8.705	2.704	11.409
ZSW-09	0.417	11.647	4.824	16.471
ZSW-10	0.197	3.151	1.144	4.295
ZSW-11	0.133	3.568	1.467	5.035
ZSW-12	0.102	3.391	1.303	4.694
ZSW-13	0.144	1.167	0.854	2.021

（3）pH 值及总固体（表 5-13-4）

表 5-13-4　pH 值及总固体

编号	pH 值	总固体/g	RSD/%
ZSW-01	4.5	0.63	0.90
ZSW-02	4.3	0.48	0.44
ZSW-03	4.4	0.77	0.00
ZSW-04	4.4	0.71	0.60
ZSW-05	4.4	0.75	1.41
ZSW-06	4.3	0.59	1.89
ZSW-07	4.2	0.40	0.00
ZSW-08	4.6	0.45	0.32
ZSW-09	4.3	0.72	0.49
ZSW-10	4.6	0.51	1.38

编号	pH 值	总固体/g	RSD/%
ZSW-11	4.6	0.34	1.05
ZSW-12	4.3	0.39	0.92
ZSW-13	4.4	0.34	0.62

（4）3 个成分的转移率（表 5-13-5～表 5-13-8）

表 5-13-5　二苯乙烯苷转移率计算结果

编号	标准汤剂中二苯乙烯苷含量/mg	饮片中二苯乙烯苷含量/mg	转移率/%	$(\overline{X} \pm S)$/%
ZSW-01	1615.19	2527.48	63.9	
ZSW-02	601.35	1254.97	47.9	
ZSW-03	1717.15	2231.26	77.0	
ZSW-04	1503.90	2316.63	64.9	
ZSW-05	1705.24	2455.12	69.5	
ZSW-06	1899.38	3766.04	50.4	
ZSW-07	1086.79	1623.35	67.0	61.5±13.0
ZSW-08	1716.63	3163.20	54.3	
ZSW-09	2084.04	2762.68	75.4	
ZSW-10	983.95	1187.97	82.8	
ZSW-11	667.40	1172.83	56.9	
ZSW-12	512.35	1005.75	50.9	
ZSW-13	720.98	1889.77	38.2	

表 5-13-6　大黄素转移率计算结果

编号	标准汤剂中大黄素含量/mg	饮片中大黄素含量/mg	转移率/%	$(\overline{X} \pm S)$/%
ZSW-01	20.32	107.58	18.9	
ZSW-02	6.14	106.56	5.8	
ZSW-03	33.30	212.13	15.7	
ZSW-04	32.00	197.92	16.2	
ZSW-05	34.41	195.57	17.6	
ZSW-06	33.27	580.56	5.7	
ZSW-07	33.92	318.81	10.6	12.4±4.1
ZSW-08	43.52	370.39	11.8	
ZSW-09	58.24	418.38	13.9	
ZSW-10	15.76	184.95	8.5	
ZSW-11	17.84	140.48	12.7	
ZSW-12	16.96	146.66	11.6	
ZSW-13	5.84	48.87	11.9	

表 5-13-7　大黄素甲醚转移率计算结果

编号	标准汤剂中大黄素甲醚含量/mg	饮片中大黄素甲醚含量/mg	转移率/%	$(\overline{X} \pm S)$/%
ZSW-01	10.88	268.33	4.1	
ZSW-02	4.35	229.54	1.9	2.7±1.0
ZSW-03	11.63	334.89	3.5	

编号	标准汤剂中大黄素甲醚含量/mg	饮片中大黄素甲醚含量/mg	转移率/%	$(\bar{X} \pm S)$/%
ZSW-04	11.39	305.75	3.7	
ZSW-05	10.95	310.46	3.5	
ZSW-06	9.80	926.30	1.1	
ZSW-07	7.83	538.02	1.5	
ZSW-08	13.52	593.73	2.3	2.7 ± 1.0
ZSW-09	24.12	736.31	3.3	
ZSW-10	5.72	341.64	1.7	
ZSW-11	7.33	260.64	2.8	
ZSW-12	6.52	253.22	2.6	
ZSW-13	4.27	117.36	3.6	

表 5-13-8　游离蒽醌（以大黄素和大黄素甲醚计）转移率计算结果

编号	标准汤剂中游离蒽醌含量/mg	饮片中游离蒽醌含量/mg	转移率/%	$(\bar{X} \pm S)$/%
ZSW-01	31.20	375.91	8.3	
ZSW-02	10.49	336.10	3.1	
ZSW-03	44.93	547.02	8.2	
ZSW-04	43.39	503.67	8.6	
ZSW-05	45.36	506.03	9.0	
ZSW-06	43.07	1506.86	2.9	
ZSW-07	41.75	856.83	4.9	6.2 ± 2.0
ZSW-08	57.04	964.12	5.9	
ZSW-09	82.36	1154.69	7.1	
ZSW-10	21.48	526.59	4.1	
ZSW-11	25.17	401.12	6.3	
ZSW-12	23.48	399.88	5.9	
ZSW-13	10.11	166.23	6.1	

5.标准汤剂特征图谱研究

1）色谱条件

同 4 项下"色谱条件"。

2）参照物溶液制备

取二苯乙烯苷、大黄素和大黄素甲醚对照品适量，精密称定，加甲醇制成每毫升含二苯乙烯苷 206.4μg、大黄素 84.96μg 和大黄素甲醚 41.04μg 的混合溶液，即得。

3）标准汤剂供试品溶液制备

同 4 项下"标准汤剂供试品溶液制备"。

4）方法学验证

方法学考察合格（具体内容略）。

5）特征图谱的建立及共有峰的标定

按照 4 项下"色谱条件"，分别精密吸取 13 批制何首乌标准汤剂供试品溶液各 10μL，分别注入高效液相色谱仪，记录色谱峰信息（图 5-13-3），相似度结果见表 5-13-9，生成的对照特征图谱见图 5-13-4，其中共有峰 12 个，指认 3 个。各共有峰峰面积见表 5-13-10，以峰 6 为参照峰，计算其他峰的相对保留时间和相对峰面积（表 5-13-11）。

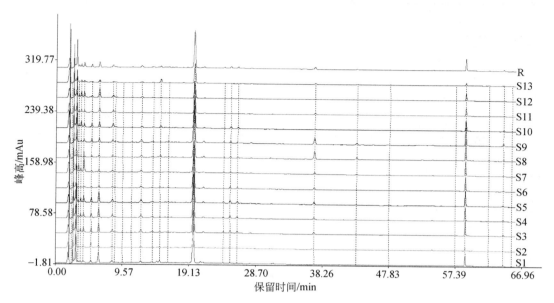

图 5-13-3 制何首乌标准汤剂特征图谱

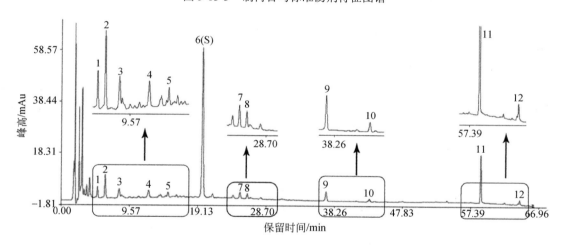

图 5-13-4 对照特征图谱及共有峰

峰 6：二苯乙烯苷（stibene，$C_{20}H_{22}O_9$）；峰 11：大黄素（emodin，$C_{15}H_{10}O_5$）；峰 12：大黄素甲醚（physcion，$C_{16}H_{12}O_5$）

表 5-13-9 相似度计算结果

编号	S1	S2	S3	S4	S5	S6	S7	S8	S9	S10	S11	S12	S13	对照特征图谱
S1	1.000	0.878	0.992	0.989	0.990	0.955	0.877	0.962	0.971	0.933	0.943	0.870	0.780	0.975
S2	0.878	1.000	0.901	0.908	0.903	0.736	0.832	0.789	0.808	0.942	0.935	0.938	0.796	0.903
S3	0.992	0.901	1.000	0.999	1.000	0.948	0.902	0.965	0.976	0.949	0.960	0.895	0.799	0.990
S4	0.989	0.908	0.999	1.000	1.000	0.941	0.907	0.961	0.971	0.958	0.968	0.909	0.810	0.993
S5	0.990	0.903	1.000	1.000	1.000	0.945	0.906	0.964	0.974	0.952	0.962	0.900	0.803	0.991
S6	0.955	0.736	0.948	0.941	0.945	1.000	0.866	0.982	0.984	0.850	0.862	0.744	0.736	0.939
S7	0.877	0.832	0.902	0.907	0.906	0.866	1.000	0.879	0.888	0.911	0.910	0.882	0.794	0.933
S8	0.962	0.789	0.965	0.961	0.964	0.982	0.879	1.000	0.995	0.884	0.904	0.798	0.763	0.963
S9	0.971	0.808	0.976	0.971	0.974	0.984	0.888	0.995	1.000	0.887	0.908	0.808	0.754	0.970

续表

编号	S1	S2	S3	S4	S5	S6	S7	S8	S9	S10	S11	S12	S13	对照特征图谱
S10	0.933	0.942	0.949	0.958	0.952	0.850	0.911	0.884	0.887	1.000	0.991	0.968	0.844	0.968
S11	0.943	0.935	0.960	0.968	0.962	0.862	0.910	0.904	0.908	0.991	1.000	0.973	0.834	0.978
S12	0.870	0.938	0.895	0.909	0.900	0.744	0.882	0.798	0.808	0.968	0.973	1.000	0.808	0.919
S13	0.780	0.796	0.799	0.810	0.803	0.736	0.794	0.763	0.754	0.844	0.834	0.808	1.000	0.839
对照特征图谱	0.975	0.903	0.990	0.993	0.991	0.939	0.933	0.963	0.970	0.968	0.978	0.919	0.839	1.000

表 5-13-10 各共有峰峰面积

编号	保留时间/min	S1	S2	S3	S4	S5	S6	S7	S8	S9	S10	S11	S12	S13
1	5.09	30202	108705	72405	65001	67087	31570	37780	50218	74435	57209	23127	29163	11403
2	6.17	158482	50390	171654	161109	165259	49640	57626	82025	79323	78246	88824	151472	47695
3	8.12	52789	42189	86985	82860	83932	46476	56170	58231	68019	72658	54636	57134	18655
4	12.25	26837	27875	81978	78759	79617	59307	61549	52237	71858	24671	20988	22258	22243
5	14.97	23196	21622	21566	16727	16710	33547	7161	50748	9173	33143	3966	7898	80594
6	19.81	677161	375302	1071664	938577	969774	1185394	678262	1071341	1300639	463889	416521	319759	449960
7	25.05	11126	12716	54215	48558	49177	51599	28626	38299	30394	28703	13768	8297	5881
8	26.07	8408	9086	42289	37203	37261	42419	21817	30932	24083	24464	12710	7078	4732
9	37.11	9484	12270	53382	45333	48615	54098	43427	201894	156709	10975	34915	11522	22249
10	43.10	4376	4462	15074	12188	13544	9541	15566	57166	37886	3211	11234	4436	11083
11	58.81	114189	36910	200043	192203	192855	199813	203721	261432	349800	94648	107161	101843	35064
12	64.25	16440	8031	21470	21037	20122	18096	14466	24961	44531	10564	13542	12030	7885

表 5-13-11 相对保留时间与相对峰面积

峰编号	保留时间/min	相对保留时间	峰面积/mAu×s	相对峰面积
1	5.09	0.26	50639	0.066
2	6.17	0.31	103211	0.135
3	8.12	0.41	60056	0.079
4	12.25	0.62	48475	0.064
5	14.97	0.76	25081	0.033
6	19.81	1.00	762941	1
7	25.05	1.26	29335	0.038
8	26.07	1.32	23268	0.030
9	37.11	1.87	54221	0.071
10	43.10	2.18	15366	0.020
11	58.81	2.97	160744	0.211
12	64.25	3.24	17936	0.024

（研究人员：李娆娆）

5.14 红 景 天

5.14.1 红景天标准汤剂质量标准

本品为景天科植物大花红景天 *Rhodiola crenulata*（Hook.f.et Thoms.）H.Ohba 的干燥根和根茎，经

炮制、加工制成的标准汤剂。

【制法】取红景天饮片 100g，加 7 倍量水浸泡 30min，回流 30min，趁热过滤；药渣再加 6 倍量水，回流 20min，趁热过滤。合并 2 次滤液，减压浓缩至 500mL，即得。

【性状】本品为浅棕色悬浊液，略带粉色，静置后会产生沉淀。

【检查】pH 值：应为 4.0～4.8。

　　　　总固体：应为 0.25～0.55g。

　　　　其他：应符合口服混悬剂项下有关的各项规定。

【特征图谱】按照高效液相色谱法测定。

色谱条件与系统适用性试验：以十八烷基硅烷键合硅胶为填充剂（柱长为 250mm，内径为 4.6mm，粒径为 5μm）；以乙腈为流动相 A，以 0.1%磷酸水溶液为流动相 B，按表 5-14-1 中的规定进行梯度洗脱；流速为 1mL/min；柱温为 40℃；检测波长为 220nm。理论塔板数按红景天苷峰计算应不低于 2000。

表 5-14-1　洗脱条件

时间/min	流动相 A/%	流动相 B/%
0～6	8	92
6～35	8→17	92→83
35～55	17→18	83→82
55～60	18→80	82→20

参照物溶液的制备：取红景天苷对照品适量，精密称定，加甲醇制成每毫升含 0.5mg 的溶液，即得。

供试品溶液的制备：取本品摇匀，精密量取 2mL，置 10mL 量瓶中，用 25%甲醇稀释至接近刻度，超声 5min，冷却，25%甲醇定容至刻度，摇匀，0.45μm 滤膜滤过，取续滤液，即得。

测定法：分别精密吸取参照物溶液 5μL、供试品溶液 10μL，注入液相色谱仪，测定，记录 60min 色谱图，即得。

供试品特征图谱中呈现 8 个特征峰（图 5-14-1），其中 1 个峰与对应的参照物峰保留时间相同；与峰 2 相应的峰为 S 峰，计算特征峰峰 1、峰 3～峰 8 的相对保留时间，其相对保留时间应在规定值的 ±5% 之内。规定值为：0.47（峰 1）、1.00（峰 2）、1.35（峰 3）、1.96（峰 4）、2.04（峰 5）、3.33（峰 6）、3.84（峰 7）、4.36（峰 8）。

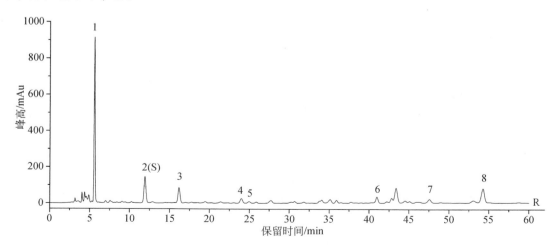

图 5-14-1　对照特征图谱及共有峰

峰 2：红景天苷（salidroside，$C_{14}H_{20}O_7$）

【含量测定】红景天苷：按照高效液相色谱法测定。

色谱条件与系统适用性试验：同【特征图谱】项下。

对照品溶液的制备：取红景天苷对照品适量，精密称定，加甲醇制成每毫升含 0.5mg 的溶液，即得。

供试品溶液的制备：同【特征图谱】项下。

测定法：分别精密吸取对照品溶液 5μL、供试品溶液 10μL，注入液相色谱仪，测定，记录色谱图，即得。

本品每毫升含红景天以红景天苷（$C_{14}H_{20}O_7$）计应不低于 0.54mg。

【转移率】红景天苷转移率为 33.4%～75.2%。

【规格】0.2g/mL（以饮片计）。

【贮藏】冷冻保存，用时复融。

5.14.2 红景天标准汤剂质量标准起草说明

1.仪器与材料

岛津 LC-20AT 型高效液相色谱仪（日本岛津公司，DGC-20 A 型在线脱气系统，SIL-20 A 型自动进样系统，CTO-20 A 型柱温箱，SPD-M20 A 型二极管阵列检测器），BS224S-型 1/10 万电子分析天平（德国赛多利斯公司），安捷伦 1100 型高效液相色谱仪（美国 Agilent 公司，G1379A 脱气机，G1311A 四元输液泵、G1367A 自动进样器，G1316A 柱温箱，G1315B 二极管阵列检测器），AT261 电子天平（瑞士 Mettler Toledo，0.01mg），KQ-250DB 型超声波清洗器（昆山市超声仪器有限公司），Sartorius BS 210 S 型电子天平，Sartorius PB-10 型 pH 计。

红景天苷对照品（纯度≥98%，批号 BCY-000413，购自江西佰草源生物科技有限公司），甲醇、乙腈为色谱纯（美国 Fisher 公司），水为高纯水，其他试剂为分析纯。

2.样品采集

样品共 15 份（编号 HJT-01～HJT-15），采自主产区、道地产区及 GACP 基地，西藏、四川、吉林等地及安国药材市场，包括符合 2015 年版《中国药典》要求的不同商品规格等级。

3.物种鉴别

经鉴定，所研究样品均为景天科植物大花红景天 *Rhodiola crenulata* （Hook.f.et Thoms.）H.Ohba。

4.定量测定

1）标准汤剂的制备

取红景天饮片 100g，加 7 倍量水浸泡 30min，回流 30min，趁热过滤；药渣再加 6 倍量水，回流 20min，趁热过滤。合并 2 次滤液，减压浓缩至 500mL，即得红景天标准汤剂。

2）色谱条件

饮片色谱条件：色谱柱，Diamonsil-C18 色谱柱（250mm×4.6mm，5μm）；以甲醇-水（15∶85）为流动相；柱温为 40℃；流速为 1mL/min；检测波长为 275nm。理论塔板数按红景天苷峰计算不低于 2000。

标准汤剂色谱条件：色谱柱，Diamonsil-C18 色谱柱（250mm×4.6mm，5μm）；以乙腈为流动相 A，以 0.1%磷酸水溶液为流动相 B；梯度洗脱条件：0～6min、8%A，6～35min、8%～17%A，35～55min、17%～18%A，55～60min、18%～80%A；柱温为 40℃；流速为 1mL/min；检测波长为 220nm。理论塔

板数按红景天苷峰计算不低于 2000，见图 5-14-2。

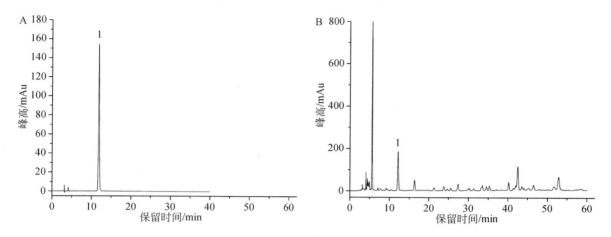

图 5-14-2　标准汤剂 HPLC 色谱图

A：红景天苷（salidroside，$C_{14}H_{20}O_7$）；B：标准汤剂

3）对照品溶液的制备

取经五氧化二磷减压干燥器中干燥 36h 的红景天苷对照品适量，精密称定，加甲醇制成每毫升含 0.4664mg 的溶液，即得。

4）供试品溶液制备

（1）饮片供试品溶液制备

取本品粉末（过三号筛）约 0.5g，精密称定，置具塞锥形瓶中，精密加入甲醇 10mL，密塞，称定重量，超声处理 30min，放冷，再称定重量，用甲醇补足减失的重量，摇匀，0.45μm 滤膜滤过，取续滤液，即得。

（2）标准汤剂供试品溶液制备

取红景天标准汤剂（HJT-01～HJT-15）摇匀，精密量取 2mL，置 10mL 量瓶中，加 25%甲醇至接近刻度，超声处理 5min，冷却，25%甲醇定容，摇匀，0.45μm 滤膜滤过，取续滤液，即得标准汤剂供试品溶液。

5）方法学验证

以红景天苷峰面积积分值为纵坐标（Y）、以对照品进样量（μg）为横坐标（X）绘制标准曲线，$Y=1470707X+6913$，$R^2=0.9998$，表明线性关系良好。精密度考察合格，RSD 为 0.7%。红景天标准汤剂供试品制备后 24h 内稳定性良好，RSD 为 0.8%。重复性良好，平行 6 份供试品溶液的 RSD 为 1.3%；平均加样回收率为 102.3%，RSD 为 1.0%。

6）测定法

（1）含量测定

分别精密吸取对照品溶液 5μL、饮片供试品溶液 10μL、标准汤剂供试品溶液 10μL，注入高效液相色谱仪，按照 4 项下"色谱条件"测定含量。

（2）pH 值测定

取标准汤剂，用 pH 计测定 pH 值。

（3）总固体测定

参照编写说明【总固体】项下测定方法操作。

（4）红景天苷转移率测定

参照编写说明【转移率】项下公式计算。

7）结果

（1）饮片中红景天苷含量

红景天苷含量测定结果见表 5-14-2，所收集样品均满足 2015 年版《中国药典》中红景天苷（$C_{14}H_{20}O_7$）不少于 0.5%的限量要求。

表 5-14-2　饮片中红景天苷含量测定

编号	红景天苷含量/%	RSD/%
HJT-01	0.52	2.6
HJT-02	0.88	1.5
HJT-03	1.08	2.2
HJT-04	1.74	2.3
HJT-05	0.90	2.3
HJT-06	1.10	1.3
HJT-07	0.59	2.0
HJT-08	0.86	0.8
HJT-09	0.85	1.7
HJT-10	1.22	0.3
HJT-11	1.08	0.8
HJT-12	1.17	0.1
HJT-13	1.12	1.9
HJT-14	0.93	1.5
HJT-15	1.24	1.0

（2）标准汤剂中红景天苷含量（表 5-14-3）

表 5-14-3　标准汤剂中红景天苷含量测定

编号	标准汤剂中红景天苷含量/（mg/mL）	RSD/%
HJT-01	0.598	0.6
HJT-02	0.854	0.2
HJT-03	1.062	0.6
HJT-04	1.814	0.4
HJT-05	0.983	0.4
HJT-06	0.913	0.0
HJT-07	0.865	0.5
HJT-08	1.219	0.0
HJT-09	1.105	0.9
HJT-10	1.048	0.0
HJT-11	1.252	0.3
HJT-12	1.392	0.1
HJT-13	0.823	0.0
HJT-14	1.061	0.8
HJT-15	1.176	0.8

（3）pH 值及总固体（表 5-14-4）

表 5-14-4　pH 值及总固体

编号	pH 值	总固体/g	RSD/%
HJT-01	4.5	0.48	0.1
HJT-02	4.4	0.33	0.7
HJT-03	4.3	0.51	2.2
HJT-04	4.6	0.43	0.2
HJT-05	4.4	0.31	0.2
HJT-06	4.4	0.29	0.1
HJT-07	4.4	0.52	0.0
HJT-08	4.3	0.40	0.3
HJT-09	4.0	0.35	0.2
HJT-10	4.6	0.40	0.1
HJT-11	4.8	0.48	0.7
HJT-12	4.7	0.40	0.5
HJT-13	4.7	0.40	1.3
HJT-14	4.1	0.33	2.3
HJT-15	4.6	0.33	0.5

（4）红景天苷转移率（表 5-14-5）

表 5-14-5　红景天苷转移率计算结果

编号	标准汤剂中红景天苷含量/mg	饮片中红景天苷含量/mg	转移率/%	$(\overline{X}\pm S)$/%
HJT-01	299.0	520	57.5	
HJT-02	427.0	880	48.5	
HJT-03	531.0	1080	49.2	
HJT-04	907.0	1740	52.1	
HJT-05	491.5	900	54.6	
HJT-06	456.5	1100	41.5	
HJT-07	432.5	590	73.3	
HJT-08	609.5	860	70.9	54.3±10.4
HJT-09	552.5	850	65.0	
HJT-10	524.0	1220	43.0	
HJT-11	626.0	1080	58.0	
HJT-12	696.0	1170	59.5	
HJT-13	411.5	1120	36.7	
HJT-14	530.5	930	57.0	
HJT-15	588	1240	47.4	

5.标准汤剂特征图谱研究

1）色谱条件

同 4 项下"色谱条件"。

2）参照物溶液制备

取红景天苷对照品适量，精密称定，加甲醇制成每毫升含 0.5mg 的溶液，即得。

3）标准汤剂供试品溶液制备

同 4 项下"标准汤剂供试品溶液制备"。

4）方法学验证

方法学考察合格（具体内容略）。

5）特征图谱的建立及共有峰的标定

按照 4 项下"色谱条件"，分别精密吸取 15 批红景天标准汤剂供试品溶液 10μL，注入高效液相色谱仪，记录色谱峰信息，特征图谱见图 5-14-3，相似度结果见表 5-14-6，生成的对照特征图谱见图 5-14-4，共有峰 8 个，指认 1 个。各共有峰峰面积见表 5-14-7，以峰 2 为参照峰，计算其他峰的相对保留时间和相对峰面积（表 5-14-8）。

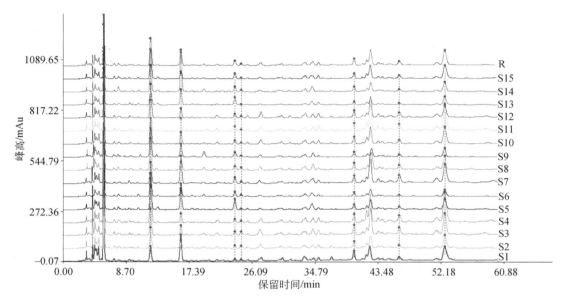

图 5-14-3　红景天标准汤剂特征图谱

表 5-14-6　相似度计算结果

编号	S1	S2	S3	S4	S5	S6	S7	S8	S9	S10	S11	S12	S13	S14	S15	对照特征图谱
S1	1.000	0.986	0.979	0.874	0.975	0.979	0.979	0.975	0.973	0.977	0.949	0.947	0.981	0.946	0.944	0.975
S2	0.986	1.000	0.995	0.917	0.976	0.990	0.970	0.991	0.987	0.993	0.971	0.977	0.985	0.923	0.976	0.991
S3	0.979	0.995	1.000	0.946	0.974	0.981	0.979	0.989	0.981	0.997	0.988	0.980	0.980	0.924	0.984	0.992
S4	0.874	0.917	0.946	1.000	0.917	0.909	0.930	0.938	0.924	0.955	0.981	0.956	0.915	0.877	0.975	0.946
S5	0.975	0.976	0.974	0.917	1.000	0.992	0.987	0.991	0.992	0.983	0.964	0.979	0.999	0.976	0.975	0.991
S6	0.979	0.990	0.981	0.909	0.992	1.000	0.973	0.997	0.999	0.987	0.959	0.986	0.997	0.956	0.977	0.995
S7	0.979	0.970	0.979	0.930	0.987	0.973	1.000	0.980	0.974	0.984	0.977	0.964	0.984	0.974	0.967	0.983
S8	0.975	0.991	0.989	0.938	0.991	0.997	0.980	1.000	0.998	0.995	0.977	0.994	0.994	0.955	0.989	0.999
S9	0.973	0.987	0.981	0.924	0.992	0.999	0.974	0.998	1.000	0.989	0.965	0.992	0.996	0.956	0.984	0.997
S10	0.977	0.993	0.997	0.955	0.983	0.987	0.984	0.995	0.989	1.000	0.991	0.988	0.987	0.941	0.992	0.997
S11	0.949	0.971	0.988	0.981	0.964	0.959	0.977	0.977	0.965	0.991	1.000	0.976	0.965	0.923	0.990	0.982
S12	0.947	0.977	0.980	0.956	0.979	0.986	0.964	0.994	0.992	0.988	0.976	1.000	0.981	0.937	0.995	0.994
S13	0.981	0.985	0.980	0.915	0.999	0.997	0.984	0.994	0.996	0.987	0.965	0.981	1.000	0.969	0.977	0.994

续表

编号	S1	S2	S3	S4	S5	S6	S7	S8	S9	S10	S11	S12	S13	S14	S15	对照特征图谱
S14	0.946	0.923	0.924	0.877	0.976	0.956	0.974	0.955	0.956	0.941	0.923	0.937	0.969	1.000	0.928	0.953
S15	0.944	0.976	0.984	0.975	0.975	0.977	0.967	0.989	0.984	0.992	0.990	0.995	0.977	0.928	1.000	0.992
对照特征图谱	0.975	0.991	0.992	0.946	0.991	0.995	0.983	0.999	0.997	0.997	0.982	0.994	0.994	0.953	0.992	1.000

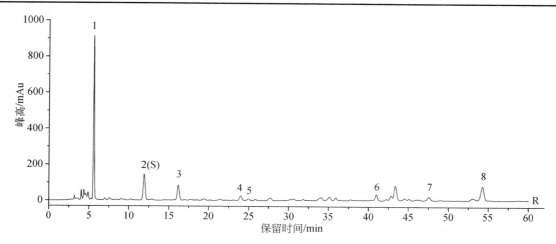

图 5-14-4　对照特征图谱及共有峰

峰 2：红景天苷（salidroside，$C_{14}H_{20}O_7$）

表 5-14-7　各共有峰峰面积

编号	保留时间/min	S1	S2	S3	S4	S5	S6	S7	S8	S9	S10	S11	S12	S13	S14	S15
1	5.62	12158530	8766955	9975412	7091943	7221746	6735951	8110833	8086511	7060949	7963886	8239319	6941026	6375775	6947041	6124414
2	12.08	1365898	1963870	2447988	4151108	2279749	2111070	1975142	2797577	2520404	2407701	2869412	3198545	1890416	2422379	2715470
3	16.27	2510131	683406	936676	861918	1951320	1136649	2591335	1328269	1195552	1082303	1211245	868370	1431649	3644569	666129
4	23.71	233136	270292	408048	381805	1100022	483307	698237	439888	521473	390402	472119	400949	770106	548704	597300
5	24.59	176557	219800	417856	176794	115316	182215	159612	255115	161490	146796	141829	162775	65398	193099	115632
6	40.16	832632	601544	958415	795010	488086	412431	671337	648528	477963	665531	672590	679833	326681	474992	509249
7	46.43	460267	367262	941288	957579	328202	220314	1027827	542286	276344	532893	857735	656597	195454	290763	454935
8	52.71	2394121	1957958	3176870	4532406	1510158	986177	2647603	1780809	1202720	2516550	3897733	1679965	1233774	1427662	2148322

表 5-14-8　相对保留时间与相对峰面积

峰编号	保留时间/min	相对保留时间	峰面积/μAu×s	相对峰面积
1	5.615	0.465	7853353	3.174
2	12.081	1.000	2474449	1.000
3	16.272	1.347	1473301	0.595
4	23.713	1.963	514386	0.208
5	24.593	2.036	179352	0.072
6	40.164	3.325	614321	0.248
7	46.434	3.844	540650	0.218
8	52.710	4.363	2206188	0.892

（研究人员：章　军）

5.15 姜 黄

5.15.1 姜黄标准汤剂质量标准

本品为姜科植物姜黄 *Curcuma longa* L.的干燥根茎，经炮制、加工制成的标准汤剂。

【制法】取姜黄饮片 100g，加 7 倍量水浸泡 30min，加挥发油提取器回流提取 2h，趁热过滤；药渣再加 6 倍量水，回流提取 30min，趁热过滤。合并 2 次滤液，减压浓缩至适量，兑入挥发油，加入适量吐温-80，充分混匀，定容至 500mL，即得。

【性状】本品为棕黄色悬浊液，静置后会产生沉淀。

【检查】pH 值：应为 3.9～6.1。

　　　　总固体：应为 0.11～0.37g。

　　　　其他：应符合口服混悬剂项下有关的各项规定。

【特征图谱】按照高效液相色谱法测定。

色谱条件与系统适用性试验：以十八烷基硅烷键合硅胶为填充剂（柱长为 250mm，内径为 4.6mm，粒径为 5μm）；以乙腈为流动相 A，以 0.5%甲酸水溶液为流动相 B，按表 5-15-1 中的规定进行梯度洗脱；流速为 1mL/min；柱温为 35℃；检测波长为 254nm。理论塔板数按峰 13 计算应不低于 3000。

表 5-15-1　洗脱条件

时间/min	流动相 A/%	流动相 B/%
0～25	20→60	80→40
25～30	60	40
30～47	60→73	40→27
47～50	73→80	27→20
50～55	80	20

参照物溶液的制备：取双去氧基姜黄素、去甲氧基姜黄素、姜黄素对照品适量，精密称定，加甲醇制成每毫升分别含双去氧基姜黄素 20μg、去甲氧基姜黄素 20μg、姜黄素 20μg 的混合溶液，即得。

供试品溶液的制备：取本品摇匀，精密量取 1mL，置 10mL 量瓶中，用无水乙醇稀释至接近刻度，超声 10min，冷却，无水乙醇定容至刻度，摇匀，0.45μm 滤膜滤过，取续滤液，即得。

测定法：分别精密吸取参照物溶液 10μL、供试品溶液 20μL，注入液相色谱仪，测定，记录 55min 色谱图，即得。

供试品特征图谱中呈现 16 个特征峰（图 5-15-1），其中 3 个峰与对应的参照物峰保留时间相同；与峰 13 相应的峰为 S 峰，计算特征峰峰 1～峰 12、峰 14～峰 16 的相对保留时间，其相对保留时间应在规定值的±5%之内。规定值为：0.12（峰 1）、0.13（峰 2）、0.17（峰 3）、0.20（峰 4）、0.35（峰 5）、0.60（峰 6）、0.62（峰 7）、0.63（峰 8）、0.65（峰 9）、0.78（峰 10）、0.90（峰 11）、0.92（峰 12）、1.00（峰 13）、1.16（峰 14）、1.18（峰 15）、1.27（峰 16）。

【含量测定】姜黄素：按照 HPLC 测定。

色谱条件与系统适用性试验：检测波长为 430nm，理论塔板数按姜黄素峰计算应不低于 3000。其余同【特征图谱】项下。

对照品溶液的制备：取姜黄素对照品适量，精密称定，加甲醇制成每毫升含姜黄素 5μg 的溶液，即得。

供试品溶液的制备：同【特征图谱】项下。

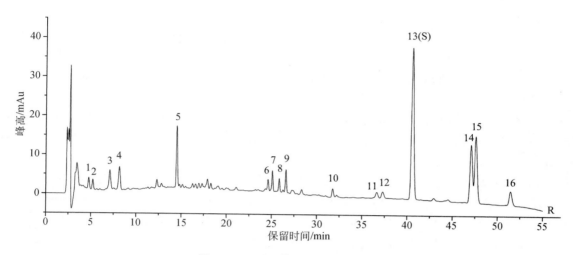

图 5-15-1 对照特征图谱及共有峰

峰 7：双去氧基姜黄素（bisdemethoxycurcumin, $C_{19}H_{16}O_4$）；

峰 8：去甲氧基姜黄素（demethoxycurcumin, $C_{20}H_{18}O_5$）；

峰 9：姜黄素（curcumin, $C_{21}H_{20}O_6$）；峰 13：参照峰

测定法：分别精密吸取对照品溶液 10μL、供试品溶液 10μL，注入液相色谱仪，测定，记录色谱图，即得。

本品每毫升含姜黄以姜黄素（$C_{21}H_{20}O_6$）计应不低于 0.025mg。

【转移率】姜黄素转移率为 0.5%～2.3%。

【规格】0.2g/mL（以饮片计）。

【贮藏】冷冻保存，用时复融。

5.15.2　姜黄标准汤剂质量标准起草说明

1.仪器与材料

岛津 LC-20AT 型高效液相色谱仪（日本岛津公司，DGC-20 A 型在线脱气系统，SIL-20 A 型自动进样系统，CTO-20 A 型柱温箱，SPD-M20 A 型二极管阵列检测器），BS224S-型 1/10 万电子分析天平（德国赛多利斯公司），KQ-250DB 型超声波清洗器（昆山市超声仪器有限公司），Sartorius BS 210 S 型电子天平，Sartorius PB-10 型 pH 计。

姜黄素对照品（纯度≥98%，批号 BCY-0322，购自江西佰草源生物科技有限公司），甲醇、乙腈为色谱纯（美国 Fisher 公司），水为高纯水，其他试剂为分析纯。

2.样品采集

样品共 14 份（编号 JH-01～JH-14），采自主产区、道地产区及 GACP 基地，四川、福建等地及安国药材市场，包括符合 2015 年版《中国药典》要求的不同商品规格等级。

3.物种鉴别

通过鉴定，所研究样品均为姜科植物姜黄 *Curcuma longa* L.。

4.定量测定

1）标准汤剂的制备

取姜黄饮片 100g，加 7 倍量水浸泡 30min，加挥发油提取器回流提取 2h，趁热过滤；药渣再加 6 倍量水，回流提取 30min，趁热过滤。合并 2 次滤液，减压浓缩至适量，兑入挥发油，加入适量吐温-80，充分混匀，定容至 500mL，即得姜黄标准汤剂。

2）色谱条件

饮片色谱条件：色谱柱，Agilent Extend-C18 色谱柱（250mm×4.6mm，5μm）；以乙腈-4%冰醋酸溶液（48：52）为流动相；柱温为 35℃；流速为 1mL/min；检测波长为 430nm。理论塔板数按姜黄素峰计算不低于 4000。

标准汤剂色谱条件：色谱柱，Agilent Extend-C18 色谱柱（250mm×4.6mm，5μm）；以乙腈为流动相 A，以 0.5%甲酸水溶液为流动相 B；梯度洗脱条件：0～25min、20%～60%A，25～30min、60%A，30～47min、60%～73%A，47～50min、73%～80%A，50～55min、80%A；柱温为 35℃；流速为 1mL/min；检测波长为 430nm。理论塔板数按姜黄素峰计算应不低于 3000，见图 5-15-2。

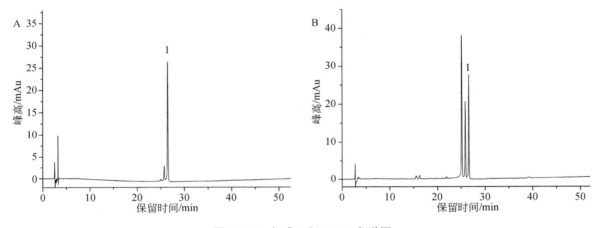

图 5-15-2　标准汤剂 HPLC 色谱图

A：姜黄素（curcumin，$C_{21}H_{20}O_6$）；B：标准汤剂

3）对照品溶液的制备

取经五氧化二磷减压干燥器中干燥 36h 的姜黄素对照品适量，精密称定，加甲醇制成每毫升含 4.76μg 的溶液，即得。

4）供试品溶液制备

（1）饮片供试品溶液制备

取姜黄细粉约 0.2g，精密称定，置具塞锥形瓶中，精密加入甲醇 10mL，称定重量，加热回流 30min，放冷，再称定重量，用甲醇补足减失的重量，摇匀，离心，精密量取上清液 1mL，置 20mL 量瓶中，加甲醇稀释至刻度，摇匀，0.45μm 滤膜滤过，取续滤液，即得。

（2）标准汤剂供试品溶液制备

取姜黄标准汤剂（JH-01～JH-14）摇匀，精密量取 1mL，置 10mL 量瓶中，用无水乙醇稀释至接近刻度，超声 10min，冷却，无水乙醇定容至刻度，摇匀，0.45μm 滤膜滤过，取续滤液，即得标准汤剂供试品溶液。

5）方法学验证

以姜黄素峰面积积分值为纵坐标（Y）、以对照品进样量（μg）为横坐标（X）绘制标准曲线，

$Y=5513172X-7449$，$R^2=0.9999$，表明线性关系良好。精密度考察合格，RSD 为 0.7%。姜黄标准汤剂供试品制备后 24h 内稳定性良好，RSD 为 0.7%。重复性良好，平行 6 份供试品溶液的 RSD 为 1.0%；平均加样回收率为 101.8%，RSD 为 2.3%。

6）测定法

（1）含量测定

分别精密吸取对照品溶液 10μL、饮片供试品溶液 5μL、标准汤剂供试品溶液 10μL，注入高效液相色谱仪，按照 4 项下"色谱条件"测定含量。

（2）pH 值测定

取标准汤剂，用 pH 计测定 pH 值。

（3）总固体测定

参照编写说明【总固体】项下测定方法操作。

（4）姜黄素转移率测定

参照编写说明【转移率】项下公式计算。

7）结果

（1）饮片中姜黄素含量

姜黄素含量测定结果见表 5-15-2，按干燥品计，所收集样品均满足 2015 年版《中国药典》中姜黄素（$C_{21}H_{20}O_6$）不少于 0.9%的限量要求。

表 5-15-2　饮片中姜黄素含量测定

编号	姜黄素含量/%	RSD/%	含水率/%	干燥品中姜黄素含量/%
JH-01	1.89	1.5	12.3	2.16
JH-02	1.92	0.7	12.5	2.19
JH-03	1.83	1.1	12.9	2.10
JH-04	1.68	0.5	11.4	1.89
JH-05	3.51	2.8	8.9	3.85
JH-06	3.30	1.3	8.9	3.62
JH-07	2.77	2.8	8.5	3.03
JH-08	0.81	0.9	13.8	0.94
JH-09	1.48	2.9	14.4	1.73
JH-10	1.43	1.2	14.4	1.67
JH-11	1.46	0.0	14.7	1.72
JH-12	1.90	2.4	15.6	2.25
JH-13	1.90	1.2	15.8	2.26
JH-14	1.85	2.6	15.7	2.19

（2）标准汤剂中姜黄素含量（表 5-15-3）

表 5-15-3　标准汤剂中姜黄素含量测定

编号	标准汤剂中姜黄素含量/（mg/mL）	RSD/%
JH-01	0.048	0.2
JH-02	0.066	1.3
JH-03	0.063	0.2
JH-04	0.037	0.6
JH-05	0.052	0.1

编号	标准汤剂中姜黄素含量/（mg/mL）	RSD/%
JH-06	0.078	0.2
JH-07	0.038	0.1
JH-08	0.022	1.6
JH-09	0.039	2.5
JH-10	0.067	1.3
JH-11	0.057	2.0
JH-12	0.057	2.0
JH-13	0.057	2.7
JH-14	0.052	2.9

（3）pH 值及总固体（表 5-15-4）

表 5-15-4 pH 值及总固体

编号	pH 值	总固体/g	RSD/%
JH-01	6.1	0.21	0.9
JH-02	6.0	0.21	0.8
JH-03	6.0	0.21	1.7
JH-04	5.7	0.20	0.7
JH-05	3.9	0.34	0.7
JH-06	3.9	0.37	0.4
JH-07	3.9	0.36	0.3
JH-08	5.5	0.17	1.1
JH-09	5.3	0.23	0.5
JH-10	5.3	0.26	0.2
JH-11	5.9	0.21	1.7
JH-12	5.7	0.22	1.2
JH-13	5.7	0.21	0.9
JH-14	5.6	0.21	0.7

（4）姜黄素转移率（表 5-15-5）

表 5-15-5 姜黄素转移率计算结果

编号	标准汤剂中姜黄素含量/mg	饮片中姜黄素含量/mg	转移率/%	$(\overline{X} \pm S)$/%
JH-01	24.0	1890	1.3	
JH-02	33.0	1920	1.7	
JH-03	31.5	1830	1.7	
JH-04	18.5	1680	1.1	
JH-05	26.0	3510	0.7	1.4±0.4
JH-06	39.0	3300	1.2	
JH-07	19.0	2770	0.7	
JH-08	11.0	810	1.4	
JH-09	19.5	1480	1.3	

续表

编号	标准汤剂中姜黄素含量/mg	饮片中姜黄素含量/mg	转移率/%	$(\overline{X}\pm S)$/%
JH-10	33.5	1430	2.3	
JH-11	28.5	1460	2.0	
JH-12	28.5	1900	1.5	1.4±0.4
JH-13	28.5	1900	1.5	
JH-14	26.0	1850	1.4	

5.标准汤剂特征图谱研究

1）色谱条件

检测波长为 254nm。理论塔板数按峰 13 计算应不低于 3000。其余同 4 项下"标准汤剂色谱条件"。

2）参照物溶液制备

取双去氧基姜黄素、去甲氧基姜黄素、姜黄素对照品适量，精密称定，加甲醇制成每毫升分别含双去氧基姜黄素 20μg、去甲氧基姜黄素 20μg、姜黄素 20μg 的混合溶液，即得。

3）标准汤剂供试品溶液制备

同 4 项下"标准汤剂供试品溶液制备"。

4）方法学验证

方法学考察合格（具体内容略）。

5）特征图谱的建立及共有峰的标定

按照 4 项下"色谱条件"，分别精密吸取 14 批姜黄标准汤剂供试品溶液 10μL，注入高效液相色谱仪，记录色谱峰信息，特征图谱见图 5-15-3，相似度结果见表 5-15-6，生成的对照特征图谱见图 5-15-4，共有峰 16 个，指认 3 个。各共有峰峰面积见表 5-15-7，以峰 13 为参照峰，计算其他峰的相对保留时间和相对峰面积（表 5-15-8）。

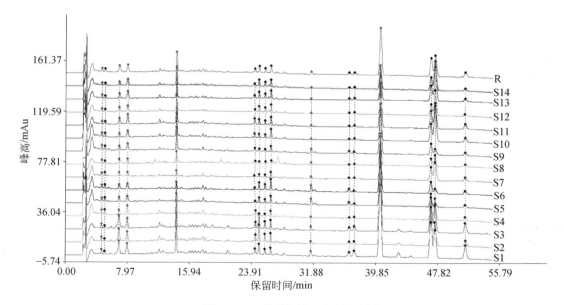

图 5-15-3　姜黄标准汤剂特征图谱

表 5-15-6　相似度计算结果

编号	S1	S2	S3	S4	S5	S6	S7	S8	S9	S10	S11	S12	S13	S14	对照特征图谱
S1	1.000	0.985	0.999	0.884	0.953	0.958	0.888	0.968	0.964	0.835	0.958	0.817	0.816	0.829	0.918
S2	0.985	1.000	0.993	0.904	0.951	0.952	0.867	0.978	0.967	0.828	0.961	0.819	0.812	0.827	0.919
S3	0.999	0.993	1.000	0.889	0.956	0.960	0.882	0.974	0.967	0.832	0.959	0.817	0.814	0.827	0.918
S4	0.884	0.904	0.889	1.000	0.773	0.777	0.940	0.840	0.839	0.962	0.977	0.957	0.952	0.959	0.982
S5	0.953	0.951	0.956	0.773	1.000	0.999	0.750	0.985	0.988	0.677	0.871	0.662	0.655	0.674	0.805
S6	0.958	0.952	0.960	0.777	0.999	1.000	0.765	0.981	0.986	0.691	0.877	0.676	0.670	0.688	0.815
S7	0.888	0.867	0.882	0.940	0.750	0.765	1.000	0.787	0.784	0.985	0.958	0.979	0.982	0.983	0.983
S8	0.968	0.978	0.974	0.840	0.985	0.981	0.787	1.000	0.993	0.734	0.912	0.719	0.712	0.729	0.850
S9	0.964	0.967	0.967	0.839	0.988	0.986	0.784	0.993	1.000	0.733	0.911	0.717	0.709	0.728	0.849
S10	0.835	0.828	0.832	0.962	0.677	0.691	0.985	0.734	0.733	1.000	0.945	0.997	0.998	0.998	0.981
S11	0.958	0.961	0.959	0.977	0.871	0.877	0.958	0.912	0.911	0.945	1.000	0.937	0.933	0.942	0.989
S12	0.817	0.819	0.817	0.957	0.662	0.676	0.979	0.719	0.717	0.997	0.937	1.000	0.999	0.999	0.976
S13	0.816	0.812	0.814	0.952	0.655	0.670	0.982	0.712	0.709	0.998	0.933	0.999	1.000	0.999	0.974
S14	0.829	0.827	0.827	0.959	0.674	0.688	0.983	0.729	0.728	0.998	0.942	0.999	0.999	1.000	0.980
对照特征图谱	0.918	0.919	0.918	0.982	0.805	0.815	0.983	0.850	0.849	0.981	0.989	0.976	0.974	0.980	1.000

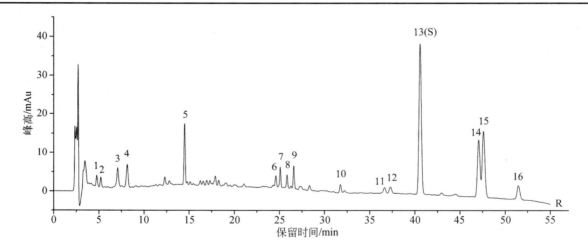

图 5-15-4　对照特征图谱及共有峰

峰 7：双去氧基姜黄素（bisdemethoxycurcumin，$C_{19}H_{16}O_4$）；

峰 8：去甲氧基姜黄素（demethoxycurcumin，$C_{20}H_{18}O_5$）；

峰 9：姜黄素（curcumin，$C_{21}H_{20}O_6$）；峰 13：参照峰

表 5-15-7　各共有峰峰面积

编号	保留时间/min	S1	S2	S3	S4	S5	S6	S7	S8	S9	S10	S11	S12	S13	S14
1	4.64	35379	35783	34055	37885	29328	27727	24915	27985	34050	32525	22044	18203	23253	18549
2	5.08	23508	21450	21209	38242	28464	26904	23043	21787	27239	27353	19986	17966	21694	18896
3	6.9	156904	159582	160926	47272	43798	39908	31525	65640	36135	33896	62209	39691	46097	36458
4	7.95	118428	109685	110136	100279	67791	61111	50815	57575	74421	67004	106011	63753	76703	67218
5	14.24	207803	207797	198610	241803	59756	52378	41357	87337	168036	174277	204531	118752	144631	136438
6	24.33	41241	48128	44671	39395	11937	13310	9505	17252	25125	30837	46531	16753	19027	17826

续表

编号	保留时间/min	S1	S2	S3	S4	S5	S6	S7	S8	S9	S10	S11	S12	S13	S14
7	24.86	75093	118289	107523	16272	36873	53713	18219	12335	13218	23850	35825	37967	42549	44094
8	25.62	41751	58183	53444	15765	27827	41114	17843	12852	16344	26138	30417	30530	33085	31200
9	26.37	48849	68299	64117	36997	55544	82767	39575	18870	40822	70285	58694	56486	58711	52413
10	31.56	50383	27237	38020	8203	59503	59231	16495	19719	37039	7630	12764	6172	8070	9229
11	36.45	61762	30006	42971	11201	38094	41966	14507	7167	30009	13541	13975	12549	15987	16300
12	37.11	81841	38472	59664	16644	19829	20675	18010	13792	16377	20478	23322	19619	27503	25993
13	40.42	1884257	900570	1436114	411184	719515	868439	406829	441878	767272	465059	679559	306035	410409	371527
14	46.95	830986	380145	633377	200835	157633	194358	218259	123968	179741	283416	287998	181592	253693	217584
15	47.49	613874	271503	447186	366355	54361	88321	442622	59611	107737	633821	442219	441274	604887	514893
16	51.35	228176	101912	171237	56157	42325	54743	58582	36491	50841	75941	90373	33188	49073	42849

表 5-15-8　相对保留时间与相对峰面积

峰编号	保留时间/min	相对保留时间	峰面积/µAu×s	相对峰面积
1	4.643	0.115	28691	0.040
2	5.078	0.126	24124	0.034
3	6.896	0.171	68574	0.095
4	7.945	0.197	80781	0.112
5	14.242	0.352	145965	0.203
6	24.326	0.602	27253	0.038
7	24.857	0.615	45416	0.063
8	25.620	0.634	31178	0.043
9	26.368	0.652	53745	0.075
10	31.556	0.781	25693	0.036
11	36.451	0.902	25002	0.035
12	37.114	0.918	28730	0.040
13	40.421	1.000	719189	1.000
14	46.949	1.162	295970	0.412
15	47.485	1.175	363476	0.505
16	51.346	1.270	77992	0.108

（研究人员：章　军）

5.16　芦　根

5.16.1　芦根标准汤剂质量标准

本品为禾本科植物芦苇 *Phragmites communis* Trin. 的干燥根茎，经炮制、加工制成的标准汤剂。

【制法】取芦根饮片 100g，加 12 倍量水浸泡 30min，回流 30min，趁热过滤；滤渣再加 10 倍量水，回流 20min，趁热过滤。合并 2 次滤液，减压浓缩至 500mL，即得。

【性状】本品为淡黄色至浅褐色混悬液，静置后会产生沉淀。

【检查】pH 值：应为 5.1～6.2。

总固体：应为 0.18～0.24g。

其他：应符合口服混悬剂项下有关的各项规定。

【特征图谱】按照高效液相色谱法测定。

色谱条件与系统适应性试验：色谱柱，Welch XB-C18 色谱柱（250mm×4.6cm，5μm）；以甲醇为流动相 A，以 0.01%磷酸水溶液为流动相 B，按表 5-16-1 中的规定进行梯度洗脱；流速为 1.0mL/min；柱温为 30℃；检测波长为 280nm。

表 5-16-1 洗脱条件

时间/min	流动相 A/%	流动相 B/%
0～10	5	95
10～30	5→30	95→70
30～50	30→50	70→50
50～60	50→75	50→25

供试品溶液的制备：取本品摇匀，量取 1mL，置 2mL 离心管中，加入 1mL 甲醇溶液，超声 5min，12 000r/min 离心 5min，取上清液，摇匀，过 0.45μm 微孔滤膜，即得。

测定法：精密吸取供试品溶液 10μL，注入液相色谱仪，测定，记录 60min 的色谱图，即得。

供试品特征图谱中应呈现 8 个特征峰（图 5-16-1），峰 6 为 S 峰，计算特征峰（峰 1～峰 5、峰 7、峰 8）的相对保留时间，其相对保留时间应在规定值的±5% 之内。规定值为：0.30（峰 1）、0.42（峰 2）、0.79（峰 3）、0.88（峰 4）、0.93（峰 5）、1.00（峰 6）、1.19（峰 7）、1.22（峰 8）。

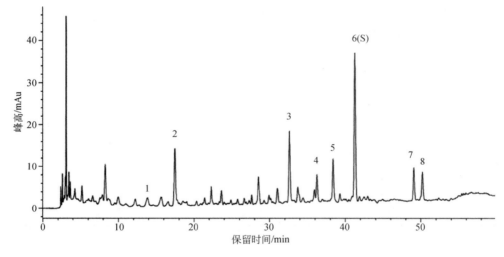

图 5-16-1 对照特征图谱及共有峰

峰 6：参照峰

色谱条件与系统适用性试验：同【特征图谱】项下。

供试品溶液的制备：同【特征图谱】项下。

测定法：同【特征图谱】项下。

【规格】0.2g/mL（以饮片计）。

【贮藏】冷冻保存，用时复融。

5.16.2 芦根标准汤剂质量标准草案起草说明

1.仪器与材料

Agilent 1200 高效液相色谱仪，HP 真空脱气泵，HP 四元泵，HP 自动进样，HP 柱温箱，HPLC-DAD

检测器；KQ5200DE 型超声波清洗器（昆山市超声仪器有限公司）；JA2003 型电子天平（上海舜宇恒平科学仪器有限公司）；TG16-WS 型台式高速离心机（湖南湘仪）；FE20 型 pH 计（Mettler-Toledo 公司）。

甲醇为色谱纯（美国 Fisher 公司），水为娃哈哈纯净水，其他试剂为分析纯。

2.样品采集

样品共 12 份（编号 LG-01～LG-12），采自主产区、道地产区及 GAP 基地，安徽亳州、浙江、河南、湖南、山东等地及安国药材市场，包括符合 2015 年版《中国药典》要求的不同商品规格等级。

3.物种鉴别

经鉴定，研究样品均为禾本科植物芦苇 *Phragmites communis* Trin.。

4.定量测定

1）标准汤剂的制备

取芦根饮片 100g，加 12 倍量水浸泡 30min，回流 30min，趁热过滤；滤渣再加 10 倍量水，回流 20min，趁热过滤。合并 2 次煎煮滤液，减压浓缩至 500mL，即得。

2）测定法

（1）pH 值测定

取标准汤剂，用 pH 计测定 pH 值。

（2）总固体测定

参照编写说明【总固体】项下测定方法操作。

3）结果

总固体及 pH 值结果见表 5-16-2。

表 5-16-2　pH 值及总固体

编号	pH 值	总固体/g	RSD/%
LG-01	5.1	0.22	1.1
LG-02	5.3	0.20	0.3
LG-03	5.2	0.24	0.7
LG-04	5.2	0.23	0.4
LG-05	5.2	0.22	0.3
LG-06	5.3	0.20	0.7
LG-07	5.5	0.21	0.6
LG-08	6.1	0.21	0.1
LG-09	5.7	0.23	1.4
LG-10	5.8	0.21	0.2
LG-11	5.6	0.19	0.8
LG-12	5.4	0.19	1.2

5.标准汤剂特征图谱研究

1）色谱条件

色谱柱：Welch XB-C18 色谱柱（250mm×4.6mm，5μm）；流动相：以甲醇为流动相 A，以 0.01% 磷酸水溶液为流动相 B；梯度洗脱条件：0～10min、5%A，10～30min、5%～30%A，30～50min、30%～

50%A，50～60min、50%～90%B；流速为 1.0mL/min；柱温为 30℃；检测波长为 280nm。见图 5-16-2。

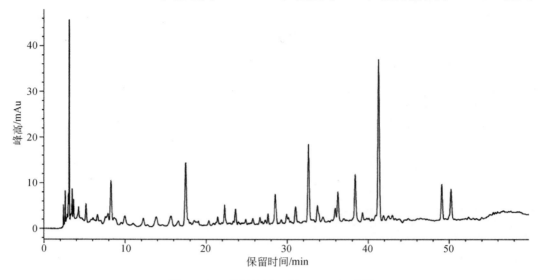

图 5-16-2　芦根标准汤剂 HPLC 色谱图

2）供试品溶液的制备

精密吸取芦根标准汤剂（LG-01～LG-12）各 1mL，置 2mL 离心管中，加入 1mL 甲醇溶液，超声 5min，12 000r/min 离心 5min，取上清液，摇匀，0.45μm 微孔滤膜过滤，取续滤液，即得标准汤剂供试品溶液。

3）方法学验证

方法学考察合格（具体内容略）。

4）特征图谱的建立及共有峰的标定

按照 5 项下"色谱条件"，分别精密吸取 12 批芦根标准汤剂供试品溶液 20μL，注入高效液相色谱仪，记录色谱峰信息（图 5-16-3），相似度结果见表 5-16-3，生成的对照特征图谱见图 5-16-4，其中共有峰 8 个。各共有峰峰面积见表 5-16-4，以峰 6 为参照峰，计算其他峰的相对保留时间和相对峰面积（表 5-16-5）。

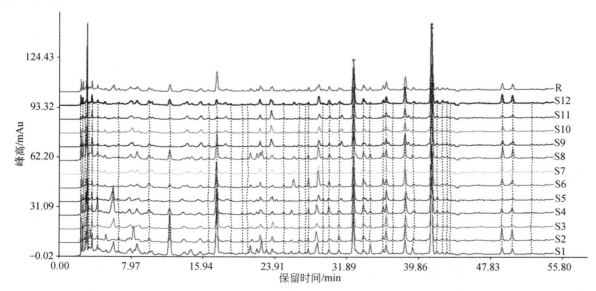

图 5-16-3　芦根标准汤剂特征图谱

表 5-16-3 相似度计算结果

编号	1	2	3	4	5	6	7	8	9	10	11	12	对照特征图谱
1	1.000	0.865	0.872	0.884	0.840	0.765	0.768	0.874	0.725	0.719	0.734	0.772	0.801
2	0.865	1.000	0.901	0.919	0.872	0.877	0.876	0.908	0.853	0.847	0.854	0.884	0.910
3	0.872	0.901	1.000	0.891	0.972	0.814	0.806	0.868	0.789	0.781	0.787	0.805	0.855
4	0.884	0.919	0.891	1.000	0.893	0.888	0.866	0.904	0.843	0.836	0.853	0.882	0.906
5	0.840	0.872	0.972	0.893	1.000	0.837	0.817	0.875	0.812	0.803	0.809	0.820	0.868
6	0.765	0.877	0.814	0.888	0.837	1.000	0.974	0.935	0.951	0.944	0.953	0.979	0.978
7	0.768	0.876	0.806	0.866	0.817	0.974	1.000	0.928	0.978	0.973	0.981	0.994	0.987
8	0.874	0.908	0.868	0.904	0.875	0.935	0.928	1.000	0.888	0.885	0.890	0.932	0.947
9	0.725	0.853	0.789	0.843	0.812	0.951	0.978	0.888	1.000	0.990	0.994	0.975	0.972
10	0.719	0.847	0.781	0.836	0.803	0.944	0.973	0.885	0.990	1.000	0.983	0.971	0.965
11	0.734	0.854	0.787	0.853	0.809	0.953	0.981	0.890	0.994	0.983	1.000	0.977	0.975
12	0.772	0.884	0.805	0.882	0.820	0.979	0.994	0.932	0.975	0.971	0.977	1.000	0.989
对照特征图谱	0.801	0.910	0.855	0.906	0.868	0.978	0.987	0.947	0.972	0.965	0.975	0.989	1.000

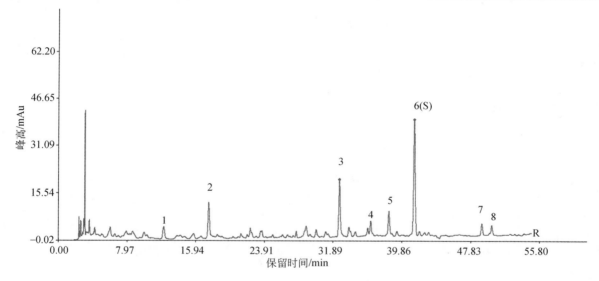

图 5-16-4 芦根标准汤剂对照特征图谱

表 5-16-4 各共有峰峰面积

编号	保留时间/min	S1	S2	S3	S4	S5	S6	S7	S8	S9	S10	S11	S12
1	12.252	384.1	38.3	20.8	60.7	12.0	31.6	42.6	93.2	10.9	13.0	12.3	53.6
2	17.468	429.5	200.8	340.4	213.2	343.4	98.6	61.6	235.8	24.9	21.9	20.6	49.7
3	32.627	291.8	238.0	263.1	262.6	284.2	309.4	330.1	242.3	269.5	227.1	253.8	349.6
4	36.264	96.6	100.5	92.3	98.3	109.2	105.6	95.1	111.0	64.9	57.3	59.3	104.1
5	38.370	151.9	170.7	117.4	204.9	114.7	199.0	164.1	172.6	122.1	99.5	106.7	180.8
6	41.289	639.7	476.0	361.4	614.7	390.0	692.5	674.4	613.4	517.5	438.5	483.2	713.6
7	49.112	50.3	95.0	22.9	39.2	15.2	59.5	52.6	90.1	37.6	43.2	23.5	73.0
8	50.256	43.9	99.0	28.6	47.8	16.0	47.0	45.4	79.4	34.4	32.3	23.9	64.6

表 5-16-5　相对保留时间与相对峰面积

编号	保留时间/min	相对保留时间	峰面积/mAu×s	相对峰面积
1	12.252	0.297	64.4	0.117
2	17.468	0.423	170.0	0.308
3	32.627	0.790	276.8	0.502
4	36.264	0.878	91.2	0.165
5	38.370	0.929	150.4	0.273
6	41.289	1.000	551.2	1.000
7	49.112	1.189	50.2	0.091
8	50.256	1.217	46.9	0.085

（研究人员：赵庆贺）

5.17　麦　　冬

5.17.1　麦冬标准汤剂质量标准

本品为百合科植物麦冬 *Ophiopogon japonicus*（L. f）Ker-Gawl.的干燥块根，经炮制、加工制成的标准汤剂。

【制法】取麦冬饮片 100g，加 7 倍量水浸泡 30min，回流 60min，趁热过滤；药渣再加 6 倍量水，回流 40min，趁热过滤。合并 2 次滤液，减压浓缩至 500mL，即得。

【性状】本品为棕褐色混悬液，静置后会产生粉末状沉淀。

【检查】pH 值：应为 4.7～5.9。

总固体：应为 1.25～1.60g。

其他：应符合口服混悬剂项下有关的各项规定。

【特征图谱】按照高效液相色谱法测定。

色谱条件与系统适用性试验：以十八烷基硅烷键合硅胶为填充剂（柱长为 250mm，内径为 4.6mm，粒径为 5μm）；以乙腈为流动相 A，以 0.3%磷酸水溶液为流动相 B，按表 5-17-1 中的规定进行梯度洗脱；流速为 1.0mL/min；柱温为 30℃；检测波长为 300nm。理论板数以甲基麦冬黄烷酮 A 峰计不低于 20000。

表 5-17-1　洗脱条件

时间/min	流动相 A/%	流动相 B/%
0～10	5	95
10～40	5→25	95→75
40～60	25→65	75→35
60～65	65	35
65～70	65→5	35→95

供试品溶液的制备：取本品摇匀，精密量取 5mL，置 10mL 量瓶中，加甲醇至接近刻度，超声处理（功率 250W，频率 40kHz）20min，放冷，加甲醇至刻度，摇匀，滤过，取续滤液，即得。

测定法：分别精密吸取对照品溶液和供试品溶液各 20μL，注入液相色谱仪，测定，记录 70min 的色谱图，即得。

供试品特征图谱中应呈现 9 个特征峰（图 5-17-1），应分别与对应的参照物峰保留时间相同；其中峰 8 是甲基麦冬黄烷酮 A 色谱峰，为 S 峰，特征峰峰 1～峰 7、峰 9 的相对保留时间应在规定值±5% 之内。其规定值为：0.053（峰 1）、0.092（峰 2）、0.288（峰 3）、0.397（峰 4）、0.449（峰 5）、0.708（峰 6）、0.915（峰 7）、1.014（峰 9）。计算峰 9 与 S 峰的相对峰面积。峰 9 的相对峰面积不得小于 0.60；由川麦冬制备的标准汤剂峰 9 相对峰面积在 0.89 左右，由浙麦冬制备的标准汤剂峰 9 相对峰面积大于2.0。

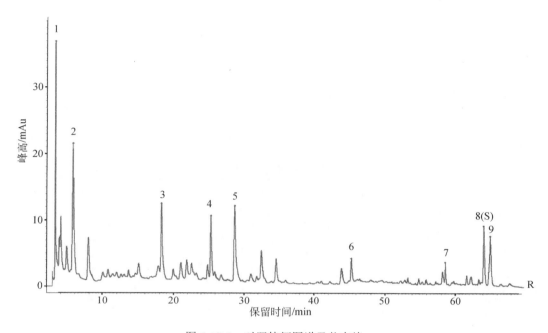

图 5-17-1　对照特征图谱及共有峰

峰 8（S）：甲基麦冬黄烷酮 A（methylophiopogonanone A，$C_{19}H_{18}O_6$）；峰 9：甲基麦冬黄烷酮 B（methylophiopogonanone B，$C_{19}H_{20}O_5$）

【转移率】麦冬总皂苷转移率为 31.8%～78.2%。

【规格】0.2g/mL（以饮片计）。

【贮藏】冷冻保存，用时复融。

5.17.2　麦冬标准汤剂质量标准起草说明

1.仪器与材料

Waters e2695 型高效液相色谱仪，Waters 2998 PDA 检测器，BP211D 型 1/10 万电子天平和 BS210S 型 1/1 万电子天平（德国赛多利斯公司），Classic 型纯水机（PureLab 公司），DGG-9070B 型电热恒温鼓风干燥箱（上海森信实验仪器有限公司），梅特勒 FiveGo 便携式 pH 计。

乙腈为色谱纯（美国 Fisher 公司），水为超纯水，其他试剂为分析纯。

2.样品采集

样品共 15 份（编号 MD-01～MD-15），采自主产区或道地产区四川绵阳、浙江慈溪等地，以及荷花池、亳州、安国等药材市场，包括符合 2015 年版《中国药典》要求的不同商品规格等级。

3.物种鉴别

经鉴定，研究样品均为百合科植物麦冬 *Ophiopogon japonicus*（L. f）Ker-Gawl.。

4.定量测定

1）标准汤剂溶液的制备

取麦冬饮片100g，加7倍量水浸泡30min，回流60min，趁热过滤；药渣再加6倍量水，回流40min，趁热过滤。合并2次滤液，减压浓缩至500mL，即得麦冬标准汤剂。

2）测定法

（1）pH值测定

取标准汤剂，用pH计测定pH值。

（2）总固体测定

参照编写说明【总固体】项下测定方法操作。

3）结果

总固体及pH值见表5-17-2。

表 5-17-2　标准汤剂总固体及 pH 值

编号	pH 值	总固体	RSD/%
MD-01	5.5	1.42	0.1
MD-02	5.5	1.52	0.6
MD-03	5.0	1.51	1.6
MD-04	5.3	1.44	1.0
MD-05	5.9	1.40	0.4
MD-06	5.7	1.48	0.9
MD-07	5.1	1.42	0.6
MD-08	4.7	1.50	1.9
MD-09	4.8	1.50	2.0
MD-10	5.6	1.43	1.0
MD-11	5.3	1.52	0.1
MD-12	5.4	1.40	1.2
MD-13	5.6	1.35	1.1
MD-14	5.4	1.29	1.0
MD-15	5.8	1.22	0.9

5.标准汤剂特征图谱研究

1）色谱条件

色谱柱：Agilent ZORBAX Eclipse XDB-C18（250mm×4.6mm，5μm）；以乙腈（A）-0.3%磷酸水溶液（B）为流动相；梯度洗脱条件：0～10min、5%A，10～40min、5%～25%A，40～60min、25%～65%A，60～65min、65%A，65～70min、65%～5%A；流速为1.0mL/min；柱温为30℃；检测波长为300nm。色谱图见图5-17-2。理论板数以甲基麦冬黄烷酮A计不低于20000。

2）标准汤剂供试品溶液制备

取麦冬饮片标准汤剂，摇匀，分别精密吸取5mL至10mL量瓶中，加甲醇至近刻度，超声5min，定容至10mL，摇匀，0.22μm滤膜过滤，取续滤液，即得。

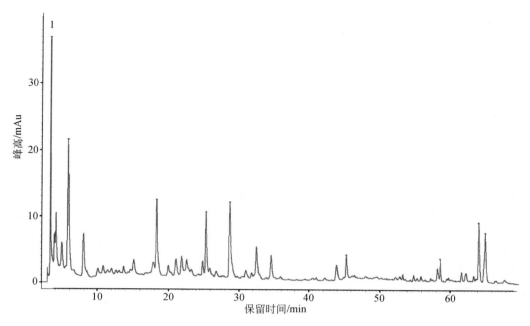

图 5-17-2　麦冬标准汤剂 HPLC 色谱图

3）方法学验证

方法学考察合格（具体内容略）。

4）特征图谱的建立及共有峰的标定

按照 5 项下"色谱条件"，分别精密吸取 15 批麦冬标准汤剂供试品溶液 20μL，注入高效液相色谱仪，记录色谱峰信息，特征图谱见图 5-17-3，相似度结果见表 5-17-3，生成的对照特征图谱见图 5-17-4，其中共有峰 9 个，指认 2 个。以峰 8 为参照峰，计算其他峰的相对保留时间和相对峰面积，见表 5-17-4和表 5-17-5。

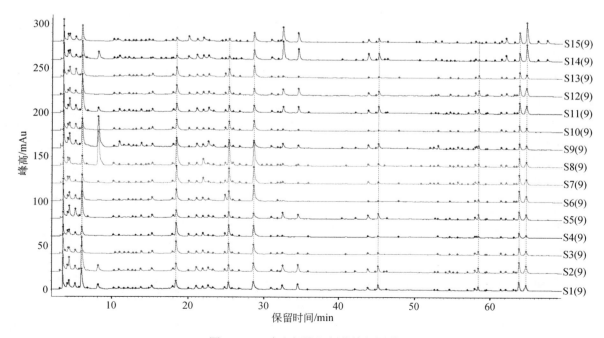

图 5-17-3　麦冬标准汤剂的特征图谱

表 5-17-3　相似度计算结果

编号	S1	S2	S3	S4	S5	S6	S7	S8	S9	S10	S11	S12	S13	S14	S15	对照特征图谱
S1	1.000	0.981	0.878	0.834	0.983	0.941	0.793	0.734	0.925	0.917	0.972	0.954	0.973	0.906	0.826	0.984
S2	0.981	1.000	0.774	0.724	0.991	0.883	0.674	0.608	0.897	0.831	0.997	0.903	0.935	0.894	0.819	0.935
S3	0.878	0.774	1.000	0.983	0.807	0.915	0.955	0.927	0.855	0.990	0.753	0.910	0.923	0.760	0.685	0.942
S4	0.834	0.724	0.983	1.000	0.750	0.912	0.978	0.971	0.785	0.971	0.694	0.857	0.900	0.681	0.608	0.909
S5	0.983	0.991	0.807	0.750	1.000	0.866	0.680	0.617	0.941	0.858	0.993	0.904	0.946	0.875	0.782	0.941
S6	0.941	0.883	0.915	0.912	0.866	1.000	0.921	0.883	0.806	0.940	0.850	0.935	0.948	0.865	0.812	0.970
S7	0.793	0.674	0.955	0.978	0.680	0.921	1.000	0.990	0.685	0.934	0.634	0.858	0.847	0.690	0.654	0.881
S8	0.734	0.608	0.927	0.971	0.617	0.883	0.990	1.000	0.629	0.903	0.565	0.791	0.807	0.608	0.562	0.831
S9	0.925	0.897	0.855	0.785	0.941	0.806	0.685	0.629	1.000	0.896	0.906	0.844	0.935	0.818	0.688	0.912
S10	0.917	0.831	0.990	0.971	0.858	0.940	0.934	0.903	0.896	1.000	0.810	0.915	0.964	0.798	0.714	0.967
S11	0.972	0.997	0.753	0.694	0.993	0.850	0.634	0.565	0.906	0.810	1.000	0.889	0.920	0.889	0.811	0.919
S12	0.954	0.903	0.910	0.857	0.904	0.935	0.858	0.791	0.844	0.915	0.889	1.000	0.912	0.914	0.884	0.968
S13	0.973	0.935	0.923	0.900	0.946	0.948	0.847	0.807	0.935	0.964	0.920	0.912	1.000	0.849	0.756	0.983
S14	0.906	0.894	0.760	0.681	0.875	0.865	0.690	0.608	0.818	0.798	0.889	0.914	0.849	1.000	0.968	0.901
S15	0.826	0.819	0.685	0.608	0.782	0.812	0.654	0.562	0.688	0.714	0.811	0.884	0.756	0.968	1.000	0.830
对照特征图谱	0.984	0.935	0.942	0.909	0.941	0.970	0.881	0.831	0.912	0.967	0.919	0.968	0.983	0.901	0.830	1.000

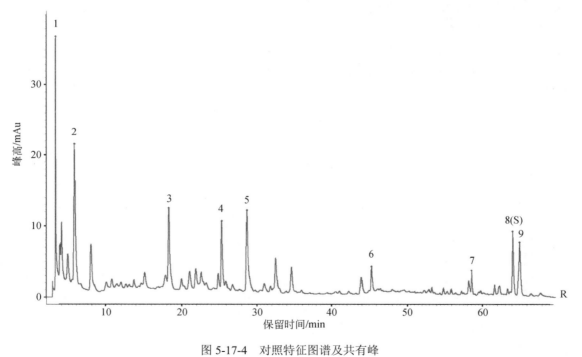

图 5-17-4　对照特征图谱及共有峰

峰 8（S）：甲基麦冬黄烷酮 A（methylophiopogonanone A，$C_{19}H_{18}O_6$）；峰 9：甲基麦冬黄烷酮 B（methylophiopogonanone B，$C_{19}H_{20}O_5$）

表 5-17-4　各共有峰峰面积

编号	保留时间/min	S1	S2	S3	S4	S5	S6	S7	S8	S9	S10	S11	S12	S13	S14	S15
1	3.4	223.8	259.7	232.1	180.0	263.8	174.2	178.1	208.7	529.2	230.7	316.0	172.8	256.2	218.9	149.8

续表

编号	保留时间/min	S1	S2	S3	S4	S5	S6	S7	S8	S9	S10	S11	S12	S13	S14	S15
2	5.9	336.6	534.2	129.5	122.1	415.2	283.0	121.6	139.8	408.2	163.6	607.7	211.2	314.1	266.4	234.7
3	18.4	142.7	128.6	215.4	232.7	122.1	185.4	309.2	448.0	161.4	178.5	133.1	159.2	162.1	42.7	38.6
4	25.3	95.4	86.0	151.0	166.1	84.3	144.4	223.0	351.1	110.8	125.6	86.9	109.6	118.6	36.6	33.5
5	28.6	156.2	159.9	177.9	203.0	102.5	311.3	325.5	475.4	138.0	187.1	132.2	122.5	213.8	177.9	160.2
6	45.2	71.6	86.6	17.2	5.3	68.9	61.1	18.9	24.5	62.3	6.4	96.0	60.2	7.9	97.4	39.9
7	58.4	41.0	49.3	38.8	16.0	55.1	23.2	28.3	31.3	38.3	34.7	48.0	56.5	30.0	10.3	4.5
8（S）	63.8	119.5	145.4	84.8	64.2	103.5	155.8	133.6	116.3	74.8	75.5	149.8	143.1	75.4	106.9	146.6
9	64.7	106.2	142.4	73.3	38.0	94.1	121.2	109.2	97.9	67.1	60.5	167.1	170.3	63.2	266.6	333.6

表 5-17-5　相对保留时间与相对峰面积

峰编号	保留时间/min	相对保留时间	峰面积/mAu×s	相对峰面积
1	3.4	0.053	239.6	2.120
2	5.9	0.092	285.9	2.530
3	18.4	0.288	177.3	1.569
4	25.3	0.397	128.2	1.134
5	28.6	0.449	202.9	1.796
6	45.2	0.708	48.3	0.427
7	58.4	0.915	33.7	0.298
8（S）	63.8	1.000	113.0	1.000
9	64.7	1.014	127.4	1.127

（研究人员：张　鹏）

5.18　茜　草

5.18.1　茜草标准汤剂质量标准

本品为茜草科植物茜草 *Rubia cordifolia* L.的干燥根和根茎，经炮制、加工制成的标准汤剂。

【制法】取茜草饮片 100g，加 12 倍量水浸泡 30min，煎煮 30min，趁热过滤；药渣再加 10 倍量水，煎煮 20min，趁热过滤。合并 2 次滤液，减压浓缩至 500mL，即得。

【性状】本品为褐色混悬液，静置后会产生沉淀。

【检查】pH 值：应为 5.7～6.6。

　　　　总固体：应为 0.23～0.50 g。

　　　　其他：应符合口服液混悬剂项下有关的各项规定。

【特征图谱】按照高效液相色谱法测定

色谱条件与系统适用性试验：以十八烷基硅烷键合硅胶为填充剂（柱长为 250mm，内径为 4.6mm，粒径为 5μm）；以甲醇（A）-0.2%磷酸（B）为流动相，按照表 5-18-1 中的规定进行梯度洗脱；流速为 0.8mL/min；柱温为 25℃；检测波长为 250nm。理论板数按大叶茜草素峰和羟基茜草素峰计算应不低于 4000。

表 5-18-1 洗脱条件

时间/min	流动相 A/%	流动相 B/%
0～4	40→47	60→53
4～15	47→55	53→45
15～29	55→60	45→40
29～42	60→68	40→32
42～57	68→90	32→10
57～75	90	10

参照物溶液的制备：取羟基茜草素适量，精密称定，加甲醇制成每毫升含 40.6μg 的溶液，即得。

供试品溶液的制备：本品摇匀，精密吸取茜草标准汤剂 1.25mL，减压至干，加甲醇-25%盐酸（4：1）混合溶液 20mL 溶解，置水浴中加热水解 30min，立即冷却，加入三乙胺 3mL，混匀，转移至 25mL 量瓶中，加甲醇至刻度，摇匀，0.45μm 微孔滤膜过滤，取续滤液，即得。

测定法：分别精密吸取对照品溶液 10μL、供试品溶液各 20μL，注入液相色谱仪，测定，记录 75min 色谱图，即得。

供试品特征图谱中呈现 8 个特征峰（图 5-18-1），其中 1 个峰应与对应峰保留时间相同；与羟基茜草素参照物峰相应的峰为 S 峰，计算特征峰峰 1～峰 3、峰 5～峰 8 的相对保留时间，其相对保留时间应在规定值的±5%之内。规定值为：0.08（峰 1）、0.11（峰 2）、0.26（峰 3）、1.00（峰 4）、1.07（峰 5）、1.13（峰 6）、1.22（峰 7）、1.36（峰 8）。

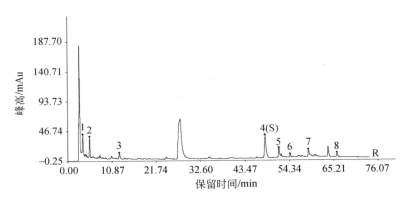

图 5-18-1 对照特征图谱及共有峰

峰 4（S）：羟基茜草素（purpurin，$C_{14}H_8O_5$）

【含量测定】大叶茜草素及羟基茜草素：按照高效液相色谱法测定。

色谱条件与系统适用性试验：同【特征图谱】项下。

对照品溶液的制备：取大叶茜草素及羟基茜草素适量，精密称定，加甲醇制成每毫升含大叶茜草素 102.4μg 和羟基茜草素 40.6μg 的溶液，即得。

供试品溶液的制备：同【特征图谱】项下。

测定法：同【特征图谱】项下。

本品每毫升含大叶茜草素（$C_{17}H_{15}O_4$）应不少于 0.033mg，羟基茜草素（$C_{14}H_8O_5$）不少于 0.160mg。

【转移率】大叶茜草素的转移率为 3.0%～26.9%；羟基茜草素的转移率为 96.0%～152.4%。

【规格】0.2g/mL（以饮片计）。

【贮藏】冷冻保存，用时复溶。

5.18.2　茜草标准汤剂质量标准起草说明

1.仪器与材料

Waters e2695-2998 型高效液相色谱仪（美国 Waters 公司），BSA423S-CW 千分之一电子分析天平（赛多利斯贸易有限公司），KQ-5200E 型超声波清洗器（昆山市超声仪器有限公司），色谱柱 Agilent XDB-C18（250mm×4.6mm，5μm），WELCH 真空泵 LVS 302Z（伊尔姆真空设备贸易有限公司），SB-1100 型 EYELA 水浴锅（东京理化器械株式会社），N-1100 型 EYELA 旋转蒸发仪（东京理化器械株式会社），梅特勒 1/10 万电子天平（XS105DU）。

大叶茜草素（纯度≥98%，批号 110884-200604，购自中国食品药品检定研究院），羟基茜草素（纯度 98.86%，批号 MUST-17082905，购自成都曼斯特生物科技有限公司），甲醇为色谱纯（美国 Fisher 公司），乙腈为色谱纯（美国 Fisher 公司），水为高纯水，其他试剂均为分析纯。

2.样品采集

样品共 12 份（编号 QC-01 至 QC-12），采自主产区、道地产区及 GACP 基地河南、山西、陕西、河北等地，包括符合 2015 年版《中国药典》要求的不同商品规格等级。

3.物种鉴别

经鉴定，研究样品均为茜草科植物茜草 *Rubia cordifolia* L.。

4.定量测定

1）色谱条件

饮片色谱条件：以十八烷基硅烷键合硅胶为填充剂（柱长为 250mm，内径为 4.6mm，粒径为 0.45μm）；流动相：甲醇-乙腈-0.2%磷酸水（25∶50∶25）；柱温为 25℃；流速为 0.6mL/min；检测波长为 250nm。理论板数按大叶茜草素峰和羟基茜草素峰计算应不低于 4000。

标准汤剂色谱条件：色谱柱，以十八烷基硅烷键合硅胶为填充剂（柱长为 250mm，内径为 4.6mm，粒径为 0.45μm）；梯度洗脱条件：0~4min、40%~47%A，4~15min、47%~55%A，15~29min、55%~60%A，29~42min、60%~68%A，42~57min、68%~90%A，57~75min、90%A；柱温为 25℃；流速为 0.8mL/min；检测波长为 250nm。理论板数按大叶茜草素峰和羟基茜草素峰计算应不低于 4000，见图 5-18-2。

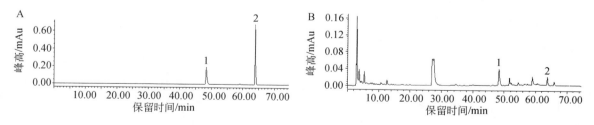

图 5-18-2　标准汤剂 HPLC 色谱图

A：混合对照品；B：标准汤剂；

1：羟基茜草素（purpurin，$C_{14}H_8O_5$）；2：大叶茜草素（mollugin，$C_{17}H_{16}O_4$）

2）对照品溶液制备

取储存于五氧化二磷减压干燥器中干燥 12h 的对照品大叶茜草素（批号 110884-200604，购自中国食品药品检定研究院）和羟基茜草素（纯度 98.86%，批号 MUST-17082905，购自成都曼斯特生物科技有限公司）适量，精密称定，加甲醇制成每毫升含 102.4μg 的大叶茜草素和 40.6μg 的羟基茜草素溶液，即得。

3）供试品溶液的制备

（1）饮片供试品溶液制备

取茜草粉末 0.5g，精密称定，置具塞锥形瓶中，精密加入甲醇 100mL，称定重量，放置过夜，超声处理（功率 250W，频率 40kHz）30min，放冷，再称定重量，用甲醇补足减失的重量，摇匀，滤过，精密称定续滤液 50mL，蒸干，残渣加甲醇-25%盐酸（4∶1）混合溶液 20mL 溶解，置水浴中加热水解 30min，立即冷却，加入三乙胺 3mL，混匀，转移至 25mL 量瓶中，加甲醇至刻度，摇匀，滤过，取续滤液，即得。

（2）标准汤剂供试品溶液的制备

取茜草饮片 100g，加 12 倍水浸泡 30min，煎煮 30min，趁热过滤；药渣再加 10 倍量水，煎煮 20min，趁热过滤。合并 2 次滤液，减压浓缩至 500mL，即得。

精密吸取茜草标准汤剂 1.25mL，减压至干，加甲醇-25%盐酸（4∶1）混合溶液 20mL 溶解，置水浴中加热水解 30min，立即冷却，加入三乙胺 3mL，混匀，转移至 25mL 量瓶中，加甲醇至刻度，摇匀，0.45μm 微孔滤膜过滤，取续滤液即得。

4）方法学验证

分别以大叶茜草素和羟基茜草素峰面积积分值为纵坐标（Y）、对照品进样量（μg）为横坐标（X）绘制标准曲线，计算回归方程。大叶茜草素回归方程 $Y = 5.2673 \times 10^6 X - 2430$，$R^2 = 0.9993$；羟基茜草素回归方程 $Y = 62.835 \times 10^5 X - 414630$，$R^2 = 0.9992$，表明线性关系良好。精密度考察合格，大叶茜草素和羟基茜草素的 RSD 分别为 0.80% 和 1.06%。茜草标准汤剂供试品制备后 24h 内稳定性良好，大叶茜草素和羟基茜草素的 RSD 分别为 2.04% 和 1.12%。重复性良好，平行 6 份供试品溶液中大叶茜草素和羟基茜草素的 RSD 分别为为 1.67% 和 1.70%，大叶茜草素平均加样回收率为 102.9%，RSD 为 0.6%；羟基茜草素平均加样回收率为 100.2%，RSD 为 1.3%。

5）测定法

（1）含量测定

分别精密吸取对照品溶液和供试品溶液 20μL，注入高效液相色谱仪，测定，即得。

（2）pH 值测定

取标准汤剂，用 pH 计测定 pH 值。

（3）总固体测定

参照编写说明【总固体】项下测定方法操作。

（4）大叶茜草素和羟基茜草素转移率测定

参照编写说明【转移率】项下公式计算。

6）结果

（1）饮片中大叶茜草素和羟基茜草素含量

大叶茜草素和羟基茜草素含量测定结果见表 5-18-2，所收集样品均满足 2015 年版《中国药典》中大叶茜草素（不少于 0.2%）和羟基茜草素（不少于 0.08%）的限量要求。

表 5-18-2　饮片中大叶茜草素和羟基茜草素含量测定

编号	大叶茜草素/%	RSD/%	羟基茜草素含量/%	RSD/%
QC-1	0.543	0.3	0.077	0.5
QC-2	0.633	0.1	0.096	1.0
QC-3	0.652	0.2	0.101	0.1

续表

编号	大叶茜草素/%	RSD/%	羟基茜草素含量/%	RSD/%
QC-4	0.496	0.3	0.072	0.1
QC-5	0.572	0.5	0.083	0.4
QC-6	0.746	0.1	0.082	0.1
QC-7	0.538	0.1	0.089	0.1
QC-8	0.590	0.1	0.083	0.1
QC-9	0.653	0.1	0.097	0.5
QC-10	0.824	0.3	0.104	0.4
QC-11	0.559	0.2	0.090	0.3
QC-12	0.927	0.5	0.112	0.4

（2）标准汤剂中大叶茜草素和羟基茜草素含量（表 5-18-3）

表 5-18-3　标准汤剂中大叶茜草素和羟基茜草素含量测定

编号	大叶茜草素含量/（mg/mL）	RSD/%	羟基茜草素含量/（mg/mL）	RSD/%
QC-1	0.033	0.36	0.189	0.3
QC-2	0.063	0.84	0.227	1.7
QC-3	0.053	1.06	0.220	1.0
QC-4	0.167	0.10	0.179	0.3
QC-5	0.063	0.98	0.253	2.1
QC-6	0.089	0.54	0.250	0.2
QC-7	0.068	0.40	0.221	0.7
QC-8	0.320	0.35	0.160	0.7
QC-9	0.210	0.19	0.202	0.2
QC-10	0.059	0.09	0.229	0.2
QC-11	0.062	0.58	0.251	0.3
QC-12	0.076	0.65	0.278	0.1

（3）总固体及 pH 值（表 5-18-4）

表 5-18-4　标准汤剂 pH 值及总固体

编号	pH 值	总固体/g	RSD/%
QC-1	6.0	0.29	0.5
QC-2	6.2	0.35	0.7
QC-3	6.0	0.25	0.9
QC-4	5.9	0.50	1.6
QC-5	6.0	0.24	0.2
QC-6	6.0	0.33	1.0
QC-7	6.3	0.31	2.0
QC-8	6.5	0.27	0.6
QC-9	6.0	0.28	0.2
QC-10	5.9	0.26	0.7
QC-11	5.9	0.23	0.4
QC-12	5.7	0.30	0.4

（4）大叶茜草素羟基茜草素转移率（表 5-18-5、表 5-18-6）

表 5-18-5 大叶茜草素转移率计算结果

编号	标准汤剂中大叶茜草素含量/mg	饮片中大叶茜草素含量/mg	转移率/%	$(\overline{X} \pm S)$/%
QC-01	16	537	3.0	
QC-02	31	635	4.9	
QC-03	26	651	4.0	
QC-04	84	499	16.8	
QC-05	32	575	5.5	
QC-06	44	747	5.9	8.6±7.4
QC-07	34	535	6.4	
QC-08	160	593	26.9	
QC-09	105	660	16.0	
QC-10	30	818	3.6	
QC-11	31	557	5.6	
QC-12	38	933	4.1	

表 5-18-6 羟基茜草素转移率计算结果

编号	标准汤剂中羟基茜草素含量/mg	饮片中羟基茜草素含量/mg	转移率/%	$(\overline{X} \pm S)$/%
QC-01	95	77	123.7	
QC-02	113	96	118.2	
QC-03	110	101	109.4	
QC-04	89	72	123.5	
QC-05	127	84	151.0	
QC-06	125	82	152.4	123.0±17.5
QC-07	111	89	124.4	
QC-08	80	83	96.0	
QC-09	101	98	103.4	
QC-10	115	103	111.2	
QC-11	125	90	139.2	
QC-12	139	113	123.5	

5.标准汤剂特征图谱研究

1）色谱条件

同 4 项下"色谱条件"。

2）参照物溶液制备

取羟基茜草素适量，精密称定，加甲醇制成每毫升含 40.6μg 的溶液，即得。

3）标准汤剂供试品溶液制备

同 4 项下"标准汤剂供试品溶液制备"。

4）方法学验证

方法学考察合格（具体内容略）。

5）特征图谱的建立及共有峰的标定

按照 4 项下"色谱条件"，分别精密吸取 12 批茜草标准汤剂供试品溶液 20μL，注入高效液相色谱仪，记录色谱峰信息，特征图谱见图 5-18-3，相似度结果见表 5-18-7，生成的对照指纹图谱见图 5-18-4，其中共有峰 8 个，指认 1 个。各共有峰峰面积见表 5-18-8，以峰 4 为参照峰，计算其他峰的相对保留时间和相对峰面积（表 5-18-9）。

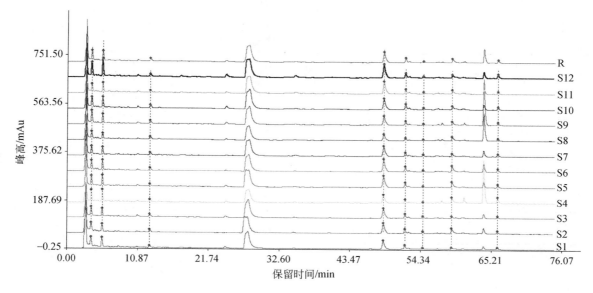

图 5-18-3　茜草标准汤剂特征图谱

表 5-18-7　相似度计算结果

编号	S1	S2	S3	S4	S5	S6	S7	S8	S9	S10	S11	S12	对照特征图谱
S1	1.000	0.957	0.958	0.936	0.946	0.955	0.952	0.967	0.990	0.954	0.937	0.967	0.964
S2	0.957	1.000	0.974	0.947	0.991	0.995	0.987	0.988	0.983	0.980	0.980	0.951	0.990
S3	0.958	0.974	1.000	0.924	0.981	0.981	0.996	0.957	0.969	0.992	0.992	0.972	0.993
S4	0.936	0.947	0.924	1.000	0.960	0.958	0.941	0.966	0.961	0.955	0.931	0.968	0.956
S5	0.946	0.991	0.981	0.960	1.000	0.999	0.992	0.977	0.972	0.991	0.993	0.971	0.996
S6	0.955	0.995	0.981	0.958	0.999	1.000	0.992	0.984	0.980	0.990	0.990	0.969	0.997
S7	0.952	0.987	0.996	0.941	0.992	0.992	1.000	0.971	0.973	0.994	0.996	0.970	0.998
S8	0.967	0.988	0.957	0.966	0.977	0.984	0.971	1.000	0.993	0.970	0.955	0.958	0.981
S9	0.990	0.983	0.969	0.961	0.972	0.980	0.973	0.993	1.000	0.974	0.957	0.972	0.983
S10	0.954	0.980	0.992	0.955	0.991	0.990	0.994	0.970	0.974	1.000	0.990	0.981	0.996
S11	0.937	0.980	0.992	0.931	0.993	0.990	0.996	0.955	0.957	0.990	1.000	0.966	0.993
S12	0.967	0.951	0.972	0.968	0.971	0.969	0.970	0.958	0.972	0.981	0.966	1.000	0.979
对照特征图谱	0.964	0.990	0.993	0.956	0.996	0.997	0.998	0.981	0.983	0.996	0.993	0.979	1.000

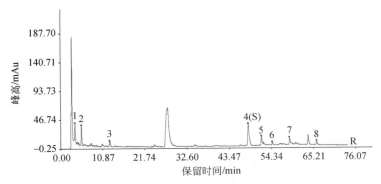

图 5-18-4　对照特征图谱及共有峰的确认

峰 4：羟基茜草素（purpurin，$C_{14}H_8O_5$）

表 5-18-8　各共有峰峰面积

编号	保留时间/min	S1	S2	S3	S4	S5	S6	S7	S8	S9	S10	S11	S12
1	3.74	781	660	510	598	603	666	502	485	756	540	512	856
2	5.41	438	326	379	560	485	472	361	277	433	492	425	951
3	12.76	125	190	173	158	155	191	189	194	227	219	124	205
4	48.60	776	1002	977	773	1150	1156	983	592	859	1027	1160	1332
5	51.90	222	274	257	203	300	309	223	147	227	346	268	301
6	54.67	51	91	92	41	67	59	84	37	62	82	83	94
7	59.10	71	327	60	327	340	350	160	225	199	178	204	182
8	66.12	93	128	108	382	185	156	142	106	143	181	134	274

表 5-18-9　相对保留时间与相对峰面积

峰编号	保留时间/min	相对保留时间	峰面积/mAu×s	相对峰面积
1	3.74	0.077	622.5	0.634
2	5.41	0.111	466.6	0.475
3	12.76	0.263	179.1	0.182
4	48.60	1.000	982.3	1.000
5	51.90	1.068	256.4	0.261
6	54.67	1.125	70.2	0.071
7	59.10	1.216	218.6	0.223
8	66.12	1.361	169.4	0.172

（研究人员：朱晶晶）

5.19　秦　艽

5.19.1　秦艽标准汤剂质量标准

本品为龙胆科植物秦艽 *Gentiana macrophylla* Pall.的干燥根，经炮制、加工制成的标准汤剂。

【制法】取秦艽饮片 100g，加 7 倍量水浸泡 30min，回流 30min，趁热过滤；药渣再加 6 倍量水，回流 20min，趁热过滤。合并 2 次滤液，减压浓缩至 500mL，即得。

【性状】本品为褐色悬浊液，静置后会产生沉淀。

【检查】pH 值：应为 3.9～4.4。

　　　　总固体：应为 0.46～1.1g。

　　　　其他：应符合口服混悬剂项下有关的各项规定。

【特征图谱】按照高效液相色谱法测定。

以十八烷基硅烷键合硅胶为填充剂（柱长为 250mm，内径为 4.6mm，粒径为 5μm）；以乙腈为流动相 A，0.4%磷酸水溶液为流动相 B，按表 5-19-1 中的规定进行梯度洗脱；流速为 1mL/min；柱温为 40℃；检测波长为 254nm。理论塔板数按龙胆苦苷峰计算应不低于 3000。

表 5-19-1　洗脱条件

时间/min	流动相 A/%	流动相 B/%
0～20	8→12	92→88

参照物溶液的制备：取马钱苷酸和龙胆苦苷对照品适量，精密称定，加甲醇制成每毫升分别含马钱苷酸 20μg、龙胆苦苷 0.2mg 的混合溶液，即得。

供试品溶液的制备：取本品摇匀，精密量取 1mL，置 25mL 量瓶中，用 25%甲醇稀释至接近刻度，超声 20min，冷却，25%甲醇定容至刻度，摇匀，0.45μm 滤膜滤过，取续滤液，即得。

测定法：分别精密吸取参照物溶液 10μL、供试品溶液 10μL，注入液相色谱仪，测定，记录 25min 色谱图，即得。

供试品特征图谱中呈现 5 个特征峰（图 5-19-1），其中 2 个峰与对应的参照物峰保留时间相同；与龙胆苦苷参照物峰相应的峰为 S 峰，计算特征峰峰 1～峰 3、峰 5 的相对保留时间，其相对保留时间应在规定值的±5%之内。规定值为：0.44（峰 1）、0.71（峰 2）、0.76（峰 3）、1.00（峰 4）、1.09（峰 5）。

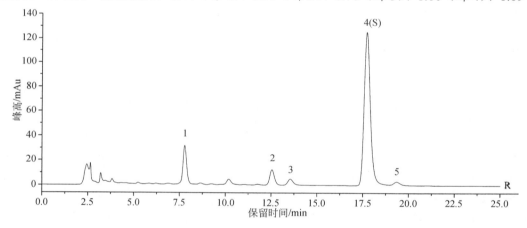

图 5-19-1　对照特征图谱及共有峰

峰 1：马钱苷酸（loganic acid，$C_{16}H_{24}O_{10}$）；峰 4：龙胆苦苷（gentiopicroside，$C_{16}H_{20}O_9$）

【含量测定】按照高效液相色谱法测定。

色谱条件与系统适用性试验：同【特征图谱】项下。

对照品溶液的制备：取马钱苷酸、龙胆苦苷对照品适量，精密称定，加甲醇制成每毫升分别含马钱苷酸 20μg、龙胆苦苷 0.2mg 的混合溶液，即得。

供试品溶液的制备：同【特征图谱】项下。

测定法：分别精密吸取对照品溶液 10μL、供试品溶液 10μL，注入液相色谱仪，测定，记录色谱图，即得。

本品每毫升含秦艽以马钱苷酸（$C_{16}H_{24}O_{10}$）和龙胆苦苷（$C_{16}H_{20}O_9$）合计应不低于 4.1mg。

【转移率】马钱苷酸（$C_{16}H_{24}O_{10}$）和龙胆苦苷（$C_{16}H_{20}O_9$）合计的转移率为 66.0%～99.6%。

【规格】0.2g/mL（以饮片计）。

【贮藏】冷冻保存，用时复融。

5.19.2 秦艽标准汤剂质量标准起草说明

1.仪器与材料

岛津 LC-20AT 型高效液相色谱仪（日本岛津公司，DGC-20 A 型在线脱气系统，SIL-20 A 型自动进样系统，CTO-20 A 型柱温箱，SPD-M20 A 型二极管阵列检测器），BS224S-型 1/10 万电子分析天平（德国赛多利斯公司），KQ-250DB 型超声波清洗器（昆山市超声仪器有限公司），Sartorius BS 210 S 型电子天平，Sartorius PB-10 型 pH 计。

马钱苷酸对照品（纯度≥98%，批号 250066-201604，购自江西佰草源生物科技有限公司），龙胆苦苷对照品（纯度≥98%，批号 250054-201602，购自江西佰草源生物科技有限公司），甲醇、乙腈为色谱纯（美国 Fisher 公司），水为高纯水，其他试剂为分析纯。

2.样品采集

样品共 16 份（编号 QJ-01～QJ-16），采自主产区、道地产区及 GAP 基地，甘肃、陕西、四川、青海等地及安国药材市场，包括符合 2015 年版《中国药典》要求的不同商品规格等级。

3.物种鉴别

经鉴定，所研究样品均为龙胆科植物秦艽 *Gentiana macrophylla* Pall.。

4.定量测定

1）标准汤剂的制备

取秦艽饮片 100g，加 7 倍量水浸泡 30min，回流 30min，趁热过滤；药渣再加 6 倍量水，回流 20min，趁热过滤。合并 2 次滤液，减压浓缩至 500mL，即得秦艽标准汤剂。

2）色谱条件

饮片色谱条件：色谱柱，Agilent Extend-C18 色谱柱（250mm×4.6mm，5μm）；以乙腈-0.1%冰醋酸水溶液（9：91）为流动相；柱温为 40℃；流速为 1mL/min；检测波长为 254nm。理塔论板数按龙胆苦苷峰计算不低于 3000。

标准汤剂色谱条件：色谱柱，Agilent Extend-C18 色谱柱（250mm×4.6mm，5μm）；以乙腈为流动相 A，以 0.4%磷酸水溶液为流动相 B；梯度洗脱条件：0～25min、8%～12%A；柱温为 40℃，流速为 1mL/min；检测波长为 254nm。理塔论板数按龙胆苦苷峰计算不低于 3000，见图 5-19-2。

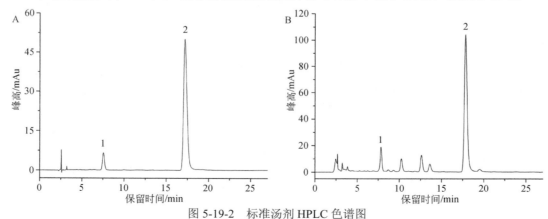

图 5-19-2 标准汤剂 HPLC 色谱图
A：混合对照品；B：标准汤剂
峰 1：马钱苷酸（loganic acid，$C_{16}H_{24}O_{10}$）；峰 2：龙胆苦苷（gentiopicroside，$C_{16}H_{20}O_9$）

3）对照品溶液的制备

取经五氧化二磷减压干燥器中干燥 36h 的马钱苷酸和龙胆苦苷对照品适量，精密称定，加甲醇制成每毫升分别含马钱苷酸 22.752μg、龙胆苦苷 201.92μg 的混合溶液，即得。

4）供试品溶液制备

（1）饮片供试品溶液制备

取秦艽粉末约 0.5g，精密称定，置具塞锥形瓶中，精密加入甲醇 20mL，密塞，称定重量，超声提取 30min，放冷，再称定重量，用甲醇补足减失的重量，摇匀，0.45μm 滤膜滤过，取续滤液，即得。

（2）标准汤剂供试品溶液制备

取秦艽标准汤剂（QJ-01～QJ-16）摇匀，精密量取 1mL，置 25mL 量瓶中，加 25%甲醇至接近刻度，超声处理 20min，冷却，25%甲醇定容，摇匀，0.45μm 滤膜滤过，取续滤液，即得标准汤剂供试品溶液。

5）方法学验证

以马钱苷酸峰面积积分值为纵坐标（Y）、以对照品进样量（μg）为横坐标（X）绘制标准曲线，$Y=566160X-3989$，$R^2=0.9999$；以龙胆苦苷峰面积积分值为纵坐标（Y）、以对照品进样量（μg）为横坐标（X）绘制标准曲线，$Y=694017X+555$，$R^2=1.0000$，表明线性关系良好。精密度考察合格，RSD 分别为 0.4%和 0.6%。秦艽标准汤剂供试品制备后 24h 内稳定性良好，RSD 分别为 0.6%和 0.7%。重复性良好，平行 6 份供试品溶液的 RSD 分别为 1.9 和 1.7，马钱苷酸平均加样回收率为 100.4%，RSD 为 1.7%；龙胆苦苷平均加样回收率为 105.2%，RSD 为 0.9%。

6）测定法

（1）含量测定

分别精密吸取对照品溶液 10μL、饮片供试品溶液 10μL、标准汤剂供试品溶液 10μL，注入高效液相色谱仪，按照 4 项下"色谱条件"测定含量。

（2）pH 值测定

取标准汤剂，用 pH 计测定 pH 值。

（3）总固体测定

参照编写说明【总固体】项下测定方法操作。

（4）马钱苷酸和龙胆苦苷转移率测定

参照编写说明【转移率】项下公式计算。

7）结果

（1）饮片中马钱苷酸和龙胆苦苷含量

马钱苷酸和龙胆苦苷含量测定结果见表 5-19-2，按干燥品计，所收集样品均满足 2015 年版《中国药典》中秦艽项下规定，二者总量不少于 2.5%的限量要求。

表 5-19-2　饮片中马钱苷酸和龙胆苦苷含量

编号	马钱苷酸含量/%	RSD/%	龙胆苦苷含量/%	RSD/%	含量合计/%	含水率/%	RSD/%	干燥品中总含量/%
QJ-01	0.86	1.5	6.06	1.0	6.92	10.2	0.2	7.71
QJ-02	1.06	1.8	7.02	1.6	8.09	9.6	0.7	8.94
QJ-03	0.82	1.6	5.25	1.2	6.07	8.6	0.1	6.65
QJ-04	0.57	0.5	4.53	0.3	5.10	9.8	2.0	5.65
QJ-05	1.68	2.2	8.74	3.5	10.42	7.3	0.7	11.24
QJ-06	1.51	0.9	8.06	0.2	9.57	8.1	0.7	10.42
QJ-07	0.43	0.7	3.53	0.9	3.97	8.7	0.6	4.35

续表

编号	马钱苷酸含量/%	RSD/%	龙胆苦苷含量/%	RSD/%	含量合计/%	含水率/%	RSD/%	干燥品中总含量/%
QJ-08	0.46	1.1	3.87	2.5	4.33	8.6	1.1	4.74
QJ-09	0.60	2.8	4.62	1.6	5.23	9.5	1.1	5.77
QJ-10	2.05	0.8	7.12	0.6	9.17	8.8	0.1	10.06
QJ-11	1.72	1.6	11.31	1.0	13.03	6.2	2.4	13.89
QJ-12	1.87	1.2	6.75	0.3	8.63	9.0	0.4	9.48
QJ-13	1.55	0.4	6.17	0.7	7.73	8.8	0.0	8.47
QJ-14	1.60	1.8	5.97	1.5	7.57	10.2	0.0	8.43
QJ-15	1.68	0.0	6.02	0.7	7.70	10.2	0.2	7.71
QJ-16	1.63	0.1	6.21	2.7	7.84	9.6	0.7	8.94

（2）标准汤剂中马钱苷酸和龙胆苦苷含量（表 5-19-3）

表 5-19-3　标准汤剂中马钱苷酸和龙胆苦苷含量

编号	马钱苷酸含量/（mg/mL）	RSD/%	龙胆苦苷含量/（mg/mL）	RSD/%	2 成分含量合计/（mg/mL）
QJ-01	1.38	1.4	9.71	1.1	11.09
QJ-02	1.32	1.1	8.59	1.1	9.91
QJ-03	0.89	0.3	7.54	0.4	8.43
QJ-04	0.87	0.0	7.40	0.2	8.28
QJ-05	2.74	2.3	14.78	1.5	17.52
QJ-06	2.81	0.3	13.08	1.1	15.89
QJ-07	0.64	1.5	5.68	1.1	6.32
QJ-08	0.86	0.9	6.62	2.5	7.48
QJ-09	1.06	0.5	7.91	0.7	8.98
QJ-10	3.62	0.3	12.89	0.1	16.52
QJ-11	2.83	2.1	16.83	2.3	19.66
QJ-12	3.40	1.7	11.92	1.9	15.33
QJ-13	3.20	1.6	11.26	2.1	14.46
QJ-14	3.00	1.3	10.51	1.5	13.51
QJ-15	3.18	0.4	10.64	0.5	13.82
QJ-16	2.99	0.0	10.67	0.2	13.66

（3）pH 值及总固体（表 5-19-4）

表 5-19-4　pH 值及总固体

编号	pH 值	总固体/g	RSD/%
QJ-01	4.4	0.70	0.1
QJ-02	4.4	0.67	0.9
QJ-03	4.3	0.72	0.4
QJ-04	4.4	0.59	0.2
QJ-05	4.2	0.80	0.3
QJ-06	4.2	0.80	0.1
QJ-07	4.2	0.49	0.0
QJ-08	4.2	0.56	0.5

续表

编号	pH 值	总固体/g	RSD/%
QJ-09	4.1	0.66	0.2
QJ-10	4.3	0.85	0.5
QJ-11	4.2	0.69	1.1
QJ-12	4.3	0.98	0.3
QJ-13	4.1	1.01	0.0
QJ-14	3.9	0.90	0.1
QJ-15	4.0	0.88	0.1
QJ-16	3.9	0.91	1.0

（4）马钱苷酸和龙胆苦苷总量转移率（表 5-19-5）

表 5-19-5　马钱苷酸和龙胆苦苷总量转移率计算结果

编号	标准汤剂中总含量/mg	饮片中总含量/mg	转移率/%	$(\overline{X} \pm S)$ /%
QJ-01	5545.0	6920	80.1	
QJ-02	4955.0	8090	61.2	
QJ-03	4215.0	6070	69.4	
QJ-04	4140.0	5100	81.2	
QJ-05	8760.0	10420	84.1	
QJ-06	7945.0	9570	83.0	
QJ-07	3160.0	3970	79.6	
QJ-08	3740.0	4330	86.4	82.8±8.4
QJ-09	4490.0	5230	85.9	
QJ-10	8260.0	9170	90.1	
QJ-11	9830.0	13030	75.4	
QJ-12	7665.0	8630	88.8	
QJ-13	7230	7730	93.5	
QJ-14	6755.0	7570	89.2	
QJ-15	6910	7700	89.7	
QJ-16	6830	7840	87.1	

5.标准汤剂特征图谱研究

1）色谱条件

同 4 项下"色谱条件"。

2）参照物溶液制备

取马钱苷酸和龙胆苦苷对照品适量，精密称定，加甲醇制成每毫升分别含马钱苷酸 20μg、龙胆苦苷 0.2mg 的混合溶液，即得。

3）标准汤剂供试品溶液制备

同 4 项下"标准汤剂供试品溶液制备"。

4）方法学验证

方法学考察合格（具体内容略）。

5）特征图谱的建立及共有峰的标定

按照 4 项下"色谱条件"，分别精密吸取 16 批秦艽标准汤剂供试品溶液 10μL，注入高效液相色谱仪，记录色谱峰信息，特征图谱见图 5-19-3，相似度结果见表 5-19-6，生成的对照特征图谱见图 5-19-4，共有峰 5 个，指认 2 个。各共有峰峰面积见表 5-19-7，以峰 4 为参照峰，计算其他峰的相对保留时间和相对峰面积（表 5-19-8）。

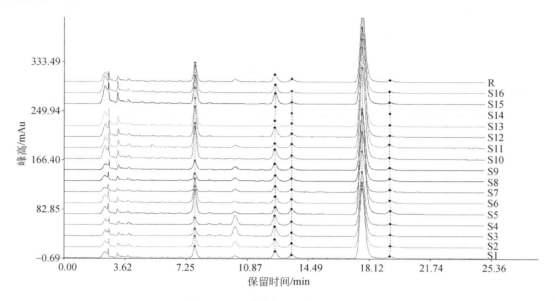

图 5-19-3　秦艽标准汤剂特征图谱

表 5-19-6　相似度计算结果

编号	S1	S2	S3	S4	S5	S6	S7	S8	S9	S10	S11	S12	S13	S14	S15	S16	对照特征图谱
S1	1.000	1.000	0.998	0.998	0.999	0.999	0.999	1.000	1.000	0.995	0.999	0.995	0.995	0.995	0.994	0.995	0.997
S2	1.000	1.000	0.999	0.999	0.999	0.998	0.999	1.000	1.000	0.996	0.998	0.996	0.995	0.995	0.995	0.996	0.997
S3	0.998	0.999	1.000	1.000	0.995	0.994	0.999	0.999	0.998	0.992	0.994	0.992	0.990	0.992	0.991	0.992	0.993
S4	0.998	0.999	1.000	1.000	0.995	0.994	0.999	0.999	0.998	0.992	0.994	0.992	0.990	0.991	0.991	0.992	0.993
S5	0.999	0.999	0.995	0.995	1.000	1.000	0.997	0.998	0.999	0.997	1.000	0.997	0.998	0.997	0.995	0.997	0.998
S6	0.999	0.998	0.994	0.994	1.000	1.000	0.996	0.997	0.998	0.999	0.998	0.999	0.998	0.998	0.997	0.998	0.999
S7	0.999	0.999	0.999	0.999	0.997	0.996	1.000	1.000	1.000	0.993	0.996	0.993	0.991	0.992	0.991	0.992	0.994
S8	1.000	1.000	0.999	0.999	0.998	0.997	1.000	1.000	1.000	0.994	0.997	0.994	0.993	0.994	0.993	0.994	0.996
S9	1.000	1.000	0.998	0.998	0.999	0.998	1.000	1.000	1.000	0.995	0.998	0.995	0.994	0.994	0.993	0.995	0.996
S10	0.995	0.996	0.992	0.992	0.997	0.999	0.993	0.994	0.995	1.000	0.996	1.000	1.000	1.000	0.999	1.000	1.000
S11	0.999	0.998	0.994	0.994	1.000	0.999	0.996	0.997	0.998	0.996	1.000	0.995	0.996	0.995	0.993	0.996	0.997
S12	0.995	0.996	0.992	0.992	0.997	0.998	0.993	0.994	0.995	1.000	0.995	1.000	1.000	1.000	1.000	1.000	1.000
S13	0.995	0.995	0.990	0.990	0.998	0.999	0.991	0.993	0.994	1.000	0.996	1.000	1.000	0.999	0.998	1.000	1.000
S14	0.995	0.995	0.992	0.991	0.997	0.998	0.992	0.994	0.994	1.000	0.995	1.000	0.999	1.000	1.000	1.000	1.000
S15	0.994	0.995	0.991	0.991	0.995	0.997	0.991	0.993	0.993	0.999	0.993	1.000	0.998	1.000	1.000	1.000	0.999
S16	0.995	0.996	0.992	0.992	0.997	0.998	0.992	0.994	0.995	1.000	0.996	1.000	1.000	1.000	1.000	1.000	1.000
对照特征图谱	0.997	0.997	0.993	0.993	0.998	0.999	0.994	0.996	0.996	1.000	0.997	1.000	1.000	1.000	0.999	1.000	1.000

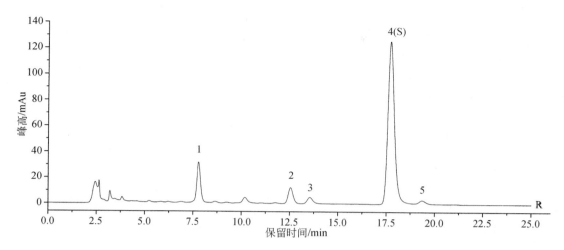

图 5-19-4　对照特征图谱及共有峰

峰 1：马钱苷酸（loganic acid，$C_{16}H_{24}O_{10}$）；峰 4：龙胆苦苷（gentiopicroside，$C_{16}H_{20}O_9$）

表 5-19-7　各共有峰峰面积

编号	保留时间/min	S1	S2	S3	S4	S5	S6	S7	S8	S9	S10	S11	S12	S13	S14	S15	S16
1	7.76	272336	265660	177233	174152	538595	559849	129928	172219	213055	724262	557052	687472	632402	603653	632730	596480
2	12.51	191109	221772	280330	276596	194957	186482	164047	165979	177251	277749	119404	269787	152873	240752	314211	233371
3	13.51	114743	122436	119958	119809	161169	133562	79416	89325	94415	112135	119583	116615	95518	48881	56417	50804
4	17.68	2762132	2482740	2155157	2126020	4192148	3722574	1614539	1931058	2280167	3699476	4745035	3465600	3180201	3045756	3040301	3053456
5	19.33	79921	56029	57338	61730	142539	121306	81137	91724	87574	76415	158147	69388	59176	69788	72827	64810

表 5-19-8　相对保留时间与相对峰面积

峰编号	保留时间/min	相对保留时间	峰面积/mAu×s	相对峰面积
1	7.757	0.439	433567	0.146
2	12.511	0.708	216667	0.073
3	13.509	0.764	102174	0.034
4	17.679	1.000	2968522	1.000
5	19.334	1.094	84366	0.028

（研究人员：章　军）

5.20　射　干

5.20.1　射干标准汤剂质量标准

本品为鸢尾科植物射干 *Belamcanda chinensis*（L.）DC.的干燥根茎，经炮制、加工制成的标准汤剂。

【制法】取射干饮片 100g，加 7 倍量水浸泡 30min，回流 30min，趁热过滤；药渣再加 6 倍量水，回流 20min，趁热过滤。合并 2 次滤液，水浴浓缩至 500mL，即得。

【性状】本品为黄褐色悬浊液，静置后会产生沉淀。

【检查】pH 值：应为 5.0～5.6。

　　　总固体：应为 0.32～0.70g。

　　　其他：应符合口服混悬剂项下有关的各项规定。

【特征图谱】按照高效液相色谱法测定。

色谱条件与系统适用性试验：以十八烷基硅烷键合硅胶为填充剂（柱长为 250mm，内径为 4.6mm，粒径为 5μm）；以 0.2% 冰醋酸溶液为流动相 A，以乙腈为流动相 B，按表 5-20-1 中的规定进行梯度洗脱；流速为 1.0mL/min；柱温为 30℃；检测波长为 266nm。理论板数次野鸢尾黄素峰计算应不低于 8000。

表 5-20-1　洗脱条件

时间/min	流动相 A/%	流动相 B/%
0～8	90→70	10→30
8～15	70→35	30→65
15～25	35→10	65→90
25～30	10	90

参照物溶液的制备：取次野鸢尾黄素对照品适量，精密称定，加流动相 0.2% 冰醋酸溶液-乙腈（1：1）的溶液制成每毫升含次野鸢尾黄素 10μg 的溶液，即得。

供试品溶液的制备：本品摇匀，取标准煎剂置于 2mL 离心管中，12 000r/min 离心 5min，取上清液，0.22μm 滤膜滤过，取续滤液，即得。

测定法：分别精密吸取对照品溶液与供试品溶液各 10μL，注入液相色谱仪，测定，记录 30min 色谱图，即得。

供试品特征图谱中应呈现 6 个特征峰（图 5-20-1），其中 1 个峰与对应的参照物峰保留时间一致；与次野鸢尾黄素峰相应的峰为 S 峰，计算特征峰峰 1～峰 5 的相对保留时间，其相对保留时间应在规定值的 ±5% 之内。规定值为：0.64（峰 1）、0.65（峰 2）、0.68（峰 3）、0.69（峰 4）、0.91（峰 5）、1.00（峰 6）。

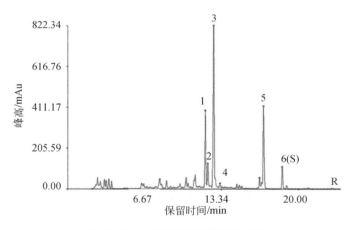

图 5-20-1　对照特征图谱及共有峰

峰 6：次野鸢尾黄素（irisflorentin，$C_{20}H_{18}O_8$）

【含量测定】次野鸢尾黄素：按照高效液相色谱法测定。

色谱条件与系统适用性试验：以十八烷基硅烷键合硅胶为填充剂（柱长为 250mm，内径为 4.6mm，粒径为 5μm）；以甲醇为流动相 A，以 0.2% 磷酸为流动相 B，以 70：30 等度洗脱；流速为 1.0mL/min；柱温为 30℃；检测波长为 266nm。理论板数次野鸢尾黄素峰计算应不低于 8000。

参照物溶液的制备：同【特征图谱】项下。

供试品溶液的制备：同【特征图谱】项下。

测定法：同【特征图谱】项下。

本品每毫升含次野鸢尾黄素（$C_{20}H_{18}O_8$）计应不低于 91.94μg。

【转移率】次野鸢尾黄素转移率为 23.5%～72.0%。

【规格】0.2g/mL（以饮片计）。

【贮藏】冷冻保存，用时复融。

5.20.2　射干标准汤剂质量标准草案

1.仪器和材料

Agilent 1260 高效液相色谱仪，配有 HP 真空脱气泵，HP 四元泵，HP 自动进样，HP 柱温箱，DAD 检测器（美国安捷伦公司）。

次野鸢尾黄素（含量≥98%，批号 41743-73-1，购于北京世纪奥科生物技术有限公司），超纯水，甲醇为色谱纯（美国 Fisher 公司），其余试剂均为分析纯。

2.样品采集

样品共 10 份（编号 SG-01～SG-10），采自河北、湖北，包括符合 2015 年版《中国药典》要求的不同商品规格等级。

3.物种鉴别

通过鉴定，所研究样品均为鸢尾科植物射干 *Belamcanda chinensis*（L.）DC.。

4.定量测定

1）色谱条件

色谱条件：色谱柱，ZORBAX SB-C18（250mm×4.6mm，5μm）；以甲醇（A）-0.2%磷酸（B）（70：30）为流动相；流速为 1.0mL/min；检测波长为 266nm；柱温为 30℃。理论板数次野鸢尾黄素峰计算应不低于 8000，见图 5-20-2。

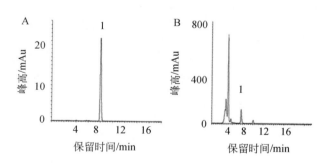

图 5-20-2　射干标准汤剂 HPLC 色谱图

A：次野鸢尾黄素（irisflorentin，$C_{20}H_{18}O_8$）；B：标准汤剂

2）对照品溶液制备

取次野鸢尾黄素对照品适量，精密称定，加流动相制成每毫升含 10μg 的溶液，即得。

3）供试品溶液制备

（1）饮片供试品溶液制备

取本品粉末（过四号筛）约 0.1g，精密称定，置具塞锥形瓶中，精密加入甲醇 25mL，称定重量，加热回流 1h，放冷，再称定重量，用甲醇补足减失的重量，摇匀，滤过，取续滤液，即得。

（2）标准汤剂供试品溶液制备

称取射干饮片100g，置于圆底烧瓶中，加7倍量水，充分润湿，放置浸泡30min，加热煮沸后回流提取30min，趁热3层纱布过滤；滤渣再加入6倍量水回流提取20min，滤过，合并滤液并水浴浓缩至500mL，即得射干标准汤剂。

取所得的标准煎剂置于2mL离心管中，12 000r/min离心5min，取上清液，即得标准汤剂供试品溶液。

4）方法学验证

以次野鸢尾黄素峰面积积分值为纵坐标（Y）、对照品进样量（μg）为横坐标（X）绘制标准曲线，$Y=14.454X-24.732$，$R^2=0.9983$，表明线性关系良好。精密度考察合格，RSD为0.7%。射干标准汤剂供试品制备后24h内稳定性良好，RSD为0.5%。重复性良好，平行6份供试品溶液的RSD为2.5%；平均加样回收率为98.6%，RSD为1.0%。

5）测定法

（1）含量测定

分别精密吸取对照品溶液10μL、供试品溶液5μL，注入高效液相色谱仪，测定，即得。

（2）pH值测定

取标准汤剂，用pH计（Sartorius PB-10）测定pH。

（3）总固体测定

参照编写说明【总固体】项下测定方法操作。

（4）次野鸢尾黄素转移率测定

参照编写说明【转移率】项下公式计算。

6）结果

（1）饮片中次野鸢尾黄素含量

次野鸢尾黄素含量测定结果见表5-20-2，所收集样品均满足2015年版《中国药典》中次野鸢尾黄素（不少于0.1%）的限量要求。

表5-20-2　饮片中次野鸢尾黄素含量测定

编号	次野鸢尾黄素含量/%	RSD/%
SG-01	0.10	0.8
SG-02	0.27	1.8
SG-03	0.17	0.5
SG-04	0.31	0.4
SG-05	0.18	0.6
SG-06	0.11	0.9
SG-07	0.12	1.7
SG-08	0.10	3.0
SG-09	0.15	3.1
SG-10	0.21	0.1

（2）标准汤剂中次野鸢尾黄素含量（表5-20-3）

表5-20-3　标准汤剂中次野鸢尾黄素含量测定

编号	标准汤剂中次野鸢尾黄素含量/%	RSD/%
SG-01	0.072	1.2

続表

编号	标准汤剂中次野鸢尾黄素含量/%	RSD/%
SG-02	0.064	0.8
SG-03	0.065	4.9
SG-04	0.073	0.8
SG-05	0.048	0.3
SG-06	0.065	1.7
SG-07	0.064	0.8
SG-08	0.047	1.8
SG-09	0.072	2.0
SG-10	0.053	1.2

（3）pH 值及总固体（表 5-20-4）

表 5-20-4　pH 值及总固体

编号	pH 值	总固体/g	RSD/%
SG-01	5.6	0.51	2.8
SG-02	5.3	0.53	1.3
SG-03	5.4	0.53	1.3
SG-04	5.4	0.68	2.1
SG-05	5.0	0.51	4.3
SG-06	5.2	0.50	2.8
SG-07	5.3	0.61	1.1
SG-08	5.1	0.55	1.3
SG-09	5.3	0.52	1.3
SG-10	5.5	0.40	1.8

（4）次野鸢尾黄素转移率（表 5-20-5）

表 5-20-5　次野鸢尾黄素转移率计算结果

编号	标准汤剂中次野鸢尾黄素含量/%	饮片中次野鸢尾黄素/%	转移率/%	$(\overline{X}\pm S)$/%
SG-01	0.072	0.10	72.0	
SG-02	0.064	0.27	23.7	
SG-03	0.065	0.17	38.2	
SG-04	0.073	0.31	23.5	
SG-05	0.048	0.18	26.7	
SG-06	0.065	0.11	59.1	41.7±17.0
SG-07	0.064	0.12	53.3	
SG-08	0.047	0.10	47.0	
SG-09	0.072	0.15	48.0	
SG-10	0.053	0.21	25.2	

5.标准汤剂特征图谱研究

1）色谱条件

ZORBAX SB-C18（250mm×4.6mm，5μm）；以 0.2%乙酸溶液为流动相 A，以乙腈为流动相 B；

梯度洗脱条件：0～8min、90%～70%A，8～15min、70%～35%A，15～25min、35%～10%A，25～30min、10%～10%A；流速为 1.0mL/min；柱温为 30℃；检测波长为 266nm。

2）参照物溶液制备

取次野鸢尾黄素对照品适量，精密称定，加流动相 0.2%乙酸溶液：乙腈（1：1）的溶液制成每毫升含次野鸢尾黄素 10μg 的溶液，即得。

3）标准汤剂供试品溶液制备

同 4 项下"标准汤剂供试品溶液制备"。

4）方法学验证

方法学考察合格（具体内容略）。

5）指纹图谱的建立及共有峰的标定

按照色谱条件，分别精密吸取 10 批射干标准汤剂供试品溶液 10μL，注入液相色谱仪，记录色谱峰信息，特征图谱见图 5-20-3，相似度结果见表 5-20-6，生成的对照特征图谱见图 5-20-4，共有峰 6 个，指认 1 个。各共有峰峰面积见表 5-20-7，以峰 6 为参照峰，计算其他峰的相对保留时间和相对峰面积（表 5-20-8）。

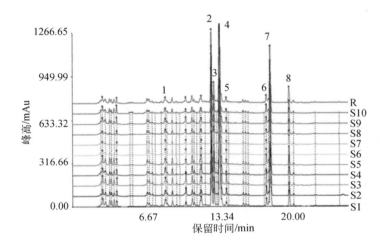

图 5-20-3　射干标准汤剂特征图谱

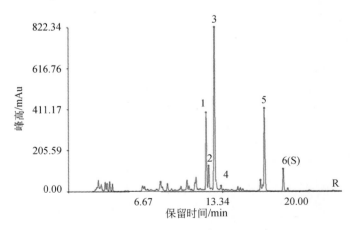

图 5-20-4　对照特征图谱及共有峰

峰 6：次野鸢尾黄素（irisflorentin，$C_{20}H_{18}O_8$）

表 5-20-6　相似度计算结果

编号	SG-1	SG-2	SG-3	SG-4	SG-5	SG-6	SG-7	SG-8	SG-9	SG-10	对照特征图谱
SG-1	1.000	0.993	0.990	0.991	0.995	0.986	0.985	0.986	0.989	0.989	0.994
SG-2	0.993	1.000	0.998	0.994	0.991	0.993	0.993	0.994	0.996	0.994	0.998
SG-3	0.99	0.998	1.000	0.993	0.989	0.992	0.99	0.991	0.994	0.993	0.997
SG-4	0.991	0.994	0.993	1.000	0.986	0.997	0.996	0.996	0.996	0.987	0.997
SG-5	0.995	0.991	0.989	0.986	1.000	0.986	0.984	0.986	0.99	0.994	0.993
SG-6	0.986	0.993	0.992	0.997	0.986	1.000	0.999	0.999	0.998	0.988	0.997
SG-7	0.985	0.993	0.99	0.996	0.984	0.999	1.000	1.000	0.998	0.988	0.997
SG-8	0.986	0.994	0.991	0.996	0.986	0.999	1.000	1.000	0.999	0.99	0.998
SG-9	0.989	0.996	0.994	0.996	0.99	0.998	0.998	0.999	1.000	0.994	0.999
SG-10	0.989	0.994	0.993	0.987	0.994	0.988	0.988	0.99	0.994	1.000	0.995
对照特征图谱	0.994	0.998	0.997	0.997	0.993	0.997	0.997	0.998	0.999	0.995	1.000

表 5-20-7　各共有峰峰面积

编号	保留时间/min	S1	S2	S3	S4	S5	S6	S7	S8	S9	S10
1	10.25	319.645	224.791	348.014	402.053	393.37	308.55	221.078	241.801	245.953	250.942
2	11.93	2124.847	2822.773	4279.547	3234.776	2759.182	3459.496	2472.906	2596.744	2794.775	2668.83
3	12.15	633.701	668.092	1012.359	875.172	741.304	931.237	659.593	665.079	701.096	625.938
4	12.65	5228.296	5465.707	7987.833	7410.974	5921.366	7428.501	5285.118	5471.303	5578.998	4700.074
5	16.96	2584.067	2400.579	3498.304	2639.947	3215.84	2647.954	1798.907	1944.404	2129.699	2347.449
6	18.60	662.32	566.882	772.849	865.911	800.163	849.793	599.614	603.969	653.264	554.32

表 5-20-8　相对保留时间与相对峰面积

编号	保留时间/min	相对保留时间	峰面积/mAu×s	相对峰面积
1	11.93	0.64	2921.4	4.22
2	12.15	0.65	751.4	1.08
3	12.65	0.68	6047.8	8.73
4	12.79	0.69	271.3	0.39
5	16.96	0.91	2520.7	3.64
6	18.60	1.00	692.9	1.00

（研究人员：代云桃）

5.21　烫 狗 脊

5.21.1　烫狗脊标准汤剂质量标准

本品为为蚌壳蕨科植物金毛狗脊 *Cibotium barometz*（L.）J.Sm.的干燥根茎，经炮制、加工制成的标准汤剂。

【制法】取烫狗脊饮片 100g，加 7 倍量水浸泡 30min，回流 30min，趁热过滤；药渣再加 6 倍量水，回流 20min，趁热过滤。合并 2 次滤液，水浴浓缩至 500mL，即得。

【性状】本品为褐色混悬液，静置后会产生沉淀。

【检查】pH 值：应为 3.0～4.4。

　　　　总固体：应为 0.09～0.94g。

其他：应符合口服混悬剂项下有关的各项规定。

【特征图谱】按照高效液相色谱法测定。

色谱条件与系统适用性试验：以十八烷基硅烷键合硅胶为填充剂（柱长为 250mm，内径为 4.6mm，粒径为 5μm）；以 0.5%乙酸水溶液为流动相 A，以 0.5%乙酸甲醇为流动相 B，按表 5-21-1 中的规定进行梯度洗脱；流速为 1.0mL/min；柱温为 25℃；检测波长为 260nm。理论板数原儿茶酸峰计算应不低于 3000。

表 5-21-1　洗脱条件

时间/min	流动相 A/%	流动相 B/%
0~5	95→75	5→25
5~10	75→60	25→40
10~20	60→30	40→70

参照物溶液制备：取经五氧化二磷减压干燥器中干燥 36h 的原儿茶酸对照品适量，精密称定，加甲醇制成每毫升含 10μg 的溶液，即得。

供试品溶液的制备：本品摇匀，精密量取 5mL，置 10mL 量瓶中，加甲醇至刻度，超声 5min，12 000r/min 离心 5min，取上清液，0.22μm 滤膜过滤，取续滤液，即得。

测定法：精密吸取供试品溶液各 20μL，注入液相色谱仪，测定，记录 30min 色谱图，即得。

供试品特征图谱中呈现 6 个特征峰（图 5-21-1），以峰 5 原儿茶酸为 S 峰，计算特征峰峰 1~峰 4、峰 6 的相对保留时间，其相对保留时间应在规定值的±5%之内。规定值为：0.66（峰 1）、0.81（峰 2）、0.92（峰 3）、0.95（峰 4）、1.00（峰 5）、1.18（峰 6）。

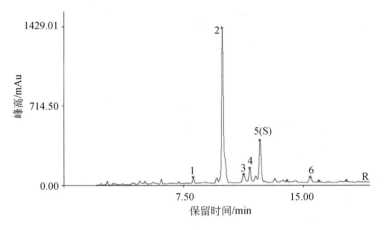

图 5-21-1　对照特征图谱及共有峰

峰 5：原儿茶酸（protocatechuic acid，$C_7H_6O_4$）

【含量测定】原儿茶酸：按照高效液相色谱法测定。

色谱条件与系统适用性试验：以十八烷基硅烷键合硅胶为填充剂（柱长为 250mm，内径为 4.6mm，粒径为 5.0μm）；以 1%乙酸为流动相 A，以乙腈为流动相 B；洗脱条件：0~20min，95% A；检测波长为 260nm。理论板数按原儿茶酸峰计算应不低于 3000。

对照品溶液的制备：同【特征图谱】项下。

供试品溶液的制备：同【特征图谱】项下。

测定法：分别精密吸取对照品溶液 10μL、供试品溶液 10μL，注入液相色谱仪，测定，记录色谱图，即得。

本品每毫升含烫狗脊以原儿茶酸（$C_7H_6O_4$）计应不低于 0.009mg。

【转移率】原儿茶酸转移率为 16.35%～136.42%。

【规格】0.2g/mL（以饮片计）。

【贮藏】冷冻保存，用时复融。

5.21.2　烫狗脊标准汤剂质量标准草案

1.仪器与材料

安捷伦 1260Infinity Series 型高效液相色谱仪（美国安捷伦公司，G1329B 型自动进样，G1316A 型柱温箱，G1314F 型 VWD 检测器），FA224 型电子分析天平（上海舜宇恒平科学仪器有限公司）；HU3120B 型超声波清洗器（济宁天华超声电子仪器有限公司）；JM-A1003 型电子天平（诸暨市超泽衡器设备有限公司）。

原儿茶酸（含量≥98%，批号 99-50-3，购自北京世纪奥科生物技术有限公司），甲醇、乙腈为色谱纯（美国 Fisher 公司），水为高纯水，其他试剂为分析纯。

2.样品采集

样品共 10 份（编号 TGJ-01～TGJ-10），采自主产区、道地产区，以及 GACP 基地湖北、四川、福建、广西等地和安国药材市场，包括符合 2015 年版《中国药典》要求的不同商品规格等级。

3.物种鉴别

经鉴定，研究样品均为蚌壳科植物烫狗脊 *Cibotium barometz*（L.）J.Sm.。

4.定量测定

1）色谱条件

色谱条件：色谱柱，ZORBAX SB-C18（250mm×4.6mm，5μm）；以 1%乙酸为流动相 A，以乙腈为流动相 B；梯度洗脱条件：0～20min，95%A；检测波长为 260nm，理论板数按原儿茶酸峰计算应不低于 3000，色谱图见图 5-21-2。

2）对照品溶液制备

取经五氧化二磷减压干燥器中干燥 36h 的原儿茶酸对照品适量，精密称定，加甲醇制成每毫升含 10μg 的溶液，即得。

3）供试品溶液制备

（1）饮片供试品溶液制备

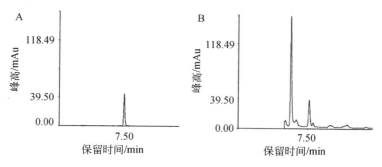

图 5-21-2　标准汤剂 HPLC 色谱图

A：原儿茶酸（protocatechuic acid，$C_7H_6O_4$）；B：标准汤剂

取本品粉末（过三号筛）约 1g，精密称定，置具塞锥形瓶中，精密加入甲醇-1%乙酸（70∶30）混合溶液 25mL，称定重量，超声处理 30min，放冷，再称定重量，用甲醇-1%乙酸（70∶30）混合溶液补足减失的重量，摇匀，滤过，取续滤液，即得。

（2）标准汤剂供试品溶液制备

加 7 倍量水浸泡 30min，回流 30min，趁热过滤；药渣再加 6 倍量水，回流 20min，趁热过滤。合并 2 次滤液，减压浓缩至 500mL，即得烫狗脊标准汤剂。

精密吸取烫狗脊标准汤剂（TGJ-01～TGJ-10）各 5mL，分别加甲醇定容至 10mL，超声 5min，12000r/min 离心 5min，0.22μm 滤膜过滤，取续滤液，即得标准汤剂供试品溶液。

4）方法学验证

以原儿茶酸峰面积积分值为纵坐标（Y）、对照品进样量（μg/mL）为横坐标（X），绘制标准曲线，$Y = 39.791X + 0.5867$，$R^2 = 0.9975$，表明线性关系良好。精密度考察合格，RSD 为 0.7%。烫狗脊标准汤剂供试品制备后 24h 内稳定性良好，RSD 为 0.5%。重复性良好，平行 6 份供试品溶液的 RSD 为 0.5%，平均加样回收率为 98.5%，RSD 为 0.8%。

5）测定法

（1）含量测定

分别精密吸取对照品溶液 10μL、饮片供试品溶液 10μL、标准汤剂供试品溶液 10μL，注入高效液相色谱仪，按照 4 项下"色谱条件"测定含量。

（2）pH 值测定

取标准汤剂，用 pH 计测定 pH 值。

（3）总固体测定

参照编写说明【总固体】项下测定方法操作。

（4）原儿茶酸转移率测定

参照编写说明【转移率】项下公式计算。

6）结果

（1）饮片中原儿茶酸含量

原儿茶酸含量测定结果见表 5-21-2，所收集样品中 10 批满足 2015 年版《中国药典》中原儿茶酸（不少于 0.02%）的限量要求。

表 5-21-2　饮片中原儿茶酸含量测定

编号	原儿茶酸/%	RSD/%
TGJ-01	0.020	0.31
TGJ-02	0.075	1.43
TGJ-03	0.032	0.01
TGJ-04	0.028	1.00
TGJ-05	0.026	0.19
TGJ-06	0.059	0.30
TGJ-07	0.023	0.52
TGJ-08	0.037	0.13
TGJ-09	0.025	0.54
TGJ-10	0.023	1.11

（2）标准汤剂中原儿茶酸含量（表 5-21-3）

表 5-21-3　标准汤剂中原儿茶酸含量测定

编号	标准汤剂中原儿茶酸含量/（mg/mL）	RSD/%
TGJ-01	0.044	0.17
TGJ-02	0.045	2.34
TGJ-03	0.088	0.03
TGJ-04	0.028	0.01
TGJ-05	0.023	0.28
TGJ-06	0.107	0.52
TGJ-07	0.009	0.26
TGJ-08	0.012	0.45
TGJ-09	0.012	0.71
TGJ-10	0.018	1.13

（3）pH 值及总固体（表 5-21-4）

表 5-21-4　pH 值及总固体

编号	pH 值	总固体/g	RSD/%
TGJ-01	4.0	0.42	1.7
TGJ-02	4.2	0.43	3.4
TGJ-03	4.4	0.25	2.8
TGJ-04	3.5	0.54	1.3
TGJ-05	3.9	0.51	1.4
TGJ-06	3.9	0.51	1.4
TGJ-07	4.3	0.39	1.8
TGJ-08	3.0	0.94	0.8
TGJ-09	3.3	0.16	4.3
TGJ-10	3.6	0.09	5.7

（4）原儿茶酸转移率（表 5-21-5）

表 5-21-5　原儿茶酸转移率计算结果

编号	标准汤剂中原儿茶酸含量/%	饮片中原儿茶酸含量/%	转移率/%	$(\overline{X}\pm S)$/%
TGJ-01	0.02180	0.02001	108.99	
TGJ-02	0.02244	0.07507	29.89	
TGJ-03	0.04423	0.03242	136.41	
TGJ-04	0.01389	0.02764	50.25	
TGJ-05	0.01149	0.02614	43.95	55.8±41.7
TGJ-06	0.05336	0.05885	90.66	
TGJ-07	0.00453	0.02317	19.54	
TGJ-08	0.00605	0.03703	16.35	
TGJ-09	0.00575	0.02531	22.73	
TGJ-10	0.00906	0.02335	38.79	

5.标准汤剂特征图谱研究

1）色谱条件

ZORBAX SB-C18（250mm×4.6mm，5μm）；以 0.5%冰醋酸水溶液为流动相 A，以含 0.5%冰醋酸甲醇溶液为流动相 B；梯度洗脱条件：0～5min、95%～75%，5～10min、75%～60%A，10～20min、

60%～30%A；流速为 1.0mL/min；柱温为 25℃；检测波长为 260nm。按理论板数原儿茶酸峰计算应不低于 3000。

2）参照物溶液制备

取原儿茶酸对照品适量，精密称定，加甲醇制成每毫升含原儿茶酸 10μg 溶液，即得。

3）标准汤剂供试品溶液制备

同 4 项下"标准汤剂供试品溶液制备"。

4）方法学验证

方法学考察合格（具体内容略）。

5）特征图谱的建立及共有峰的标定

按照色谱条件，分别精密吸取烫狗脊标准汤剂供试品溶液 20μL，注入超高效液相色谱仪，记录色谱峰信息，特征图谱见图 5-21-3，相似度结果见表 5-21-6，生成的对照特征图谱见图 5-21-4，共有峰 6 个，指认 1 个。各共有峰峰面积见表 5-21-7，以峰 5 为参照峰，计算其他峰的相对保留时间和相对峰面积（表 5-21-8）。

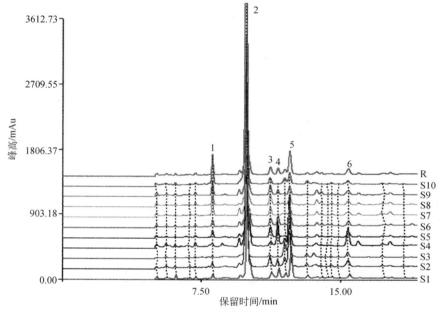

图 5-21-3　烫狗脊标准汤剂特征图谱

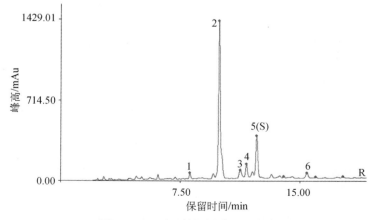

图 5-21-4　对照特征图谱及共有峰

峰 5：原儿茶酸（protocatechuic acid，$C_7H_6O_4$）

表 5-21-6　相似度计算结果

编号	S1	S2	S3	S4	S5	S6	S7	S8	S9	S10	对照特征图谱
S1	1.000	0.995	0.987	0.992	0.987	0.994	0.972	0.977	0.979	0.969	0.994
S2	0.995	1.000	0.979	0.983	0.994	0.993	0.984	0.985	0.987	0.986	0.998
S3	0.987	0.979	1.000	0.982	0.959	0.968	0.941	0.946	0.946	0.939	0.974
S4	0.992	0.983	0.982	1.000	0.975	0.987	0.957	0.962	0.967	0.948	0.984
S5	0.987	0.994	0.959	0.975	1.000	0.996	0.993	0.995	0.997	0.988	0.997
S6	0.994	0.993	0.968	0.987	0.996	1.000	0.985	0.989	0.992	0.977	0.996
S7	0.972	0.984	0.941	0.957	0.993	0.985	1.000	0.998	0.998	0.992	0.991
S8	0.977	0.985	0.946	0.962	0.995	0.989	0.998	1.000	0.998	0.989	0.992
S9	0.979	0.987	0.946	0.967	0.997	0.992	0.998	0.998	1.000	0.989	0.994
S10	0.969	0.986	0.939	0.948	0.988	0.977	0.992	0.989	0.989	1.000	0.988
对照特征图谱	0.994	0.998	0.974	0.984	0.997	0.996	0.991	0.992	0.994	0.988	1.000

表 5-21-7　各共有峰峰面积

编号	保留时间/min	S1	S2	S3	S4	S5	S6	S7	S8	S9	S10
1	8.091	353.429	446.129	144.235	589.445	662.353	635.42	1800.673	1793.661	1395.993	2745.175
2	9.92	12305.43	23233.45	16011.81	20841.55	11178.42	11868.71	13426.77	12840.09	12904.08	34585.49
3	11.219	781.179	1312.412	364.628	659.102	1231.42	1192.907	963.316	1345.468	1297.654	812.799
4	11.627	949.185	649.144	64.029	2846.745	458.683	1231.963	53.31	292.566	624.661	46.006
5	12.26	3312.174	4276.495	6229.844	6552.843	1468.282	2252.63	1017.429	1353.936	1213.152	1379.03
6	14.52	162.915	211.556	153.8	90.675	96.498	201.913	185.15	204.627	193.497	166.348

表 5-21-8　相对保留时间与相对峰面积

峰编号	保留时间/min	相对保留时间	峰面积/mAu×s	相对峰面积
1	8.091	0.66	1056.65	0.36
2	9.92	0.81	16919.58	5.82
3	11.219	0.92	996.09	0.34
4	11.627	0.95	721.63	0.25
5	12.26	1.00	2905.58	1.00
6	14.52	1.18	166.70	0.06

（研究人员：代云桃）

5.22　天　　冬

5.22.1　天冬根标准汤剂质量标准

本品为百合科植物天门冬 *Asparagus cochinchinensis*（Lour.）Merr. 的块根，经炮制、加工制成的标准汤剂。

【制法】取天冬饮片 100g，置于 2000mL 圆底烧瓶中，加 7 倍量水，浸泡 30min，加热回流提取 30min，趁热过滤；药渣再加 6 倍量水，继续提取 20min，趁热过滤。合并 2 次滤液，浓缩至适量，定容至 500mL，即得。

【性状】本品为棕褐色混悬液，静置后会产生少量沉淀。

【检查】pH 值：应为 4.5～5.1。

总固体：应为 0.73～1.53g。

其他：应符合口服混悬剂项下有关的各项规定。

【特征图谱】按照高效液相色谱法测定。

色谱条件与系统适用性试验：以十八烷基硅烷键合硅胶为填充剂（柱长为 250mm，内径为 4.6mm，粒径为 5μm）；以乙腈为流动相 A，以 0.1%磷酸水溶液为流动相 B，按表 5-22-1 中的规定进行梯度洗脱；流速为 1mL/min；柱温为 30℃；检测波长为 215nm。

表 5-22-1　洗脱条件

时间/min	流动相 A/%	流动相 B/%
0～5	2	98
5～20	2→33	98→67
20～40	33→65	67→35

供试品溶液的制备：取所得的天冬标准汤剂置于 2mL 的离心管内，12000r/min 离心 5min，取上清液，经 0.45μm 滤膜过滤，取续滤液，即得天冬标准汤剂供试品溶液。

测定法：分别精密吸取供试品溶液各 10μL，注入液相色谱仪，测定，记录色谱图，即得。

天冬标准汤剂特征图谱中呈现 3 个特征峰（图 5-22-1），其中峰 1 为 S 峰，计算特征峰的相对保留时间，其相对保留时间应在规定值的±5%之内。规定值为：1.00（峰 1）、1.59（峰 2）、2.63（峰 3）。

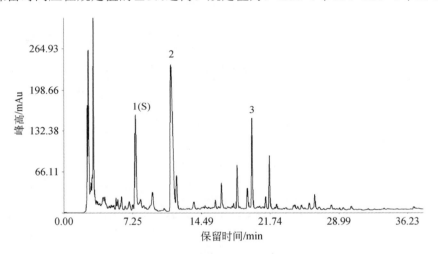

图 5-22-1　对照特征图谱及共有峰

【规格】0.2g/mL（以饮片计）。

【贮藏】冷冻保存，用时复融。

5.22.2　天冬标准汤剂质量标准起草说明

1.仪器与材料

安捷伦 1260 型高效液相色谱仪（美国安捷伦公司），Sartorius-BS-210S-型电子分析天平（德国赛多利斯天平有限公司），KQ-100E 型超声波清洗器（昆山市超声仪器有限公司），BSA124S 型电子分析天平（d=0.0001g），H1650-W 型台式高速离心机（湖南湘仪）。

乙腈为色谱纯，水为高纯水，其他试剂为分析纯。

2.样品采集

样品共 12 份（编号 TD-01～TD-12），采自主产区、道地产区湖北、广西、贵州、安徽，包括符合 2015 年版《中国药典》要求的不同商品规格等级。

3.物种鉴别

经鉴定，研究样品均为百合科植物天门冬 [*Asparagus cochinchinensis*（Lour.）Merr.]。

4.定量测定

1）标准汤剂的制备

取天冬饮片 100g，置于 2000mL 圆底烧瓶中，加 7 倍量水，浸泡 30min，加热回流提取 30min，趁热过滤；药渣再加 6 倍量水，继续提取 20min，趁热过滤。合并 2 次滤液，浓缩至适量，定容至 500mL，即得。

2）测定法

（1）pH 值测定

取标准汤剂，用 pH 计测定 pH 值。

（2）总固体测定

参照编写说明【总固体】项下测定方法操作。

3）结果

pH 值及总固体见表 5-22-2。

表 5-22-2　标准汤剂 pH 值及总固体

编号	pH 值	总固体/g	RSD/%
TD-01	4.5	0.90	0.3
TD-02	4.6	1.18	0.6
TD-03	4.6	1.23	0.2
TD-04	4.5	1.58	0.3
TD-05	4.5	1.23	0.1
TD-06	4.4	1.39	0.7
TD-07	4.8	1.11	0.5
TD-08	4.8	1.03	0.2
TD-09	5.0	0.94	0.3
TD-10	4.7	1.11	0.5
TD-11	5.1	1.01	0.1
TD-12	4.5	0.86	0.3

5.标准汤剂特征图谱研究

1）色谱条件

色谱柱：Thermo-C18 色谱柱（250mm×4.6mm，5μm）；以乙腈为流动相 A，以 0.1%磷酸水溶液为流动相 B；梯度洗脱条件：0～5min、2%A，5～20min、2%～33%A，20～40min、33%～65%A；柱温为 30℃；流速为 1mL/min；检测波长为 215nm（图 5-22-2）。

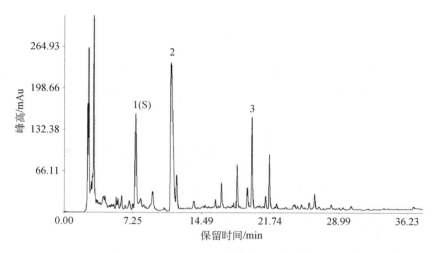

图 5-22-2　标准汤剂 HPLC 色谱图

2）标准汤剂供试品溶液制备

取天冬标准汤剂约 1.5mL 于离心管中，12 000r/min 离心 5min，取上清液，经 0.45μm 滤膜过滤，取续滤液，即得。

3）方法学验证

方法学考察合格（具体内容略）。

4）特征图谱的建立及共有峰的标定

按照 5 项下"色谱条件"，分别精密吸取 12 批天冬标准汤剂供试品溶液 10μL，注入高效液相色谱仪，记录色谱峰信息，特征图谱见图 5-22-3，生成的对照特征图谱见图 5-22-4，共有峰 3 个。相似度结果见表 5-22-3，各共有峰峰面积见表 5-22-4，以峰 1 为参照峰，计算其他峰的相对保留时间和相对峰面积（表 5-22-5）。

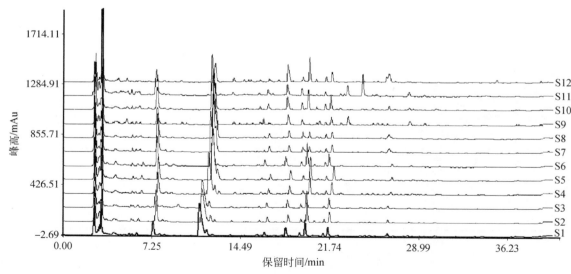

图 5-22-3　天冬标准汤剂特征图谱

表 5-22-3　天冬饮片标准汤剂特征图谱相似度计算结果

编号	S1	S2	S3	S4	S5	S6	S7	S8	S9	S10	S11	S12	对照特征图谱
S1	1.000	0.966	0.964	0.970	0.973	0.834	0.854	0.986	0.628	0.951	0.873	0.892	0.902
S2	0.966	1.000	0.975	0.960	0.951	0.835	0.868	0.983	0.686	0.904	0.858	0.824	0.928

续表

编号	S1	S2	S3	S4	S5	S6	S7	S8	S9	S10	S11	S12	对照特征图谱
S3	0.964	0.975	1.000	0.948	0.945	0.820	0.855	0.965	0.685	0.924	0.857	0.841	0.924
S4	0.970	0.960	0.948	1.000	0.972	0.834	0.846	0.969	0.673	0.999	0.839	0.826	0.921
S5	0.973	0.951	0.945	0.972	1.000	0.861	0.878	0.999	0.704	0.995	0.872	0.838	0.938
S6	0.834	0.835	0.820	0.834	0.861	1.000	0.858	0.958	0.677	0.901	0.860	0.833	0.887
S7	0.854	0.868	0.855	0.846	0.878	0.858	1.000	0.985	0.761	0.954	0.832	0.889	0.938
S8	0.886	0.883	0.865	0.869	0.899	0.858	0.985	1.000	0.737	0.969	0.887	0.889	0.929
S9	0.928	0.986	0.985	0.973	0.904	0.977	0.961	0.937	1.000	0.928	0.945	0.965	0.872
S10	0.951	0.904	0.924	0.999	0.995	0.901	0.954	0.969	0.928	1.000	0.883	0.874	0.790
S11	0.873	0.858	0.857	0.839	0.872	0.860	0.832	0.887	0.945	0.883	1.000	0.983	0.971
S12	0.892	0.824	0.841	0.826	0.838	0.833	0.889	0.889	0.965	0.874	0.983	1.000	0.898
对照特征图谱	0.902	0.928	0.924	0.921	0.938	0.887	0.938	0.929	0.872	0.79	0.971	0.898	1.000

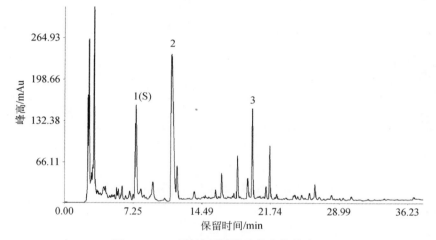

图 5-22-4　对照特征图谱及共有峰的确认

表 5-22-4　各共有峰峰面积

编号	保留时间/min	S1	S2	S3	S4	S5	S6	S7	S8	S9	S10	S11	S12
1	7.627	1277.3	1861.8	1669.4	1645.3	2089.5	2218.8	3294.6	2215.7	1532	2296.5	3019.8	230.9
2	12.138	5231.5	5323.1	3362.6	5821	6859.7	5303.2	1853.0	1764.9	2987	5255.8	2891.1	1913.5
3	20.086	1008.9	1244.5	1027.9	1417.9	1475.0	1514.1	328.1	375.8	285.2	1254.4	240.6	1481.2

表 5-22-5　相对保留时间与相对峰面积

峰编号	保留时间/min	相对保留时间	峰面积/mAu×s	相对峰面积
1	7.627	1.000	1669.4	1.000
2	12.138	1.591	3362.6	2.014
3	20.086	2.634	1027.9	0.615

（研究人员：孙　奕）

5.23　天　花　粉

5.23.1　天花粉根标准汤剂质量标准

本品为葫芦科植物栝楼 *Trichosanthes kirilowii* Maxim 的根，经炮制、加工制成的标准汤剂。

【制法】取天花粉饮片 100g，置于 2000mL 圆底烧瓶中，加 7 倍量水，浸泡 30min，加热回流提取 30min，提取液趁热过滤；药渣再加 6 倍量水，继续提取 20min，提取液趁热滤过。合并 2 次滤液，浓缩至适量，定容至 500mL，即得。

【性状】本品为棕褐色混悬液，静置后会产生沉淀。

【检查】pH 值：应为 4.6～6.0。

总固体：应为 0.10～0.42g。

其他：应符合口服混悬剂项下有关的各项规定。

【特征图谱】按照高效液相色谱法测定。

色谱条件与系统适用性试验：以十八烷基硅烷键合硅胶为填充剂（柱长为 250mm，内径为 4.6mm，粒径为 5μm）；以乙腈为流动相 A，以 0.1%磷酸水溶液为流动相 B，按表 5-23-1 中的规定进行梯度洗脱；柱温为 30℃；流速为 1mL/min；检测波长为 227nm。

表 5-23-1 洗脱条件

时间/min	流动相 A/%	流动相 B/%
0～5	3	97
5～30	3→60	97→40
30～38	60→75	40→25
38～45	75→85	25→15

参照物溶液的制备：取瓜氨酸对照品适量，精密称定，加甲醇制成每毫升含瓜氨酸 1mg 的混合溶液，即得。

供试品溶液的制备：精密吸取天花粉标准汤剂 1mL，12 000r/min 离心 5min，取上清液，经 0.45μm 滤膜过滤，取续滤液，即得。

测定法：分别精密吸取对照品溶液和供试品溶液各 10μL，注入液相色谱仪，测定，记录色谱图，即得。

天花粉汤剂供试品特征图谱中呈现 2 个特征峰（图 5-23-1），其中峰 2 与对应的瓜氨酸参照物峰保留时间相同，为 S 峰。计算特征峰的相对保留时间，其相对保留时间应在规定值的±5%之内。规定值为：0.39（峰 1）、1.00（峰 2）。

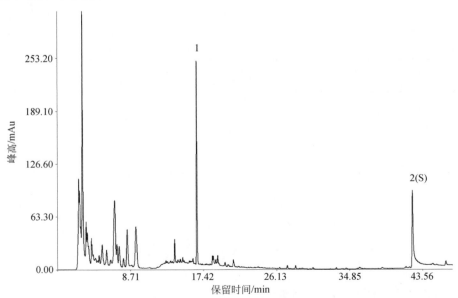

图 5-23-1 对照特征图谱及共有峰

峰 2：瓜氨酸（citrulline，$C_6H_{13}N_3O_3$）

【规格】0.2g/mL（以饮片计）。

【贮藏】冷冻保存，用时复融。

5.23.2　天花粉标准汤剂质量标准起草说明

1.仪器与材料

安捷伦 1260 型高效液相色谱仪（美国安捷伦公司），Sartorius-BS-210S-型电子分析天平（德国赛多利斯天平有限公司），KQ-100E 型超声波清洗器（昆山市超声仪器有限公司），BSA124S 型电子分析天平（d=0.0001g），H1650-W 型台式高速离心机（湖南湘仪）。

瓜氨酸（纯度：HPLC≥98%；批号 110875-201607，购于中国食品药品检定研究所），乙腈为色谱纯，水为娃哈哈纯净水，其他试剂为分析纯。

2.样品采集

样品共 12 份（编号 THF-01～THF-12），采自主产区、道地产区安徽、河南、河北、四川，包括符合 2015 年版《中国药典》要求的不同商品规格等级。

3.物种鉴别

经鉴定，研究样品均为葫芦科植物栝楼 *Trichosanthes kirilowii* Maxim。

4.定量测定

1）标准汤剂制备

取天花粉饮片 100g，置于 2000mL 圆底烧瓶中，加 7 倍量水，浸泡 30min，加热回流提取 30min，提取液趁热过滤；药渣再加 6 倍量水，继续提取 20min，提取液趁热滤过。合并 2 次滤液，浓缩至适量，定容至 500mL，即得。

2）饮片供试品溶液制备

按照 2015 年版《中国药典》（一部），天花粉项下含量测定方法制备。

3）测定法

（1）pH 值测定

取标准汤剂，用 pH 计测定 pH 值。

（2）总固体测定

参照编写说明【总固体】项下测定方法操作。

4）结果

pH 值及总固体见表 5-23-2。

表 5-23-2　pH 值及总固体

编号	pH 值	总固体/g	RSD/%
THF-01	5.7	0.35	1.3
THF-02	5.8	0.28	1.1
THF-03	5.8	0.24	1.3
THF-04	5.9	0.31	1.5
THF-05	5.7	0.28	1.9
THF-06	6.0	0.29	1.1
THF-07	5.7	0.12	1.1

续表

编号	pH 值	总固体/g	RSD/%
THF-08	5.7	0.13	2.1
THF-09	5.7	0.14	1.7
THF-10	5.6	0.41	1.1
THF-11	4.7	0.24	1.1
THF-12	4.6	0.27	2.0

5.标准汤剂特征图谱研究

1）色谱条件

色谱柱：Thermo-C18 色谱柱（250mm×4.6mm，5μm）；以乙腈为流动相 A，以 0.1%磷酸水溶液为流动相 B；梯度洗脱条件：0～5min、3%B，5～30min、3%～60%B，30～38min、60%～75%B，38～45min、75%～85%B，45～55min、85%～95%B，55～60min、95%B；柱温：30℃；流速：1mL/min；检测波长：227nm（图 5-23-2）。

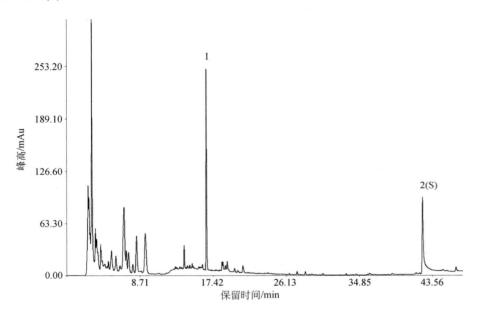

图 5-23-2　标准汤剂 HPLC 色谱图

2）标准汤剂供试品溶液制备

将提取的天花粉汤剂摇匀，取约 1.5mL 置于离心管中，12 000r/min 离心 5min，取上清液，经 0.45μm 滤膜过滤，取续滤液，即得。

3）参照物溶液制备

取瓜氨酸对照品适量，精密称定，加甲醇制成每毫升含绿原酸 1mg 的溶液，即得。

4）方法学验证

方法学考察合格（具体内容略）。

5）特征图谱的建立及共有峰的标定

按照 4 项下"色谱条件"，分别精密吸取 12 批天花粉标准汤剂供试品溶液 10μL，注入高效液相色谱仪，记录色谱峰信息，特征图谱见图 5-23-3，相似度结果见表 5-23-3，生成的对照特征图谱见图 5-23-4，各共有峰峰面积见表 5-23-4，以峰 2 为参照峰，计算其他峰的相对保留时间和相对峰面积（表 5-23-5）。

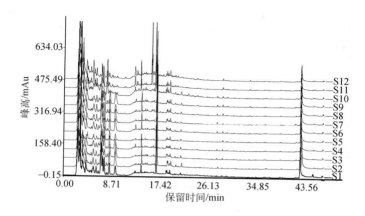

图 5-23-3 天花粉标准汤剂特征图谱

表 5-23-3 天花粉饮片标准汤剂特征图谱相似度计算结果

编号	S1	S2	S3	S4	S5	S6	S7	S8	S9	S10	S11	S12	对照特征图谱
S1	1.000	0.916	0.928	0.953	0.978	0.970	0.955	0.900	0.949	0.929	0.933	0.918	0.926
S2	0.916	1.000	0.963	0.930	0.995	0.955	0.936	0.947	0.949	0.918	0.937	0.921	0.944
S3	0.928	0.963	1.000	0.971	0.966	0.951	0.926	0.967	0.954	0.906	0.942	0.935	0.968
S4	0.953	0.930	0.971	1.000	0.902	0.967	0.931	0.924	0.976	0.945	0.961	0.905	0.955
S5	0.978	0.995	0.966	0.902	1.000	0.913	0.911	0.963	0.929	0.930	0.978	0.954	0.884
S6	0.970	0.955	0.951	0.967	0.913	1.000	0.988	0.928	0.975	0.940	0.951	0.993	0.940
S7	0.955	0.936	0.926	0.931	0.911	0.988	1.000	0.916	0.950	0.918	0.967	0.944	0.914
S8	0.900	0.947	0.967	0.924	0.963	0.928	0.916	1.000	0.919	0.915	0.975	0.959	0.974
S9	0.949	0.949	0.954	0.976	0.929	0.975	0.950	0.919	1.000	0.938	0.974	0.962	0.949
S10	0.929	0.918	0.906	0.945	0.930	0.940	0.918	0.915	0.938	1.000	0.916	0.901	0.938
S11	0.933	0.937	0.942	0.961	0.978	0.951	0.967	0.975	0.974	0.916	1.000	0.997	0.946
S12	0.918	0.921	0.935	0.905	0.954	0.993	0.944	0.959	0.962	0.901	0.997	1.000	0.933
对照特征图谱	0.926	0.944	0.968	0.955	0.884	0.940	0.914	0.974	0.949	0.938	0.946	0.933	1.000

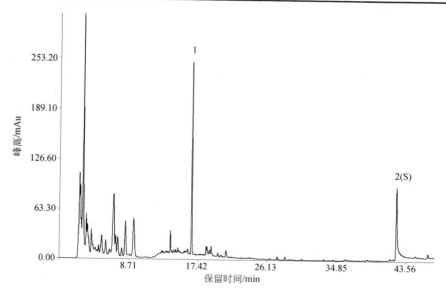

图 5-23-4 对照特征图谱及共有峰

峰 3：瓜氨酸（citrulline，$C_6H_{13}N_3O_3$）

表 5-23-4   各共有峰峰面积

编号	保留时间/min	S1	S2	S3	S4	S5	S6	S7	S8	S9	S10	S11	S12
1	16.611	1529.3	2865.2	2075.1	1808.8	1730.1	1834.6	1566.2	1833.2	1896.7	2986.1	1420.4	1575.1
2	42.347	1845	1962.4	2137.9	2144.2	2147.2	2146	2200.2	2142.8	2138.9	1497.9	986.3	985

表 5-23-5   相对保留时间与相对峰面积

峰编号	保留时间/min	相对保留时间	峰面积/mAu×s	相对峰面积
1	16.611	0.392	1529.3	0.829
2	42.347	1.000	1845.0	1.000

（研究人员：孙　奕）

5.24　薤　白

5.24.1　薤白标准汤剂质量标准

本品为百合科植物小根蒜（*Allium macrostemon* Bge.）的干燥鳞茎，经炮制、加工制成的标准汤剂。

【制法】取薤白饮片 100g，置于 2000mL 圆底烧瓶中，加 7 倍量水，浸泡 30min，加热回流提取 30min，提取液趁热过滤；药渣再加 6 倍量水，继续提取 20min，提取液滤过。合并 2 次滤液，浓缩至适量，定容至 500mL，即得。

【性状】本品为棕褐色混悬液，静置后会产生沉淀。

【检查】pH 值：应为 5.0～5.6。

总固体：应为 0.46～1.43g。

其他：应符合口服混悬剂项下有关的各项规定。

【特征图谱】按照高效液相色谱法测定。

色谱条件与系统适用性试验：以十八烷基硅烷键合硅胶为填充剂（柱长为 250mm，内径为 4.6mm，粒径为 5μm）；以乙腈为流动相 A，以 0.1%磷酸水溶液为流动相 B，按表 5-24-1 中的规定进行梯度洗脱；柱温为 30℃；流速为 1mL/min；检测波长为 278nm。

表 5-24-1   洗脱条件

时间/min	流动相 A/%	流动相 B/%
0～5	1	99
10～20	1→2	99→98
20～25	2	98
25～35	2→10	98→90

参照物溶液的制备：取槲皮素对照品适量，精密称定，加甲醇制成每毫升含槲皮素 1mg 的混合溶液，即得。

供试品溶液的制备：精密吸取薤白标准汤剂 1mL，12 000r/min 离心 5min，取上清液，经 0.45μm 滤膜过滤，取续滤液，即得薤白标准汤剂供试品溶液。

测定法：分别精密吸取对照品溶液和供试品溶液各 10μL，注入液相色谱仪，测定，记录色谱图，即得。

供试品特征图谱中呈现 4 个特征峰（图 5-24-1），其中峰 3 与对应的槲皮素参照物峰保留时间相同，为 S 峰。计算特征峰的相对保留时间，其相对保留时间应在规定值的±5%之内。规定值为：0.39（峰

1）、1.00（峰 2）、1.00（峰 3）、1.00（峰 4）。

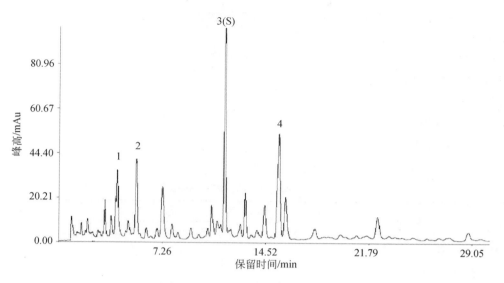

图 5-24-1　对照特征图谱及共有峰

峰 3：槲皮素（quercetin，$C_{15}H_{10}O_7$）

【规格】0.2g/mL（以饮片计）。

【贮藏】冷冻保存，用时复融。

5.24.2　薤白标准汤剂质量标准起草说明

1.仪器与材料

安捷伦 1260 型高效液相色谱仪（美国安捷伦公司），Sartorius-BS-210S-型电子分析天平（德国赛多利斯天平有限公司），KQ-100E 型超声波清洗器（昆山市超声仪器有限公司），BSA124S 型电子分析天平（d=0.0001g），H1650-W 型台式高速离心机（湖南湘仪）。

槲皮素（纯度 HPLC≥98%；批号 10081-9905，购于中国食品药品检定研究所），乙腈为色谱纯，水为娃哈哈纯净水，其他试剂为分析纯。

2.样品采集

样品共 12 份（编号 XB-01～XB-12），采自主产区、道地产区陕西、江西、河北、江苏、湖南、吉林，包括符合 2015 年版《中国药典》要求的不同商品规格等级。

3.物种鉴别

经鉴定，研究样品均为百合科植物小根蒜 *Allium macrostemon* Bge。

4.定量测定

1）标准汤剂的制备

取薤白饮片 100g，置于 2000mL 圆底烧瓶中，加 7 倍量水，浸泡 30min，加热回流提取 30min，提取液趁热过滤；药渣再加 6 倍量水，继续提取 20min，提取液滤过。合并 2 次滤液，浓缩至适量，定容至 500mL，即得。

2）饮片供试品溶液制备

按照 2015 年版《中国药典》（一部）薤白项下含量测定方法制备。

3）测定法

（1）pH 值测定

取标准汤剂，用 pH 计测定 pH 值。

（2）总固体测定

参照编写说明【总固体】项下测定方法操作。

4）结果

pH 值及总固体见表 5-24-2。

表 5-24-2 pH 值及总固体

编号	pH 值	总固体	RSD/%
XB-01	5.1	0.95	0.6
XB-02	5.0	1.06	0.6
XB-03	5.2	1.00	0.3
XB-04	5.0	0.32	1.1
XB-05	5.0	0.35	1.7
XB-06	5.0	0.46	0.7
XB-07	5.2	0.43	0.6
XB-08	5.1	0.50	0.9
XB-09	5.0	0.68	1.1
XB-10	5.6	0.54	1.9
XB-11	5.0	0.63	0.7
XB-12	5.0	0.75	0.3

5.标准汤剂特征图谱研究

1）色谱条件

色谱柱：Thermo-C18 色谱柱（250mm×4.6mm，5μm）；以乙腈为流动相 A，以 0.1%磷酸水溶液为流动相 B；梯度洗脱条件：0～5min、1%B，5～10min、1% B，10～20min、1%～2%B，20～25min、2%B，25～35min、2%～10%B；柱温：30℃；流速：1mL/min；检测波长：278nm。见图 5-24-2。

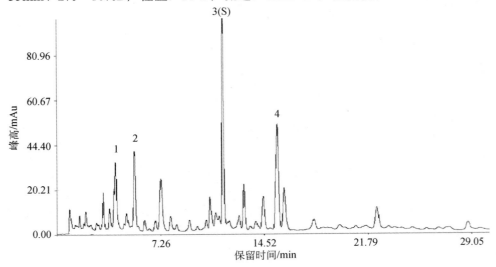

图 5-24-2 薤白标准汤剂高效液相色谱图

2）标准汤剂供试品溶液制备

将薤白标准汤剂摇匀后，取 1.5mL 置离心管中，12 000r/min 离心 5min，取上清液，经 0.45μm 滤膜过滤，取续滤液，即得薤白标准汤剂供试品溶液。

3）参照物溶液制备

取槲皮素对照品适量，精密称定，加甲醇制成每毫升含槲皮素 1mg 的溶液，即得。

4）方法学验证

方法学考察合格（具体内容略）。

5）特征图谱的建立及共有峰的标定

按照 5 项下"色谱条件"，分别精密吸取 12 批薤白标准汤剂供试品溶液 10μL，注入高效液相色谱仪，记录色谱峰信息，特征图谱见图 5-24-3，相似度结果见表 5-24-3，生成的对照特征图谱见图 5-24-4，共有峰 4 个，指认 1 个。各共有峰峰面积见表 5-24-4，以峰 3 为参照峰，计算其他峰的相对保留时间和相对峰面积（表 5-24-5）。

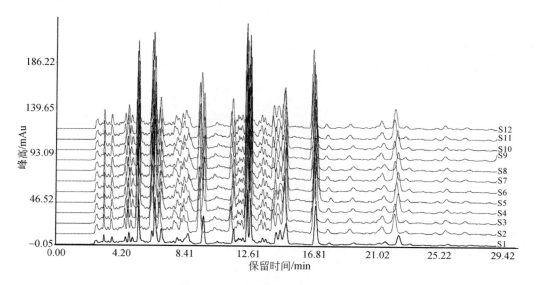

图 5-24-3　薤白标准汤剂特征图谱

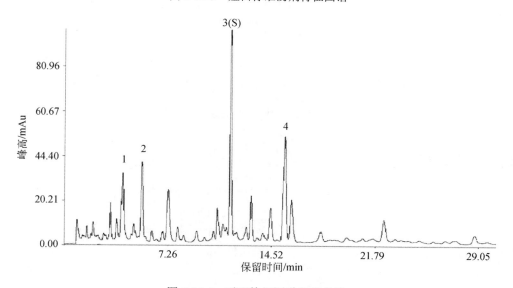

图 5-24-4　对照特征图谱及共有峰

峰 3：槲皮素（quercetin，$C_{15}H_{10}O_7$）

表 5-24-3　薤白饮片标准汤剂特征图谱相似度计算结果

编号	S1	S2	S3	S4	S5	S6	S7	S8	S9	S10	S11	S12	S13	对照特征图谱
S1	1.000	0.989	0.989	0.995	0.987	0.995	0.988	0.996	0.99	0.995	0.989	0.993	0.994	1.000
S2	0.989	1.000	1.000	0.992	0.996	0.992	0.999	0.992	1.000	0.993	1.000	0.996	0.998	0.989
S3	0.989	1.000	1.000	0.992	0.996	0.992	0.999	0.992	1.000	0.992	1.000	0.996	0.998	0.989
S4	0.995	0.992	0.992	1.000	0.992	1.000	0.991	1.000	0.992	1.000	0.992	0.998	0.998	0.995
S5	0.987	0.996	0.996	0.992	1.000	0.991	0.995	0.992	0.996	0.992	0.996	0.995	0.997	0.987
S6	0.995	0.992	0.992	1.000	0.991	1.000	0.991	1.000	0.992	1.000	0.992	0.998	0.997	0.995
S7	0.988	0.999	0.999	0.991	0.995	1.000	1.000	0.991	0.999	0.991	0.999	0.995	0.997	0.988
S8	0.996	0.992	0.992	1.000	0.992	1.000	0.991	1.000	0.992	1.000	0.992	0.998	0.998	0.996
S9	0.990	1.000	1.000	0.992	0.996	0.992	0.999	0.992	1.000	0.992	1.000	0.995	0.998	0.990
S10	0.995	0.993	0.992	1.000	0.992	1.000	0.991	1.000	0.992	1.000	0.993	0.998	0.998	0.995
S11	0.989	1.000	1.000	0.992	0.996	0.992	0.999	0.992	1.000	0.993	1.000	0.996	0.998	0.989
S12	0.993	0.996	0.996	0.998	0.995	0.998	0.995	0.998	0.995	0.998	0.996	1.000	0.999	0.993
S13	0.994	0.998	0.998	0.998	0.997	0.997	0.997	0.998	0.998	0.998	0.998	0.999	1.000	0.994
对照特征图谱	1.000	0.989	0.989	0.995	0.987	0.995	0.988	0.996	0.99	0.995	0.989	0.993	0.994	1.000

表 5-24-4　各共有峰峰面积

编号	保留时间/min	S1	S2	S3	S4	S5	S6	S7	S8	S9	S10	S11	S12
1	5.877	308.7	445	103.6	292.5	460.8	325.6	266.8	298.3	322.7	307	421	623.7
2	7.404	599.1	855.3	298.6	458.7	462.5	453.4	281.5	271.4	304.3	315.9	220.7	768.9
3	9.999	623.2	527.2	176.4	208.3	100.8	233.3	289.1	340.1	351.7	359.8	269.9	718.6
4	15.760	705.1	992.4	244.6	666.3	363.6	401.6	628.2	487	487.5	565.8	415.4	600.9

表 5-24-5　相对保留时间与相对峰面积

峰编号	保留时间/min	相对保留时间	峰面积/mAu×s	相对峰面积
1	5.877	1.000	308.7	1.000
2	7.404	1.260	599.1	1.941
3	9.999	1.701	623.2	2.019
4	15.760	2.682	705.1	2.284

（研究人员：孙　奕）

5.25　徐　长　卿

5.25.1　徐长卿标准汤剂质量标准

本品为萝藦科植物徐长卿 *Cynanchum paniculatum*（Bge.）Kitag. 的干燥根和根茎，经炮制、加工制成标准汤剂。

【制法】取徐长卿饮片 100g，加 15 倍量水，浸泡 30min，蒸馏 2h，药液趁热过滤；药渣再加 9 倍量水，蒸馏 1h，药液趁热过滤。合并 2 次滤液，减压浓缩。合并 2 次馏出液 4℃冷藏 24h 析晶，过滤得白色结晶，将结晶转移至浓缩液中，加 5mL 吐温 80 与浓缩后药液乳化混匀，定容至 500mL，即得。

【性状】本品为褐色悬浊液，静置后会产生沉淀。

【检查】pH 值：应为 4.5～5.3。

总固体：应为 0.56～0.84g。

其他：应符合口服混悬剂项下有关的各项规定。

【特征图谱】按照高效液相色谱法测定。

色谱条件与系统适用性试验：以十八烷基硅烷键合硅胶为填充剂（柱长为 250mm，内径为 4.6mm，粒径为 5μm）；以乙腈为流动相 A，以 0.2%磷酸水溶液为流动相 B，按表 5-25-1 中的规定进行梯度洗脱；流速为 1mL/min；柱温为 36℃；检测波长为 254nm。理论塔板数按丹皮酚峰计算应不低于 3000。

表 5-25-1　洗脱条件

时间/min	流动相 A/%	流动相 B/%
0～10	5	95
10～45	5→60	95→40
45～55	60	40

参照物溶液的制备：取丹皮酚对照品适量，精密称定，加甲醇制成每毫升含 70μg 的溶液，即得。

供试品溶液的制备：取本品摇匀，精密量取 1mL，置 50mL 量瓶中，用 25%甲醇稀释至接近刻度，超声 20min，冷却，25%甲醇定容至刻度，摇匀，0.45μm 滤膜滤过，取续滤液，即得。

测定法：分别精密吸取参照物溶液 5μL、供试品溶液 10μL，注入液相色谱仪，测定，记录 55min 色谱图，即得。

供试品特征图谱中呈现 2 个特征峰（图 5-25-1），其中 1 个峰与对应的参照物峰保留时间相同；与峰 1 相应的峰为 S 峰，计算特征峰峰 2 的相对保留时间，其相对保留时间应在规定值的±5%之内。规定值为：1.00（峰 1）、1.31（峰 2）。

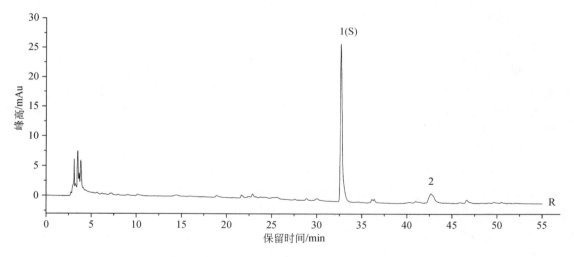

图 5-25-1　对照特征图谱及共有峰

峰 1：丹皮酚（paeonol，$C_9H_{10}O_3$）

【含量测定】丹皮酚：按照高效液相色谱法测定。

色谱条件与系统适用性试验：同【特征图谱】项下。

对照品溶液的制备：取丹皮酚对照品适量，精密称定，加甲醇制成每毫升含 70μg 的溶液，即得。

供试品溶液的制备：同【特征图谱】项下。

测定法：分别精密吸取对照品溶液 5μL、供试品溶液 10μL，注入液相色谱仪，测定，记录色谱图，即得。

本品每毫升含徐长卿以丹皮酚（$C_9H_{10}O_3$）计应不低于 0.96mg。

【转移率】丹皮酚转移率为 23.1%～50.4%。

【规格】0.2g/mL（以饮片计）。

【贮藏】冷冻保存，用时复融。

5.25.2 徐长卿标准汤剂质量标准起草说明

1.仪器与材料

岛津 LC-20AT 型高效液相色谱仪（日本岛津公司，DGC-20 A 型在线脱气系统，SIL-20 A 型自动进样系统，CTO-20 A 型柱温箱，SPD-M20 A 型二极管阵列检测器），BS224S-型 1/10 万电子分析天平（德国赛多利斯公司），KQ-250DB 型超声波清洗器（昆山市超声仪器有限公司），Sartorius BS 210 S 型电子天平，Sartorius PB-10 型 pH 计。

丹皮酚对照品（纯度≥98%，批号 BCY-0146，购自江西佰草源生物科技有限公司），乙腈为色谱纯（美国 Fisher 公司），水为高纯水，其他试剂为分析纯。

2.样品采集

样品共 16 份（编号 XCQ-01～XCQ-16），采自主产区、道地产区及 GACP 基地，山东、广西、河北等地及安国药材市场，包括符合 2015 年版《中国药典》要求的不同商品规格等级。

3.物种鉴别

经鉴定，所研究样品为萝藦科植物徐长卿 *Cynanchum paniculatum*（Bge.）Kitag.。

4.定量测定

1）标准汤剂的制备

取徐长卿饮片 100g，加 15 倍量水，浸泡 30min，蒸馏 2h，药液趁热过滤；药渣再加 9 倍量水，蒸馏 1h，药液趁热过滤。合并 2 次滤液，减压浓缩。合并 2 次馏出液 4℃冷藏 24h 析晶，过滤得白色结晶，将结晶转移至浓缩液中，加 5mL 吐温 80 与浓缩后药液乳化混匀，定容至 500mL，即得徐长卿标准汤剂。

2）色谱条件

饮片色谱条件：色谱柱，Thermo-C18 色谱柱（250mm×4.6mm，5μm）；以甲醇-水（45：55）为流动相；柱温为 30℃；流速为 1mL/min；检测波长为 274nm。理论塔板数按丹皮酚峰计算不低于 3000。

标准汤剂色谱条件：色谱柱，Thermo-C18 色谱柱（250mm×4.6mm，5μm）；以乙腈为流动相 A，以 0.2%磷酸水溶液为流动相 B；梯度洗脱条件：0～10min、5%A，10～45min、5%～60%A，45～55min、60%A；柱温为 36℃；流速为 1mL/min；检测波长为 254nm。理论塔板数按丹皮酚峰计算不低于 3000，见图 5-25-2。

3）对照品溶液的制备

取经五氧化二磷减压干燥器中干燥 36h 的丹皮酚对照品适量，精密称定，加甲醇制成每毫升含 70.46μg 的溶液，即得。

4）供试品溶液制备

（1）饮片供试品溶液制备

取徐长卿饮片粉末 0.5g，精密称定，加甲醇 50mL，称重，超声处理 30min，冷却、补重，摇匀滤过，精密量取续滤液 1mL，置 10mL 容量瓶中，定容，0.45μm 滤膜滤过，取续滤液，即得。

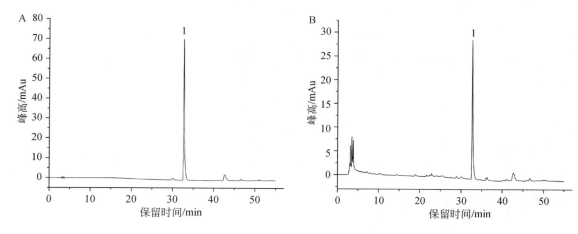

图 5-25-2　标准汤剂 HPLC 色谱图

A：丹皮酚（paeonol，$C_9H_{10}O_3$）；B：标准汤剂

（2）标准汤剂供试品溶液制备

取徐长卿标准汤剂（XCQ-01～XCQ-16）摇匀，精密量取 1mL，置 50mL 量瓶中，加 25%甲醇至接近刻度，超声处理 20min，冷却，25%甲醇定容，摇匀，0.45μm 滤膜滤过，取续滤液，即得标准汤剂供试品溶液。

5）方法学验证

以丹皮酚峰面积积分值为纵坐标（Y）、以对照品进样量（μg）为横坐标（X）绘制标准曲线，$Y=1561064X+1613$，$R^2=0.9999$，表明线性关系良好。精密度考察合格，RSD 为 0.2%。徐长卿标准汤剂供试品制备后 24h 内稳定性良好，RSD 为 0.2%。重复性良好，平行 6 份供试品溶液的 RSD 为 2.1%；平均加样回收率为 102.0%，RSD 为 0.7%。

6）测定法

（1）含量测定

分别精密吸取对照品溶液 5μL、饮片供试品溶液 10μL、标准汤剂供试品溶液 10μL，注入高效液相色谱仪，按照 4 项下"色谱条件"测定含量。

（2）pH 值测定

取标准汤剂，用 pH 计测定 pH 值。

（3）总固体测定

参照编写说明【总固体】项下测定方法操作。

（4）丹皮酚转移率测定

参照编写说明【转移率】项下公式计算。

7）结果

（1）饮片中丹皮酚含量

丹皮酚含量测定结果见表 5-25-2，按干燥品计，所收集样品均满足 2015 年版《中国药典》中丹皮酚（$C_9H_{10}O_3$）不少于 1.3%的限量要求。

表 5-25-2　饮片中丹皮酚含量测定

编号	含水率/%	RSD/%	丹皮酚含量/%	RSD/%	干燥品中丹皮酚含量/%
XCQ-01	10.8	0.1	1.780	2.8	1.997
XCQ-02	10.3	0.2	1.907	1.8	2.127
XCQ-03	9.4	0.3	1.458	1.6	1.609

编号	含水率/%	RSD/%	丹皮酚含量/%	RSD/%	干燥品中丹皮酚含量/%
XCQ-04	8.6	0.2	1.542	2.9	1.687
XCQ-05	9.6	2.6	1.572	0.7	1.739
XCQ-06	9.0	0.5	1.612	1.6	1.772
XCQ-07	9.0	0.3	1.905	0.4	2.092
XCQ-08	8.8	0.2	1.898	1.2	2.081
XCQ-09	9.4	0.4	2.361	2.8	2.606
XCQ-10	9.7	0.2	2.203	1.9	2.440
XCQ-11	10.0	3.1	2.146	2.0	2.386
XCQ-12	9.8	0.6	1.442	2.8	1.599
XCQ-13	9.3	0.1	1.454	1.6	1.604
XCQ-14	13.2	1.1	1.939	0.3	2.234
XCQ-15	13.2	1.2	2.165	0.0	2.494
XCQ-16	13.1	1.3	1.948	0.3	2.240

（2）标准汤剂中丹皮酚含量（表 5-25-3）

表 5-25-3　标准汤剂中丹皮酚含量测定

编号	标准汤剂中丹皮酚含量/（mg/mL）	RSD/%
XCQ-01	1.45	0.0
XCQ-02	1.59	2.3
XCQ-03	1.13	2.3
XCQ-04	1.20	1.1
XCQ-05	0.99	1.3
XCQ-06	1.08	1.6
XCQ-07	0.97	0.9
XCQ-08	1.63	0.6
XCQ-09	1.99	2.7
XCQ-10	2.12	0.1
XCQ-11	1.00	2.1
XCQ-12	1.00	0.4
XCQ-13	1.15	0.5
XCQ-14	1.59	1.1
XCQ-15	1.29	0.3
XCQ-16	1.15	1.6

（3）pH 值及总固体（表 5-25-4）

表 5-25-4　pH 值及总固体

编号	pH 值	总固体/g	RSD/%
XCQ-01	5.0	0.72	0.6
XCQ-02	4.6	0.68	0.4
XCQ-03	4.8	0.60	0.0
XCQ-04	4.9	0.75	0.3

编号	pH 值	总固体/g	RSD/%
XCQ-05	5.1	0.65	0.1
XCQ-06	5.3	0.76	0.1
XCQ-07	5.2	0.61	0.2
XCQ-08	5.2	0.69	0.8
XCQ-09	5.1	0.76	1.1
XCQ-10	5.2	0.84	0.3
XCQ-11	5.2	0.66	0.2
XCQ-12	4.5	0.82	0.1
XCQ-13	4.9	0.65	0.2
XCQ-14	5.0	0.70	2.2
XCQ-15	5.0	0.66	1.4
XCQ-16	5.0	0.67	2.8

（4）丹皮酚转移率（表 5-25-5）

表 5-25-5　丹皮酚转移率计算结果

编号	标准汤剂中丹皮酚含量/mg	饮片中丹皮酚含量/mg	转移率/%	$(\overline{X}\pm S)$/%
XCQ-01	725.0	1780	40.7	
XCQ-02	795.0	1910	41.6	
XCQ-03	565.0	1410	40.1	
XCQ-04	600.0	1540	39.0	
XCQ-05	495.0	1570	31.5	
XCQ-06	540.0	1560	34.6	
XCQ-07	485.0	1900	25.5	
XCQ-08	815.0	1900	42.9	36.8±6.8
XCQ-09	995.0	2360	42.2	
XCQ-10	1060.0	2200	48.2	
XCQ-11	500.0	2080	24.0	
XCQ-12	500.0	1440	34.7	
XCQ-13	575	1450	39.7	
XCQ-14	795.0	1880	42.3	
XCQ-15	645	2100	30.7	
XCQ-16	575	1890	30.4	

5.标准汤剂特征图谱研究

1）色谱条件

同 4 项下"色谱条件"。

2）参照物溶液制备

取丹皮酚对照品适量，精密称定，加甲醇制成每毫升含 70μg 的溶液，即得。

3）标准汤剂供试品溶液制备

同 4 项下"标准汤剂供试品溶液制备"。

178 │中药饮片标准汤剂│第二卷

4）方法学验证

方法学考察合格（具体内容略）。

5）特征图谱的建立及共有峰的标定

按照 4 项下"色谱条件"，分别精密吸取 16 批徐长卿标准汤剂供试品溶液 10μL，注入高效液相色谱仪，记录色谱峰信息，特征图谱见图 5-25-3，相似度结果见表 5-25-6，生成的对照特征图谱见图 5-25-4，共有峰 2 个，指认 1 个。各共有峰峰面积见表 5-25-7，以峰 1 为参照峰，计算其他峰的相对保留时间和相对峰面积（表 5-25-8）。

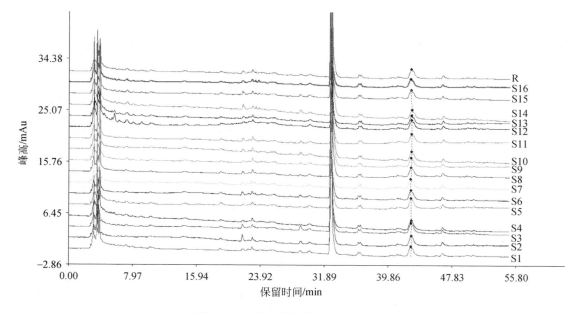

图 5-25-3 徐长卿标准汤剂特征图谱

表 5-25-6 相似度计算结果

编号	S1	S2	S3	S4	S5	S6	S7	S8	S9	S10	S11	S12	S13	S14	S15	S16	对照特征图谱
S1	1.000	1.000	0.999	0.999	0.997	0.999	0.997	1.000	0.998	0.999	0.999	0.999	0.981	1.000	1.000	1.000	0.999
S2	1.000	1.000	0.998	0.999	0.996	0.998	0.995	1.000	0.999	0.999	0.998	0.998	0.978	1.000	1.000	0.999	0.999
S3	0.999	0.998	1.000	1.000	1.000	1.000	1.000	0.997	0.994	0.995	1.000	1.000	0.989	0.997	0.999	1.000	1.000
S4	0.999	0.999	1.000	1.000	0.999	1.000	0.999	0.998	0.995	0.997	1.000	1.000	0.987	0.998	0.999	1.000	1.000
S5	0.997	0.996	1.000	0.999	1.000	1.000	1.000	0.995	0.991	0.992	1.000	1.000	0.993	0.995	0.997	0.998	0.999
S6	0.999	0.998	1.000	1.000	1.000	1.000	1.000	0.997	0.994	0.995	1.000	1.000	0.989	0.997	0.999	0.999	1.000
S7	0.997	0.995	1.000	0.999	1.000	1.000	1.000	0.995	0.990	0.992	1.000	1.000	0.993	0.994	0.997	0.998	0.999
S8	1.000	1.000	0.997	0.998	0.995	0.997	0.995	1.000	0.999	1.000	0.997	0.997	0.976	1.000	1.000	0.999	0.998
S9	0.998	0.999	0.994	0.995	0.991	0.994	0.990	0.999	1.000	1.000	0.993	0.994	0.967	0.999	0.998	0.997	0.996
S10	0.999	0.999	0.995	0.997	0.992	0.995	0.992	1.000	1.000	1.000	0.995	0.995	0.971	1.000	0.999	0.998	0.997
S11	0.999	0.998	1.000	1.000	1.000	1.000	1.000	0.997	0.993	0.995	1.000	1.000	0.990	0.997	0.998	0.999	1.000
S12	0.999	0.998	1.000	1.000	1.000	1.000	1.000	0.997	0.994	0.995	1.000	1.000	0.990	0.997	0.999	0.999	1.000
S13	0.981	0.978	0.989	0.987	0.993	0.989	0.993	0.976	0.967	0.971	0.990	0.990	1.000	0.976	0.981	0.984	0.987
S14	1.000	1.000	0.997	0.998	0.995	0.997	0.994	1.000	0.999	1.000	0.997	0.997	0.976	1.000	1.000	0.999	0.998
S15	1.000	1.000	0.999	0.999	0.997	0.999	0.997	1.000	0.998	0.999	0.998	0.999	0.981	1.000	1.000	1.000	0.999
S16	1.000	0.999	1.000	1.000	0.998	0.999	0.998	0.999	0.997	0.998	0.999	0.999	0.984	0.999	1.000	1.000	1.000
对照特征图谱	0.999	0.999	1.000	1.000	0.999	1.000	0.999	0.998	0.996	0.997	1.000	1.000	0.987	0.998	0.999	1.000	1.000

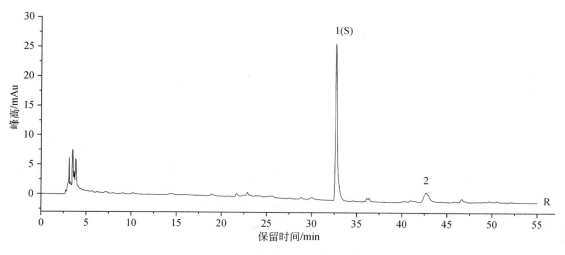

图 5-25-4　对照特征图谱及共有峰

峰 1：丹皮酚（paeonol，$C_9H_{10}O_3$）

表 5-25-7　各共有峰峰面积

编号	保留时间/min	S1	S2	S3	S4	S5	S6	S7	S8	S9	S10	S11	S12	S13	S14	S15	S16
1	32.72	462588	514251	359888	377872	310668	346413	305624	522160	726517	674699	322298	318219	173815	502297	411851	360330
2	42.73	68060	67228	70791	68774	69962	68201	70095	64357	61105	65443	65515	63508	61502	60353	59289	59124

表 5-25-8　相对保留时间与相对峰面积

峰编号	保留时间/min	相对保留时间	峰面积/mAu×s	相对峰面积
1	32.720	1.000	418093	1.000
2	42.726	1.306	65207	0.156

（研究人员：章　军）

第6章　种子果实类

本章所选 17 味饮片均来自于种子果实类药材，经炮制而得。按照入药部位分为果实（包括白扁豆、苍耳子、炒蒺藜、佛手、覆盆子、火麻仁、麦芽、蜜炙紫苏子、木瓜、砂仁、山楂、盐补骨脂、盐益智仁、枳实）、种仁（包括柏子仁、芡实）、种子（包括盐车前子）。

种子果实类饮片头煎加 7 倍量水，煎煮 30min；二煎加 6 倍量水，煎煮 20min 即可。需要提取挥发油的，按照常规量加水，采用挥发油提取器提取，头煎 120min，二煎 30min。传统煎煮认为"逢壳必捣，逢籽必破"，因而种子果实类饮片在煎煮时应进行适当的破碎，以获得较好的有效成分溶出率。

6.1　白　扁　豆

6.1.1　白扁豆标准汤剂质量标准

本品为豆科扁豆属植物扁豆 *Dolichos lablab* L.的干燥成熟种子，经加工制成的标准汤剂。

【制法】取白扁豆饮片（破碎）100g，加 7 倍量水浸泡 30min，回流 60min，趁热过滤；滤渣再加 6 倍量水回流 40min，趁热滤过。合并 2 次滤液，减压浓缩至 500mL，即得。

【性状】本品为乳灰色至乳黄色悬浊液，静置后会产生沉淀。

【检查】pH 值：应为 5.4～6.4。

　　　　总固体：应为 0.18～0.37g。

　　　　其他：应符合口服混悬剂项下有关的各项规定。

【特征图谱】按照高效液相色谱法测定。

色谱条件与系统适用性试验：色谱柱，Welch XB-C18 色谱柱（250mm×4.6mm，5μm）；以甲醇为流动相 A，以水溶液为流动相 B，按表 6-1-1 的程序进行梯度洗脱；流速为 1.0mL/min；柱温为 30℃；检测波长为 233nm。

表 6-1-1　洗脱条件

时间/min	流动相 A/%	流动相 B/%
0～20	5→10	95→90
20～25	10	90
25～35	10→25	90→75
35～40	25→27	75→93
40～45	27	73
45～50	27→30	73→70
50～55	30→95	70→5

供试品溶液的制备：本品摇匀，精密量取 1.5mL，加甲醇 0.5mL，超声 5min，12000r/min 离心 5min，取上清液，摇匀，0.45μm 滤膜过滤，取续滤液，即得。

测定法：分别精密吸取供试品溶液各 10μL，注入液相色谱仪，测定，记录 55min 色谱图，即得。

供试品特征图谱中呈现 4 个特征峰（图 6-1-1），峰 3 为 S 峰，计算特征峰峰 1、峰 2、峰 4 的相对保留时间，其相对保留时间应在规定值的 ±5% 之内。规定值为：0.52（峰 1）、0.86（峰 2）、1.00（峰 3）、1.74（峰 4）。

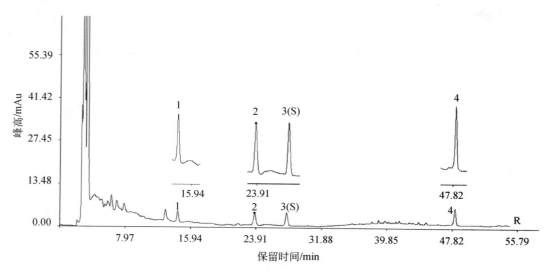

图 6-1-1 对照特征图谱及共有峰

峰 3 为参照峰

色谱条件与系统适用性实验：同【特征图谱】项下。

供试品溶液的制备：同【特征图谱】项下。

测定法：同【特征图谱】项下。

【规格】0.2g/mL（以饮片计）。

【贮藏】冷冻保存，用时复融。

6.1.2 白扁豆标准汤剂质量标准草案起草说明

1.仪器与材料

岛津 LC-20A 型超高效液相色谱仪（日本岛津公司，SIL-20A 型自动进样系统，CTO-20A 型柱温箱，SPD-20A 型 DAD 检测器），KQ5200DE 型超声波清洗器（昆山市超声仪器有限公司），JA2003 型电子天平（上海舜宇恒平科学仪器有限公司），TG16-WS 型台式高速离心机（湖南湘仪），FE20 型 pH 计（Mettler-Toledo）。

甲醇、乙腈为色谱纯（美国 Fisher 公司），其他试剂为分析纯。

2.样品采集

样品共 10 份（编号 BBD-01～BBD-10），采自主产区、道地产区，以及 GAP 基地安徽亳州、浙江、河南、湖南、山东等地和安国药材市场，包括符合 2015 年版《中国药典》要求的不同商品规格等级。

3.物种鉴别

经鉴定，所研究样品均为豆科扁豆属植物扁豆 *Dolichos lablab* L.。

4.定量测定

1）色谱条件

色谱柱：Welch XB-C18 色谱柱（250mm×4.6mm，5μm）；流动相：以甲醇为流动相 A，以水为流动相 B；梯度洗脱条件：0~20min、5%~10%A，20~25min、10%A，25~35min、10%~25%A，35~40min、25%~27%A，40~45min、27%A，45~50min、30%A，50~55min、30%~95% A；流速为 1.0mL/min；柱温为 30℃；检测波长为 233nm。见图 6-1-2。

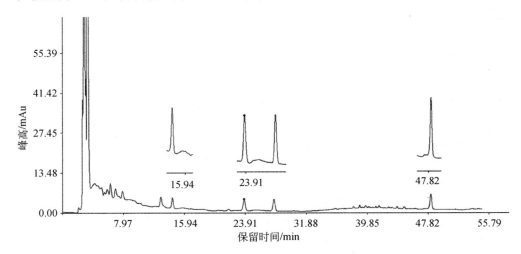

图 6-1-2　标准汤剂 HPLC 色谱图

2）供试品溶液的制备

取白扁豆饮片（破碎）100g，加 7 倍量水浸泡 30min，回流 60min，趁热过滤；滤渣再加 6 倍量水回流 40min，趁热滤过。合并 2 次滤液，减压浓缩至 500mL，即得。

精密吸取白扁豆标准汤剂（BBD-01~BBD-10）各 1.5mL，分别加甲醇 0.5mL，超声 5min，12 000r/min 离心 5min，取上清液，摇匀，0.45μm 滤膜过滤，取续滤液，即得标准汤剂供试品溶液。

3）方法学验证

精密度考察合格，RSD 为 1.0%。白扁豆标准汤剂供试品制备后 24h 内稳定性良好，RSD 为 1.2%。重复性良好，平行 6 份供试品溶液的 RSD 为 1.6%。

4）测定法

（1）pH 值测定

取标准汤剂，用 pH 计测定 pH 值。

（2）总固体测定

参照编写说明【总固体】项下测定方法操作。

5）结果

pH 值及总固体（表 6-1-2）。

表 6-1-2　pH 值及总固体

编号	pH 值	总固体/g	RSD/%
BBD-01	6.1	0.31	0.9
BBD-02	6.1	0.32	0.4
BBD-03	6.3	0.30	1.1

续表

编号	pH 值	总固体/g	RSD/%
BBD-04	5.5	0.31	0.3
BBD-05	6.3	0.21	0.4
BBD-06	6.4	0.21	0.8
BBD-07	6.3	0.21	1.3
BBD-08	6.3	0.31	0.1
BBD-09	6.3	0.31	0.5
BBD-10	6.3	0.29	0.9

5.标准汤剂特征图谱研究

1）色谱条件

同 4 项下"色谱条件"。

2）供试品溶液制备

同 4 项下"供试品溶液制备"。

3）方法学验证

方法学考察合格（具体内容略）。

4）特征图谱的建立及共有峰的标定

按照 4 项下"色谱条件"，分别精密吸取 10 批白扁豆标准汤剂供试品溶液 10μL，注入高效液相色谱仪，记录色谱峰信息（图 6-1-3），生成的对照特征图谱见图 6-1-4，其中共有峰 4 个。相似度结果见表 6-1-3。各共有峰峰面积见表 6-1-4，以峰 3 为参照峰，计算其他峰的相对保留时间和相对峰面积（表 6-1-5）。

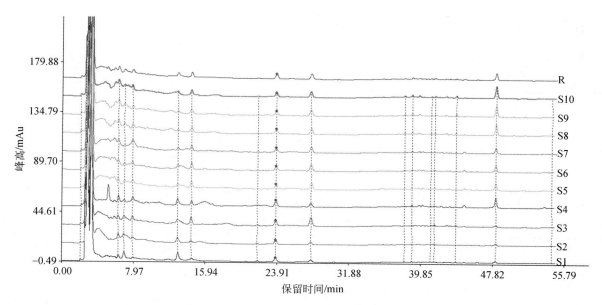

图 6-1-3　白扁豆标准汤剂特征图谱

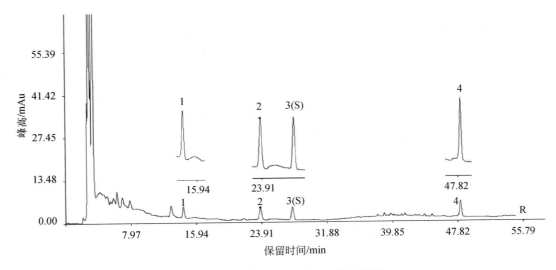

图 6-1-4　白扁豆标准汤剂对照特征图谱

表 6-1-3　相似度计算结果

编号	S1	S2	S3	S4	S5	S6	S7	S8	S9	S10	对照特征图谱
S1	1.000	0.861	0.968	0.989	0.968	0.963	0.951	0.932	0.931	0.906	0.978
S2	0.861	1.000	0.926	0.875	0.901	0.895	0.883	0.84	0.838	0.952	0.909
S3	0.968	0.926	1.000	0.972	0.972	0.965	0.958	0.932	0.932	0.924	0.979
S4	0.989	0.875	0.972	1.000	0.982	0.973	0.967	0.944	0.942	0.919	0.985
S5	0.968	0.901	0.972	0.982	1.000	0.990	0.976	0.952	0.955	0.948	0.992
S6	0.963	0.895	0.965	0.973	0.990	1.000	0.971	0.927	0.960	0.945	0.987
S7	0.951	0.883	0.958	0.967	0.976	0.971	1.000	0.951	0.941	0.926	0.979
S8	0.932	0.84	0.932	0.944	0.952	0.927	0.951	1.000	0.939	0.868	0.945
S9	0.931	0.838	0.932	0.942	0.955	0.960	0.941	0.939	1.000	0.872	0.951
S10	0.906	0.952	0.924	0.919	0.948	0.945	0.926	0.868	0.872	1.000	0.956
对照特征图谱	0.978	0.909	0.979	0.985	0.992	0.987	0.979	0.945	0.951	0.956	1.000

表 6-1-4　各共有峰峰面积

编号	保留时间/min	S1	S2	S3	S4	S5	S6	S7	S8	S9	S10
1	14.415	16401	21798	100692	52381	90709	85632	88575	74245	87413	64106
2	23.786	67041	73332	94806	108858	84872	74507	76076	83616	78652	73417
3	27.681	39337	48972	151552	62789	111238	112152	96918	107391	108901	111074
4	48.174	19798	22329	14905	129225	105091	88372	76850	155047	166927	184982

表 6-1-5　相对保留时间及相对峰面积

峰编号	保留时间/min	相对保留时间	峰面积/mAu×s	相对峰面积
1	14.415	0.521	68195.2	0.718
2	23.786	0.859	81517.7	0.858
3	27.681	1.000	95032.4	1.000
4	48.174	1.740	96352.6	1.014

（研究人员：赵庆贺）

6.2　柏　子　仁

6.2.1　柏子仁标准汤剂质量标准

本品为柏科植物侧柏 *Platycladus orientalis*（L.）Franco 的干燥成熟种仁，经炮制、加工制成的标准汤剂。

【制法】取柏子仁饮片（破碎）100g，加 7 倍量水浸泡 30min，回流 30min，趁热过滤；滤渣再加 6 倍量水回流 20min，趁热过滤。合并 2 次滤液，减压浓缩至 500mL，即得。

【性状】本品为乳白色至浅灰色混悬液，静置后会产生沉淀。

【检查】pH 值：应为 5.4～6.4。

　　　　总固体：应为 0.28～0.40g。

　　　　其他：应符合口服混悬剂项下有关的各项规定。

【特征图谱】按照高效液相色谱法测定。

色谱条件与系统适应性试验：色谱柱，Welch XB-C18 色谱柱（250mm×4.6mm，5μm）；以乙腈为流动相 A，以水为流动相 B，按表 6-2-1 中的规定进行梯度洗脱；流速为 1.0mL/min；柱温为 30℃；检测波长为 280nm。

表 6-2-1　洗脱条件

时间/min	流动相 A/%	流动相 B/%
0～25	5→18	95→82

供试品溶液的制备：取本品摇匀，量取 2mL，置 2mL 离心管中，超声 5min，12000r/min 离心 5min，取上清液，摇匀，过 0.45μm 微孔滤膜，即得。

测定法：精密吸取供试品溶液 20μL，注入液相色谱仪，测定，记录 25min 的色谱图，即得。

供试品特征图谱中应呈现 7 个特征峰（图 6-2-1），峰 6 为 S 峰，计算特征峰 1～峰 5、峰 7 的相对保留时间，其相对保留时间应在规定值的±5%之内。规定值为：0.33（峰 1）、0.34（峰 2）、0.39（峰 3）、0.52（峰 4）、0.81（峰 5）、1.00（峰 6）、1.09（峰 7）。

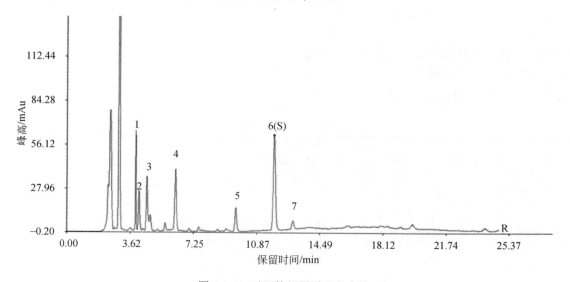

图 6-2-1　对照特征图谱及共有峰

色谱条件与系统适用性试验：同【特征图谱】项下。

供试品溶液的制备：同【特征图谱】项下。

测定法：同【特征图谱】项下。

【规格】0.2g/mL（以饮片计）。

【贮藏】冷冻保存，用时复融。

6.2.2 柏子仁标准汤剂质量标准草案起草说明

1.仪器与材料

Agilent 1200 高效液相色谱仪（HP 真空脱气泵，HP 四元泵，HP 自动进样，HP 柱温箱，HPLC-ELSD 检测器），KQ5200DE 型超声波清洗器（昆山市超声仪器有限公司），JA2003 型电子天平（上海舜宇恒平科学仪器有限公司），TG16-WS 型台式高速离心机（湖南湘仪），FE20 型 pH 计（Mettler-Toledo）。

甲醇为色谱纯（美国 Fisher 公司），水为娃哈哈纯净水，其他试剂为分析纯。

2.样品采集

样品共 12 份（编号 BZR-01～BZR-12），采自主产区、道地产区，以及 GAP 基地安徽亳州、浙江、河南、湖南、山东等地和安国药材市场，包括符合 2015 年版《中国药典》要求的不同商品规格等级。

3.物种鉴别

经鉴定，研究样品均为柏科植物侧柏 *Platycladus orientalis*（L.）Franco。

4.定量测定

1）标准汤剂的制备

取柏子仁饮片（破碎）100g，加 7 倍量水浸泡 30min，回流 30min，趁热过滤；滤渣再加 6 倍量水回流 20min，趁热过滤。合并 2 次滤液，减压浓缩至 500mL，即得。

2）测定法

（1）pH 值测定

取标准汤剂，用 pH 计测定 pH 值。

（2）总固体测定

参照编写说明【总固体】项下测定方法操作。

3）结果

pH 值及总固体结果见表 6-2-2。

表 6-2-2　pH 值及总固体

编号	pH 值	总固体/g	RSD/%
BZR-01	6.1	0.35	0.2
BZR-02	6.0	0.28	0.3
BZR-03	6.4	0.36	0.9
BZR-04	6.0	0.33	0.3
BZR-05	5.5	0.36	0.4
BZR-06	6.0	0.36	1.0
BZR-07	6.0	0.36	0.5

续表

编号	pH 值	总固体/g	RSD/%
BZR-08	5.4	0.34	0.4
BZR-09	5.5	0.33	0.4
BZR-10	5.9	0.35	0.7
BZR-11	5.5	0.28	0.3
BZR-12	6.0	0.37	1.4

5.标准汤剂特征图谱研究

1）色谱条件

色谱柱：Welch XB-C18 色谱柱（250mm×4.6mm，5μm）；流动相：以乙腈为流动相 A，以水为流动相 B；梯度洗脱条件：0～25min，5%～18%A；流速为 1.0mL/min；柱温为 30℃；检测波长为 280nm。见图 6-2-2。

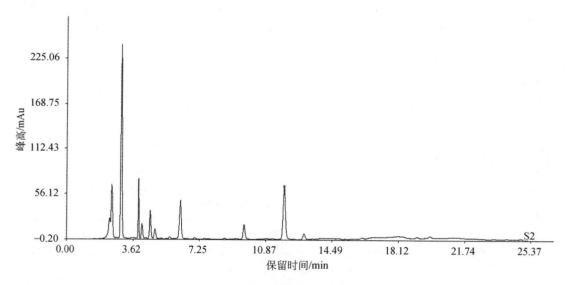

图 6-2-2 柏子仁标准汤剂 HPLC 色谱图

2）供试品溶液的制备

取柏子仁饮片（破碎）100g，加 7 倍量水浸泡 30min，回流 30min，趁热过滤；滤渣再加 6 倍量水回流 20min，趁热过滤。合并 2 次滤液，减压浓缩至 500mL，即得。

精密吸取柏子仁标准汤剂（BZR-01～BZR-12）各 2mL，置 2mL 离心管中，超声 5min，12 000r/min 离心 5min，取上清液，摇匀，0.45μm 微孔滤膜过滤，取续滤液，即得标准汤剂供试品溶液。

3）方法学验证

方法学考察合格（具体内容略）。

4）特征图谱的建立及共有峰的标定

按照 5 项下"色谱条件"，分别精密吸取 12 批柏子仁标准汤剂供试品溶液 20μL，注入高效液相色谱仪，记录色谱峰信息（图 6-2-3），相似度结果见表 6-2-3，生成的对照特征图谱见图 6-2-4，其中共有峰 1 个。各共有峰峰面积见表 6-2-4。以峰 6 为参照峰，计算其他峰的相对保留时间和相对峰面积（表 6-2-5）。

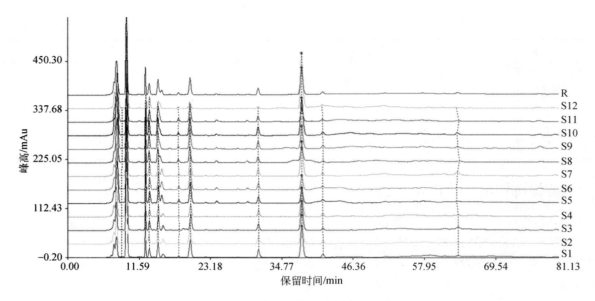

图 6-2-3　柏子仁标准汤剂特征图谱

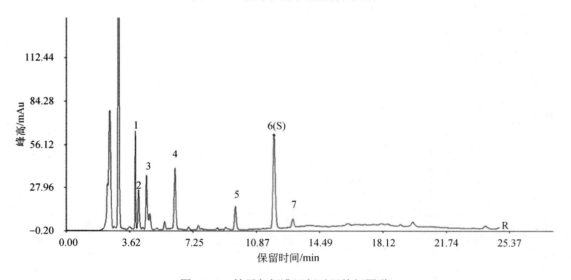

图 6-2-4　柏子仁标准汤剂对照特征图谱

表 6-2-3　相似度计算结果

编号	1	2	3	4	5	6	7	8	9	10	11	12	对照特征图谱
1	1.000	0.997	0.995	0.992	0.800	0.800	0.966	0.741	0.820	0.914	0.649	0.878	0.981
2	0.997	1.000	0.994	0.993	0.795	0.795	0.971	0.733	0.845	0.932	0.642	0.853	0.976
3	0.995	0.994	1.000	0.995	0.791	0.791	0.976	0.734	0.826	0.922	0.643	0.867	0.974
4	0.992	0.993	0.995	1.000	0.772	0.772	0.967	0.717	0.834	0.937	0.626	0.861	0.965
5	0.800	0.795	0.791	0.772	1.000	1.000	0.758	0.977	0.781	0.663	0.941	0.863	0.895
6	0.800	0.795	0.791	0.772	1.000	1.000	0.758	0.977	0.781	0.663	0.941	0.863	0.895
7	0.966	0.971	0.976	0.967	0.758	0.758	1.000	0.700	0.851	0.934	0.611	0.848	0.947
8	0.741	0.733	0.734	0.717	0.977	0.977	0.700	1.000	0.765	0.616	0.959	0.844	0.848
9	0.820	0.845	0.826	0.834	0.781	0.781	0.851	0.765	1.000	0.921	0.740	0.744	0.850
10	0.914	0.932	0.922	0.937	0.663	0.663	0.934	0.616	0.921	1.000	0.546	0.757	0.881
11	0.649	0.642	0.643	0.626	0.941	0.941	0.611	0.959	0.740	0.546	1.000	0.793	0.771

续表

编号	1	2	3	4	5	6	7	8	9	10	11	12	对照特征图谱
12	0.878	0.853	0.867	0.861	0.863	0.863	0.848	0.844	0.744	0.757	0.793	1.000	0.922
对照特征图谱	0.981	0.976	0.974	0.965	0.895	0.895	0.947	0.848	0.850	0.881	0.771	0.922	1.000

表 6-2-4　各共有峰峰面积

编号	保留时间/min	S1	S2	S3	S4	S5	S6	S7	S8	S9	S10	S11	S12
1	3.949	199.57	222.41	168.22	149.08	239.56	239.56	227.83	193.62	236.98	193.31	194.52	109.54
2	4.141	103.79	100.58	122.53	95.16	146.87	146.87	164.83	153.13	190.84	191.29	156.05	164.02
3	4.588	176.09	188.39	185.42	145.54	211.59	211.59	223.68	183.94	298.22	305.70	273.12	87.16
4	6.224	310.91	343.69	261.05	212.75	344.67	344.67	335.23	269.56	334.36	301.64	284.84	120.30
5	9.679	126.30	133.69	105.99	115.02	105.80	105.80	132.21	90.54	127.53	149.05	92.26	37.56
6	11.884	633.82	594.39	597.89	597.52	279.15	279.15	745.02	288.67	476.17	808.80	264.63	1159.09
7	12.956	57.40	56.13	41.88	58.88	131.93	131.93	58.15	27.92	55.99	60.52	43.42	257.71

表 6-2-5　相对保留时间及相对峰面积

峰编号	保留时间/min	相对保留时间	峰面积/mAu×s	相对峰面积
1	3.949	0.332	197.85	0.353
2	4.141	0.348	144.66	0.258
3	4.588	0.386	207.54	0.370
4	6.224	0.524	288.64	0.515
5	9.679	0.814	110.15	0.197
6	11.884	1.000	560.36	1.000
7	12.956	1.090	81.82	0.146

（研究人员：赵庆贺）

6.3　苍　耳　子

6.3.1　苍耳子标准汤剂质量标准

本品为菊科植物苍耳 *Xanthium sibiricum* Patr.的干燥成熟带总苞的果实，经炮制、加工制成的标准汤剂。

【制法】取苍耳子饮片 100g，加 7 倍量水浸泡 30min，回流 40min，趁热过滤；药渣再加 6 倍量水，回流 20min，趁热过滤。合并 2 次滤液，减压浓缩至 500mL，即得。

【性状】本品为棕褐色悬浊液，静置后会产生沉淀。

【检查】pH 值：应为 4.7～5.4。

　　　总固体：应为 0.37～0.53g。

　　　其他：应符合口服混悬剂项下有关的各项规定。

【特征图谱】按照高效液相色谱法测定。

色谱条件与系统适用性试验：以十八烷基硅烷键合硅胶为填充剂（柱长为 250mm，内径为 4.6mm，粒径为 5μm）；以甲醇为流动相 A，以 0.1%甲酸水溶液为流动相 B，按表 6-3-1 中的规定进行梯度洗脱；流速为 1.0mL/min；柱温为 30℃；检测波长为 327nm。理论塔板数按绿原酸峰计算应不低于 3000。

表 6-3-1　洗脱条件

时间/min	流动相 A/%	流动相 B/%
0～10	10	90
10～70	10→40	90→60
70～75	40→60	60→40

参照物溶液的制备：取绿原酸、咖啡酸对照品适量，精密称定，加甲醇分别制成每毫升含绿原酸 0.01mg 的溶液和每毫升含咖啡酸 0.01mL 的溶液，即得。

供试品溶液的制备：取本品置于 2mL 离心管中，12 000r/min 离心 5min，取上清液，0.22μm 滤膜滤过，取续滤液，即得。

测定法：分别精密吸取参照物溶液和供试品溶液各 10μL，注入液相色谱仪，测定，记录 75min 的色谱图，即得。

供试品特征图谱中应呈现 8 个特征峰（图 6-3-1），其中 2 个峰与对应的参照物峰保留时间相同；与绿原酸参照物峰相应的峰为 S 峰，计算特征峰峰 1～峰 3、峰 5～峰 8 的相对保留时间，其相对保留时间应在规定值的 ±5% 之内。规定值为：0.48（峰 1）、0.55（峰 2）、0.59（峰 3）、1.00（峰 4）、1.04（峰 5）、1.24（峰 6）、1.74（峰 7）。

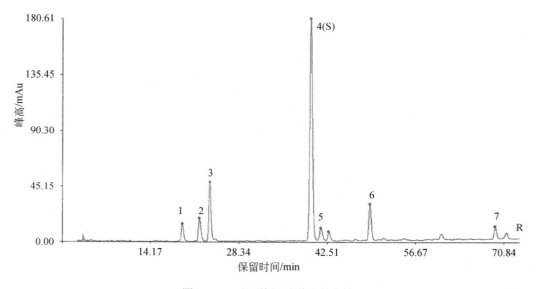

图 6-3-1　对照特征图谱及共有峰

峰 4：绿原酸（chlorogenic acid，$C_{16}H_{18}O_9$）；峰 5：咖啡酸（caffeic acid，$C_9H_8O_4$）

【含量测定】绿原酸：按照高效液相色谱法测定。

色谱条件与系统适用性试验：以十八烷基硅烷键合硅胶为填充剂（柱长为 150mm，内径为 4.6mm，粒径为 5μm）；以乙腈-0.1%甲酸水溶液（10：90）为流动相；流速为 1.0mL/min；柱温为 30℃；检测波长为 327nm。理论塔板数按绿原酸峰计算应不低于 3000。

对照品溶液的制备：取绿原酸对照品适量，精密称定，加 50%甲醇制成每毫升含 50μg 的溶液即得。

供试品溶液的制备：同【特征图谱】项下。

测定法：分别精密吸取对照品溶液 10μL、供试品溶液 5μL，注入高效液相色谱仪，测定，记录色谱图，即得。

本品每毫升含苍耳子以绿原酸（$C_{16}H_{18}O_9$）计应不低于 0.08mg。

【转移率】绿原酸转移率为 5.9%～15.6%。

【规格】0.2g/mL（以饮片计）。

【贮藏】冷冻保存，用时复融。

6.3.2 苍耳子标准汤剂质量标准草案

1.仪器与材料

Agilent 1200 型高效液相色谱仪（美国安捷伦公司），Sartorius-CGLP-210S-型电子分析天平（德国赛多利斯天平有限公司），KQ-100E 型超声波清洗器（昆山市超声仪器有限公司），LD510-2 型电子天平（沈阳龙腾电子有限公司），H1650-W 型台式高速离心机（湖南湘仪）。

绿原酸购自中国药品生物制品鉴定所，纯度大于99%，甲醇、乙腈为色谱纯（美国 Fisher 公司），水为高纯水，其他试剂为分析纯。

2.样本采集

样品共 13 份（编号 CEZ-01～CEZ-13），分别采集于主产区、药材市场，包含了符合 2015 年版《中国药典》要求的不同商品规格等级。

3.物种鉴定

经鉴定，研究样品均为菊科植物苍耳 *Xanthium sibiricum* Patr.。

4.定量测定

1）色谱条件

色谱柱：YMC-TriartC18 色谱柱（250mm×4.6mm，5μm）；以乙腈-0.1%甲酸水溶液（10∶90）为流动相，流速为 1.0mL/min；柱温为 30℃；检测波长为 327nm。理论塔板数按绿原酸峰计算应不低于3000，见图 6-3-2。

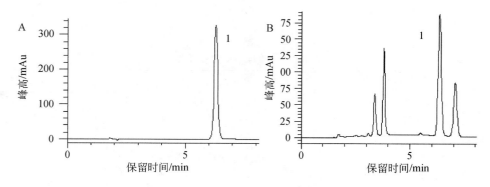

图 6-3-2　标准汤剂 HPLC 色谱图

A：绿原酸（$C_{16}H_{18}O_9$）；B：标准汤剂

2）对照品溶液的制备

取绿原酸对照品适量，精密称定，置棕色量瓶中，加 50%甲醇制成每毫升含 50μg 的溶液，摇匀，即得。

3）供试品溶液的制备

（1）饮片供试品溶液制备

取本品粉末（过三号筛）约 0.5g，精密称定，置具塞锥形瓶中，精密加入 5%甲酸的 50%甲醇溶液

25mL，密塞，称定重量，超声处理（功率 300W，频率 40kHz）40min，放冷，再称定重量，用 5%甲酸的 50%甲醇补足减失的重量，摇匀，滤过，取续滤液，即得。

（2）标准汤剂供试品溶液制备

取苍耳子饮片 100g，加 7 倍量水浸泡 30min，回流 40min，趁热过滤；药渣再加 6 倍量水，回流 20min，趁热过滤。合并 2 次滤液，减压浓缩至 500mL，即得苍耳子标准煎剂。

精密吸取苍耳子标准煎剂（CEZ-01～CEZ-13）2mL 置于 2mL 离心管中，12000r/min 离心 5min，取上清液，0.22μm 滤膜滤过，取续滤液，即得。

4）方法学验证

以绿原酸峰面积积分值为纵坐标（Y）、对照品进样量（μg）为横坐标（X）绘制标准曲线，$Y=17605X-9.73$，$R^2=1.000$，表明线性关系良好。精密度考察合格，RSD 为 1.1%。苍耳子标准汤剂供试品制备后 24h 内稳定性良好，RSD 为 3.0%。重复性良好，平行 6 份供试品溶液的 RSD 为 0.6%；平均加样回收率为 96.3%，RSD 为 0.2%。

5）测定法

（1）含量测定

分别精密吸取对照品溶液 10μL、饮片供试品溶液 10μL、标准汤剂供试品溶液 5μL，注入高效液相色谱仪，按照 4 项下的"色谱条件"测定含量。

（2）pH 值测定

取标准汤剂，用 pH 计测定 pH 值。

（3）总固体测定

参照编写说明【总固体】项下测定方法操作。

（4）绿原酸转移率测定

参照编写说明【转移率】项下公式计算。

6）结果

（1）饮片中绿原酸含量

绿原酸含量测定结果见表 6-3-2，所收集样品均满足 2015 年版《中国药典》中绿原酸（不少于 0.25%）的限量要求。

表 6-3-2　饮片中绿原酸含量测定

编号	绿原酸含量/%	RSD/%
CEZ-01	0.61	1.8
CEZ-02	0.57	6.1
CEZ-03	0.74	1.5
CEZ-04	0.71	9.6
CEZ-05	0.76	6.9
CEZ-06	0.65	3.8
CEZ-07	0.41	1.7
CEZ-08	0.67	3.6
CEZ-09	0.32	6.0
CEZ-10	0.56	6.1
CEZ-11	0.52	0.2
CEZ-12	0.45	0.7
CEZ-13	0.60	0.3

（2）标准汤剂中绿原酸含量（表 6-3-3）

表 6-3-3　标准汤剂中绿原酸含量测定

编号	标准汤剂中绿原酸含量/（mg/mL）	RSD/%
CEZ-01	0.108	1.72
CEZ-02	0.114	0.60
CEZ-03	0.142	4.46
CEZ-04	0.134	1.34
CEZ-05	0.122	1.75
CEZ-06	0.109	3.07
CEZ-07	0.110	0.87
CEZ-08	0.145	1.40
CEZ-09	0.103	2.30
CEZ-10	0.142	1.68
CEZ-11	0.114	3.07
CEZ-12	0.114	4.99
CEZ-13	0.096	5.95

（3）pH 值及总固体（表 6-3-4）

表 6-3-4　pH 值及总固体

编号	pH 值	总固体/g	RSD/%
CEZ-01	5.4	0.51	1.3
CEZ-02	5.3	0.50	1.4
CEZ-03	5.1	0.43	1.1
CEZ-04	5.3	0.41	1.0
CEZ-05	5.2	0.43	0.6
CEZ-06	5.4	0.50	0.3
CEZ-07	4.8	0.44	1.5
CEZ-08	5.3	0.42	1.0
CEZ-09	4.8	0.42	0.9
CEZ-10	4.7	0.48	1.2
CEZ-11	5.1	0.47	0.9
CEZ-12	5.0	0.46	1.2
CEZ-13	4.7	0.41	1.3

（4）绿原酸转移率（表 6-3-5）

表 6-3-5　绿原酸转移率计算结果

编号	饮片中绿原酸含量/mg	标准汤剂中绿原酸含量/mg	转移率/%	$(\overline{X} \pm S)$ /%
CEZ-01	607	54	8.9	
CEZ-02	572	56	9.9	
CEZ-03	741	74	9.6	10.7±2.4
CEZ-04	708	66	9.4	
CEZ-05	758	60	8.0	

续表

编号	饮片中绿原酸含量/mg	标准汤剂中绿原酸含量/mg	转移率/%	$(\overline{X} \pm S)$/%
CEZ-06	647	57	8.4	
CEZ-07	412	56	13.4	
CEZ-08	674	71	10.8	
CEZ-09	321	73	16.1	10.7±2.4
CEZ-10	556	52	12.8	
CEZ-11	516	77	11.0	
CEZ-12	446	63	12.8	
CEZ-13	598	47	8.0	

5.标准汤剂特征图谱研究

1）色谱条件

色谱柱：YMC-TriartC18 色谱柱（250mm×4.6mm，5μm）；以甲醇为流动相 A，以 0.1%甲酸水为流动相 B；洗脱程序为：0～10min、10%A，10～70min、10%～40%A，70～75min、40%～60%A；流速为 1.0mL/min；柱温为 30℃；检测波长为 327nm。理论塔板数按绿原酸峰计算应不低于 3000。

2）参照物溶液制备

取绿原酸、咖啡酸对照品适量，精密称定，加甲醇分别制成每毫升含绿原酸 0.01mg 的溶液和每毫升含咖啡酸 0.01mL 的溶液，即得。

3）标准汤剂供试品溶液制备

同 4 项下"标准汤剂供试品溶液制备"。

4）方法学验证

方法学考察合格（具体内容略）。

5）特征图谱的建立及共有峰的标定

按照 4 项下"色谱条件"，分别精密吸取 13 批苍耳子标准汤剂供试品溶液 10μL，注入高效液相色谱仪，记录色谱峰信息，特征图谱见图 6-3-3，相似度结果见表 6-3-6，生成的对照特征图谱见图 6-3-4，共有峰 7 个，指认 2 个。各共有峰峰面积见表 6-3-7，以峰 4 为参照峰，计算其他峰的相对保留时间和相对峰面积（表 6-3-8）。

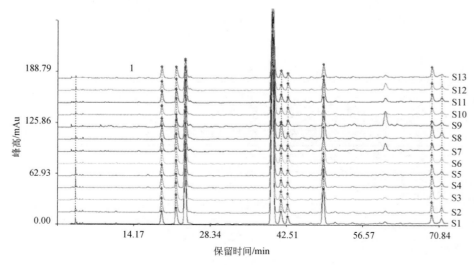

图 6-3-3 苍耳子标准汤剂特征图谱

表 6-3-6　相似度计算结果

编号	S1	S2	S3	S4	S5	S6	S7	S8	S9	S10	S11	S12	S13	对照特征图谱
S1	1.000	0.995	0.984	0.988	0.987	0.999	0.982	0.995	0.971	0.969	0.989	0.980	0.918	0.993
S2	0.995	1.000	0.982	0.991	0.989	0.999	0.980	0.997	0.965	0.967	0.975	0.964	0.902	0.990
S3	0.984	0.982	1.000	0.994	0.994	0.984	0.992	0.990	0.983	0.985	0.989	0.985	0.958	0.997
S4	0.988	0.991	0.994	1.000	0.998	0.991	0.990	0.996	0.977	0.982	0.981	0.972	0.937	0.996
S5	0.987	0.989	0.994	0.998	1.000	0.989	0.995	0.996	0.980	0.990	0.980	0.974	0.934	0.997
S6	0.999	0.999	0.984	0.991	0.989	1.000	0.982	0.997	0.970	0.969	0.983	0.973	0.911	0.993
S7	0.982	0.980	0.992	0.990	0.995	0.982	1.000	0.990	0.992	0.996	0.982	0.981	0.936	0.995
S8	0.995	0.997	0.990	0.996	0.996	0.997	0.990	1.000	0.975	0.981	0.982	0.972	0.921	0.996
S9	0.971	0.965	0.983	0.977	0.980	0.970	0.992	0.975	1.000	0.985	0.978	0.982	0.937	0.986
S10	0.969	0.967	0.985	0.982	0.990	0.969	0.996	0.981	0.985	1.000	0.971	0.972	0.929	0.987
S11	0.989	0.975	0.989	0.981	0.980	0.983	0.982	0.982	0.978	0.971	1.000	0.997	0.961	0.992
S12	0.980	0.964	0.985	0.972	0.974	0.973	0.981	0.972	0.982	0.972	0.997	1.000	0.961	0.987
S13	0.918	0.902	0.958	0.937	0.934	0.911	0.936	0.921	0.937	0.929	0.961	0.961	1.000	0.946
对照特征图谱	0.993	0.990	0.997	0.996	0.997	0.993	0.995	0.996	0.986	0.987	0.992	0.987	0.946	1.000

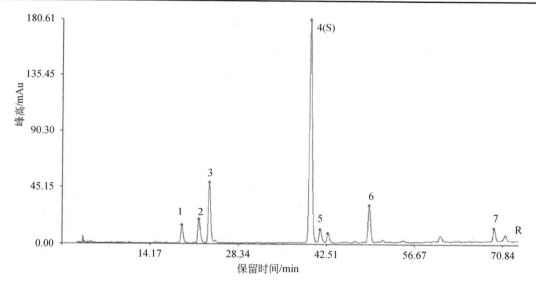

图 6-3-4　对照特征图谱及共有峰

峰 4：绿原酸（chlorogenic acid，$C_{16}H_{18}O_9$）；峰 5：咖啡酸（caffeic acid，$C_9H_8O_4$）

表 6-3-7　各共有峰峰面积

编号	保留时间/min	S1	S2	S3	S4	S5	S6	S7	S8	S9	S10	S11	S12	S13
1	19.3	408.1	421.9	379.0	401.4	364.7	431.0	394.4	445.6	279.0	306.2	377.1	308.8	382.4
2	22.0	553.3	593.7	567.0	466.4	527.2	546.9	594.6	884.9	221.9	596.3	463.4	389.7	389.6
3	23.7	1676.4	1806.2	1310.3	1364.1	1246.5	1645.1	840.0	1835.4	580.8	581.5	1087.0	964.5	528.0
4	39.9	5630.0	5887.9	6066.8	5462.6	5790.0	5553.1	5032.8	7438.5	3658.7	5663.1	4677.9	4441.0	3982.4
5	41.5	438.3	431.4	284.4	270.5	250.7	378.1	196.6	630.2	118.4	224.9	274.8	187.6	253.4
6	49.4	1188.1	1375.0	758.8	919.5	746.8	1275.7	425.1	1431.5	294.1	260.7	795.4	457.8	453.7
7	69.5	248.7	291.0	370.8	351.4	326.7	258.1	219.6	381.1	140.7	203.6	238.8	195.1	333.4

表 6-3-8　相对保留时间与相对峰面积

编号	保留时间/min	相对保留时间	峰面积/mAu×s	相对峰面积
1	19.259	0.483	376.9	0.071
2	21.992	0.551	522.7	0.098
3	23.657	0.593	1189.7	0.223
4	39.883	1.000	5329.6	1.000
5	41.497	1.040	303.0	0.057
6	49.367	1.238	798.6	0.150
7	69.465	1.742	273.8	0.051

（研究人员：代云桃）

6.4　炒蒺藜

6.4.1　炒蒺藜标准汤剂质量标准

本品为蒺藜科植物蒺藜 *Tribulus terrestris* L.的干燥成熟果实，经炮制、加工制成的标准汤剂。

【制法】取炒蒺藜饮片 100g，加 7 倍量水浸泡 30min，回流 30min，趁热过滤；药渣再加 6 倍量水，回流 20min，趁热过滤。合并 2 次滤液，减压浓缩至 500mL，即得。

【性状】本品为棕褐色至黑色混悬液，静置后会产生沉淀。

【检查】pH 值：应为 5.7～6.2。

总固体：应为 0.35～1.27g。

其他：应符合口服混悬剂项下有关的各项规定。

【特征图谱】按照高效液相色谱法测定。

色谱条件与系统适用性试验：以十八烷基硅烷键合硅胶为填充剂（柱长为 250mm，内径为 4.6mm，粒径为 5μm）；以乙腈为流动相 A，以 0.1%三氟乙酸水溶液为流动相 B，按表 6-4-1 中的规定进行梯度洗脱；流速为 1.0mL/min；柱温为 30℃；检测波长为 280nm。

表 6-4-1　洗脱条件

时间/min	流动相 A/%	流动相 B/%
0～10	2→4	98→96
10～16	4→18	96→82
16～30	18→22	82→78
30～35	22→26	78→74
35～40	26→30	74→70
40～50	30→48	70→52

供试品溶液的制备：精密吸取炒蒺藜标准汤剂 2mL，12000r/min 离心 5min，取其上清液，即得标准汤剂供试品溶液。

测定法：分别精密吸取供试品溶液各 10μL，注入液相色谱仪，测定，记录 45min 色谱图，即得。

供试品特征图谱中呈现 7 个特征峰（图 6-4-1），以峰 3 为 S 峰，计算特征峰峰 1、峰 2、峰 4～峰 7 的相对保留时间，其相对保留时间应在规定值的±5%之内。规定值为：0.32（峰 1）、0.83（峰 2）、1.00（峰 3）、1.64（峰 4）、1.78（峰 5）1.87（峰 6）、2.83（峰 7）。

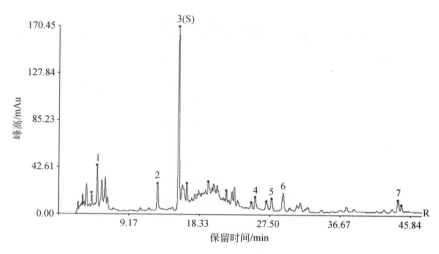

图 6-4-1　对照特征图谱及共有峰

【规格】0.2g/mL（以饮片计）。

【贮藏】冷冻保存，用时复融。

6.4.2　炒蒺藜标准汤剂质量标准草案

1.仪器与材料

Agilent 1260 型高效液相色谱仪（美国安捷伦公司），Sartorius-CGLP-210S-型电子分析天平（德国赛多利斯天平有限公司），KQ-100E 型超声波清洗器（昆山市超声仪器有限公司），LD510-2 型电子天平（沈阳龙腾电子有限公司），H1650-W 型台式高速离心机（湖南湘仪）。

甲醇、乙腈为色谱纯（美国 Fisher 公司），水为高纯水，其他试剂为分析纯。

2.样品采集

样品共 12 份（编号 CJL-01～CJL-12），采自主产区、道地产区及药材市场，包括符合 2015 年版《中国药典》要求的不同商品规格等级。

3.物种鉴别

经鉴定，研究样品均为蒺藜科植物蒺藜 *Tribulus terrestris* L.。

4.定量测定

1）标准汤剂溶液制备

取炒蒺藜饮片 100g，加 8 倍量水浸泡 30min，回流 30min，趁热过滤；药渣再加 6 倍量水，回流 20min，趁热过滤。合并 2 次滤液，减压浓缩至 500mL，即得炒蒺藜标准汤剂。

2）测定法

（1）pH 值测定

取标准汤剂，用 pH 计测定 pH 值。

（2）总固体测定

参照编写说明【总固体】项下测定方法操作。

3）结果

pH 值及总固体（表 6-4-2）。

表 6-4-2　pH 值及总固体

编号	pH 值	总固体/g	RSD/%
CJL-01	6.00	0.92	0.9
CJL-02	5.90	0.89	0.7
CJL-03	5.74	1.20	1.2
CJL-04	6.05	0.51	0.2
CJL-05	6.10	0.56	1.2
CJL-06	5.98	0.76	0.6
CJL-07	6.22	0.61	0.8
CJL-08	5.83	1.11	0.9
CJL-09	6.12	0.58	1.5
CJL-10	6.00	1.00	0.1
CJL-11	5.82	0.92	0.6
CJL-12	6.05	0.63	0.3

5.标准汤剂特征图谱研究

1）色谱条件

色谱柱：YMC-TriartC18 色谱柱（250mm×4.6mm，5μm）；以乙腈为流动相 A，以 0.1%三氟乙酸水溶液为流动相 B；梯度洗脱条件：0～10min、2%～4%A，10～16min、4%～18%A，16～30min、18%～22%A，30～35min、22%～26%A，35～40min、26%～30%A，40～50min、30%～48%A；流速为 1.0mL/min；柱温为 30℃；检测波长为 280nm。

2）供试品溶液制备

精密吸取炒蒺藜标准汤剂 2mL，12 000r/min 离心 5min，取其上清液，即得标准汤剂供试品溶液。

3）方法学验证

方法学考察合格（具体内容略）。

4）特征图谱的建立及共有峰的标定

按照色谱条件，分别精密吸取 12 批炒蒺藜标准汤剂供试品溶液 10μL，注入高效液相色谱仪，记录色谱峰信息，特征图谱见图 6-4-2，相似度结果见表 6-4-3，生成的对照特征图谱见图 6-4-3，共有峰7 个。各共有峰峰面积见表 6-4-4，以峰 3 为参照峰，计算其他峰的相对保留时间和相对峰面积（表 6-4-5）。

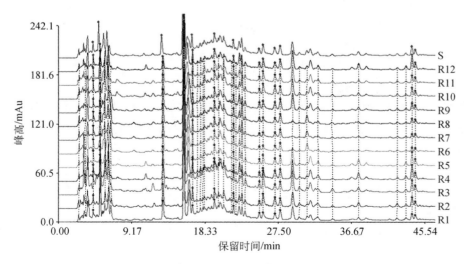

图 6-4-2　炒蒺藜标准汤剂特征图谱

表 6-4-3　相似度计算结果

编号	S1	S2	S3	S4	S5	S6	S7	S8	S9	S10	S11	S12	对照特征图谱
S1	1.000	0.981	0.848	0.884	0.882	0.869	0.882	0.883	0.972	0.893	0.870	0.891	0.945
S2	0.981	1.000	0.855	0.890	0.886	0.859	0.867	0.870	0.967	0.907	0.887	0.894	0.944
S3	0.848	0.855	1.000	0.798	0.791	0.741	0.761	0.769	0.838	0.896	0.906	0.789	0.864
S4	0.884	0.890	0.798	1.000	1.000	0.968	0.966	0.969	0.924	0.923	0.859	0.961	0.981
S5	0.882	0.886	0.791	1.000	1.000	0.971	0.968	0.971	0.922	0.917	0.852	0.962	0.980
S6	0.869	0.859	0.741	0.968	0.971	1.000	0.996	0.996	0.900	0.874	0.800	0.936	0.965
S7	0.882	0.867	0.761	0.966	0.968	0.996	1.000	0.999	0.905	0.882	0.811	0.938	0.970
S8	0.883	0.870	0.769	0.969	0.971	0.996	0.999	1.000	0.910	0.886	0.818	0.943	0.973
S9	0.972	0.967	0.838	0.924	0.922	0.900	0.905	0.910	1.000	0.890	0.880	0.931	0.964
S10	0.893	0.907	0.896	0.923	0.917	0.874	0.882	0.886	0.890	1.000	0.923	0.874	0.946
S11	0.870	0.887	0.906	0.859	0.852	0.800	0.811	0.818	0.880	0.923	1.000	0.903	0.910
S12	0.891	0.894	0.789	0.961	0.962	0.936	0.938	0.943	0.931	0.874	0.903	1.000	0.968
对照特征图谱	0.945	0.944	0.864	0.981	0.980	0.965	0.970	0.973	0.964	0.946	0.910	0.968	1.000

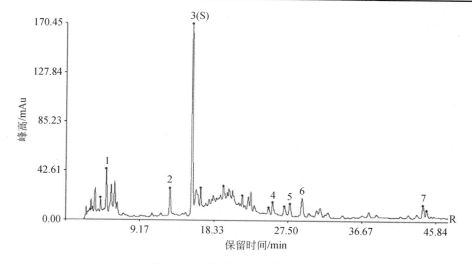

图 6-4-3　对照特征图谱及共有峰

表 6-4-4　各共有峰峰面积

编号	保留时间/min	S1	S2	S3	S4	S5	S6	S7	S8	S9	S10	S11	S12
1	5.015	564.695	573.931	602.026	178.584	150.618	181.385	247.623	257.226	237.131	508.551	299.16	159.579
2	12.895	238.354	324.891	704.964	223.647	215.138	267.511	225.058	291.805	346.149	324.072	321.966	217.117
3	15.607	1485.187	1490.469	1280.778	2276.122	2261.356	2422.334	2243.432	2638.609	1600.904	1225.95	978.359	2297.375
4	25.605	110.064	199.003	328.847	156.187	143.284	93.798	84.8	97.896	133.616	165.349	178.871	149.56
5	27.728	173.492	168.916	178.122	186.447	181.309	162.492	156.576	194.112	216.274	173.454	161.044	188.136
6	29.253	297.315	334.381	456.59	407.314	386.533	39.432	26.864	80.465	377.566	378.615	348.107	400.863
7	44.215	106.389	172.87	227.083	272.905	256.818	59.411	63.634	88.354	134.719	160.886	137.968	273.383

表 6-4-5　相对保留时间与相对峰面积

峰编号	保留时间/min	相对保留时间	峰面积/mAu×s	相对峰面积
1	5.015	0.321	330.042	0.178
2	12.895	0.826	308.389	0.167
3	15.607	1.000	1850.073	1.000

续表

峰编号	保留时间/min	相对保留时间	峰面积/mAu×s	相对峰面积
4	25.605	1.641	153.439	0.083
5	27.728	1.777	178.364	0.096
6	29.253	1.874	294.504	0.159
7	44.215	2.833	162.868	0.088

（研究人员：代云桃）

6.5　佛　手

6.5.1　佛手标准汤剂质量标准

本品为芸香科植物佛手 *Citrus medica* L. var. *sarcodactylis* Swingle 的干燥果实，经炮制、加工制成的标准汤剂。

【制法】取佛手饮片 100g，加 7 倍量水浸泡 30min，回流 30min，趁热过滤；药渣再加 6 倍量水，回流 20min，趁热过滤。合并 2 次滤液，减压浓缩至 500mL，即得。

【性状】本品为棕色悬浊液，静置后会产生沉淀。

【检查】pH 值：应为 4.1～4.5。

　　　　总固体：应为 0.57～0.71g。

　　　　其他：应符合口服混悬剂项下有关的各项规定。

【特征图谱】按照高效液相色谱法测定。

色谱条件与系统适用性试验：以十八烷基硅烷键合硅胶为填充剂（柱长为 250mm，内径为 4.6mm，粒径为 5μm）；以乙腈为流动相 A，以 0.1%磷酸水溶液为流动相 B，按表 6-5-1 中的规定进行梯度洗脱；流速为 1mL/min；柱温为 40℃；检测波长为 284nm。理论塔板数按橙皮苷峰计算应不低于 5000。

表 6-5-1　洗脱条件

时间/min	流动相 A/%	流动相 B/%
0～35	8→27	92→73
35～45	27→35	73→65
45～50	35→65	65→35
50～55	65→85	35→15

参照物溶液的制备：取橙皮苷对照品适量，精密称定，加甲醇制成每毫升含 20μg 的溶液，即得。

供试品溶液的制备：取本品摇匀，精密量取 1mL，置 5mL 离心管中，精密加入 25%乙醇 2mL，超声处理 20min，冷却，摇匀，0.45μm 滤膜滤过，取续滤液，即得。

测定法：分别精密吸取参照物溶液 10μL、供试品溶液 10μL，注入液相色谱仪，测定，记录 60min 色谱图，即得。

供试品特征图谱中呈现 11 个特征峰（图 6-5-1），其中 1 个峰与对应的参照物峰保留时间相同；与峰 7 相应的峰为 S 峰，计算特征峰峰 1～峰 6、峰 8～峰 11 的相对保留时间，其相对保留时间应在规定值的±5%之内。规定值为：0.22（峰 1）、0.36（峰 2）、0.41（峰 3）、0.49（峰 4）、0.65（峰 5）、0.73（峰 6）、1.00（峰 7）、1.02（峰 8）、1.15（峰 9）、1.21（峰 10）、1.56（峰 11）。

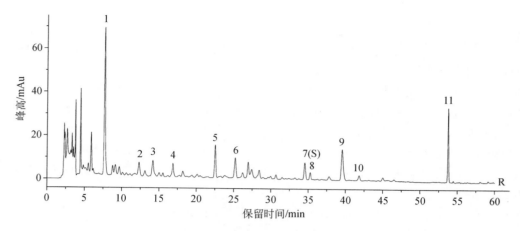

图 6-5-1 对照特征图谱及共有峰

峰 7：橙皮苷（hesperidin，$C_{28}H_{34}O_{15}$）

【含量测定】橙皮苷：按照高效液相色谱法测定。

色谱条件与系统适用性试验：同【特征图谱】项下。

对照品溶液的制备：取橙皮苷对照品适量，精密称定，加甲醇制成每毫升含 20μg 的溶液，即得。

供试品溶液的制备：同【特征图谱】项下。

测定法：分别精密吸取对照品溶液 10μL、供试品溶液 10μL，注入液相色谱仪，测定，记录色谱图，即得。

本品每毫升含佛手以橙皮苷（$C_{28}H_{34}O_{15}$）计应不低于 0.013mg。

【转移率】橙皮苷转移率为 10.6%～33.9%。

【规格】0.2g/mL（以饮片计）。

【贮藏】冷冻保存，用时复融。

6.5.2 佛手标准汤剂质量标准起草说明

1.仪器与材料

岛津 LC-20AT 型高效液相色谱仪（日本岛津公司，DGC-20 A 型在线脱气系统，SIL-20 A 型自动进样系统，CTO-20 A 型柱温箱，SPD-M20 A 型二极管阵列检测器），BS224S-型 1/10 万电子分析天平（德国赛多利斯公司），KQ-250DB 型超声波清洗器（昆山市超声仪器有限公司），Sartorius BS 210 S 型电子天平，Sartorius PB-10 型 pH 计。

橙皮苷对照品（纯度≥98%，批号 BCY-00163，购自江西佰草源生物科技有限公司），甲醇、乙腈为色谱纯（美国 Fisher 公司），水为高纯水，其他试剂为分析纯。

2.样品采集

样品共 15 份（编号 FS-01～FS-15），采自主产区、道地产区及 GACP 基地，四川、广西、广东等地和安国药材市场，包括符合 2015 年版《中国药典》要求的不同商品规格等级。

3.物种鉴别

经鉴定，所研究样品均为芸香科植物佛手 *Citrus medica* L. var. *sarcodactylis* Swingle。

4.定量测定

1）标准汤剂的制备

取佛手饮片 100g，加 7 倍量水浸泡 30min，回流 30min，趁热过滤；药渣再加 6 倍量水，回流 20min，趁热过滤。合并 2 次滤液，减压浓缩至 500mL，即得佛手标准汤剂。

2）色谱条件

饮片色谱条件：色谱柱，Diamonsil-C18 色谱柱（250mm×4.6mm，5μm）；以甲醇-3%冰醋酸水溶液（34：66）为流动相；柱温为 40℃；流速为 1mL/min；检测波长为 284nm。理论塔板数按橙皮苷峰计算不低于 5000。

标准汤剂色谱条件：色谱柱，Diamonsil-C18 色谱柱（250mm×4.6mm，5μm）；以乙腈为流动相A，以 0.1%磷酸水溶液为流动相 B；梯度洗脱条件：0～35min、8%～27%A，35～45min、27%～35%A，45～50min、35%～65%A，50～55min、65%～85%A；柱温为 40℃，流速为 1mL/min；检测波长为 284nm。理论塔板数按橙皮苷峰计算不低于 5000，见图 6-5-2。

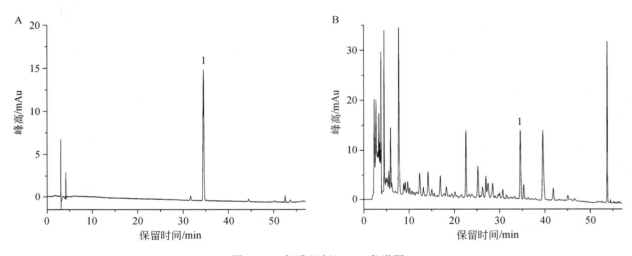

图 6-5-2　标准汤剂 HPLC 色谱图

A：橙皮苷（hesperidin，$C_{28}H_{34}O_{15}$）；B：标准汤剂

3）对照品溶液的制备

取经五氧化二磷减压干燥器中干燥 36h 的橙皮苷对照品适量，精密称定，加甲醇制成每毫升含 14.84μg 的溶液，即得。

4）供试品溶液制备

（1）饮片供试品溶液制备

取佛手饮片粉末（过五号筛）约 0.5g，精密称定，置具塞锥形瓶中，精密加入甲醇 25mL，称定重量，加热回流 1h，放冷，再称定重量，用甲醇补足减失的重量，摇匀，0.45μm 滤膜滤过，取续滤液，即得。

（2）标准汤剂供试品溶液制备

取佛手标准汤剂（FS-01～FS-15）摇匀，精密量取 1mL，置 5mL 离心管中，精密加入 25%乙醇 2mL，超声处理 20min，冷却，摇匀，0.45μm 滤膜滤过，取续滤液，即得标准汤剂供试品溶液。

5）方法学验证

以橙皮苷峰面积积分值为纵坐标（Y）、以对照品进样量（μg）为横坐标（X）绘制标准曲线，$Y=1473689X-4667$，$R^2=0.9999$，表明线性关系良好。精密度考察合格，RSD 为 0.3%。佛手标准汤剂供试品制备后 24h 内稳定性良好，RSD 为 0.4%。重复性良好，平行 6 份供试品溶液的 RSD 为 0.7%；平均加样回收率为 102.8%，RSD 为 2.0%。

6）测定法

（1）含量测定

分别精密吸取对照品溶液 10μL、饮片供试品溶液 10μL、标准汤剂供试品溶液 10μL，注入高效液相色谱仪，按照 4 项下"色谱条件"测定含量。

（2）pH 值测定

取标准汤剂，用 pH 计测定 pH 值。

（3）总固体测定

参照编写说明【总固体】项下测定方法操作。

（4）橙皮苷转移率测定

参照编写说明【转移率】项下公式计算。

7）结果

（1）饮片中橙皮苷含量

橙皮苷含量测定结果见表 6-5-2，按干燥品计，所收集样品均满足 2015 年版《中国药典》中橙皮苷（$C_{28}H_{34}O_{15}$）不少于 0.03% 的限量要求。

表 6-5-2　饮片中橙皮苷含量测定

编号	橙皮苷含量/%	RSD/%	含水率/%	RSD/%	干燥品中橙皮苷含量/%
FS-01	0.0335	2.8	10.2	1.2	0.0373
FS-02	0.0381	1.9	9.4	1.6	0.0420
FS-03	0.0304	3.4	10.2	1.2	0.0338
FS-04	0.0520	1.2	11.0	0.1	0.0584
FS-05	0.0339	1.4	9.8	2.6	0.0376
FS-06	0.0368	0.1	9.0	2.0	0.0405
FS-07	0.0395	1.2	9.9	1.7	0.0439
FS-08	0.0302	0.3	10.7	0.2	0.0339
FS-09	0.1426	1.1	11.1	0.6	0.1605
FS-10	0.0269	1.4	11.5	1.6	0.0304
FS-11	0.0295	2.3	10.7	2.2	0.0330
FS-12	0.1371	2.4	14.2	0.4	0.1598
FS-13	0.0306	2.8	14.8	0.9	0.0358
FS-14	0.0648	1.2	13.5	0.7	0.0750
FS-15	0.0783	0.3	13.6	1.6	0.0907

（2）标准汤剂中橙皮苷含量（表 6-5-3）

表 6-5-3　标准汤剂中橙皮苷含量测定

编号	标准汤剂中橙皮苷含量/（mg/mL）	RSD/%
FS-01	0.0143	1.0
FS-02	0.0119	0.0
FS-03	0.0133	0.2
FS-04	0.0309	0.1
FS-05	0.0154	0.6

续表

编号	标准汤剂中橙皮苷含量/（mg/mL）	RSD%
FS-06	0.0145	1.8
FS-07	0.0166	0.7
FS-08	0.0139	0.6
FS-09	0.0453	0.1
FS-10	0.0174	0.4
FS-11	0.0181	1.2
FS-12	0.0427	0.3
FS-13	0.0079	0.7
FS-14	0.0325	0.8
FS-15	0.0412	0.7

（3）pH 值及总固体（表 6-5-4）

表 6-5-4　pH 值及总固体

编号	pH 值	总固体/g	RSD/%
FS-01	4.4	0.68	0.6
FS-02	4.4	0.71	0.6
FS-03	4.4	0.67	0.3
FS-04	4.4	0.63	0.2
FS-05	4.3	0.66	0.1
FS-06	4.3	0.57	0.4
FS-07	4.4	0.64	0.1
FS-08	4.4	0.58	0.3
FS-09	4.1	0.64	0.5
FS-10	4.3	0.62	0.2
FS-11	4.3	0.63	0.2
FS-12	4.3	0.65	0.4
FS-13	4.5	0.68	1.1
FS-14	4.5	0.63	0.2
FS-15	4.5	0.62	1.1

（4）橙皮苷转移率（表 6-5-5）

表 6-5-5　橙皮苷转移率计算结果

编号	标准汤剂中橙皮苷含量/mg	饮片中橙皮苷含量/mg	转移率/%	$(\overline{X} \pm S)$/%
FS-01	7.2	33	21.7	
FS-02	6.0	38	15.7	
FS-03	6.7	30	22.2	
FS-04	15.5	52	29.7	
FS-05	7.7	34	22.6	22.3±5.9
FS-06	7.3	37	19.6	
FS-07	8.3	40	20.8	
FS-08	7.0	30	23.2	

编号	标准汤剂中橙皮苷含量/mg	饮片中橙皮苷含量/mg	转移率/%	$(\overline{X} \pm S)/\%$
FS-9	22.7	143	15.8	
FS-10	8.7	27	32.2	
FS-11	9.1	29	31.2	
FS-12	21.4	137	15.6	22.3±5.9
FS-13	3.95	31	12.7	
FS-14	16.3	65	25.0	
FS-15	20.6	78	26.4	

5.标准汤剂特征图谱研究

1）色谱条件

同 4 项下"色谱条件"。

2）参照物溶液制备

取橙皮苷对照品适量，精密称定，加甲醇制成每毫升含 20μg 的溶液，即得。

3）标准汤剂供试品溶液制备

同 4 项下"标准汤剂供试品溶液制备"。

4）方法学验证

方法学考察合格（具体内容略）。

5）特征图谱的建立及共有峰的标定

按照 4 项下"色谱条件"，分别精密吸取 15 批佛手标准汤剂供试品溶液 10μL，注入高效液相色谱仪，记录色谱峰信息，特征图谱见图 6-5-3，相似度结果见表 6-5-6，生成的对照特征图谱见图 6-5-4，共有峰 11 个，指认 1 个。各共有峰峰面积见表 6-5-7，以峰 7 为参照峰，计算其他峰的相对保留时间和相对峰面积（表 6-5-8）。

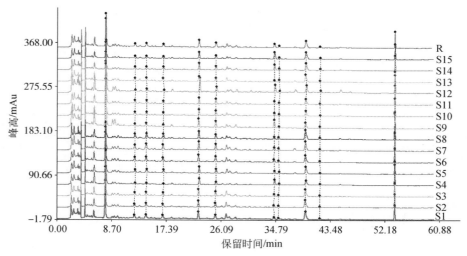

图 6-5-3　佛手标准汤剂特征图谱

表 6-5-6　相似度计算结果

编号	S1	S2	S3	S4	S5	S6	S7	S8	S9	S10	S11	S12	S13	S14	S15	对照特征图谱
S1	1.000	0.996	0.993	0.943	0.999	0.991	0.990	0.949	0.851	0.963	0.954	0.939	0.996	0.983	0.961	0.995
S2	0.996	1.000	0.999	0.961	0.996	0.997	0.977	0.921	0.893	0.981	0.975	0.961	0.988	0.970	0.945	0.998

续表

编号	S1	S2	S3	S4	S5	S6	S7	S8	S9	S10	S11	S12	S13	S14	S15	对照特征图谱
S3	0.993	0.999	1.000	0.965	0.994	0.998	0.972	0.909	0.907	0.986	0.981	0.968	0.983	0.964	0.940	0.998
S4	0.943	0.961	0.965	1.000	0.947	0.958	0.902	0.849	0.944	0.988	0.988	0.982	0.913	0.927	0.921	0.970
S5	0.999	0.996	0.994	0.947	1.000	0.995	0.990	0.941	0.862	0.969	0.960	0.946	0.994	0.982	0.960	0.996
S6	0.991	0.997	0.998	0.958	0.995	1.000	0.977	0.910	0.900	0.985	0.979	0.963	0.982	0.964	0.936	0.996
S7	0.990	0.977	0.972	0.902	0.990	0.977	1.000	0.968	0.788	0.931	0.919	0.899	0.992	0.981	0.956	0.978
S8	0.949	0.921	0.909	0.849	0.941	0.910	0.968	1.000	0.666	0.860	0.843	0.810	0.952	0.959	0.948	0.928
S9	0.851	0.893	0.907	0.944	0.862	0.900	0.788	0.666	1.000	0.951	0.961	0.961	0.820	0.798	0.776	0.892
S10	0.963	0.981	0.986	0.988	0.969	0.985	0.931	0.860	0.951	1.000	0.999	0.982	0.942	0.930	0.909	0.984
S11	0.954	0.975	0.981	0.988	0.960	0.979	0.919	0.843	0.961	0.999	1.000	0.983	0.932	0.918	0.896	0.978
S12	0.939	0.961	0.968	0.982	0.946	0.963	0.899	0.810	0.961	0.982	0.983	1.000	0.912	0.916	0.902	0.963
S13	0.996	0.988	0.983	0.913	0.994	0.982	0.992	0.952	0.820	0.942	0.932	0.912	1.000	0.977	0.950	0.984
S14	0.983	0.970	0.964	0.927	0.982	0.964	0.981	0.959	0.798	0.930	0.918	0.916	0.977	1.000	0.994	0.976
S15	0.961	0.945	0.940	0.921	0.960	0.936	0.956	0.948	0.776	0.909	0.896	0.902	0.950	0.994	1.000	0.956
对照特征图谱	0.995	0.998	0.998	0.970	0.996	0.996	0.978	0.928	0.892	0.984	0.978	0.963	0.984	0.976	0.956	1.000

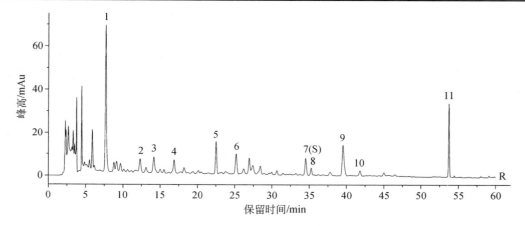

图 6-5-4　对照特征图谱及共有峰

峰 7：橙皮苷（hesperidin，$C_{28}H_{34}O_{15}$）

表 6-5-7　各共有峰峰面积

编号	保留时间/min	S1	S2	S3	S4	S5	S6	S7	S8	S9	S10	S11	S12	S13	S14	S15
1	7.72	547653	598130	652728	789549	506475	650523	534099	403025	2331063	825196	956618	1143362	408847	429460	394976
2	12.36	114032	105461	109837	56244	108191	131919	150303	147470	86538	118798	125464	66950	99152	100157	77541
3	14.19	129465	118382	124994	49057	134115	145702	207472	168852	94436	107455	115035	102023	117944	104445	79261
4	16.90	112224	97170	103401	33464	99076	120585	154926	139041	69531	88593	93930	65542	99533	89337	63573
5	22.55	172807	156272	165763	150329	154159	168223	204557	188374	200354	146046	157173	349379	124854	169411	159170
6	25.23	131753	128915	139637	88634	127173	170358	186607	133541	189887	146611	153630	165122	105995	117661	97471
7	34.55	69611	57996	65386	151871	76017	70299	81371	68256	222459	85817	89557	210431	38828	160416	201763
8	35.28	36166	34543	34148	35415	43838	38034	51757	43457	37598	42281	42318	37139	44865	41165	36492
9	39.55	303776	274703	273386	180886	254924	250826	329430	362843	182989	196086	203973	243472	267797	276261	267461
10	41.83	31226	28717	29238	31270	31043	33449	45165	53440	47334	24090	24883	59199	36240	40573	39109
11	53.74	254038	232575	235025	348355	219851	238274	300336	434164	276756	301323	327268	297497	182099	253826	265862

表 6-5-8　相对保留时间与相对峰面积

峰编号	保留时间/min	相对保留时间	峰面积/μAu×s	相对峰面积
1	7.719	0.223	744780	6.770
2	12.355	0.358	106537	0.968
3	14.193	0.411	119909	1.090
4	16.904	0.489	95328	0.867
5	22.550	0.653	177791	1.616
6	25.233	0.730	138866	1.262
7	34.548	1.000	110005	1.000
8	35.276	1.021	39948	0.363
9	39.553	1.145	257921	2.345
10	41.832	1.211	36999	0.336
11	53.735	1.555	277817	2.525

（研究人员：章　军）

6.6　覆　盆　子

6.6.1　覆盆子标准汤剂质量标准

本品为蔷薇科植物华东覆盆子 *Rubus chingii* Hu.的干燥果实，经加工制成的标准汤剂。

【制法】取覆盆子饮片 100g，加 7 倍量水浸泡 30min，回流 30min，趁热过滤；滤渣再加 6 倍量水回流 20min，趁热滤过。合并 2 次滤液，减压浓缩至 500mL，即得。

【性状】本品为褐色悬浊液，静置后会产生沉淀。

【检查】pH 值：应为 4.3～4.7。

总固体：应为 0.24～0.39g。

其他：应符合口服混悬剂项下各有关规定。

【特征图谱】按照高效液相色谱法测定。

色谱条件与系统适用性试验：色谱柱，Welch XB-C18 色谱柱（250mm×4.6mm，5μm）；以乙腈为流动相 A，以 0.1%磷酸溶液为流动相 B，按表 6-6-1 中的规定进行梯度洗脱；柱温为 25℃；流速为 1.0mL/min；检测波长为 344nm。理论塔板数分别按鞣花酸峰和山柰酚-3-*O*-芸香糖苷峰计算均应不低于 3000。

表 6-6-1　洗脱条件

时间/min	流动相 A/%	流动相 B/%
0～10	5→10	95→10
10～30	10→16	90→84
30～50	16	84
50～60	16→25	84→75
60～70	25→35	75→65
70～75	35→50	65→50
75～80	50	50

参照物溶液的制备：取鞣花酸、山柰酚-3-*O*-芸香糖苷对照品适量，精密称定，加甲醇制成每毫升

含鞣花酸 5µg、山奈酚-3-O-芸香糖苷 80µg 的混合溶液，即得。

供试品溶液的制备：本品摇匀，精密量取 0.25mL，置 10mL 量瓶中，加甲醇至刻度，超声 5min，12 000r/min 离心 5min，放冷，取上清液，0.22µm 滤膜滤过，取续滤液，即得。

测定法：分别精密吸取对照品溶液与供试品溶液各 10µL，注入液相色谱仪，测定，即得。

供试品特征图谱中呈现 7 个特征峰（图 6-6-1），其中 2 个峰与对应的参照物峰保留时间相同；与鞣花酸参照物峰相应的峰为 S 峰，计算特征峰峰 1～峰 3、峰 5～峰 7 的相对保留时间，其相对保留时间应在规定值的 ±5% 之内。规定值为：0.18（峰 1）、0.36（峰 2）、0.54（峰 3）、1.00（峰 4）、1.31（峰 5）、1.35（峰 6）、1.58（峰 7）。

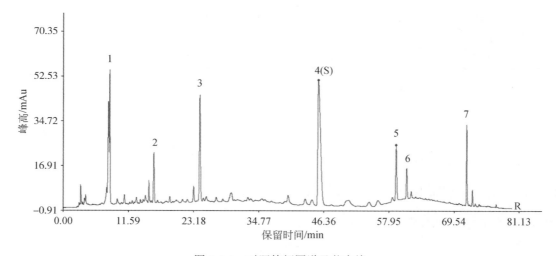

图 6-6-1　对照特征图谱及共有峰

峰 4：鞣花酸（ellagic acid，$C_{14}H_6O_8$）；峰 5：山奈酚-3-O-芸香糖苷（kaempferol-3-O-rutinoside，$C_{27}H_{30}O_{15}$）

【含量测定】按照高效液相色谱法测定（2015 年版《中国药典》）。

色谱条件与系统适用性试验：色谱柱，Welch XB-C18 色谱柱（250mm×4.6mm，5µm）；流动相：乙腈（A）-0.2%磷酸溶液（B）（15：85）；柱温：25℃；流速：1.0mL/min；检测波长：254nm（鞣花酸），理论塔板数按鞣花酸峰计算应不低于 3000；检测波长：344nm（山奈酚-3-O-芸香糖苷），理论塔板数按山奈酚-3-O-芸香糖苷峰计算应不低于 3000。

对照品溶液的制备：同【特征图谱】项下。

供试品溶液的制备：同【特征图谱】项下。

本品每毫升含覆盆子以鞣花酸（$C_{14}H_6O_8$）计应不低于 0.4mg，每毫升含覆盆子以山奈酚-3-O-芸香糖苷（$C_{27}H_{30}O_{15}$）计应不低于 0.06mg。

【转移率】鞣花酸转移率为 44.0%～70.5%，山奈酚-3-O-芸香糖苷转移率为 70.8%～119.1%。

【规格】0.2g/mL（以饮片计）。

【贮藏】冷冻保存，用时复融。

6.6.2　覆盆子标准汤剂质量标准草案起草说明

1.仪器与材料

Agilent 1200 高效液相色谱仪（HP 真空脱气泵，HP 四元泵，HP 自动进样，HP 柱温箱，HPLC-DAD 检测器），Mettler Toledo-XS105 型电子分析天平[瑞士梅特勒-托利多仪器（中国）有限公司]，KQ5200DE 型超声波清洗器（昆山市超声仪器有限公司），JA2003 型电子天平（上海舜宇恒平科学仪器有限公司），

TG16-WS 型台式高速离心机（湖南湘仪），FE20 型实验室 pH 计（Mettler-Toledo）。

鞣花酸（含量以 89.3%计，批号 111959-201602，购自中国食品药品检定研究院），山柰酚-3-O-芸香糖苷（含量以 90.8%计，批号 112007-201602，购自中国食品药品检定研究院）；甲醇、乙腈为色谱纯（美国 Fisher 公司），其他试剂为分析纯。

2.样品采集

样品共 12 份（编号 FPZ-01～FPZ-12），采自主产区、道地产区，以及 GAP 基地安徽亳州、浙江、河南、湖南、山东等地和安国药材市场，包括符合 2015 年版《中国药典》要求的不同商品规格等级。

3.物种鉴别

经鉴定，所研究样品均为蔷薇科植物华东覆盆子 *Rubus chingii* Hu.。

4.定量测定

1）色谱条件

色谱柱：Welch XB-C18 色谱柱（250mm×4.6mm，5μm）；流动相：乙腈（A）-0.2%磷酸溶液（B）（15：85）；柱温：25℃；流速：1.0mL/min；检测波长：254nm（鞣花酸），理论塔板数按鞣花酸峰计算应不低于 3000；检测波长：344nm（山柰酚-3-O-芸香糖苷），理论塔板数按山柰酚-3-O-芸香糖苷峰计算应不低于 3000。

2）对照品溶液制备

取经五氧化二磷减压干燥器中干燥 36h 的鞣花酸对照品适量，精密称定，加 70%甲醇制成每毫升含 0.42mg 的溶液，即得。

取经五氧化二磷减压干燥器中干燥 36h 的山柰酚-3-O-芸香糖苷对照品适量，精密称定，加甲醇制成每毫升含 80μg 的溶液，即得。

3）供试品溶液制备

（1）饮片供试品溶液制备（2015 年版《中国药典》）

取覆盆子饮片粉末（过四号筛）约 0.5g，精密称定，置具塞锥形瓶中，精密加入 70%甲醇 50mL，称定重量，加热回流 1h，放冷，再称定重量，用 70%甲醇补足减失的重量，摇匀，滤过，精密量取续滤液 1mL，置 5mL 量瓶中，加 70%甲醇至刻度，摇匀，0.45μm 滤膜滤过，取续滤液，即得鞣花酸含量测定供试品溶液。

取覆盆子饮片粉末（过四号筛）约 1.0g，精密称定，置具塞锥形瓶中，精密加入 70%甲醇 50mL，称定重量，加热回流 1h，放冷，再称定重量，用 70%甲醇补足减失的重量，摇匀，滤过，精密量取续滤液 25mL，蒸干，残渣加水 20mL 使溶解；用石油醚振摇提取 3 次，每次 20mL，弃去石油醚液，再用水饱和正丁醇振摇提取 3 次，每次 20mL，合并正丁醇液；蒸干，残渣加适量甲醇溶解，转移至 5mL 量瓶中，加甲醇至刻度，摇匀，滤过，取续滤液，即得山柰酚-3-O-芸香糖苷含量测定供试品溶液。

（2）标准汤剂供试品溶液制备

称取覆盆子饮片 100g，置于 2000mL 圆底烧瓶中，加 700mL 水，充分润湿，放置浸泡 30min，加热煮沸后回流提取 30min，趁热过滤；滤渣再加入 600mL 水回流提取 20min，趁热滤过。合并 2 次滤液并浓缩至 500mL，即得。

精密吸取覆盆子标准汤剂（FPZ-01～FPZ-12）各 1mL，加 70%甲醇 1mL，超声 5min，12000r/min 离心 5min，取上清液，摇匀，0.45μm 滤膜过滤，取续滤液，即得标准汤剂供试品溶液。

4）方法学验证

以鞣花酸峰面积积分值为纵坐标（Y）、对照品进样量（μg）为横坐标（X），绘制标准曲线，

$Y=10997X-492.75$，$R^2=0.999$，表明线性关系良好。精密度考察合格，RSD 为 0.4%。覆盆子标准汤剂供试品制备后 24h 内稳定性良好，RSD 为 0.9%。重复性良好，平行 6 份供试品溶液的 RSD 为 1.8%；平均加样回收率为 99.8%，RSD 为 1.8%。

以山柰酚-3-O-芸香糖苷峰面积积分值为纵坐标（Y）、对照品进样量（μg）为横坐标（X），绘制标准曲线，$Y=2150.8X-16.709$，$R^2=0.998$，表明线性关系良好。精密度考察合格，RSD 为 0.4%。覆盆子标准汤剂供试品制备后 24h 内稳定性良好，RSD 为 0.7%。重复性良好，平行 6 份供试品溶液的 RSD 为 0.9%；平均加样回收率为 99.0%，RSD 为 1.4%。

5）测定法

（1）含量测定

分别精密吸取对照品溶液 10μL、饮片供试品溶液 10μL、标准汤剂供试品溶液 10μL，注入高效液相色谱仪，按照 4 项下"色谱条件"测定含量。

（2）pH 值测定

取标准汤剂，用 pH 计测定 pH 值。

（3）总固体测定

参照编写说明【总固体】项下测定方法操作。

（4）指标成分转移率测定

参照编写说明【转移率】项下测定方法操作。

6）结果

（1）饮片中鞣花酸和山柰酚-3-O-芸香糖苷含量（表 6-6-2）

表 6-6-2　饮片中鞣花酸和山柰酚-3-O-芸香糖苷含量

编号	鞣花酸含量/%	RSD/%	山柰酚-3-O-芸香糖苷含量/%	RSD/%
FPZ-01	0.20	0.76	0.032	1.94
FPZ-02	0.24	0.25	0.039	1.48
FPZ-03	0.20	0.48	0.030	1.29
FPZ-04	0.22	0.26	0.044	1.36
FPZ-05	0.20	0.47	0.037	0.11
FPZ-06	0.21	0.24	0.039	0.46
FPZ-07	0.20	0.12	0.041	0.20
FPZ-08	0.21	0.11	0.030	0.17
FPZ-09	0.22	0.25	0.030	1.85
FPZ-10	0.23	0.25	0.034	0.60
FPZ-11	0.22	0.21	0.036	0.76
FPZ-12	0.19	0.62	0.026	2.51

（2）标准汤剂中鞣花酸和山柰酚-3-O-芸香糖苷含量（表 6-6-3）

表 6-6-3　标准汤剂中鞣花酸和山柰酚-3-O-芸香糖苷含量测定

编号	鞣花酸含量/%	RSD/%	山柰酚-3-O-芸香糖苷含量/%	RSD/%
FPZ-01	0.12	0.31	0.039	1.08
FPZ-02	0.14	0.40	0.036	1.76
FPZ-03	0.10	0.20	0.030	1.85
FPZ-04	0.10	0.17	0.037	0.37

续表

编号	鞣花酸含量/%	RSD/%	山奈酚-3-O-芸香糖苷含量/%	RSD/%
FPZ-05	0.12	0.01	0.036	0.42
FPZ-06	0.13	0.30	0.035	1.25
FPZ-07	0.12	0.03	0.038	1.00
FPZ-08	0.14	0.02	0.025	1.42
FPZ-09	0.17	0.37	0.025	0.17
FPZ-10	0.15	0.03	0.029	1.87
FPZ-11	0.13	0.64	0.035	0.89
FPZ-12	0.12	0.07	0.029	0.12

（3）pH 值及总固体（表 6-6-4）

表 6-6-4　标准汤剂 pH 值及总固体

编号	pH 值	总固体/g	RSD/%
FPZ-01	4.6	0.32	0.4
FPZ-02	4.7	0.29	0.1
FPZ-03	4.5	0.31	0.3
FPZ-04	4.6	0.30	0.3
FPZ-05	4.5	0.29	0.9
FPZ-06	4.6	0.26	0.4
FPZ-07	4.4	0.32	0.7
FPZ-08	4.6	0.30	1.3
FPZ-09	4.6	0.37	0.4
FPZ-10	4.6	0.35	0.2
FPZ-11	4.5	0.40	0.8
FPZ-12	4.5	0.30	0.1

（4）鞣花酸的转移率（表 6-6-5）

表 6-6-5　鞣花酸转移率计算结果

编号	标准汤剂中鞣花酸含量/%	饮片中鞣花酸含量/%	转移率/%	$(\overline{X} \pm S)$/%
FPZ-01	0.12	0.20	61.17	
FPZ-02	0.14	0.24	59.97	
FPZ-03	0.10	0.20	50.05	
FPZ-04	0.10	0.22	43.97	
FPZ-05	0.12	0.20	61.48	
FPZ-06	0.13	0.21	58.81	
FPZ-07	0.12	0.20	59.61	60.77±8.37
FPZ-08	0.14	0.21	70.36	
FPZ-09	0.17	0.22	76.53	
FPZ-10	0.15	0.23	65.81	
FPZ-11	0.13	0.22	59.90	
FPZ-12	0.12	0.19	61.60	

（5）山奈酚-3-*O*-芸香糖苷的转移率（表 6-6-6）

表 6-6-6　山奈酚-3-*O*-芸香糖苷转移率计算结果

编号	标准汤剂中山奈酚-3-*O*-芸香糖苷含量/%	饮片中山奈酚-3-*O*-芸香糖苷含量/%	转移率/%	$(\overline{X} \pm S)$/%
FPZ-01	0.039	0.032	123.36	
FPZ-02	0.036	0.039	90.90	
FPZ-03	0.030	0.030	98.63	
FPZ-04	0.037	0.044	83.82	
FPZ-05	0.036	0.037	97.35	
FPZ-06	0.035	0.039	88.51	94.97±12.07
FPZ-07	0.038	0.041	91.89	
FPZ-08	0.025	0.030	83.82	
FPZ-09	0.025	0.030	85.70	
FPZ-10	0.029	0.034	87.30	
FPZ-11	0.035	0.036	95.61	
FPZ-12	0.029	0.026	112.74	

5.标准汤剂特征图谱研究

1）色谱条件

色谱柱：Welch XB-C18 色谱柱（250mm×4.6mm，5μm）；流动相：以乙腈为流动相 A，以 0.2% 磷酸溶液为流动相 B；梯度洗脱条件：0～10min、5%～10%A，10～30min、10%～16%A，30～50min、16%A，50～60min、16%～25%A，60～70min、25%～35%A，70～75min、35%～50%A，75～80min、50%A，柱温为 25℃；流速为 1.0mL/min；检测波长为 254nm；色谱图见图 6-6-2。理论塔板数按鞣花酸峰计算应不低于 3000。检测波长为 344nm（山奈酚-3-*O*-芸香糖苷），理论塔板数按山奈酚-3-*O*-芸香糖苷峰计算应不低于 3000。见图 6-6-3。

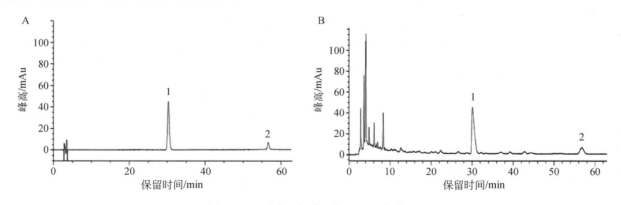

图 6-6-2　覆盆子标准汤剂 HPLC 色谱图

A：对照品；B：覆盆子标准汤剂；1：鞣花酸（ellagic acid，$C_{14}H_6O_8$）；2：山奈酚-3-*O*-芸香糖苷（kaempferol-3-*O*-rutinoside，$C_{27}H_{30}O_{15}$）

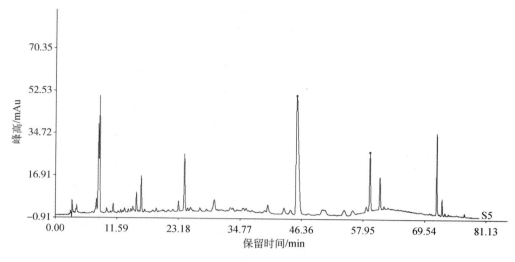

图 6-6-3 标准汤剂 HPLC 色谱图

2）参照物溶液制备

取鞣花酸、山柰酚-3-*O*-芸香糖苷对照品适量，精密称定，加甲醇制成每毫升含鞣花酸 5μg、山柰酚-3-*O*-芸香糖苷 80μg 的混合溶液，即得。

3）供试品溶液制备

同 4 项下"标准汤剂供试品溶液制备"。

4）方法学验证

精密度考察合格，RSD 为 0.1%。覆盆子标准汤剂供试品制备后 24h 内稳定性良好，RSD 为 0.7%。重复性良好，平行 6 份供试品溶液的 RSD 为 0.4%。

5）特征图谱的建立及共有峰的标定

按照 5 项下"色谱条件"，分别精密吸取 12 批覆盆子标准汤剂供试品溶液 10μL，注入高效液相色谱仪，记录色谱峰信息（图 6-6-4），生成的对照特征图谱见图 6-6-5，其中共有峰 7 个，指认 2 个峰，峰 4 为鞣花酸，峰 5 为山柰酚-3-*O*-芸香糖苷。相似度结果见表 6-6-7。各共有峰峰面积见表 6-6-8，以峰 4 为参照峰，计算其他峰的相对保留时间和相对峰面积（表 6-6-9）。

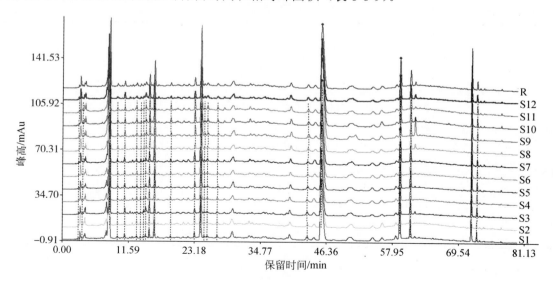

图 6-6-4 覆盆子标准汤剂特征图谱

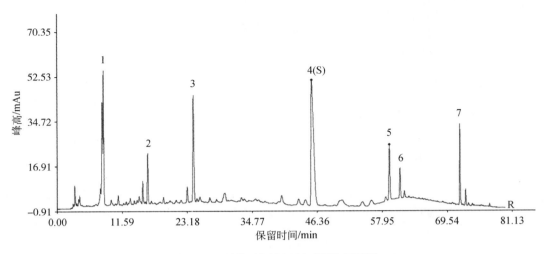

图 6-6-5　覆盆子标准汤剂对照特征图谱

表 6-6-7　相似度计算结果

编号	S1	S2	S3	S4	S5	S6	S7	S8	S9	S10	S11	S12	对照特征图谱
S1	1.000	0.951	0.930	0.899	0.985	0.978	0.975	0.977	0.972	0.959	0.951	0.981	0.982
S2	0.951	1.000	0.879	0.890	0.946	0.976	0.975	0.959	0.948	0.986	0.968	0.949	0.973
S3	0.930	0.879	1.000	0.973	0.942	0.936	0.894	0.911	0.883	0.869	0.840	0.913	0.924
S4	0.899	0.890	0.973	1.000	0.912	0.932	0.892	0.877	0.855	0.873	0.854	0.877	0.910
S5	0.985	0.946	0.942	0.912	1.000	0.989	0.980	0.991	0.978	0.960	0.947	0.993	0.992
S6	0.978	0.976	0.936	0.932	0.989	1.000	0.992	0.986	0.974	0.982	0.970	0.984	0.997
S7	0.975	0.975	0.894	0.892	0.980	0.992	1.000	0.983	0.980	0.989	0.988	0.984	0.994
S8	0.977	0.959	0.911	0.877	0.991	0.986	0.983	1.000	0.992	0.976	0.962	0.997	0.994
S9	0.972	0.948	0.883	0.855	0.978	0.974	0.980	0.992	1.000	0.976	0.972	0.990	0.985
S10	0.959	0.986	0.869	0.873	0.960	0.982	0.989	0.976	0.976	1.000	0.990	0.970	0.985
S11	0.951	0.968	0.840	0.854	0.947	0.970	0.988	0.962	0.972	0.990	1.000	0.960	0.974
S12	0.981	0.949	0.913	0.877	0.993	0.984	0.984	0.997	0.990	0.970	0.960	1.000	0.993
对照特征图谱	0.982	0.973	0.924	0.910	0.992	0.997	0.994	0.994	0.985	0.985	0.974	0.993	1.000

表 6-6-8　各共有峰峰面积

编号	保留时间/min	S1	S2	S3	S4	S5	S6	S7	S8	S9	S10	S11	S12
1	8.275	462.4	422.9	724.8	924.5	455.1	520.0	384.7	389.4	512.1	447.3	439.7	343.9
2	16.123	164.6	251.8	88.5	200.3	159.4	216.4	229.4	174.9	266.5	343.2	319.7	153.4
3	24.281	315.9	948.5	183.4	440.6	293.9	542.7	546.3	429.2	532.7	902.2	805.6	307.5
4	45.391	1525.1	1763.6	1279.9	1225.4	1613.4	1582.5	1443.6	1832.6	2190.5	1953.4	1636.6	1536.6
5	59.218	370.0	322.2	271.0	351.8	335.9	322.3	345.0	219.7	225.4	307.3	310.7	254.7
6	61.086	178.5	146.5	133.4	151.3	163.4	138.4	141.6	125.3	130.4	136.0	144.5	132.4
7	71.764	285.7	270.9	284.0	290.4	284.4	263.7	224.0	255.5	265.5	283.0	270.1	237.6

表 6-6-9　相对保留时间及相对峰面积

峰编号	保留时间/min	相对保留时间	峰面积/mAu×s	相对峰面积
1	8.275	0.182	502.2	0.308
2	16.123	0.355	214.0	0.131

续表

峰编号	保留时间/min	相对保留时间	峰面积/mAu×s	相对峰面积
3	24.281	0.535	520.7	0.319
4	45.391	1.000	1631.9	1.000
5	59.218	1.305	303.0	0.186
6	61.086	1.346	143.5	0.088
7	71.764	1.581	267.9	0.164

（研究人员：赵庆贺）

6.7　火　麻　仁

6.7.1　火麻仁标准汤剂质量标准

本品为桑科植物大麻 *Cannabis sativa* L.的干燥成熟果实，经炮制、加工制成的标准汤剂。

【制法】取火麻仁饮片 100g，捣碎，加 7 倍量水浸泡 30min，回流 30min，趁热过滤；药渣再加 6 倍量水，回流 20min，趁热过滤。合并 2 次滤液，减压浓缩至 500mL，即得。

【性状】本品为淡黄色混悬液，静置后会产生沉淀，溶液上层有一层浮油，且散发出淡酸味道。

【检查】pH 值：应为 6.1～6.4。

　　　　总固体：应为 0.12～0.47g。

　　　　其他：应符合口服混悬剂项下有关的各项规定。

【特征图谱】按照高效液相色谱法测定。

色谱条件与系统适用性试验：以十八烷基硅烷键合硅胶为填充剂（250mm，内径为 4.6mm，粒径为 5μm）；以乙腈为流动相 A，以 0.1%甲酸水溶液为流动相 B，按表 6-7-1 中的规定进行梯度洗脱；流速为 1.0mL/min；柱温为 30℃；检测波长为 220nm。

表 6-7-1　洗脱条件

时间/min	流动相 A/%	流动相 B/%
0～10	5	95

供试品溶液的制备：本品摇匀，精密量取 1.5mL，超声 5min，12 000r/min 离心 5min，放冷，取上清液，0.22μm 滤膜滤过，取续滤液，即得。

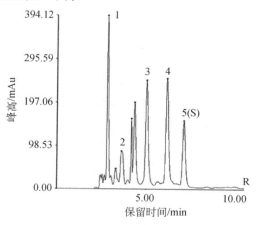

图 6-7-1　对照特征图谱及共有峰

峰 5 为参照峰

测定法：分别精密吸取供试品溶液 10μL，注入液相色谱仪，测定，记录 30min 色谱图，即得。

供试品特征图谱中呈现 8 个特征峰（图 6-7-1），峰 5 为 S 峰，计算特征峰峰 1～峰 4 相对保留时间，其相对保留时间应在规定值的 ±5% 之内。规定值为：0.05（峰 1）、0.516（峰 2）、0.706（峰 3）、0.87（峰 4）、1.00（峰 5）。

【规格】0.2g/mL（以饮片计）。

【贮藏】冷冻保存，用时复融。

6.7.2 火麻仁标准汤剂质量标准草案

1.仪器与材料

Agilent 1260 型高效液相色谱仪（美国安捷伦公司），Sartorius-CGLP-210S-型电子分析天平（德国赛多利斯天平有限公司），KQ-100E 型超声波清洗器（昆山市超声仪器有限公司），LD510-2 型电子天平（沈阳龙腾电子有限公司），H1650-W 型台式高速离心机（湖南湘仪）。

甲醇、乙腈为色谱纯（Fisher），水为高纯水，其他试剂为分析纯。

2.样品采集

样品共 12 份（编号 HMR-01～HMR-12），采自主产区，以及道地产区河北、黑龙江、浙江、广西等地，包括符合 2015 年版《中国药典》要求的不同商品规格等级。

3.物种鉴别

经鉴定，研究样品均为桑科植物大麻 *Cannabis sativa* L.的干燥成熟果实。

4.定量测定

1）标准汤剂供试品溶液制备

取火麻仁饮片 100g，捣碎，加 7 倍量水浸泡 30min，回流 30min，趁热过滤；药渣再加 6 倍量水，回流 20min，趁热过滤。合并 2 次滤液，减压浓缩至 500mL，即得。

（1）pH 值测定

取标准汤剂，用 pH 计测定 pH 值。

（2）总固体测定

参照编写说明【总固体】项下测定方法操作。

2）结果

pH 值及总固体（表 6-7-2）

表 6-7-2　pH 值及总固体

编号	pH 值	总固体/g	RSD/%
HMR-01	6.4	0.31	1.3
HMR-02	6.4	0.33	0.5
HMR-03	6.4	0.32	1.7
HMR-04	6.2	0.28	0.9
HMR-05	6.2	0.27	1.1
HMR-06	6.1	0.30	0.3
HMR-07	6.3	0.19	0.7
HMR-08	6.1	0.18	0.8

续表

编号	pH 值	总固体/g	RSD/%
HMR-09	6.1	0.17	0.4
HMR-10	6.4	0.47	1.8
HMR-11	6.3	0.40	0.9
HMR-12	6.2	0.30	0.5

5.标准汤剂特征图谱研究

1）色谱条件

色谱柱：YMC-TriartC18 色谱柱（250mm×4.6mm，5.0μm）；以乙腈为流动相 A，以 0.1%甲酸水溶液为流动相 B；梯度洗脱条件：0～10min，5%A；流速为 1.0mL/min；柱温为 30℃；检测波长为 220nm。

2）标准汤剂供试品溶液制备

取 4 项下"标准汤剂"，置于 2mL 离心管中，12 000r/min 离心 5min，取上清液，0.22μm 滤膜滤过，取续滤液，即得。

3）方法学验证

方法学考察合格（具体内容略）。

4）特征图谱的建立及共有峰的标定

按照色谱条件，分别精密吸取 12 批火麻仁标准汤剂供试品溶液 10μL，注入超高效液相色谱仪，记录色谱峰信息，特征图谱见图 6-7-2，相似度结果见表 6-7-3，生成的对照特征图谱见图 6-7-3，共有峰 5 个。各共有峰峰面积见表 6-7-4，以峰 5 为参照峰，计算其他峰的相对保留时间和相对峰面积（表 6-7-5）。

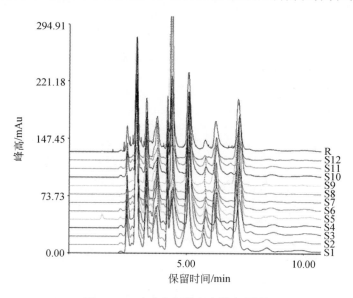

图 6-7-2　火麻仁标准汤剂特征图谱

表 6-7-3　相似度计算结果

编号	S1	S2	S3	S4	S5	S6	S7	S8	S9	S10	S11	S12	对照特征图谱
S1	1.000	0.971	0.972	0.830	0.957	0.958	0.948	0.922	0.952	0.963	0.969	0.931	0.974
S2	0.971	1.000	0.999	0.850	0.982	0.984	0.962	0.934	0.969	0.988	0.994	0.959	0.993
S3	0.972	0.999	1.000	0.860	0.983	0.985	0.968	0.938	0.974	0.991	0.995	0.962	0.996

续表

编号	S1	S2	S3	S4	S5	S6	S7	S8	S9	S10	S11	S12	对照特征图谱
S4	0.830	0.850	0.860	1.000	0.838	0.805	0.868	0.885	0.866	0.830	0.843	0.769	0.864
S5	0.957	0.982	0.983	0.838	1.000	0.993	0.966	0.958	0.957	0.979	0.986	0.964	0.990
S6	0.958	0.984	0.985	0.805	0.993	1.000	0.967	0.935	0.963	0.988	0.992	0.977	0.991
S7	0.948	0.962	0.968	0.868	0.966	0.967	1.000	0.952	0.994	0.976	0.973	0.961	0.982
S8	0.922	0.934	0.938	0.885	0.958	0.935	0.952	1.000	0.941	0.925	0.937	0.890	0.952
S9	0.952	0.969	0.974	0.866	0.957	0.963	0.994	0.941	1.000	0.980	0.976	0.959	0.983
S10	0.963	0.988	0.991	0.830	0.979	0.988	0.976	0.925	0.980	1.000	0.996	0.984	0.994
S11	0.969	0.994	0.995	0.843	0.986	0.992	0.973	0.937	0.976	0.996	1.000	0.970	0.996
S12	0.931	0.959	0.962	0.769	0.964	0.977	0.961	0.890	0.959	0.984	0.970	1.000	0.973
对照特征图谱	0.974	0.993	0.996	0.864	0.990	0.991	0.982	0.952	0.983	0.994	0.996	0.973	1.000

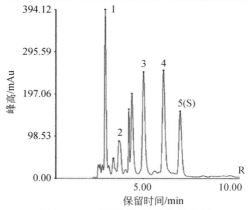

图 6-7-3　对照特征图谱及共有峰

表 6-7-4　各共有峰峰面积

编号	保留时间/min	S1	S2	S3	S4	S5	S6	S7	S8	S9	S10	S11	S12
1	2.837	2220.436	2235.533	2144.446	2269.368	1687.201	1528.497	756.288	828.335	873.094	1338.056	1263.175	1734.74
2	3.708	903.469	891.98	846.095	770.842	1463.10	1064.281	355.234	701.692	258.913	539.382	530.122	1179.881
3	5.086	2483.866	2446.438	2352.636	1771.796	2702.809	2652.911	1033.335	912.08	956.735	1681.411	1628.643	2970.001
4	6.247	2808.633	2789.809	2523.6	499.667	2419.381	2595.25	756.205	637.665	828.439	1708.966	1622.998	2987.657
5	7.222	1723.103	1735.253	1645.569	685.856	1792.701	1998.178	719.862	642.305	736.123	1404.06	1276.995	2414.596

表 6-7-5　相对保留时间与相对峰面积

峰编号	保留时间/min	相对保留时间	峰面积/mAu×s	相对峰面积
1	2.837	0.054	1573.3	1.125
2	3.708	0.513	792.1	0.567
3	5.086	0.704	1966.1	1.406
4	6.247	0.865	1848.2	1.322
5	7.222	1.000	1397.9	1.000

（研究人员：代云桃）

6.8　麦　　芽

6.8.1　生麦芽根标准汤剂质量标准

本品为禾本科植物大麦 *Hordeurn vulgare* L.的成熟果实，经炮制、加工制成的标准汤剂。

【制法】取生麦芽饮片 100g，置于 2000mL 圆底烧瓶中，加 7 倍量水，浸泡 30min，加热回流提取 30min，提取液趁热过滤；药渣再加 6 倍量水，继续提取 20min，提取液趁热滤过。合并两次滤液，浓缩至适量，定容至 500mL，即得。

【性状】本品为棕褐色混悬液，静置后会产生沉淀。

【检查】pH 值：应为 4.6～5.3。

　　　　总固体：应为 0.17～0.37g。

　　　　其他：应符合口服混悬剂项下有关的各项规定。

【特征图谱】按照高效液相色谱法测定。

色谱条件与系统适用性试验：以十八烷基硅烷键合硅胶为填充剂（柱长为 250mm，内径为 4.6mm，粒径为 5μm）；以甲醇为流动相 A，以 0.1%磷酸水溶液为流动相 B，按表 6-8-1 中的规定进行梯度洗脱；柱温为 30℃；流速为 1mL/min；检测波长为 316nm。

表 6-8-1　洗脱条件

时间/min	流动相 A/%	流动相 B/%
0～5	5	95
5～40	5→20	95→80
40～45	20→30	80→70

参照物溶液的制备：取阿魏酸对照品适量，精密称定，加甲醇制成每毫升含阿魏酸 1mg 的混合溶液，即得。

供试品溶液的制备：精密吸取生麦芽标准汤剂 1.5mL 置于离心管中，12 000r/min 离心 5min，取上清液，经 0.45μm 滤膜过滤，取续滤液，即得。

测定法：分别精密吸取对照品溶液和供试品溶液各 10μL，注入液相色谱仪，测定，记录色谱图，即得。

麦芽标准汤剂特征图谱共有峰 5 个（图 6-8-1），其中峰 5 为阿魏酸，为 S 峰。计算特征峰的相对保留时间，其相对保留时间应在规定值的 ±5% 之内。规定值为：0.18（峰 1）、0.53（峰 2）、0.68（峰 3）、0.90（峰 4）、1.00（峰 5）。

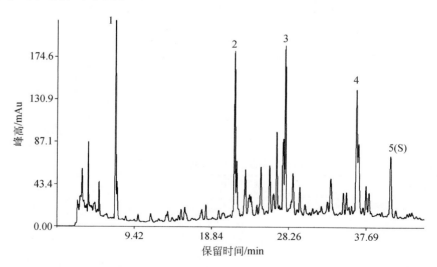

图 6-8-1　对照特征图谱及共有峰

峰 5：阿魏酸（ferulic acid，$C_{10}H_{10}O_4$）

【规格】0.2g/mL（以饮片计）。

【贮藏】冷冻保存，用时复融。

6.8.2　生麦芽标准汤剂质量标准起草说明

1.仪器与材料

安捷伦 1260 型高效液相色谱仪（美国安捷伦公司），Sartorius-BS-210S-型电子分析天平（德国赛多利斯天平有限公司），KQ-100E 型超声波清洗器（昆山市超声仪器有限公司），BSA124S 型电子分析天平（d=0.0001g），H1650-W 型台式高速离心机（湖南湘仪）。

阿魏酸（纯度：HPLC≥98%；批号 110773-20164，购于中国食品药品检定研究所），甲醇为色谱纯，水为娃哈哈纯净水，其他试剂为分析纯。

2.样品采集

样品共 12 份（编号 MY-01～MY-12），采自主产区、道地产区，以及 GACP 基地安徽、江西、河北等地，包括符合 2015 年版《中国药典》要求的不同商品规格等级。

3.物种鉴别

经鉴定，本品为禾本科植物大麦 *Hordeurn vulgare* L.的成熟果实经发芽干燥的炮制加工品。

4.定量测定

1）标准汤剂的制备

取麦芽饮片 100g，置于 2000mL 圆底烧瓶中，加 7 倍量水，浸泡 30min，加热回流提取 30min，提取液趁热过滤；药渣再加 6 倍量水，继续提取 20min，提取液滤过。合并滤液，浓缩至适量，定容至500mL，即得。

2）饮片供试品溶液制备

按照 2015 年版《中国药典》（一部），薤白项下含量测定方法制备。

3）测定法

（1）pH 值测定

取标准汤剂，用 pH 计测定 pH 值。

（2）总固体测定

参照编写说明【总固体】项下测定方法操作。

4）结果

pH 值及总固体（表 6-8-2）。

表 6-8-2　pH 值及总固体

编号	pH 值	总固体/g	RSD/%
MY-01	5.2	0.33	0.7
MY-02	4.8	0.26	0.8
MY-03	4.6	0.27	1.0
MY-04	5.2	0.29	0.7
MY-05	5.3	0.37	0.9
MY-06	5.0	0.31	0.9

续表

编号	pH 值	总固体/g	RSD/%
MY-07	4.9	0.30	1.0
MY-08	4.9	0.26	1.1
MY-09	5.1	0.17	1.3
MY-10	5.2	0.21	1.7
MY-11	5.0	0.23	0.7
MY-12	5.0	0.26	1.1

5.标准汤剂特征图谱研究

1）色谱条件

色谱柱：Thermo-C18 色谱柱（250mm×4.6mm，5μm）；以甲醇为流动相 A，以 0.1%磷酸水溶液为流动相 B；梯度洗脱条件：0～5min、5%A，5～40min、5%～20%A，40～45min、20%～30%A；柱温为 30℃；流速为 1mL/min；检测波长为 316nm（图 6-8-2）。

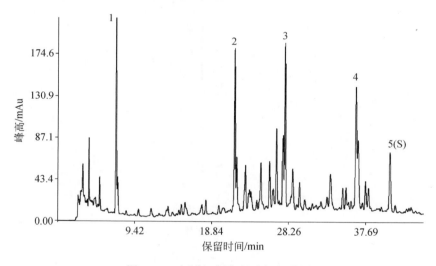

图 6-8-2　标准汤剂高效液相色谱图

2）标准汤剂供试品溶液制备

将生麦芽标准汤剂摇匀后，取约 1.5mL 置离心管中，12 000r/min 离心 5min，取上清液，经 0.45μm 滤膜过滤，取续滤液，即得。

3）参照物溶液制备

取阿魏酸对照品适量，精密称定，加甲醇制成每毫升含 1mg 的溶液，即得。

4）方法学验证

方法学考察合格（具体内容略）。

5）特征图谱的建立及共有峰的标定

按照 5 项下"色谱条件"，分别精密吸取 12 批生麦芽标准汤剂供试品溶液 10μL，注入高效液相色谱仪，记录色谱峰信息，特征图谱见图 6-8-3，生成的对照特征图谱见图 6-8-4，共有峰 5 个，指认 1 个。相似度结果见表 6-8-3，各共有峰峰面积见表 6-8-4，以峰 5 为参照峰，计算其他峰的相对保留时间和相对峰面积（表 6-8-5）。

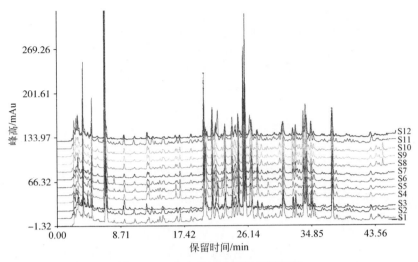

图 6-8-3　生麦芽标准汤剂特征图谱

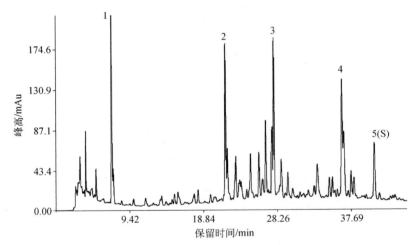

图 6-8-4　对照特征图谱及共有峰

峰 5：阿魏酸（ferulic acid，$C_{10}H_{10}O_4$）

表 6-8-3　生麦芽饮片标准汤剂特征图谱相似度计算结果

编号	S1	S2	S3	S4	S5	S6	S7	S8	S9	S10	S11	S12	对照特征图谱
S1	1.000	0.934	0.905	0.905	0.989	0.932	0.925	0.932	0.912	0.960	0.986	0.962	0.959
S2	0.934	1.000	0.913	0.975	0.922	0.965	0.973	0.932	0.933	0.967	0.944	0.930	0.911
S3	0.905	0.913	1.000	0.912	0.992	0.922	0.914	0.909	0.911	0.916	0.995	0.929	0.949
S4	0.905	0.975	0.912	1.000	0.981	0.929	0.902	0.933	0.909	0.925	0.921	0.954	0.94
S5	0.989	0.922	0.992	0.981	1.000	0.925	0.992	0.989	0.933	0.916	0.956	0.950	0.944
S6	0.932	0.965	0.922	0.929	0.925	1.000	0.981	0.954	0.910	0.971	0.906	0.935	0.981
S7	0.925	0.973	0.914	0.902	0.992	0.981	1.000	0.964	0.943	0.965	0.910	0.95	0.976
S8	0.932	0.932	0.909	0.933	0.989	0.954	0.964	1.000	0.978	0.955	0.921	0.976	0.978
S9	0.912	0.933	0.911	0.909	0.933	0.910	0.943	0.978	1.000	0.921	0.907	0.992	0.986
S10	0.960	0.967	0.916	0.925	0.916	0.971	0.965	0.955	0.921	1.000	0.954	0.956	0.985
S11	0.986	0.944	0.995	0.921	0.956	0.906	0.910	0.921	0.907	0.954	1.000	0.930	0.948
S12	0.962	0.93	0.929	0.954	0.950	0.935	0.950	0.976	0.956	0.992	0.930	1.000	0.930
对照特征图谱	0.959	0.911	0.949	0.940	0.944	0.981	0.976	0.978	0.986	0.985	0.948	0.930	1.000

表 6-8-4 各共有峰峰面积

编号	保留时间/min	S1	S2	S3	S5	S6	S7	S8	S9	S10	S11	S12
1	7.119	150.8	283.9	75.2	206.7	139.2	134.7	151	71.7	194.4	81.6	269.1
2	21.644	143.5	99.3	78.1	132.1	91.1	108.9	129.2	72.0	83.7	53.9	99.1
3	27.81	143.5	196.2	50.7	83.5	141.3	154.7	139.7	59.8	83.6	93.2	200.4
4	36.50	145.4	104.8	73.5	64.8	61.9	53.4	73.3	56.2	63.4	52.3	60.8
5	40.652	83.3	80.7	57.7	74.8	71.1	58.7	63.6	62.4	62.9	60.5	83.3

表 6-8-5 相对保留时间与相对峰面积

峰编号	保留时间/min	相对保留时间	峰面积/mAu×s	相对峰面积
1	7.119	0.175	150.8	1.810
2	21.644	0.532	143.5	1.723
3	27.810	0.684	143.5	1.723
4	36.500	0.898	145.4	1.745
5	40.652	1.000	83.3	1.000

（研究人员：孙 奕）

6.9 蜜炙紫苏子

6.9.1 蜜炙紫苏子标准汤剂质量标准

本品为唇形科植物紫苏 *Perilla frutescem* （L.）Britt.的干燥成熟果实，经炮制、加工制成的标准汤剂。

【制法】取蜜炙紫苏子饮片 100g，置于 2000mL 圆底烧瓶中，加 7 倍量水，浸泡 30min，冷凝回流提取 30min，提取液趁热过滤；药渣再加 6 倍量水继续提取 20min，提取液滤过。合并滤液，浓缩至适量，定容至 500mL，即得。

【检查】pH 值：应为 5.4～6.0。

总固体：应为 0.59～1.03g。

其他：应符合口服混悬剂项下有关的各项规定。

【特征图谱】按照高效液相色谱法测定。

色谱条件与系统适用性试验：以十八烷基硅烷键合硅胶为填充剂（柱长为 250mm，内径为 4.6mm，粒径为 5μm）；以甲醇为流动相 A，以 0.1%甲酸水为流动相 B，按表 6-9-1 中的规定进行梯度洗脱；柱温为 35℃；流速为 1mL/min；检测波长为 330nm。

表 6-9-1 洗脱条件

时间/min	流动相 A/%	流动相 B/%
0～5	5	95
5～45	5→65	95→35

参照物溶液的制备：取迷迭香酸对照品适量，精密称定，加甲醇制成每毫升含 80μg 的溶液，即得。

供试品溶液的制备：本品摇匀，精密吸取蜜炙紫苏子标准汤剂 1.5mL 置于离心管中，12 000r/min 离心 5min，取上清液，经 0.45μm 滤膜过滤，取续滤液，即得。

测定法：分别精密吸取对照品溶液 10μL、饮片供试品溶液 10μL、标准汤剂供试品溶液 10μL，注入高效液相色谱仪测定，记录色谱图，即得。

蜜炙紫苏子的特征图谱中呈现 2 个特征峰（图 6-9-1），其中 1 个峰与对应的参照物峰保留时间相同；与迷迭香酸参照物峰相应的峰为 S 峰，计算特征峰 2 相对保留时间，其相对保留时间应在规定值的±5%之内。规定值为：0.94（峰 1）、1.00（峰 2）。

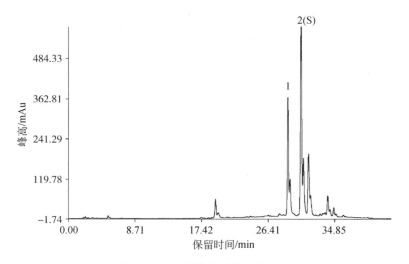

图 6-9-1　对照指纹图谱及共有峰

峰 2：迷迭香酸（rosmarinic acid，$C_{18}H_{16}O_8$）

【含量测定】迷迭香酸：按照高效液相色谱法测定。

色谱条件与系统适用性试验：同【特征图谱】项下。

对照品溶液的制备：取迷迭香酸对照品适量，精密称定，加甲醇制成每毫升含 80μg 的溶液，即得。

供试品溶液的制备：同【特征图谱】项下。

测定法：同【特征图谱】项下。

本品每毫升含蜜炙紫苏子以迷迭香酸（$C_{18}H_{16}O_8$）计应不低于 0.21mg。

【转移率】迷迭香酸移率为 31.9%～72.7%。

【规格】0.2g/mL（以饮片计）。

【贮藏】冷冻保存，用时复融。

6.9.2　蜜炙紫苏子标准汤剂质量标准起草说明

1.仪器与材料

安捷伦 1260 型高效液相色谱仪（美国安捷伦公司），Sartorius-BS-210S-型电子分析天平（德国赛多利斯天平有限公司），KQ-100E 型超声波清洗器（昆山市超声仪器有限公司），BSA124S 型电子分析天平（d=0.0001g），H1650-W 型台式高速离心机（湖南湘仪）。

迷迭香酸（纯度：HPLC≥98.5%；批号 11971-201505，购于中国食品药品检定研究所）。甲醇为色谱纯，水为娃哈哈纯净水，其他试剂为分析纯。

2.样品采集

样品共 13 份（编号 ZSZ-01～ZSZ-13），采自主产区，以及道地产区河南、河北、湖北，包括符合 2015 年版《中国药典》要求的不同商品规格等级。

3.物种鉴别

经鉴定，所研究样品均为唇形科植物紫苏 *Perilla frutescem*（L.）Britt.。

4.定量测定

1）色谱条件

饮片色谱条件：色谱柱，Thermo-C18 色谱柱（250mm×4.6mm，5μm）；以甲醇-0.1%甲酸溶液（40：60）为流动相；检测波长为 330nm。理论板数按迷迭香酸峰计算应不低 3000。

标准汤剂色谱条件：色谱柱，Thermo-C18 色谱柱（250mm×4.6mm，5μm）；以甲醇为流动相 A，以 0.1%甲酸水溶液为流动相 B；梯度洗脱条件：0～5min、5%B，5～45min、5%～65% B；柱温为 30℃；流速为 1mL/min；检测波长为 330nm。理论塔板数按迷迭香酸峰计算应不低于 2000，见图 6-9-2。

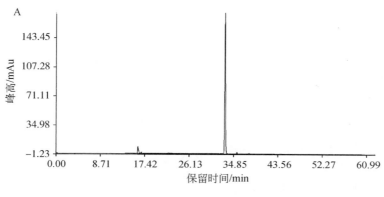

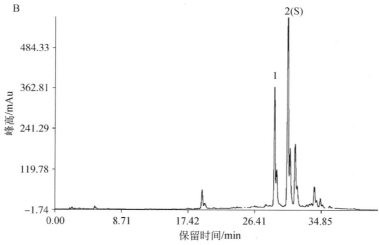

图 6-9-2　标准汤剂 HPLC 色谱图

A：迷迭香酸（rosmarinic acid，$C_{18}H_{16}O_8$）；B：标准汤剂

2）对照品溶液制备

取迷迭香酸对照品适量，精密称定，加甲醇制成每毫升含 80μg 的溶液，即得。

3）供试品溶液制备

（1）饮片供试品溶液制备

取本品粗粉约 0.5g，精密称定，置具塞锥形瓶中，精密加入 80%甲醇 50mL，密塞，再称定重量，加热回流 2h，放冷，再称定重量，用 80%甲醇补足减失的重量，摇匀，滤过，取续滤液，即得。

（2）标准汤剂供试品溶液制备

取蜜炙紫苏子饮片 100g，置于 2000mL 圆底烧瓶中，加 7 倍量水，浸泡 30min，冷凝回流提取 30min，提取液趁热过滤；药渣再加 6 倍量水，于提取器中继续提取 20min，提取液滤过。合并滤液，浓缩至适量，定容至 500mL，即得蜜炙紫苏子标准汤剂。

精密吸取蜜炙紫苏子标准汤剂（ZSZ-01～ZSZ-13）各 1mL，12 000r/min 离心 5min，0.45μm 滤膜过滤，取续滤液，即得标准汤剂供试品溶液。

4）方法学验证

以迷迭香酸峰面积积分值为纵坐标（Y）、对照品进样量（μg）为横坐标（X），绘制标准曲线，$Y = 15604X + 62.28$，$R^2 = 0.9996$，表明线性关系良好。精密度考察合格，RSD 为 1.2%。蜜炙紫苏子标准汤剂供试品制备后 24h 内稳定性良好，RSD 为 2.5%。重复性良好，平行 6 份供试品溶液的 RSD 为 0.1%；平均加样回收率为 96.4%，RSD 为 5%。

5）测定法

（1）含量测定

分别精密吸取对照品溶液 10μL、饮片供试品溶液 20μL、标准汤剂供试品溶液 10μL，注入高效液相色谱仪，按照 4 项下"色谱条件"测定含量。

（2）pH 值测定

取标准汤剂，用 pH 计测定 pH 值。

（3）总固体测定

参照编写说明【总固体】项下测定方法操作。

（4）迷迭香酸转移率测定

参照编写说明【转移率】项下公式计算。

6）结果

（1）饮片中迷迭香酸含量

迷迭香酸含量测定结果见表 6-9-2，所收集样品均满足 2015 年版《中国药典》中迷迭香酸（不少于 0.20%）的限量要求。

表 6-9-2　饮片中迷迭香酸含量测定

编号	饮片中迷迭香酸含量/%	RSD/%
ZSZ-01	0.41	1.2
ZSZ-02	0.45	2.3
ZSZ-03	0.41	2.1
ZSZ-04	0.55	1.5
ZSZ-05	0.39	1.6
ZSZ-06	0.43	1.1
ZSZ-07	0.34	1.0
ZSZ-08	0.31	1.9
ZSZ-09	0.34	2.1
ZSZ-10	0.35	2.0
ZSZ-11	0.28	1.6
ZSZ-12	0.28	1.9
ZSZ-13	0.33	1.7

（2）标准汤剂中迷迭香酸含量（表 6-9-3）

表 6-9-3　标准汤剂中迷迭香酸含量测定

编号	标准汤剂中迷迭香酸含量/（mg/mL）	RSD/%
ZSZ-01	0.56	1.1
ZSZ-02	0.38	0.8
ZSZ-03	0.45	1.2
ZSZ-04	0.55	1.0
ZSZ-05	0.33	1.9
ZSZ-06	0.36	1.1
ZSZ-07	0.37	1.3
ZSZ-08	0.32	1.2
ZSZ-09	0.35	1.1
ZSZ-10	0.53	0.9
ZSZ-11	0.33	0.6
ZSZ-12	0.29	1.1
ZSZ-13	0.26	0.3

（3）pH 值及总固体（表 6-9-4）

表 6-9-4　pH 值及总固体

编号	pH 值	总固体/g	RSD/%
ZSZ-01	5.4	0.92	1.4
ZSZ-02	5.4	0.84	1.7
ZSZ-03	5.4	0.87	2.0
ZSZ-04	5.9	0.67	2.4
ZSZ-05	5.8	0.72	1.7
ZSZ-06	5.8	0.73	1.5
ZSZ-07	5.9	0.75	0.9
ZSZ-08	5.4	0.65	1.1
ZSZ-09	5.6	0.98	1.6
ZSZ-10	5.6	0.72	1.2
ZSZ-11	5.6	0.89	1.1
ZSZ-12	6.0	0.98	1.0
ZSZ-13	5.6	0.80	0.8

（4）迷迭香酸转移率（表 6-9-5）

表 6-9-5　迷迭香酸转移率计算结果

编号	标准汤剂中迷迭香酸含量/mg	饮片中迷迭香酸含量/mg	转移率/%	$(\overline{X} \pm S)$ /%
ZSZ-01	280	410	68.3	
ZSZ-02	190	451	42.1	
ZSZ-03	225	413	54.5	52.29±10.21
ZSZ-04	275	554	49.6	
ZSZ-05	165	391	42.2	

续表

编号	标准汤剂中迷迭香酸含量/mg	饮片中迷迭香酸含量/mg	转移率/%	$(\overline{X}\pm S)$/%
ZSZ-06	180	433	41.6	
ZSZ-07	185	344	53.8	
ZSZ-08	160	313	51.1	
ZSZ-09	175	342	51.2	
ZSZ-10	265	350	75.7	52.29±10.21
ZSZ-11	165	281	58.7	
ZSZ-12	145	280	51.8	
ZSZ-13	130	332	39.2	

5.标准汤剂特征图谱研究

1）色谱条件

同4项下"色谱条件"。

2）参照物溶液制备

取迷迭香酸对照品适量，精密称定，加甲醇制成每毫升含80μg的溶液，即得。

3）标准汤剂供试品溶液制备

同4项下"标准汤剂供试品溶液制备"。

4）方法学验证

方法学考察合格（具体内容略）。

5）特征图谱的建立及共有峰的标定

按照4项下"色谱条件"，分别精密吸取13批蜜炙紫苏子标准汤剂供试品溶液10μL，注入高效液相色谱仪，记录色谱峰信息，特征图谱见图6-9-3，相似度结果见表6-9-6，生成的对照特征图谱见图6-9-4，共有峰2个，指认1个。各共有峰峰面积见表6-9-7，以峰1为参照峰，计算其他峰的相对保留时间和相对峰面积（表6-9-8）。

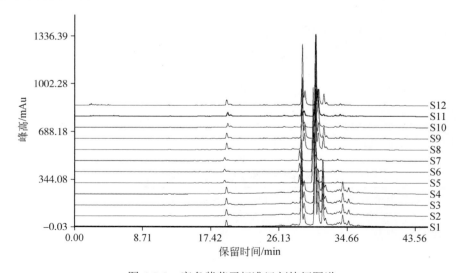

图 6-9-3 蜜炙紫苏子标准汤剂特征图谱

表 6-9-6 蜜炙紫苏子饮片标准汤剂特征图谱相似度计算结果

编号	S1	S2	S3	S4	S5	S6	S7	S8	S9	S10	S11	S12	S13	对照特征图谱
S1	1.000	0.941	0.996	0.999	0.970	0.969	0.964	0.929	0.918	0.951	0.949	0.949	0.952	0.991
S2	0.941	1.000	0.951	0.943	0.896	0.893	0.899	0.963	0.965	0.989	0.881	0.879	0.882	0.964
S3	0.996	0.951	1.000	0.996	0.960	0.954	0.952	0.946	0.939	0.956	0.935	0.935	0.938	0.991
S4	0.999	0.943	0.996	1.000	0.970	0.970	0.965	0.932	0.922	0.951	0.948	0.948	0.951	0.992
S5	0.97	0.896	0.960	0.970	1.000	0.997	0.996	0.855	0.84	0.93	0.992	0.993	0.993	0.976
S6	0.969	0.893	0.954	0.970	0.997	1.000	0.996	0.854	0.836	0.926	0.992	0.993	0.994	0.974
S7	0.964	0.899	0.952	0.965	0.996	0.996	1.000	0.852	0.839	0.932	0.994	0.994	0.995	0.974
S8	0.929	0.963	0.946	0.932	0.855	0.854	0.852	1.000	0.995	0.951	0.837	0.834	0.838	0.944
S9	0.918	0.965	0.939	0.922	0.840	0.836	0.839	0.995	1.000	0.947	0.817	0.813	0.817	0.934
S10	0.951	0.989	0.956	0.951	0.93	0.926	0.932	0.951	0.947	1.000	0.925	0.922	0.925	0.978
S11	0.949	0.881	0.935	0.948	0.992	0.992	0.994	0.837	0.817	0.925	1.000	1.000	1.000	0.964
S12	0.949	0.879	0.935	0.948	0.993	0.993	0.994	0.834	0.813	0.922	1.000	1.000	1.000	0.963
S13	0.952	0.882	0.938	0.951	0.993	0.994	0.995	0.838	0.817	0.925	1.000	1.000	1.000	0.965
对照特征图谱	0.991	0.964	0.991	0.992	0.976	0.974	0.974	0.944	0.934	0.978	0.964	0.963	0.965	1.000

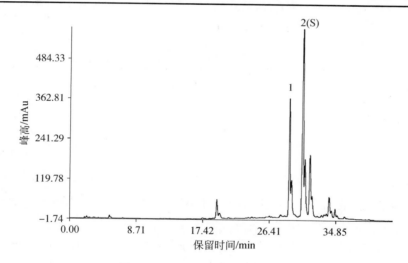

图 6-9-4 对照特征图谱及共有峰

峰 2: 迷迭香酸 (rosmarinic acid, $C_{18}H_{16}O_8$)

表 6-9-7 各共有峰峰面积

编号	保留时间/min	S1	S2	S3	S4	S5	S6	S7	S8	S9	S10	S11	S12	S13
1	29.150	3888.1	3924.9	4486.2	4007.1	1123.3	1189.9	1186.8	4755.4	5432.2	4285.2	1944.5	1740.1	1944.5
2	30.908	9568.3	6472.9	9673.3	9302.8	5746.7	6201.1	6368.8	5224.1	5966.9	9140.1	4473.8	4993.3	5648.3

表 6-9-8 相对保留时间与相对峰面积

峰编号	保留时间/min	相对保留时间	峰面积/mAu×s	相对峰面积
1	29.150	0.943	4486.2	0.464
2	30.908	1.000	9673.3	1.000

(研究人员: 孙 奕)

6.10 木 瓜

6.10.1 木瓜标准汤剂质量标准

本品为蔷薇科植物贴梗海棠 *Chaenomeles speciosa*（Sweet）Nakai 的干燥近成熟果实，经炮制、加工制成的标准汤剂。

【制法】取木瓜饮片 100g，加 7 倍量水浸泡 30min，回流 30min，趁热过滤；药渣再加 6 倍量水，回流 20min，趁热过滤。合并 2 次滤液，水浴浓缩至 500mL，即得。

【性状】本品为棕褐色悬浊液，静置后会产生沉淀。

【检查】pH 值：应为 3.0～4.0。

总固体：应为 0.47～0.77g。

其他：应符合口服混悬剂项下有关的各项规定。

【特征图谱】按照高效液相色谱法测定。

色谱条件与系统适用性试验：以十八烷基硅烷键合硅胶为填充剂（柱长为 250mm，内径为 4.6mm，粒径为 5μm）；以甲醇为流动相 A，以 1%磷酸水溶液为流动相 B，按表 6-10-1 中的规定进行梯度洗脱；流速为 1.0mL/min；柱温为 35℃；检测波长为 290nm。

表 6-10-1 洗脱条件

时间/min	流动相 A/%	流动相 B/%
0～20	5→35	95→65
20～30	35→46	65→54
30～40	46→75	54→25
40～50	75→88	25→12
50～55	88→100	12→0

供试品溶液的制备：本品摇匀，精密吸取木瓜标准汤剂各 1.5mL，超声处理 5min，12 000r/min 离心 15min，放冷，取上清液，0.22μm 滤膜过滤，取续滤液，即得。

测定法：分别精密吸取参照物溶液和供试品溶液各 20μL，注入液相色谱仪，测定，记录 55min 色谱图，即得。

供试品特征图谱中呈现 7 个特征峰（图 6-10-1），以峰 4 与参照物峰保留时间相同，为 S 峰，计算特

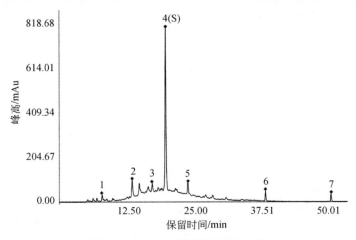

图 6-10-1 对照特征图谱及共有峰

征峰峰 1～峰 3、峰 5～峰 7 的相对保留时间和相对峰面积，其相对保留时间应在规定值的±5%之内。规定值为：0.40（峰 1）、0.69（峰 2）、0.87（峰 3）、1.00（峰 4）、1.21（峰 5）、1.94（峰 6）、2.56（峰 7）。

【规格】0.2g/mL（以饮片计）。

【贮藏】冷冻保存，用时复融。

6.10.2　木瓜标准汤剂质量标准草案

1.仪器与材料

安捷伦 1260Infinity Series 型高效液相色谱仪（美国安捷伦公司，G1329B 型自动进样，G1316A 型柱温箱，G1314F 型 VWD 检测器），FA224 型电子分析天平(上海舜宇恒平科学仪器有限公司)，HU3120B 型超声波清洗器（济宁天华超声电子仪器有限公司），JM-A1003 型电子天平（诸暨市超泽衡器设备有限公司）。

甲醇乙酸（≥99.5%）分析纯（美国 Fisher 公司），水为娃哈哈纯净水，其他试剂为分析纯。

2.样品采集

样品共 14 份（编号 MG-01～MG-14），采自安徽、四川、湖北、浙江等地，包括符合 2015 年版《中国药典》要求的不同商品规格等级。

3.物种鉴别

经鉴定，研究样品均为蔷薇科植物贴梗海棠 *Chaenomeles speciosa*（Sweet）Nakai 的干燥近成熟果实。

4.定量测定

1）标准汤剂溶液制备

取木瓜饮片 100g，加 7 倍量水浸泡 30min，回流 30min，趁热过滤；药渣再加 6 倍量水，回流 20min，趁热过滤。合并 2 次滤液，水浴浓缩至 500mL，即得。

2）测定法

（1）pH 值测定

取标准汤剂，用 pH 计测定 pH 值。

（2）总固体测定

参照编写说明【总固体】项下测定方法操作。

3）结果

pH 值及总固体见表 6-10-2。

表 6-10-2　pH 值及总固体

编号	pH 值	总固体/g	RSD/%
MG-01	3.52	0.62	1.1
MG-02	3.64	0.60	1.2
MG-03	3.52	0.61	1.1
MG-04	3.50	0.53	2.6
MG-05	3.52	0.61	1.2
MG-06	3.63	0.61	1.1

续表

编号	pH 值	总固体/g	RSD/%
MG-07	3.57	0.48	1.5
MG-08	3.82	0.50	2.8
MG-09	3.78	0.48	1.5
MG-10	3.85	0.52	4.0
MG-11	3.76	0.52	2.7
MG-12	3.24	0.69	4.2
MG-13	3.48	0.77	0.9
MG-14	4.71	0.29	7.0

5.标准汤剂特征图谱研究

1）色谱条件

色谱柱：ZORBAX SB-C18（250mm×4.6mm，5μm）；以甲醇为流动相 A，以 1%磷酸水溶液为流动相 B；梯度洗脱条件：0～20min、5%～35%A，20～30min、35%～46%A，30～40min、46%～75%A，40～50min、75%～88%A，50～55min、88%～100%A；流速为 1.0mL/min；柱温为 35℃；检测波长为 290nm，见图 6-10-2。

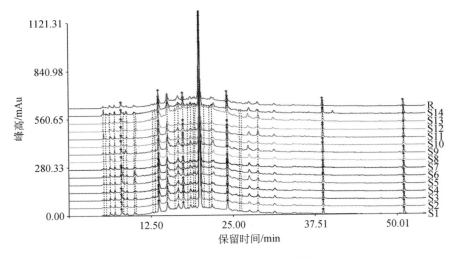

图 6-10-2　木瓜标准汤剂特征图谱

2）标准汤剂供试品溶液制备

精密吸取木瓜标准汤剂（MG-01～MG-14）各 1.5mL，超声处理 5min，12 000r/min 离心 15min，0.22μm 滤膜过滤，取续滤液，即得。

3）方法学验证

方法学考察合格（具体内容略）。

4）特征图谱的建立及共有峰的标定

按照色谱条件，分别精密吸取 14 批木瓜标准汤剂供试品溶液 20μL，注入液相色谱仪，记录色谱峰信息，特征图谱见图 6-10-3，相似度结果见表 6-10-3，生成的对照特征图谱见图 6-10-3，共有峰 7 个。各共有峰峰面积见表 6-10-4，以峰 4 为参照峰（齐墩果酸），计算其他峰的相对保留时间和相对峰面积（表 6-10-5）。

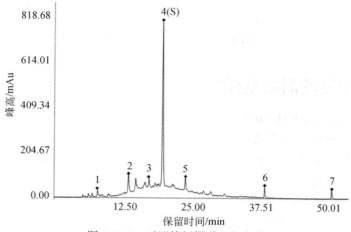

图 6-10-3 对照特征图谱及共有峰

表 6-10-3 相似度计算结果

编号	S1	S2	S3	S4	S5	S6	S7	S8	S9	S10	S11	S12	S13	S14	对照特征图谱
S1	1.000	1.000	1.000	0.999	0.998	0.998	0.999	0.998	0.997	0.997	0.997	0.993	0.989	0.995	0.999
S2	1.000	1.000	1.000	0.999	0.998	0.998	0.999	0.998	0.997	0.997	0.998	0.993	0.989	0.996	0.999
S3	1.000	1.000	1.000	0.999	0.998	0.998	0.999	0.998	0.996	0.997	0.998	0.993	0.99	0.996	0.999
S4	0.999	0.999	0.999	1.000	0.999	0.998	0.999	0.999	0.997	0.997	0.998	0.992	0.988	0.996	0.999
S5	0.998	0.998	0.998	0.999	1.000	0.999	0.999	0.998	0.996	0.997	0.997	0.991	0.984	0.997	0.999
S6	0.998	0.998	0.998	0.998	0.999	1.000	0.998	0.997	0.995	0.997	0.996	0.993	0.985	0.996	0.998
S7	0.999	0.999	0.999	0.999	0.999	0.998	1.000	0.999	0.997	0.997	0.998	0.993	0.987	0.997	0.999
S8	0.998	0.998	0.998	0.999	0.998	0.997	0.999	1.000	0.998	0.996	0.998	0.993	0.986	0.996	0.999
S9	0.997	0.997	0.996	0.997	0.996	0.995	0.997	0.998	1.000	0.995	0.996	0.993	0.989	0.993	0.998
S10	0.997	0.997	0.997	0.997	0.997	0.997	0.997	0.996	0.995	1.000	0.996	0.994	0.989	0.997	0.998
S11	0.997	0.998	0.998	0.998	0.997	0.996	0.998	0.998	0.996	0.996	1.000	0.993	0.989	0.997	0.998
S12	0.993	0.993	0.993	0.992	0.991	0.993	0.993	0.993	0.993	0.994	0.993	1.000	0.99	0.992	0.995
S13	0.989	0.989	0.99	0.988	0.984	0.985	0.987	0.986	0.989	0.989	0.989	0.99	1.000	0.986	0.991
S14	0.995	0.996	0.996	0.996	0.997	0.996	0.997	0.996	0.993	0.997	0.997	0.992	0.986	1.000	0.997
对照特征图谱	0.999	0.999	0.999	0.999	0.999	0.998	0.999	0.999	0.998	0.998	0.998	0.995	0.991	0.997	1.000

表 6-10-4 各共有峰峰面积

编号	保留时间/min	S1	S2	S3	S4	S5	S6	S7	S8	S9	S10	S11	S12	S13	S14
1	8.003	407.54	418.132	407.714	311.15	557.277	721.838	264.789	286.263	267.253	295.873	220.145	253.226	263.213	324.183
2	13.643	951.236	1058.058	964.386	984.716	1304.64	1200.627	1036.253	1411.418	1590.04	1184	1098.014	1316.303	1386.267	1145.688
3	17.401	529.186	657.594	615.915	589.205	527.87	408.014	475.026	616.413	908.627	506.312	595.374	383.531	1011.123	483.808
4	19.892	8308.299	9612.993	8982.159	9762.318	12096.54	9416.408	9303.981	11339.7	13315.61	8362.274	9503.348	6765.469	9544.976	9770.766
5	24.104	720.628	827.55	825.056	830.802	1218.159	859.969	757.793	732.943	833.298	1179.872	691.505	582.314	1031.591	1190.826
6	38.673	288.22	406.353	375.698	378.594	576.342	494.876	449.269	483.772	633.903	395.245	769.431	395.203	816.795	785.526
7	50.998	402.628	404.537	406.144	406.778	407.617	407.828	407.998	406.988	420.346	490.109	558.316	558.046	546.19	565.572

表 6-10-5 相对保留时间与相对峰面积

峰编号	保留时间/min	相对保留时间	峰面积/mAu×s	相对峰面积
1	8.003	0.40	357.043	0.037
2	13.643	0.69	1187.975	0.122
3	17.401	0.87	593.428	0.061
4	19.892	1.00	9720.31	1.000
5	24.104	1.21	877.307	0.090
6	38.673	1.94	517.802	0.053
7	50.998	2.56	456.364	0.047

（研究人员：代云桃）

6.11 芡 实

6.11.1 芡实标准汤剂质量标准

本品为睡莲科植物芡 *Euryale ferox* Salisb. 的干燥成熟种仁，经炮制、加工制成的标准汤剂。

【制法】取芡实饮片100g，加7倍量水浸泡30min，加热煮沸，回流提取30min，趁热过滤；药渣再加6倍量水，回流20min，趁热过滤。合并2次滤液，水浴浓缩至500mL，即得。

【性状】本品为白色黏稠状悬浊液。

【检查】pH值：应为6.4～7.0。

总固体：应为0.18～0.33g。

其他：应符合口服混悬剂项下有关的各项规定。

【特征图谱】按照高效液相色谱法测定。

色谱条件与系统适用性试验：以十八烷基硅烷键合硅胶为填充剂（柱长为150mm，内径为2.1mm，粒径为2.6μm）；以乙腈为流动相A，以0.1%磷酸水溶液为流动相B，按表6-11-1中的规定进行梯度洗脱；流速为1.0mL/min；柱温为30℃；检测波长为273nm。

表 6-11-1 洗脱条件

时间/min	流动相 A/%	流动相 B/%
0～20	3→18	97→82
20～30	18→35	82→65
30～50	35→90	65→10
50～55	90→100	10→0

供试品溶液的制备：本品摇匀，精密量取0.25mL，置10mL量瓶中，加甲醇至刻度，超声5min，12 000r/min离心5min，放冷，取上清液，0.22μm滤膜滤过，取续滤液，即得。

测定法：分别精密吸取参照物和供试品溶液各20μL，注入液相色谱仪测定，记录色谱图，即得。

供试品特征图谱中呈现6个特征峰（图6-11-1），以峰3为S峰，计算特征峰峰1、峰2、峰4～峰6，其相对保留时间应在规定值的±5%之内。规定值为：0.56（峰1）、0.63（峰2）、1.00（峰3）、1.55（峰4）、2.14（峰5）、4.89（峰6）。

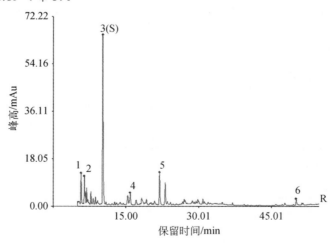

图 6-11-1 对照特征图谱及共有峰

【规格】0.2g/mL（以饮片计）。

【贮藏】置通风干燥处，防蛀。

6.11.2　芡实标准汤剂质量标准草案

1.仪器与材料

安捷伦 1260Infinity Series 型高效液相色谱仪（美国安捷伦公司，G1329B 型自动进样，G1316A 型柱温箱，G1314F 型 VWD 检测器），FA224 型电子分析天平(上海舜宇恒平科学仪器有限公司)，HU3120B型超声波清洗器（济宁天华超声电子仪器有限公司），JM-A1003 型电子天平（诸暨市超泽衡器设备有限公司）。

磷酸、乙腈为色谱纯（美国 Fisher 公司），水为高纯水，其他试剂为分析纯。

2.样品采集

样品共 12 份（编号 QS-03～QS-14），采自主产区、道地产区及 GACP 基地湖南、福建、广西、湖北等地药材市场，包括符合 2015 年版《中国药典》要求的不同商品规格等级。

3.物种鉴别

经鉴定，本研究样品均为睡莲科植物芡 *Euryale ferox* Salisb.的干燥成熟种仁。

4.定量测定

1）标准汤剂溶液制备

取芡实饮片 50g，加 7 倍量水浸泡 30min，加热煮沸，回流提取 30min，趁热过滤；药渣再加 6 倍量水，回流 20min，趁热过滤。合并 2 次滤液，水浴浓缩至 250mL，即得。

2）测定法

（1）pH 值测定

取标准汤剂，用 pH 计（Sartorius PB-10）测定 pH 值。

（2）总固体测定

总固体为 10mL 标准汤剂干燥后所得固体总量。

3）结果

pH 值及总固体见表 6-11-2。

表 6-11-2　pH 值及总固体

编号	pH 值	总固体/g	RSD/%
QS-03	6.5	0.31	2.6
QS-04	6.5	0.30	3.3
QS-05	6.5	0.29	1.7
QS-06	6.4	0.33	3.0
QS-07	6.7	0.24	3.1
QS-08	6.5	0.26	0.8
QS-09	6.6	0.25	0.6
QS-10	6.5	0.19	3.2
QS-11	6.8	0.18	5.5
QS-12	6.9	0.24	2.5
QS-13	6.8	0.21	0.9
QS-14	7.0	0.20	3.9

5.标准汤剂特征图谱研究

1）色谱条件

色谱柱：ZORBAX SB-C18（250mm×4.6mm，5μm）；以乙腈为流动相 A，以 0.1%磷酸水溶液为流动相 B；梯度洗脱条件：0～20min、3%～18%A，20～30min、18%～35%A，30～50min、35%～90%A，50～55min、90%～100%A；柱温为 30℃；流速为 1.0mL/min；检测波长为 273nm。

2）标准汤剂供试品溶液制备

精密吸取芡实标准汤剂（QS-03～QS-14）各 1.5mL，超声处理 5min，12 000r/min 离心 15min，0.22μm 滤膜过滤，取续滤液，即得。

3）方法学验证

方法学考察合格（具体内容略）。

4）特征图谱的建立及共有峰的标定

按照色谱条件，分别精密吸取 12 批芡实标准汤剂供试品溶液 20μL，注入高效液相色谱仪，记录色谱峰信息，特征图谱见图 6-11-2，生成的对照特征图谱见图 6-11-3，其中共有峰 6 个，相似度结果见表 6-11-3，各共有峰峰面积见表 6-11-4，以峰 3 为参照峰，计算其他峰的相对保留时间和相对峰面积（表 6-11-5）。

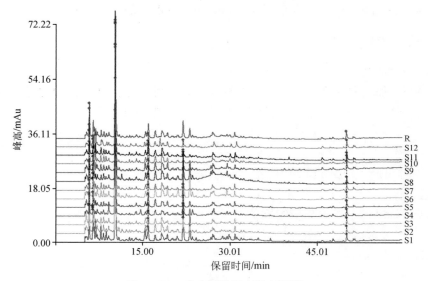

图 6-11-2　芡实标准汤剂特征图谱

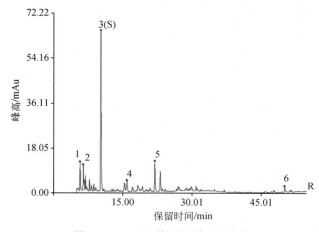

图 6-11-3　对照特征图谱及共有峰

表 6-11-3　相似度计算结果

编号	S1	S2	S3	S4	S5	S6	S7	S8	S9	S10	S11	S12	对照特征图谱
S1	1.000	0.982	0.965	0.959	0.974	0.986	0.961	0.984	0.973	0.958	0.96	0.947	0.985
S2	0.982	1.000	0.99	0.961	0.989	0.978	0.987	0.987	0.986	0.978	0.98	0.971	0.995
S3	0.965	0.99	1.000	0.948	0.988	0.958	0.986	0.979	0.982	0.979	0.981	0.974	0.988
S4	0.959	0.961	0.948	1.000	0.956	0.968	0.946	0.971	0.963	0.941	0.944	0.951	0.97
S5	0.974	0.989	0.988	0.956	1.000	0.977	0.99	0.992	0.986	0.981	0.981	0.973	0.994
S6	0.986	0.978	0.958	0.968	0.977	1.000	0.964	0.988	0.977	0.958	0.959	0.946	0.986
S7	0.961	0.987	0.986	0.946	0.99	0.964	1.000	0.982	0.987	0.992	0.994	0.978	0.992
S8	0.984	0.987	0.979	0.971	0.992	0.988	0.982	1.000	0.991	0.978	0.978	0.968	0.996
S9	0.973	0.986	0.982	0.963	0.986	0.977	0.987	0.991	1.000	0.99	0.99	0.974	0.995
S10	0.958	0.978	0.979	0.941	0.981	0.958	0.992	0.978	0.99	1.000	0.998	0.974	0.988
S11	0.96	0.98	0.981	0.944	0.981	0.959	0.994	0.978	0.99	0.998	1.000	0.975	0.989
S12	0.947	0.971	0.974	0.951	0.973	0.946	0.978	0.968	0.974	0.974	0.975	1.000	0.979
对照特征图谱	0.985	0.995	0.988	0.97	0.994	0.986	0.992	0.996	0.995	0.988	0.989	0.979	1.000

表 6-11-4　各共有峰峰面积

编号	保留时间/min	S1	S2	S3	S4	S5	S6	S7	S8	S9	S10	S11	S12
1	5.76	100.761	107.36	82.768	95.146	60.919	111.412	75.668	114.24	114.243	90.855	81.848	106.549
2	6.466	83.837	54.931	44.818	35.767	35.155	60.634	25.691	34.599	35.552	37.434	41.527	22.675
3	10.231	689.844	668.927	411.639	333.891	455.163	739.733	520.834	596.765	508.524	501.148	479.812	415.003
4	15.916	67.077	66.77	54.976	46.801	64.107	70.593	63.979	66.299	60.205	78.532	68.795	61.586
5	21.88	141.074	80.752	28.258	105.561	49.059	168.246	27.363	105.941	61.954	32.26	34.159	25.095
6	50.04	28.408	28.473	28.494	28.435	28.573	28.643	28.509	28.709	30.671	30.571	30.902	34.027

表 6-11-5　相对保留时间与相对峰面积

编号	保留时间/min	相对保留时间	峰面积/mAu×s	相对峰面积
1	5.76	0.56	95.147	0.18
2	6.466	0.63	42.718	0.08
3	10.231	1.00	526.774	1.00
4	15.916	1.56	64.143	0.12
5	21.88	2.14	71.643	0.14
6	50.04	4.89	29.534	0.06

（研究人员：代云桃）

6.12　砂　仁

6.12.1　砂仁标准汤剂质量标准

本品为姜科植物海南砂 *Amomum longiligulare* T. L. Wu 的干燥成熟果实，经炮制、加工制成的标准汤剂。

【制法】取砂仁饮片 100g（剥出种子，取 100g 种子），捣破，加 7 倍量水浸泡 30min，加挥发油提取器回流提取 2h，收集挥发油，药液趁热过滤；药渣再加 6 倍量水，回流提取 30min，趁热过滤。合并 2 次滤液，减压浓缩至适量，挥发油加吐温-80（1∶1）乳化，充分混匀，兑入浓缩后的提取液，定容至 500mL，即得。

【性状】本品为浅棕色悬浊液，静置后会产生沉淀。

【检查】pH 值：应为 4.4～4.9。

　　　　总固体：应为 0.33～0.46g。

　　　　其他：应符合口服混悬剂项下有关的各项规定。

【特征图谱】按照气相色谱法测定。

色谱条件与系统适用性试验：以 HP-1 毛细管柱（100%二甲基聚硅氧烷为固定相）（柱长为 30m，内径为 0.25mm，膜厚度为 0.25μm）；柱温起始温度 60℃，然后以每分钟 8℃升至 180℃，再以每分钟 25℃升至 240℃，保持 5min。进样口温度 230℃，检测器（FID）温度 250℃；分流比为 10∶1。理论塔板数按乙酸龙脑酯峰计算不低于 10 000。

参照物溶液的制备：取乙酸龙脑酯、樟脑对照品适量，精密称定，加无水乙醇制成每毫升含乙酸龙脑酯 0.3mg、樟脑 0.3mg 的溶液，即得。

供试品溶液的制备：取本品摇匀，精密量取 2mL，置 10mL 量瓶中，加水稀释至刻度，精密吸取 1mL 过 C8 固相萃取小柱（规格 100mg；预处理：先以无水乙醇 5mL 活化，再以水 10mL 洗脱），上样液弃去，抽干，再以乙酸乙酯-甲醇（2∶1）洗脱，收集洗脱液至 1mL 量瓶中，即得。

测定法：分别精密吸取参照物溶液 1μL、供试品溶液 1μL，注入气相色谱仪，测定，记录 15min 色谱图，即得。

供试品特征图谱中呈现 5 个特征峰（图 6-12-1），其中 2 个峰与对应的参照物峰保留时间相同；与峰 5 相应的峰为 S 峰，计算特征峰峰 1～峰 4 的相对保留时间，其相对保留时间应在规定值的±5%之内。规定值为：0.50（峰 1）、0.55（峰 2）、0.61（峰 3）、0.77（峰 4）、1.00（峰 5）。

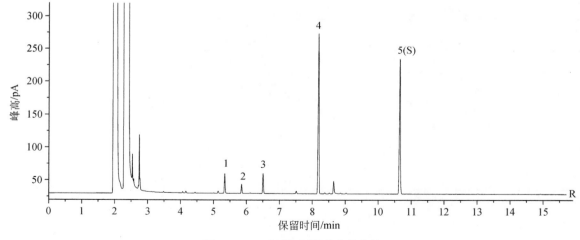

图 6-12-1　对照特征图谱及共有峰

峰 4：樟脑［D（+）-camphor，$C_{10}H_{16}O$］；峰 5：乙酸龙脑酯（bornyl acetate，$C_{12}H_{20}O_2$）

【含量测定】乙酸龙脑酯：按照气相色谱法测定。

色谱条件与系统适用性试验：同【特征图谱】项下。

对照品溶液的制备：取乙酸龙脑酯对照品适量，精密称定，加无水乙醇制成每毫升含 0.3mg 的溶液，即得。

供试品溶液的制备：同【特征图谱】项下。

测定法：分别精密吸取对照品溶液 1μL、供试品溶液 1μL，注入气相色谱仪，测定，记录色谱图，即得。

本品每毫升含砂仁以乙酸龙脑酯（$C_{12}H_{20}O_2$）计应不低于 1.4mg。

【转移率】乙酸龙脑酯转移率为 57.5%～95.5%。

【规格】0.2g/mL（以饮片计）。

【贮藏】4℃冷藏保存。

6.12.2　砂仁标准汤剂质量标准起草说明

1.仪器与材料

安捷伦 7890A 气相色谱仪，BS224S-型 1/10 万电子分析天平（德国赛多利斯公司）。

乙酸龙脑酯对照品（纯度 99.6%，批号 110759-201105，购自中国食品药品检定研究院），樟脑对照品（纯度≥96%，批号 BCY-01169，购自江西佰草源生物科技有限公司），甲醇为色谱纯（美国 Fisher 公司），水为高纯水，其他试剂为分析纯。

2.样品采集

样品共 13 份（编号 SR-01～SR-13），采自主产区及 GACP 基地，广东，包括符合 2015 年版《中国药典》要求的不同商品规格等级。

3.物种鉴别

经鉴定，所研究样品均为姜科植物海南砂 *Amomum longiligulare* T. L.Wu。

4.定量测定

1）标准汤剂的制备

取砂仁饮片 100g（剥出种子，取 100g 种子），捣破，加 7 倍量水浸泡 30min，加挥发油提取器回流提取 2h，收集挥发油，药液趁热过滤；药渣再加 6 倍量水，加挥发油提取器回流提取 30min，趁热过滤。合并 2 次滤液，减压浓缩至适量，挥发油加吐温-80（1：1）乳化，充分混匀，兑入浓缩后的提取液，定容至 500mL，即得砂仁标准汤剂。

2）挥发油测定

取砂仁饮片，按照 2015 年版《中国药典》（通则 2204 甲法）测定挥发油量。

3）色谱条件

饮片色谱条件：HP-1 毛细管柱（100%二甲基聚硅氧烷为固定相）（柱长为 30m，内径为 0.25mm，膜厚度为 0.25μm），柱温 100℃，进样口温度 230℃，检测器（FID），温度 250℃；分流比为 10：1。理论塔板数按乙酸龙脑酯峰计算不低于 10 000。

标准汤剂色谱条件:HP-1 毛细管柱（100%二甲基聚硅氧烷为固定相）（柱长为 30m，内径为 0.25mm，膜厚度为 0.25μm）；柱温起始温度 60℃，然后以每分钟 8℃升至 180℃，再以每分钟 25℃升至 240℃，保持 5min。进样口温度 230℃，检测器（FID），温度 250℃；分流比为 10：1。理论塔板数按乙酸龙脑酯峰计算不低于 10 000，见图 6-12-2。

4）对照品溶液的制备

取乙酸龙脑酯对照品适量，精密称定，加无水乙醇制成每毫升含 0.33mg 的溶液，即得。

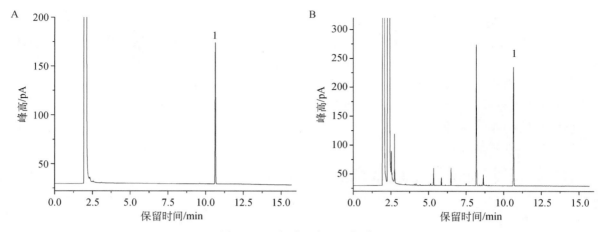

图 6-12-2　标准汤剂 GC 色谱图

A：乙酸龙脑酯（bornyl acetate，$C_{12}H_{20}O_2$）；B：标准汤剂

5）供试品溶液制备

（1）饮片供试品溶液制备

取本品粉末（过三号筛）约 1g，精密称定，置具塞锥形瓶中，精密加入无水乙醇 25mL，密塞，称定重量，超声处理（功率 300W，频率 40kHz）30min，放冷，用无水乙醇补足减失的重量，摇匀，滤过，取续滤液，即得。

（2）标准汤剂供试品溶液制备

取砂仁标准汤剂（SR-01～SR-13）摇匀，精密量取 2mL，置 10mL 量瓶中，加水稀释至刻度，精密吸取 1mL 过 C8 固相萃取小柱（规格 100mg；预处理：先以无水乙醇 5mL 活化，再以水 10mL 洗脱），上样液弃去，抽干，再以乙酸乙酯-甲醇（2∶1）洗脱，收集洗脱液至 1mL 量瓶中，即得标准汤剂供试品溶液。

6）方法学验证

以乙酸龙脑酯峰面积积分值为纵坐标（Y）、以对照品进样量（μg）为横坐标（X）绘制标准曲线，$Y=982.65X-1.975$，$R^2=0.9994$，表明线性关系良好。精密度考察合格，RSD 为 0.6%。砂仁标准汤剂供试品制备后 24h 内稳定性良好，RSD 为 1.8%。重复性良好，平行 6 份供试品溶液的 RSD 为 3.0%；平均加样回收率为 100.4%，RSD 为 2.6%。

7）测定法

（1）含量测定

分别精密吸取对照品溶液 1μL、饮片供试品溶液 1μL、标准汤剂供试品溶液 1μL，注入气相色谱仪，按照 4 项下"色谱条件"测定含量。

（2）pH 值测定

取标准汤剂，用 pH 计测定 pH 值。

（3）总固体测定

参照编写说明【总固体】项下测定方法操作。

（4）乙酸龙脑酯转移率测定

参照编写说明【转移率】项下公式计算。

8）结果

（1）饮片中挥发油含量

挥发油含量测定结果见表 6-12-1，所收集样品均满足 2015 年版《中国药典》中挥发油含量不少于 1.0%（mL/g）的限量要求。

（2）饮片中乙酸龙脑酯含量

乙酸龙脑酯含量测定结果见表 6-12-1，按干燥品计，所收集样品均满足 2015 年版《中国药典》中乙酸龙脑酯（$C_{12}H_{20}O_2$）不少于 0.9% 的限量要求。

表 6-12-1　饮片中挥发油及乙酸龙脑酯含量测定

编号	乙酸龙脑酯含量/%	含水率/%	干燥品中乙酸龙脑酯含量/%	挥发油含量/%（mL/g）
SR-01	1.93	12.5	2.21	4.4
SR-02	1.64	13.1	1.89	4.4
SR-03	1.23	12.9	1.41	4.1
SR-04	1.85	13.0	2.13	4.4
SR-05	1.83	13.5	2.11	4.8
SR-06	2.03	13.8	2.36	4.9
SR-07	1.74	13.3	2.01	4.9
SR-08	1.04	12.2	1.18	4.1
SR-09	1.10	11.9	1.25	3.7
SR-10	1.07	12.3	1.22	4.0
SR-11	1.57	13.9	1.82	4.4
SR-12	1.56	14.9	1.84	4.7
SR-13	1.77	14.8	2.08	4.8

（3）标准汤剂中乙酸龙脑酯含量（表 6-12-2）

表 6-12-2　标准汤剂中乙酸龙脑酯含量测定

编号	乙酸龙脑酯含量/（mg/mL）	RSD/%
SR-01	3.00	1.5
SR-02	2.24	1.3
SR-03	2.00	5.0
SR-04	2.97	4.9
SR-05	3.41	0.2
SR-06	3.12	3.6
SR-07	3.22	5.8
SR-08	1.30	6.2
SR-09	1.46	1.3
SR-10	1.59	4.0
SR-11	2.09	0.5
SR-12	2.53	0.5
SR-13	2.62	2.2

（4）pH 值及总固体（表 6-12-3）

表 6-12-3　pH 值及总固体

编号	pH 值	总固体/g	RSD/%
SR-01	4.6	0.39	0.6

编号	pH 值	总固体/g	RSD/%
SR-02	4.6	0.36	0.3
SR-03	4.7	0.36	0.6
SR-04	4.6	0.43	1.8
SR-05	4.7	0.43	0.3
SR-06	4.4	0.40	0.5
SR-07	4.6	0.43	0.1
SR-08	4.5	0.37	0.6
SR-09	4.7	0.38	0.2
SR-10	4.5	0.37	0.4
SR-11	4.9	0.34	0.0
SR-12	4.7	0.41	1.1
SR-13	4.7	0.42	0.5

（5）乙酸龙脑酯转移率（表 6-12-4）

表 6-12-4　乙酸龙脑酯转移率计算结果

编号	标准汤剂中乙酸龙脑酯含量/mg	饮片中乙酸龙脑酯含量/mg	转移率/%	$(\overline{X} \pm S)$ /%
SR-01	1500.0	1930	77.7	
SR-02	1120.0	1640	68.3	
SR-03	1000.0	1230	81.3	
SR-04	1485.0	1850	80.3	
SR-05	1705.0	1830	93.2	
SR-06	1560.0	2030	76.8	
SR-07	1610.0	1740	92.5	76.5±9.4
SR-08	650.0	1040	62.5	
SR-09	730.0	1100	66.4	
SR-10	795.0	1070	74.3	
SR-11	1045.0	1570	66.6	
SR-12	1265.0	1560	81.1	
SR-13	1310.0	1770	74.0	

5.标准汤剂特征图谱研究

1）色谱条件

同 4 项下"色谱条件"。

2）参照物溶液制备

取乙酸龙脑酯、樟脑对照品适量，精密称定，加无水乙醇制成每毫升含乙酸龙脑酯 0.3mg、樟脑 0.3mg 的溶液，即得。

3）标准汤剂供试品溶液制备

同 4 项下"标准汤剂供试品溶液制备"。

4）方法学验证

方法学考察合格（具体内容略）。

5）特征图谱的建立及共有峰的标定

按照 4 项下"色谱条件"，分别精密吸取 13 批砂仁标准汤剂供试品溶液 1μL，注入气相色谱仪，记录色谱峰信息，特征图谱见图 6-12-3，相似度结果见表 6-12-5，生成的对照特征图谱见图 6-12-4，共有峰 5 个，指认 2 个。各共有峰峰面积见表 6-12-6，以峰 5 为参照峰，计算其他峰的相对保留时间和相对峰面积（表 6-12-7）。

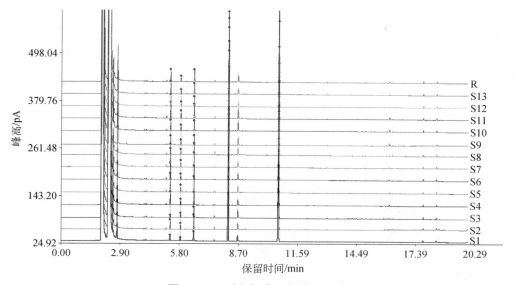

图 6-12-3　砂仁标准汤剂特征图谱

表 6-12-5　相似度计算结果

编号	S1	S2	S3	S4	S5	S6	S7	S8	S9	S10	S11	S12	S13	对照特征图谱
S1	1.000	0.955	0.944	0.997	0.997	0.998	0.995	0.849	0.907	0.906	0.940	0.993	0.997	0.977
S2	0.955	1.000	0.998	0.971	0.953	0.958	0.974	0.967	0.991	0.991	0.998	0.982	0.968	0.995
S3	0.944	0.998	1.000	0.961	0.939	0.944	0.963	0.974	0.993	0.993	0.996	0.973	0.957	0.990
S4	0.997	0.971	0.961	1.000	0.997	0.998	0.999	0.880	0.931	0.931	0.961	0.999	1.000	0.989
S5	0.997	0.953	0.939	0.997	1.000	1.000	0.997	0.847	0.906	0.905	0.942	0.993	0.998	0.977
S6	0.998	0.958	0.944	0.998	1.000	1.000	0.998	0.855	0.912	0.911	0.947	0.995	0.999	0.981
S7	0.995	0.974	0.963	0.999	0.997	0.998	1.000	0.887	0.936	0.936	0.966	0.999	1.000	0.991
S8	0.849	0.967	0.974	0.880	0.847	0.855	0.887	1.000	0.993	0.993	0.976	0.904	0.875	0.940
S9	0.907	0.991	0.993	0.931	0.906	0.912	0.936	0.993	1.000	1.000	0.995	0.949	0.927	0.975
S10	0.906	0.991	0.993	0.931	0.905	0.911	0.936	0.993	1.000	1.000	0.995	0.949	0.927	0.974
S11	0.940	0.998	0.996	0.961	0.942	0.947	0.966	0.976	0.995	0.995	1.000	0.974	0.958	0.991
S12	0.993	0.982	0.973	0.999	0.993	0.995	0.999	0.904	0.949	0.949	0.974	1.000	0.998	0.995
S13	0.997	0.968	0.957	1.000	0.998	0.999	1.000	0.875	0.927	0.927	0.958	0.998	1.000	0.987
对照特征图谱	0.977	0.995	0.990	0.989	0.977	0.981	0.991	0.940	0.975	0.974	0.991	0.995	0.987	1.000

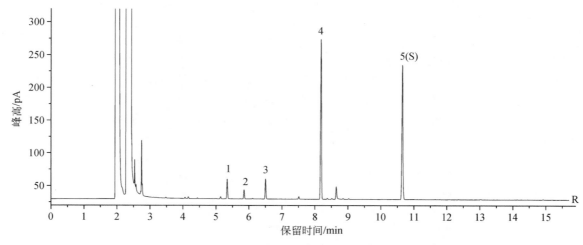

图 6-12-4 对照特征图谱及共有峰

峰 4：樟脑［D（+）-camphor，$C_{10}H_{16}O$］；峰 5：乙酸龙脑酯（bornyl acetate，$C_{12}H_{20}O_2$）

表 6-12-6 各共有峰峰面积

编号	保留时间/min	S1	S2	S3	S4	S5	S6	S7	S8	S9	S10	S11	S12	S13
1	5.35	25.291	40.818	10.188	53.383	78.327	72.584	79.031	46.214	40.555	43.046	69.844	52.048	57.248
2	5.86	14.876	25.883	18.888	23.451	28.212	23.842	27.382	22.074	21.322	22.581	31.877	18.160	18.716
3	6.51	40.743	62.717	44.944	53.741	67.251	59.350	61.892	49.394	41.156	43.335	62.568	43.162	45.471
4	8.19	407.448	553.950	502.675	458.630	441.728	432.697	484.340	559.635	454.061	501.214	550.332	420.175	389.839
5	10.65	562.328	415.251	349.749	560.265	617.697	585.713	573.262	227.259	253.326	278.892	379.876	460.318	486.543

表 6-12-7 相对保留时间与相对峰面积

峰编号	保留时间/min	相对保留时间	峰面积/pA×s	相对峰面积
1	5.345	0.502	51.429	0.116
2	5.859	0.550	22.867	0.052
3	6.509	0.611	51.979	0.118
4	8.194	0.769	473.594	1.071
5	10.653	1.000	442.345	1.000

（研究人员：章　军）

6.13　山　　楂

6.13.1　山楂标准汤剂质量标准

本品为蔷薇科山楂属植物山楂 *Crataegus pinnatifida* Bge. 的干燥成熟果实，经炮制、加工制成的标准汤剂。

【制法】取山楂 100g，加 7 倍量水浸泡 30min，回流 30min，趁热过滤；药渣再加 6 倍量水，回流 20min，趁热过滤。合并 2 次滤液，减压浓缩至 500mL，即得。

【性状】本品为砖红色悬浊液，静置后会产生沉淀。

【检查】pH 值：应为 2.9～3.2。

总固体：应为 0.76～1.04g。

其他：应符合口服混悬剂项下有关的各项规定。

【特征图谱】按照高效液相色谱法测定。

色谱条件与系统适用性试验：以十八烷基硅烷键合硅胶为填充剂（柱长为 250mm，内径为 4.6mm，粒径为 5μm）；以 5g/L 冰醋酸水溶液-甲醇-乙腈（30：20：50）为流动相 A，以 5g/L 冰醋酸水溶液为流动相 B，按表 6-13-1 中的规定进行梯度洗脱；流速为 0.8mL/min；柱温为 30℃；检测波长为 325nm。理论塔板数按绿原酸峰计算应不低于 5000。

表 6-13-1 洗脱条件

时间/min	流动相 A/%	流动相 B/%
0～23	2→12	98→88
23～45	12→16	88→84
45～100	16→43	84→57

参照物溶液的制备：取绿原酸对照品适量，精密称定，加甲醇制成每毫升含 0.14mg 的溶液，即得。

供试品溶液的制备：取本品摇匀，精密量取 3mL，加色谱甲醇 1mL，涡旋混匀，离心，取上清，即得。

测定法：分别精密吸取对照品溶液和供试品溶液各 20μL，注入液相色谱仪，测定，记录 100min 色谱图，即得。

供试品特征图谱中呈现 7 个特征峰（图 6-13-1），其中 1 个峰与对应的参照物峰保留时间相同；与绿原酸参照物峰相应的峰为 S 峰，计算特征峰 1～2，4～7 的相对保留时间，其相对保留时间应在规定值的 ±5% 之内。规定值为：0.33（峰 1）、0.70（峰 2）、1.00（峰 3）、1.15（峰 4）、1.47（峰 5）、2.04（峰 6）、2.08（峰 7）

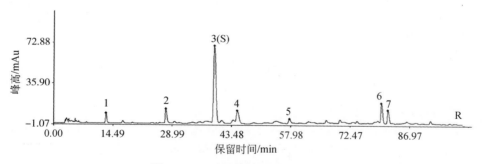

图 6-13-1 对照特征图谱及共有峰

峰 3：绿原酸（chlorogenic acid，$C_{16}H_{18}O_9$）

【含量测定】有机酸：按照酸碱滴定法进行测定。

对照品溶液的制备：取枸橼酸对照品适量，精密称定，加蒸馏水制成每毫升含 82.38mg 的溶液，即得。

供试品溶液的制备：取本品摇匀，精密量取 2mL，置于 250mL 三角瓶中，加水 50mL，摇匀，即得。

测定法：向供试品溶液中加酚酞指示液 2 滴，用氢氧化钠滴定液（0.1mol/L）滴定，即得。每毫升氢氧化钠滴定液（0.1mol/L）相当于 6.404mg 的枸橼酸（$C_6H_8O_7$）。

本品每毫升有机酸含量以枸橼酸（$C_6H_8O_7$）计应不低于 11.62mg。

【转移率】有机酸转移率应为 66.3%～88.0%。

【规格】0.2g/mL（以饮片计）。

【贮藏】冷冻保存，用时复溶。

6.13.2　山楂标准汤剂质量标准起草说明

1.仪器与材料

Agilent 1260 HPLC 仪（安捷伦科技有限公司），色谱柱 Diamonsil C18（250mm×4.6mm，5μm），BSA423S-CW 千分之一电子分析天平（赛多利斯贸易有限公司），WELCH 真空泵 LVS 302 Z（伊尔姆真空设备贸易有限公司），梅特勒 FE20 PH 测定仪，GXZ-9070MBE 鼓风干燥箱（上海博讯实业有限公司），SB-1100 型 EYELA 水浴锅（东京理化器械株式会社），N-1100 型 EYELA 旋转蒸发仪（上海爱朗仪器有限公司），梅特勒 1/10 万电子天平（XS105DU），碱式滴定管（北京玻璃仪器厂）。

绿原酸（纯度≥98%，批号 CHB160418，成都克洛玛生物科技有限公司），枸橼酸（纯度，批号 100396-201603，中国食品药品检定研究院），色谱纯甲醇、乙腈（美国 Fisher 公司），分析纯冰醋酸（国药集团化学试剂有限公司），纯净水（杭州娃哈哈集团有限公司），NaOH（国药集团化学试剂有限公司），酚酞（北京酷来博科技有限公司）。

2.样品采集

样品共 12 份（编号 SHZH-01～SHZH-12），采自主产区山东等地及安徽亳州药材市场，包括符合 2015 年版《中国药典》要求的不同商品规格等级。

3.物种鉴别

经鉴定，研究样品均为山楂 *Crataegus pinnatifida* Bge.。

4.定量测定

1）滴定方法

供试品中加酚酞指示液 2 滴，用氢氧化钠滴定液（0.1mol/L）滴定，即得。每毫升氢氧化钠滴定液（0.1mol/L）相当于 6.404mg 的枸橼酸。

2）对照品溶液制备

取经五氧化二磷减压干燥器中干燥 36h 的绿原酸对照品适量，精密称定，加甲醇制成每毫升含 0.14mg 的溶液，即得；取经五氧化二磷减压干燥器中干燥 36h 的枸橼酸对照品适量，精密称定，加水制成每毫升含 82.38mg 的溶液，即得。

3）供试品溶液制备

（1）饮片供试品溶液制备

取山楂粉末 1g，精密称定，精密加入水 100mL，称重，室温下浸泡 4h，时时振摇，滤过；精密量取续滤液 25mL，加水 50mL，摇匀，即得。

（2）标准汤剂供试品溶液制备

取山楂 100g，加 7 倍量水浸泡 30min，回流 30min，趁热过滤；药渣再加 6 倍量水，回流 20min，趁热过滤。合并 2 次滤液，减压浓缩至 500mL，即得。

精密吸取山楂标准汤剂 2mL，置于 250mL 三角瓶中，加水 50mL，摇匀，即得。

4）方法学验证

方法学考察合格（具体内容略）。

5）测定法

（1）含量测定

分别滴加 2 滴酚酞指示液于饮片和标准汤剂供试品中，用氢氧化钠滴定液（0.1mol/L）滴定，即得。

每毫升氢氧化钠滴定液（0.1mol/L）相当于 6.404mg 的枸橼酸。

（2）pH 值测定

取标准汤剂，用 pH 计测定 pH 值。

（3）总固体测定

参照编写说明【总固体】项下测定方法操作。

（4）有机酸转移率测定

参照编写说明【转移率】项下公式计算。

6）结果

（1）饮片中有机酸含量

有机酸含量测定结果见表 6-13-2，所收集样品均满足 2015 年版《中国药典》中有机酸（不少于 5.0%）的限量要求。

表 6-13-2　饮片中有机酸含量测定

编号	有机酸含量/%	RSD/%
SHZH-01	8.55	0.67
SHZH-02	8.22	0.69
SHZH-03	8.48	0.49
SHZH-04	9.43	1.49
SHZH-05	10.81	0.91
SHZH-06	8.88	1.00
SHZH-07	11.39	0.51
SHZH-08	8.85	0.32
SHZH-09	10.95	0.91
SHZH-10	10.90	1.93
SHZH-11	8.86	1.11
SHZH-12	12.91	0.57

（2）标准汤剂中有机酸含量（表 6-13-3）

表 6-13-3　标准汤剂中有机酸含量测定

编号	标准汤剂中有机酸含量/（mg/mL）	RSD/%
SHZH-01	12.82	0.12
SHZH-02	13.10	0.14
SHZH-03	12.68	0.25
SHZH-04	12.02	0.55
SHZH-05	14.58	0.34
SHZH-06	14.42	1.00
SHZH-07	16.08	0.41
SHZH-08	11.62	1.65
SHZH-09	15.72	0.41
SHZH-10	14.77	1.39
SHZH-11	13.32	0.48
SHZH-12	15.85	0.70

（3）pH 值及总固体（表 6-13-4）

表 6-13-4 标准汤剂 pH 值及总固体

编号	pH 值	总固体/g	RSD/%
SHZH-01	3.0	0.764	0.99
SHZH-02	3.0	0.816	1.43
SHZH-03	2.9	0.807	0.62
SHZH-04	3.2	0.775	0.24
SHZH-05	3.0	1.042	0.67
SHZH-06	3.1	0.932	1.78
SHZH-07	3.0	0.879	0.32
SHZH-08	3.1	0.773	0.73
SHZH-09	3.0	1.044	0.41
SHZH-10	3.1	0.857	1.55
SHZH-11	3.1	0.854	1.27
SHZH-12	3.0	0.833	0.28

（4）有机酸转移率（表 6-13-5）

表 6-13-5 有机酸转移率计算结果

编号	标准汤剂中有机酸含量/mg	饮片中有机酸含量/mg	转移率/%	$(\overline{X} \pm S)$/%
SHZH-01	6410	7980	80.33	
SHZH-02	6550	7740	84.63	
SHZH-03	6350	7970	79.67	
SHZH-04	6010	8650	69.48	
SHZH-05	7293	10114	72.11	
SHZH-06	7210	8190	88.03	78.60±6.56
SHZH-07	8046	10537	76.35	
SHZH-08	5810	8120	71.55	
SHZH-09	7860	10170	77.29	
SHZH-10	7838	10040	78.07	
SHZH-11	6660	7960	83.67	
SHZH-12	7929	11969	66.25	

5.标准汤剂特征图谱研究

1）色谱条件[29]

以十八烷基硅烷键合硅胶为填充剂（柱长为 250mm，内径为 4.6mm，粒径为 5μm）；以 5mg/mL 冰醋酸水溶液-甲醇-乙腈（30：20：50）为流动相 A，5mg/mL 冰醋酸水溶液为流动相 B；梯度洗脱条件：0～23min、2%～12%B，23～45min、12%～16%B，45～100min、16%～43%B；流速为 0.8mL/min；柱温为 30℃；检测波长为 325nm。理论塔板数按绿原酸峰计算应不低于 5000。色谱图见图 6-13-2。

2）参照物溶液制备

取绿原酸对照品适量，精密称定，加甲醇制成每毫升含 0.14mg 的溶液，即得。

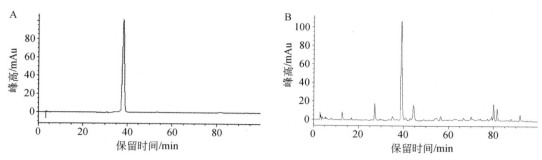

图 6-13-2 标准汤剂 HPLC 色谱图

A：绿原酸（chlorogenic acid，$C_{16}H_{18}O_9$）；B：标准汤剂

3）标准汤剂供试品溶液制备

取标准汤剂摇匀，精密量取 3mL，加色谱甲醇 1mL，涡旋混匀，离心，取上清即得。同 4 项下"标准汤剂供试品溶液制备"。

4）方法学验证

方法学考察合格（具体内容略）。

5）特征图谱的建立及共有峰的标定

按照 5 项下色谱条件，分别精密吸取 12 批山楂标准汤剂供试品溶液 20μL，注入高效液相色谱仪，记录色谱峰信息，特征图谱见图 6-13-3，相似度结果见表 6-13-6，生成的对照特征图谱见图 6-13-4，共有峰 7 个，指认 1 个。各共有峰峰面积见表 6-13-7，以峰 3 为参照峰，计算其他峰的相对保留时间和相对峰面积（表 6-13-8）。

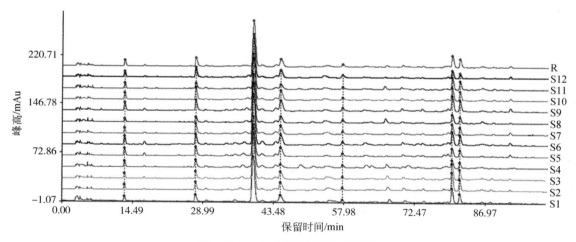

图 6-13-3 山楂标准汤剂特征图谱

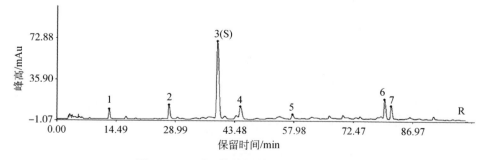

图 6-13-4 对照特征图谱及共有峰的确认

峰 3：绿原酸（chlorogenic acid，$C_{16}H_{18}O_9$）

表 6-13-6　相似度计算结果

编号	S1	S2	S3	S4	S5	S6	S7	S8	S9	S10	S11	S12	对照特征图谱
S1	1.000	0.996	0.996	0.980	0.988	0.992	0.992	0.991	0.993	0.991	0.991	0.988	0.995
S2	0.996	1.000	1.000	0.980	0.991	0.994	0.992	0.995	0.995	0.993	0.995	0.989	0.996
S3	0.996	1.000	1.000	0.982	0.991	0.994	0.993	0.996	0.995	0.993	0.995	0.990	0.997
S4	0.980	0.980	0.982	1.000	0.980	0.982	0.987	0.988	0.977	0.975	0.971	0.983	0.983
S5	0.988	0.991	0.991	0.980	1.000	0.998	0.994	0.990	0.996	0.997	0.983	0.998	0.998
S6	0.992	0.994	0.994	0.982	0.998	1.000	0.992	0.990	0.997	0.998	0.989	0.995	0.998
S7	0.992	0.992	0.993	0.987	0.994	0.992	1.000	0.996	0.991	0.989	0.979	0.997	0.997
S8	0.991	0.995	0.996	0.988	0.990	0.990	0.996	1.000	0.990	0.987	0.985	0.993	0.995
S9	0.993	0.995	0.995	0.977	0.996	0.997	0.991	0.990	1.000	0.997	0.991	0.993	0.998
S10	0.991	0.993	0.993	0.975	0.997	0.998	0.989	0.987	0.997	1.000	0.990	0.994	0.997
S11	0.991	0.995	0.995	0.971	0.983	0.989	0.979	0.985	0.991	0.990	1.000	0.978	0.989
S12	0.988	0.989	0.990	0.983	0.998	0.995	0.997	0.993	0.993	0.994	0.978	1.000	0.997
对照特征图谱	0.995	0.996	0.997	0.983	0.998	0.998	0.997	0.995	0.998	0.997	0.989	0.997	1.000

表 6-13-7　各共有峰峰面积

编号	保留时间/min	S1	S2	S3	S4	S5	S6	S7	S8	S9	S10	S11	S12
1	12.85	151	159	153	189	268	292	180	97	279	225	164	184
2	27.44	302	323	296	298	386	442	408	209	466	531	223	425
3	39.23	2704	3289	2934	2539	2432	3107	3556	2378	3324	2758	1766	2630
4	44.91	376	612	520	277	579	699	539	382	741	653	313	550
5	57.62	113	104	104	137	147	157	136	145	183	146	95	180
6	80.15	635	781	670	319	382	595	449	360	712	589	528	345
7	81.74	361	446	385	228	271	431	295	230	476	398	347	211

表 6-13-8　相对保留时间与相对峰面积

峰编号	保留时间/min	相对保留时间	峰面积/mAu×s	相对峰面积
1	12.85	0.328	195.0	0.070
2	27.44	0.699	359.1	0.129
3	39.23	1.000	2784.9	1.000
4	44.91	1.145	520.1	0.187
5	57.62	1.469	137.3	0.049
6	80.15	2.043	530.3	0.190
7	81.74	2.084	339.9	0.122

（研究人员：朱晶晶）

6.14　盐 补 骨 脂

6.14.1　盐补骨脂标准汤剂质量标准

本品为豆科植物盐补骨脂 *Psoralea corylifolia* L.的干燥果实，经炮制、加工制成的标准汤剂。

【制法】取盐补骨脂饮片 100g，加 7 倍量水浸泡 30min，回流 60min，趁热过滤；药渣再加 6 倍量水，回流 40min，趁热过滤。合并 2 次滤液，减压浓缩至 500mL，即得。

【性状】本品为棕色悬浊液，静置后会产生沉淀。

【检查】pH 值：应为 5.4～6.0。

总固体：0.28～0.54g。

其他：应符合口服混悬剂项下有关的各项规定。

【特征图谱】按照高效液相色谱法测定。

色谱条件与系统适用性试验：以十八烷基硅烷键合硅胶为填充剂（柱长为 250mm，内径为 4.6mm，粒径为 5μm）；以乙腈为流动相 A，以 0.05%甲酸水溶液为流动相 B，按表 6-14-1 中的规定进行梯度洗脱；流速为 1mL/min；柱温为 25℃；检测波长为 230nm。理论板数按补骨脂素峰计算应不低于 3000。

表 6-14-1　洗脱条件

时间/min	流动相 A/%	流动相 B/%
0～10	5→5	95→95
10～40	5→25	95→75
40～60	25→60	75→40
60～70	60→100	40→0

参照物溶液制备：取补骨脂素、异补骨脂素对照品适量，精密称定，加甲醇制成每毫升含补骨脂素 0.202mg、异补骨脂素 0.196mg 的混合溶液，即得。

供试品溶液的制备：本品摇匀，精密吸取 1mL，置 10mL 量瓶中，加 20%甲醇至接近刻度，超声处理 30min，冷却，20%甲醇定容，摇匀，0.45μm 微孔滤膜过滤，取续滤液，即得。

测定法：分别精密吸取对照品溶液和供试品溶液 10μL，注入高效液相色谱仪，测定，记录 70min 色谱图，即得。

供试品特征图谱中呈现 10 个特征峰（图 6-14-1），其中 2 个峰与对应参照物峰保留时间相同；以峰 2 为 S 峰，计算特征峰峰 1、峰 3～峰 7 的相对保留时间，其相对保留时间应在规定值的±5%之内。规定值为：0.75（峰 1）、1（峰 2）、1.03（峰 3）、1.18（峰 4）、1.25（峰 5）、1.65（峰 6）、1.67（峰 7）。

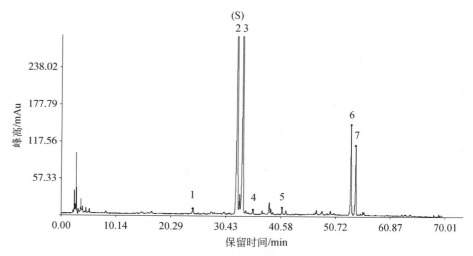

图 6-14-1　对照特征图谱及共有峰

峰 6：补骨脂素（psoralen，$C_{11}H_6O_3$）；峰 7：异补骨脂素（angelicin，$C_{11}H_6O_3$）

【含量测定】补骨脂素、异补骨脂素：按照高效液相色谱法测定。

色谱条件与系统适用性试验：同【特征图谱】项下。

对照品溶液的制备：取补骨脂素、异补骨脂素对照品适量，精密称定，加甲醇制成每毫升各含补骨脂素 202μg、异补骨脂素 196μg 的溶液，即得。

供试品溶液的制备：同【特征图谱】项下。

测定法：同【特征图谱】项下。

本品每毫升含补骨脂以补骨脂素（$C_{11}H_6O_3$）计应不低于 0.103mg；以异补骨脂素（$C_{11}H_6O_3$）计应不低于 0.075mg。

【转移率】补骨脂素移率为 9.4%～21.4%，异补骨脂素转移率为 7.7%～22.7%。

【规格】0.2g/mL（以饮片计）。

【贮藏】冷冻保存，用时复溶。

6.14.2　盐补骨脂标准汤剂质量标准起草说明

1.仪器与材料

Waters 公司 e2695 型高效液相色谱仪，2998PDA 检测器，色谱柱 Diamonsil C18（250mm×4.6mm，5μm）；梅特勒 XSE105 型 1/10 万电子分析天平；KQ-250DB 型超声波清洗器（昆山市超声仪器有限公司）；YP 50002 型电子天平；梅特勒 FE20 PH 测定仪；GXZ-9070MBE 鼓风干燥箱（上海博讯实业有限公司）。

补骨脂素（含量 100%，批号 110739-200814，购自中国药品生物制品检定所），异补骨脂素（含量 100%，批号 110738-201012，购自中国药品生物制品检定所），甲醇为色谱纯（美国 Fisher 公司），高纯水，其他试剂为分析纯。

2.样品采集

样品共 12 份（编号 YBGZ-01～YBGZ-12），采自主产区、道地产区，以及四川、安徽、云南、广西、贵州等地和安国药材市场，包括符合 2015 年版《中国药典》要求的不同商品规格等级。

3.物种鉴别

经过鉴定，所研究样品均为豆科植物补骨脂 *Psoralea corylifolia* Linn 的干燥果实。

4.定量测定

1）色谱条件[30, 31]

饮片色谱条件：以十八烷基硅烷键合硅胶为填充剂（柱长为 250mm，内径为 4.6mm，粒径为 5μm）；以甲醇-水（45∶55）为流动相；检测波长为 246nm。理论板数按补骨脂素峰计算不低于 3000。

标准汤剂色谱条件：以十八烷基硅烷键合硅胶为填充剂（柱长为 250mm，内径为 4.6mm，粒径为 5μm）；以乙腈为流动相 A，以 0.05%甲酸水溶液为流动相 B；梯度洗脱条件：0～10min、95%B，10～40min、95%～75%B，40～60min、75%～40%B，60～70min、40%～0B；流速为 1mL/min；柱温为 25℃；检测波长为 246nm。理论板数按补骨脂素峰计算不低于 3000。见图 6-14-2。

2）对照品溶液制备

取经五氧化二磷减压干燥器中干燥 24h 的补骨脂素、异补骨脂素对照品适量，精密称定，加甲醇制成每毫升含补骨脂素 202μg、异补骨脂素 196μg 的溶液，即得。

3）供试品溶液制备

（1）饮片供试品溶液制备

取盐补骨脂饮片粉末 0.5g，精密称定，置索氏提取器中，加甲醇适量，加热回流提取 2h，放冷，转移至 100mL 量瓶中，加甲醇至刻度，摇匀，滤过，取续滤液，即得。

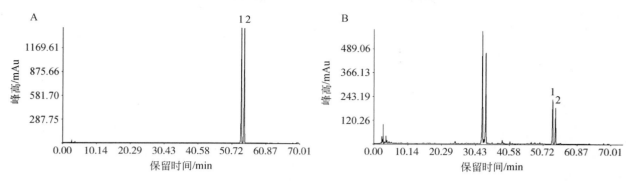

图 6-14-2　标准汤剂 HPLC 色谱图

A：混合对照品；B：标准汤剂

1：补骨脂素（psoralen，$C_{11}H_6O_3$）；2：异补骨脂素（angelicin，$C_{11}H_6O_3$）

（2）标准汤剂供试品溶液制备

取盐补骨脂饮片 100g，加 7 倍量水浸泡 30min，回流 60min，趁热过滤；药渣再加 6 倍量水，回流 40min，趁热过滤。合并 2 次滤液，减压浓缩至 500mL，即得盐补骨脂标准汤剂。

精密吸取盐补骨脂标准汤剂（YBGZ-01～YBGZ-12）各 1mL，置 10mL 量瓶中，加 20%甲醇至接近刻度，超声处理 30min，冷却，20%甲醇定容，摇匀，0.45μm 微孔滤膜过滤，取续滤液即得盐补骨脂供试品溶液。

4）方法学验证

以峰面积积分值为纵坐标（Y）、对照品进样量（μg）为横坐标（X），绘制标准曲线，计算回归方程；补骨脂素：$Y=75134X+733.54$，$R^2=0.9999$；异补骨脂素：$Y=75089X+30107$，$R^2=0.9999$；表明线性关系良好。精密度考察合格，RSD（补骨脂素和异补骨脂素，下同）为 0.8%和 0.7%。盐补骨脂标准汤剂供试品制备后 24h 内稳定性良好，RSD 为 0.3%和 0.5%。重复性良好，平行 6 份供试品溶液的 RSD 为 2.3%和 2.2%；平均加样回收率为 98.9%和 100%，RSD 为 2.3%和 3.0%。

5）测定法

（1）含量测定

分别精密吸取对照品溶液 10μL、饮片供试品溶液 10μL、标准汤剂供试品溶液 10μL，注入高效液相色谱仪，按照 4 项下"色谱条件"测定含量。

（2）pH 值测定

取标准汤剂，用 pH 计测定 pH 值。

（3）总固体测定

参照编写说明【总固体】项下测定方法操作。

（4）饮片中补骨脂素、异补骨脂素转移率测定

参照编写说明【转移率】项下公式计算。

6）结果

（1）饮片中补骨脂素、异补骨脂素含量

补骨脂素、异补骨脂素含量测定结果见表 6-14-2，所收集样品均满足 2015 年版《中国药典》中补骨脂素、异补骨脂素总和（不少于 0.7%）的限量要求。

表 6-14-2　饮片中补骨脂素和异补骨脂素含量测定

编号	补骨脂素含量/%	RSD/%	异补骨脂素含量/%	RSD/%	补骨脂素、异补骨脂素总和/%
YBGZ-01	0.46	2.1	0.40	1.1	0.86
YBGZ-02	0.71	0.9	0.65	0.9	1.36

续表

编号	补骨脂素含量/%	RSD/%	异补骨脂素含量/%	RSD/%	补骨脂素、异补骨脂素总和/%
YBGZ-03	0.62	1.6	0.57	0.9	1.19
YBGZ-04	0.62	1.1	0.57	0.9	1.19
YBGZ-05	0.77	2.8	0.62	3.0	1.39
YBGZ-06	0.40	2.1	0.39	1.3	0.79
YBGZ-07	0.59	1.3	0.52	1.0	1.11
YBGZ-08	0.50	1.2	0.46	0.5	0.96
YBGZ-09	0.61	0.9	0.53	1.4	1.14
YBGZ-10	0.61	1.6	0.57	0.7	1.18
YBGZ-11	0.62	1.0	0.54	1.4	1.16
YBGZ-12	0.55	1.1	0.52	1.3	1.07

（2）标准汤剂中补骨脂素和异补骨脂素含量（表6-14-3）

表6-14-3　标准汤剂中补骨脂素和异补骨脂素含量测定

编号	补骨脂素含量/（mg/mL）	RSD/%	异补骨脂素含量/mg/mL）	RSD/%	补骨脂素、异补骨脂素总和/%
YBGZ-01	0.20	3.1	0.15	4.4	0.35
YBGZ-02	0.34	1.8	0.27	1.4	0.61
YBGZ-03	0.31	1.5	0.25	0.6	0.56
YBGZ-04	0.26	3.2	0.22	4.3	0.48
YBGZ-05	0.29	1.7	0.20	3.6	0.49
YBGZ-06	0.14	4.5	0.11	0.7	0.25
YBGZ-07	0.10	2.8	0.08	2.0	0.18
YBGZ-08	0.25	3.7	0.18	3.0	0.43
YBGZ-09	0.24	4.4	0.18	3.3	0.42
YBGZ-10	0.22	2.1	0.16	3.5	0.38
YBGZ-11	0.20	4.8	0.15	1.8	0.35
YBGZ-12	0.25	3.8	0.20	3.1	0.45

（3）pH值及总固体（表6-14-4）

表6-14-4　pH值及总固体

编号	pH值	总固体/g	RSD/%
YBGZ-01	5.8	0.46	2.2
YBGZ-02	5.6	0.43	1.3
YBGZ-03	6.0	0.42	1.4
YBGZ-04	5.4	0.46	1.3
YBGZ-05	5.9	0.37	2.7
YBGZ-06	5.9	0.43	2.7
YBGZ-07	6.9	0.42	2.8
YBGZ-08	5.7	0.30	2.0
YBGZ-09	6.0	0.28	2.1
YBGZ-10	6.0	0.54	1.1
YBGZ-11	5.9	0.36	1.6
YBGZ-12	5.6	0.37	2.7

（4）补骨脂素（表 6-14-5）、异补骨脂素转移率（表 6-14-6）

表 6-14-5　补骨脂素转移率计算结果

编号	标准汤剂中补骨脂素含量/mg	饮片中补骨脂素含量/mg	转移率/%	$(\overline{X}\pm S)$/%
YBGZ-01	102.14	466.88	23.0	
YBGZ-02	172.29	705.98	25.1	
YBGZ-03	155.50	628.02	26.4	
YBGZ-04	128.20	622.90	21.8	
YBGZ-05	144.93	766.58	19.8	
YBGZ-06	69.64	396.29	18.5	20.8±5.6
YBGZ-07	51.62	582.51	9.4	
YBGZ-08	122.69	497.22	25.4	
YBGZ-09	120.87	617.38	20.7	
YBGZ-10	111.38	610.63	19.1	
YBGZ-11	99.70	617.71	17.1	
YBGZ-12	123.68	547.47	23.5	

表 6-14-6　异补骨脂素转移率计算结果

编号	标准汤剂中异补骨脂素含量/mg	饮片中异补骨脂素含量/mg	转移率/%	$(\overline{X}\pm S)$/%
YBGZ-01	74.93	398.63	19.7	
YBGZ-02	136.80	651.59	22.0	
YBGZ-03	124.09	579.94	22.7	
YBGZ-04	108.72	573.83	20.1	
YBGZ-05	99.39	621.09	16.8	
YBGZ-06	54.16	388.46	14.8	17.6±5.1
YBGZ-07	37.64	515.83	7.7	
YBGZ-08	90.13	460.18	20.6	
YBGZ-09	89.44	540.10	17.6	
YBGZ-10	79.94	571.83	14.7	
YBGZ-11	77.06	536.65	15.0	
YBGZ-12	99.13	524.13	20.1	

5.标准汤剂特征图谱研究

1）色谱条件

同 4 项下"色谱条件"。

2）参照物溶液制备

取经五氧化二磷减压干燥器中干燥 24h 的补骨脂素、异补骨脂素对照品适量，精密称定，加甲醇制成每毫升含补骨脂素 202μg、异补骨脂素 196μg 的溶液，即得。

3）标准汤剂供试品溶液制备

同 4 项下"标准汤剂供试品溶液制备"。

4）方法学验证

方法学考察合格（具体内容略）。

5）指纹图谱的建立及共有峰的标定

按照 4 项下"色谱条件"，分别精密吸取 12 批盐补骨脂标准汤剂供试品溶液 10μL，注入高效液相色谱仪，记录色谱峰信息，特征图谱见图 6-14-3，相似度结果见表 6-14-7，生成的对照特征图谱见

图 6-14-4，共有峰 7 个，指认其中 2 个。各共有峰峰面积见表 6-14-8，以峰 2 为参照峰，计算其他峰的相对保留时间和相对峰面积（表 6-14-9）。

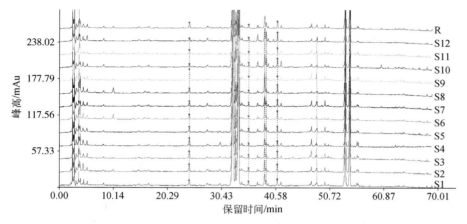

图 6-14-3　盐补骨脂标准汤剂特征图谱

表 6-14-7　相似度计算结果

峰号	S1	S2	S3	S4	S5	S6	S7	S8	S9	S10	S11	S12	对照特征图谱
S1	1.000	0.975	0.995	0.999	0.999	0.990	0.995	0.978	0.982	0.989	0.990	0.994	0.993
S2	0.975	1.000	0.991	0.980	0.974	0.996	0.987	0.999	0.998	0.938	0.996	0.950	0.994
S3	0.995	0.991	1.000	0.997	0.996	0.998	0.999	0.993	0.995	0.976	0.999	0.983	1.000
S4	0.999	0.980	0.997	1.000	0.998	0.993	0.997	0.983	0.986	0.986	0.992	0.991	0.995
S5	0.999	0.974	0.996	0.998	1.000	0.990	0.997	0.979	0.983	0.992	0.990	0.996	0.993
S6	0.990	0.996	0.998	0.993	0.990	1.000	0.997	0.998	0.998	0.965	1.000	0.974	0.999
S7	0.995	0.987	0.999	0.997	0.997	0.997	1.000	0.990	0.993	0.981	0.997	0.987	0.998
S8	0.978	0.999	0.993	0.983	0.979	0.998	0.990	1.000	0.998	0.946	0.997	0.957	0.995
S9	0.982	0.998	0.995	0.986	0.983	0.998	0.993	0.998	1.000	0.953	0.999	0.963	0.997
S10	0.989	0.938	0.976	0.986	0.992	0.965	0.981	0.946	0.953	1.000	0.966	0.999	0.970
S11	0.990	0.996	0.999	0.992	0.990	1.000	0.997	0.997	0.999	0.966	1.000	0.974	0.999
S12	0.994	0.950	0.983	0.991	0.996	0.974	0.987	0.957	0.963	0.999	0.974	1.000	0.978
对照特征图谱	0.993	0.994	1.000	0.995	0.993	0.999	0.998	0.995	0.997	0.970	0.999	0.978	1.000

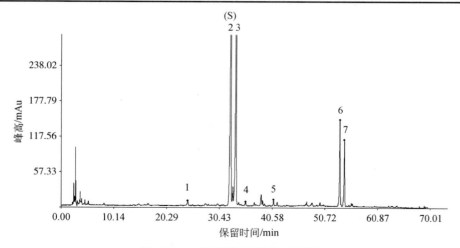

图 6-14-4　对照指纹图谱及共有峰

峰 6：补骨脂素（psoralen，$C_{11}H_6O_3$）；峰 7：异补骨脂素（angelicin，$C_{11}H_6O_3$）

表 6-14-8　各共有峰峰面积

编号	保留时间/min	S1	S2	S3	S4	S5	S6	S7	S8	S9	S10	S11	S12
1	24.371	84.6	135.6	115.2	127.2	95.8	79.5	88.3	75.9	216.1	50.7	59.2	50.1
2	32.567	9183.4	6516.8	6775.1	4067.4	8663.5	5975.7	9142.9	5211.9	5670.0	12571.8	5598.3	11631.7
3	33.585	7119.8	4888.9	5459.2	3198.7	7341.1	4801.1	7942.5	4140.4	4626.7	11723.1	4582.8	10632.7
4	38.478	173.6	171.8	155.6	121.1	130.3	306.7	141.2	309.9	95.0	210.6	196.0	210.2
5	40.862	82.3	96.5	91.4	54.9	73.5	108.4	77.8	101.5	44.8	104.9	83.1	126.1
6	53.602	1543.2	2601.2	1829.1	725.0	1515.3	1872.4	2326.4	1945.6	2184.7	672.5	1836.7	1059.9
7	54.470	1173.7	2091.5	1385.5	705.6	1197.9	1537.8	1895.8	1698.0	1551.3	584.0	1361.2	868.1

表 6-14-9　相对保留时间与相对峰面积

峰编号	保留时间/min	相对保留时间	峰面积/mAU×s	相对峰面积
1	24.371	0.75	84.644	0.009
2	32.567	1.00	9183.426	1.000
3	33.585	1.03	7119.762	0.775
4	38.478	1.18	173.595	0.019
5	40.862	1.25	82.337	0.009
6	53.602	1.65	1543.228	0.168
7	54.470	1.67	1173.65	0.128

（研究人员：朱晶晶）

6.15　盐车前子

6.15.1　盐车前子标准汤剂质量标准

本品为车前科植物车前 *Plantago asiatica* L.的干燥成熟种子，经炮制、加工制成的标准汤剂。

【制法】取盐车前子饮片 100g，加 7 倍量水浸泡 30min，回流 30min，趁热过滤；药渣再加 6 倍量水，回流 20min，趁热过滤。合并 2 次滤液，定容至 1000mL，即得。

【性状】本品为棕色黏稠液体。

【检查】pH 值：应为 5.5～5.9。

　　　　总固体：应为 0.10～0.14g。

　　　　其他：应符合口服混悬剂项下有关的各项规定。

【特征图谱】按照高效液相色谱法测定。

色谱条件与系统适用性试验：以十八烷基硅烷键合硅胶为填充剂（柱长为 250mm，内径为 4.6mm，粒径为 5μm）；以甲醇为流动相 A，以 0.5%冰醋酸水溶液为流动相 B，按表 6-15-1 中的规定进行梯度洗脱；流速为 1mL/min；柱温为 35℃；检测波长为 254nm。理论塔板数按京尼平苷酸峰计算应不低于 3000。

表 6-15-1　洗脱条件

时间/min	流动相 A/%	流动相 B/%
0～25	10→30	90→70
25～40	30→54	70→46
40～45	54→90	46→10
45～50	90	10

参照物溶液的制备：取京尼平苷酸、毛蕊花糖苷对照品适量，精密称定，加 50%甲醇制成每毫升分别含京尼平苷酸 100μg、毛蕊花糖苷 20μg 的混合溶液，即得。

供试品溶液的制备：取本品摇匀，精密量取 1mL，置 25mL 鸡心瓶中，旋蒸浓缩至干，精密加入 60%甲醇 5mL，超声 10min，冷却，摇匀，0.45μm 滤膜滤过，取续滤液，即得。

测定法：分别精密吸取参照物溶液 10μL、供试品溶液 10μL，注入液相色谱仪，测定，记录 50min 色谱图，即得。

供试品特征图谱中呈现 3 个特征峰（图 6-15-1），其中 2 个峰与对应的参照物峰保留时间相同；与马钱苷参照物峰相应的峰为 S 峰，计算特征峰峰 2、峰 3 的相对保留时间，其相对保留时间应在规定值的±5%之内。规定值为：1.00（峰 1）、3.38（峰 2）、3.69（峰 3）。

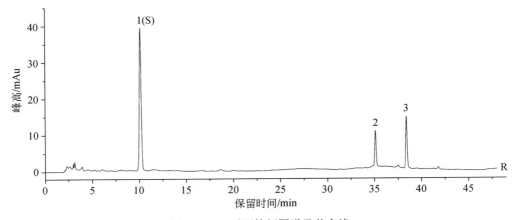

图 6-15-1 对照特征图谱及共有峰

峰 1：京尼平苷酸（geniposidic acid，$C_{16}H_{22}O_{10}$）；峰 2：毛蕊花糖苷（acteoside，$C_{29}H_{36}O_{15}$）

【含量测定】京尼平苷酸、毛蕊花糖苷：按照高效液相色谱法测定。

色谱条件与系统适用性试验：同【特征图谱】项下。

对照品溶液的制备：取京尼平苷酸、毛蕊花糖苷对照品适量，精密称定，加 50%甲醇制成每毫升分别含京尼平苷酸 100μg、毛蕊花糖苷 20μg 的混合溶液，即得。

供试品溶液的制备：同【特征图谱】项下。

测定法：分别精密吸取对照品溶液 10μL、供试品溶液 10μL，注入液相色谱仪，测定，记录色谱图，即得。

本品每毫升含盐车前子以京尼平苷酸（$C_{16}H_{22}O_{10}$）计应不低于 0.33mg，以毛蕊花糖苷（$C_{29}H_{36}O_{15}$）计应不低于 0.059mg。

【转移率】京尼平苷酸转移率为 24.4%～57.5%，毛蕊花糖苷转移率为 5.3%～14.2%。

【规格】0.1g/mL（以饮片计）。

【贮藏】冷冻保存，用时复融。

6.15.2 盐车前子标准汤剂质量标准起草说明

1.仪器与材料

岛津 LC-20AT 型高效液相色谱仪（日本岛津公司，DGC-20 A 型在线脱气系统，SIL-20 A 型自动进样系统，CTO-20 A 型柱温箱，SPD-M20 A 型二极管阵列检测器），BS224S-型 1/10 万电子分析天平（德国赛多利斯公司），KQ-250DB 型超声波清洗器（昆山市超声仪器有限公司），Sartorius BS 210 S 型电子天平，Sartorius PB-10 型 pH 计。

京尼平苷酸对照品（纯度≥98%，批号 BCY-000457），购自江西佰草源生物科技有限公司），毛蕊花糖苷对照品（纯度≥98%，批号 BCY-0451，购自江西佰草源生物科技有限公司），甲醇、乙腈为色谱纯（美国 Fisher 公司），水为高纯水，其他试剂为分析纯。

2.样品采集

样品共 17 份（编号 YCQZ-01～YCQZ-17），采自主产区、道地产区及 GACP 基地，江西、河北、江苏等地及安国药材市场，包括符合 2015 年版《中国药典》要求的不同商品规格等级。

3.物种鉴别

经鉴定，所研究样品均为车前科植物车前 *Plantago asiatica* L.。

4.定量测定

1）标准汤剂的制备

取盐车前子饮片 100g，加 7 倍量水浸泡 30min，回流 30min，趁热过滤；药渣再加 6 倍量水，回流 20min，趁热过滤。合并 2 次滤液，定容至 1000mL，即得盐车前子标准汤剂（浓缩液过于黏稠，不易浓缩至 500mL）。

2）色谱条件[32-34]

饮片色谱条件：色谱柱，Hypersil ODS-C18 色谱柱（250mm×4.6mm，5μm）；以甲醇为流动相 A，以 0.5%冰醋酸水溶液为流动相 B；梯度洗脱条件：0～1min、95%B，1～40min、95%～40%B，40～50min、95%B；流速为 1mL/min；柱温为 35℃；检测波长为 254nm。理论塔板数按京尼平苷酸峰计算不低于 3000。

标准汤剂色谱条件：色谱柱，Hypersil ODS-C18 色谱柱（250mm×4.6mm，5μm）；以甲醇为流动相 A，以 0.5%乙酸水溶液为流动相 B；梯度洗脱条件：0～25min、10%～30%A，25～40min、30%～54%A，40～45min、54%～90%A，45～50min、90%A；流速为 1mL/min；柱温为 35℃；检测波长为 254nm。理论塔板数按京尼平苷酸峰计算应不低于 3000，见图 6-15-2。

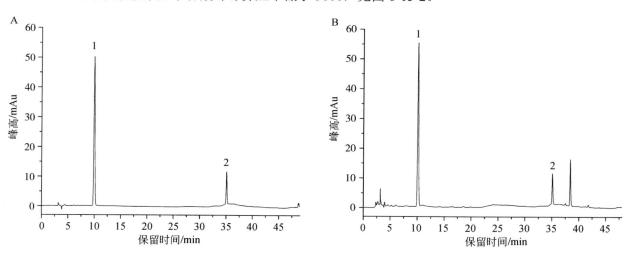

图 6-15-2　标准汤剂 HPLC 色谱图

A：混合对照品；B：标准汤剂

峰 1：京尼平苷酸（geniposidic acid，$C_{16}H_{22}O_{10}$）；峰 2：毛蕊花糖苷（acteoside，$C_{29}H_{36}O_{15}$）

3）对照品溶液的制备

取经五氧化二磷减压干燥器中干燥 36h 的京尼平苷酸和毛蕊花糖苷对照品适量，精密称定，加甲醇制成每毫升分别含京尼平苷酸 104.9μg、毛蕊花糖苷 19.24μg 的混合溶液，即得。

4）供试品溶液制备

（1）饮片供试品溶液制备

取盐车前子粉末约 1g，精密称定，置具塞锥形瓶中，精密加入 60%甲醇 50mL，称定重量，加热回流 2h，放冷，再称定重量，用 60%甲醇补足减失的重量，摇匀，0.45μm 滤膜滤过，取续滤液，即得。

（2）标准汤剂供试品溶液制备

取盐车前子标准汤剂（YCQZ-01～YCQZ-17）摇匀，精密量取 1mL，置 25mL 鸡心瓶中，旋蒸浓缩至干，精密加入 60%甲醇 5mL，超声 10min，冷却，摇匀，0.45μm 滤膜滤过，取续滤液，即得标准汤剂供试品溶液。

5）方法学验证

以京尼平苷酸峰面积积分值为纵坐标（Y）、以对照品进样量（μg）为横坐标（X），绘制标准曲线，$Y=645881X-140$，$R^2=1.0000$；以毛蕊花糖苷峰面积积分值为纵坐标（Y）、以对照品进样量（μg）为横坐标（X），绘制标准曲线，$Y=581202X-1245$，$R^2=0.9999$，表明线性关系良好。精密度考察合格，RSD 分别为 0.3%和 0.0%。盐车前子标准汤剂供试品制备后 24h 内稳定性良好，RSD 分别为 0.3%和 2.3%。重复性良好，平行 6 份供试品溶液的 RSD 分别为 0.9%和 1.3%，京尼平苷酸平均加样回收率为 99.4%，RSD 为 1.3%；毛蕊花糖苷平均加样回收率为 98.8%，RSD 为 1.0%。

6）测定法

（1）含量测定

分别精密吸取对照品溶液 10μL、饮片供试品溶液 10μL、标准汤剂供试品溶液 10μL，注入高效液相色谱仪，按照 4 项下"色谱条件"测定含量。

（2）pH 值测定

取标准汤剂，用 pH 计测定 pH 值。

（3）总固体测定

参照编写说明【总固体】项下测定方法操作（取 10mL 测定）。

（4）京尼平苷酸和毛蕊花糖苷转移率测定

参照编写说明【转移率】项下公式计算。

7）结果

（1）饮片中京尼平苷酸和毛蕊花糖苷含量

京尼平苷酸和毛蕊花糖苷含量测定结果见表 6-15-2，所收集样品均满足 2015 年版《中国药典》中盐车前子项下规定，含京尼平苷酸（$C_{16}H_{22}O_{10}$）不得少于 0.4%、含毛蕊花糖苷（$C_{29}H_{36}O_{15}$）不得少于 0.3%的限量要求。

表 6-15-2　饮片中京尼平苷酸和毛蕊花糖苷含量

编号	京尼平苷酸含量/%	RSD/%	毛蕊花糖苷含量/%	RSD/%
YCQZ-01	1.249	1.5	0.896	0.9
YCQZ-02	1.187	0.2	0.862	0.4
YCQZ-03	0.639	1.5	0.789	2.1
YCQZ-04	1.101	0.3	0.736	1.4
YCQZ-05	1.191	0.2	0.791	0.7
YCQZ-06	1.103	0.1	0.743	1.1

编号	京尼平苷酸含量/%	RSD/%	毛蕊花糖苷含量/%	RSD/%
YCQZ-07	1.211	0.0	0.912	0.2
YCQZ-08	0.860	0.2	0.798	0.9
YCQZ-09	0.732	1.6	0.922	2.4
YCQZ-10	1.208	2.0	0.988	1.7
YCQZ-11	1.183	1.2	0.962	1.9
YCQZ-12	0.749	0.3	0.834	0.3
YCQZ-13	0.732	0.0	0.858	0.5
YCQZ-14	0.856	1.3	0.966	0.6
YCQZ-15	0.878	0.1	0.903	1.3
YCQZ-16	0.895	0.3	0.900	0.5
YCQZ-17	0.909	0.8	0.913	2.1

（2）标准汤剂中京尼平苷酸和毛蕊花糖苷含量（表 6-15-3）

表 6-15-3　标准汤剂中京尼平苷酸和毛蕊花糖苷含量

编号	京尼平苷酸含量/（mg/mL）	RSD/%	毛蕊花糖苷含量/（mg/mL）	RSD/%
YCQZ-01	0.558	2.2	0.0914	2.1
YCQZ-02	0.602	0.0	0.0974	0.0
YCQZ-03	0.299	1.4	0.0725	1.6
YCQZ-04	0.554	1.8	0.1033	1.0
YCQZ-05	0.560	1.2	0.0825	1.6
YCQZ-06	0.476	1.1	0.0926	1.9
YCQZ-07	0.522	1.3	0.1182	1.2
YCQZ-08	0.363	0.1	0.0887	1.7
YCQZ-09	0.304	0.5	0.0878	1.8
YCQZ-10	0.393	1.4	0.0789	0.8
YCQZ-11	0.363	0.5	0.0738	0.0
YCQZ-12	0.146	0.6	0.0481	2.5
YCQZ-13	0.223	0.0	0.0714	1.2
YCQZ-14	0.362	0.2	0.0712	1.8
YCQZ-15	0.358	0.1	0.0815	0.9
YCQZ-16	0.437	0.8	0.0985	1.7
YCQZ-17	0.381	0.9	0.0694	0.9

（3）pH 值及总固体（表 6-15-4）

表 6-15-4　pH 值及总固体

编号	pH 值	总固体/g	RSD/%
YCQZ-01	5.82	0.12	0.1
YCQZ-02	5.90	0.12	0.2
YCQZ-03	5.92	0.12	0.2
YCQZ-04	5.51	0.13	1.1
YCQZ-05	5.55	0.12	0.1

编号	pH 值	总固体/g	RSD/%
YCQZ-06	5.81	0.11	0.1
YCQZ-07	5.62	0.11	0.5
YCQZ-08	5.71	0.12	1.8
YCQZ-09	5.76	0.12	0.1
YCQZ-10	5.60	0.12	0.8
YCQZ-11	5.62	0.13	1.2
YCQZ-12	5.62	0.08	0.8
YCQZ-13	5.54	0.12	1.4
YCQZ-14	5.66	0.13	0.8
YCQZ-15	5.70	0.13	1.6
YCQZ-16	5.62	0.14	0.8
YCQZ-17	5.70	0.13	0.2

（4）京尼平苷酸（表 6-15-5）和毛蕊花糖苷转移率（表 6-15-6）

表 6-15-5 京尼平苷酸转移率计算结果

编号	标准汤剂中京尼平苷酸含量/mg	饮片中京尼平苷酸含量/mg	转移率/%	$(\overline{X} \pm S)$/%
YCQZ-01	558.0	1249	44.7	
YCQZ-02	602.0	1187	50.7	
YCQZ-03	299.0	639	46.8	
YCQZ-04	554.0	1101	50.3	
YCQZ-05	560.0	1191	47.0	
YCQZ-06	476.0	1103	43.2	
YCQZ-07	522.0	1211	43.1	
YCQZ-08	363.0	860	42.2	
YCQZ-09	304.0	732	41.5	41.0±8.3
YCQZ-10	393.0	1208	32.5	
YCQZ-11	363.0	1183	30.7	
YCQZ-12	146.0	749	19.5	
YCQZ-13	223.0	732	30.5	
YCQZ-14	362.0	856	42.3	
YCQZ-15	358.0	878	40.8	
YCQZ-16	437.0	895	48.8	
YCQZ-17	381.0	909	41.9	

表 6-15-6 毛蕊花糖苷转移率计算结果

编号	标准汤剂中毛蕊花糖苷含量/mg	饮片中毛蕊花糖苷含量/mg	转移率/%	$(\overline{X} \pm S)$/%
YCQZ-01	91.4	896	10.2	
YCQZ-02	97.4	862	11.3	
YCQZ-03	72.5	789	9.2	9.8±2.2
YCQZ-04	103.3	736	14.0	
YCQZ-05	82.5	791	10.4	
YCQZ-06	92.6	743	12.5	

编号	标准汤剂中毛蕊花糖苷含量/mg	饮片中毛蕊花糖苷含量/mg	转移率/%	$(\overline{X}\pm S)$/%
YCQZ-07	118.2	912	13.0	
YCQZ-08	88.7	798	11.1	
YCQZ-09	87.8	922	9.5	
YCQZ-10	78.9	988	8.0	
YCQZ-11	73.8	962	7.7	
YCQZ-12	48.1	834	5.8	9.8±2.2
YCQZ-13	71.4	858	8.3	
YCQZ-14	71.2	966	7.4	
YCQZ-15	81.5	903	9.0	
YCQZ-16	98.5	900	10.9	
YCQZ-17	69.4	913	7.6	

5.标准汤剂特征图谱研究

1）色谱条件

同 4 项下"色谱条件"。

2）参照物溶液制备

取京尼平苷酸、毛蕊花糖苷对照品适量，精密称定，加 50%甲醇制成每毫升分别含京尼平苷酸 100μg、毛蕊花糖苷 20μg 的混合溶液，即得。

3）标准汤剂供试品溶液制备

同 4 项下"标准汤剂供试品溶液制备"。

4）方法学验证

方法学考察合格（具体内容略）。

5）特征图谱的建立及共有峰的标定

按照 4 项下"色谱条件"，分别精密吸取 17 批盐车前子标准汤剂供试品溶液 10μL，注入高效液相色谱仪，记录色谱峰信息，特征图谱见图 6-15-3，相似度结果见表 6-15-7，生成的对照特征图谱见图 6-15-4，共有峰 3 个，指认 2 个。各共有峰峰面积见表 6-15-8，以峰 1 为参照峰，计算其他峰的相对保留时间和相对峰面积（表 6-15-9）。

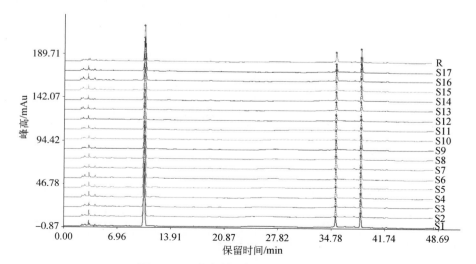

图 6-15-3　盐车前子标准汤剂特征图谱

表 6-15-7　相似度计算结果

编号	S1	S2	S3	S4	S5	S6	S7	S8	S9	S10	S11	S12	S13	S14	S15	S16	S17	对照特征图谱
S1	1.000	1.000	0.984	1.000	1.000	1.000	0.998	0.997	0.982	0.999	0.999	0.990	0.989	0.993	0.997	0.994	0.996	0.995
S2	1.000	1.000	0.986	1.000	1.000	0.999	0.998	0.997	0.984	0.999	0.999	0.990	0.990	0.994	0.998	0.995	0.997	0.995
S3	0.984	0.986	1.000	0.983	0.985	0.985	0.986	0.991	0.999	0.990	0.988	0.989	0.993	0.998	0.994	0.997	0.996	0.997
S4	1.000	1.000	0.983	1.000	0.999	1.000	0.999	0.998	0.982	0.999	1.000	0.992	0.991	0.993	0.997	0.994	0.995	0.994
S5	1.000	1.000	0.985	0.999	1.000	0.999	0.997	0.997	0.983	0.999	0.999	0.989	0.988	0.994	0.997	0.994	0.997	0.995
S6	1.000	0.999	0.985	1.000	0.999	1.000	1.000	0.999	0.984	1.000	1.000	0.994	0.992	0.993	0.998	0.995	0.996	0.995
S7	0.998	0.998	0.986	0.999	0.997	1.000	1.000	0.999	0.986	0.999	1.000	0.996	0.995	0.993	0.999	0.995	0.995	0.996
S8	0.997	0.997	0.991	0.998	0.997	0.999	0.999	1.000	0.992	0.999	0.999	0.998	0.997	0.996	1.000	0.998	0.997	0.998
S9	0.982	0.984	0.999	0.982	0.983	0.984	0.986	0.992	1.000	0.989	0.987	0.992	0.995	0.996	0.993	0.997	0.994	0.996
S10	0.999	0.999	0.990	0.999	0.999	1.000	0.999	0.999	0.989	1.000	1.000	0.995	0.994	0.996	0.999	0.997	0.998	0.998
S11	0.999	0.999	0.988	1.000	0.999	1.000	1.000	0.999	0.987	1.000	1.000	0.995	0.994	0.995	0.999	0.996	0.997	0.997
S12	0.990	0.990	0.989	0.992	0.989	0.994	0.996	0.998	0.992	0.995	0.995	1.000	0.999	0.992	0.997	0.995	0.991	0.995
S13	0.989	0.990	0.993	0.991	0.988	0.992	0.995	0.997	0.995	0.994	0.994	0.999	1.000	0.994	0.997	0.997	0.993	0.997
S14	0.993	0.994	0.998	0.993	0.994	0.993	0.993	0.996	0.996	0.996	0.995	0.992	0.994	1.000	0.998	1.000	1.000	1.000
S15	0.997	0.998	0.994	0.997	0.997	0.998	0.999	1.000	0.993	0.999	0.999	0.997	0.997	0.998	1.000	0.999	0.999	0.999
S16	0.994	0.995	0.997	0.994	0.994	0.995	0.995	0.998	0.997	0.997	0.996	0.995	0.997	1.000	0.999	1.000	0.999	1.000
S17	0.996	0.997	0.996	0.995	0.997	0.996	0.995	0.997	0.994	0.998	0.997	0.991	0.993	1.000	0.999	0.999	1.000	0.999
对照特征图谱	0.995	0.995	0.997	0.994	0.995	0.995	0.996	0.998	0.996	0.998	0.997	0.995	0.997	1.000	0.999	1.000	0.999	1.000

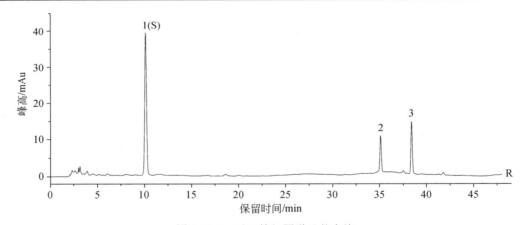

图 6-15-4　对照特征图谱及共有峰

峰 1：京尼平苷酸（geniposidic acid，$C_{16}H_{22}O_{10}$）；峰 2：毛蕊花糖苷（acteoside，$C_{29}H_{36}O_{15}$）

表 6-15-8　各共有峰峰面积

编号	保留时间/min	S1	S2	S3	S4	S5	S6	S7	S8	S9	S10	S11	S12	S13	S14	S15	S16	S17
1	10.45	742306	788632	395818	735782	740399	629030	678319	476638	399515	520471	477621	192017	292830	473071	469033	576412	502755
2	35.34	111837	117491	88480	125357	100576	113085	143700	105657	104440	95677	89012	56939	85379	86875	97721	120190	83157
3	38.58	173017	194066	168885	165068	182922	145836	160705	131081	168578	137728	119480	54034	92933	169799	138813	196910	167784

表 6-15-9 相对保留时间与相对峰面积

峰编号	保留时间/min	相对保留时间	峰面积/μAu×s	相对峰面积
1	10.451	1.000	534744	1.000
2	35.341	3.382	101504	0.190
3	38.581	3.692	151038	0.282

（研究人员：章 军）

6.16 盐 益 智 仁

6.16.1 盐益智仁标准汤剂质量标准

本品为姜科植物益智 *Alpinia oxyphylla* Miq. 的干燥成熟果实，经炮制、加工制成的标准汤剂。

【制法】取盐益智仁饮片 100g，加 7 倍量水浸泡 30min，接挥发油提取器回流 2h，接出挥发油，提取液趁热过滤；药渣再加 6 倍量水，接挥发油提取器，继续回流 30min，接出挥发油，提取液趁热过滤。合并 2 次滤液，2 次挥发油，滤液减压浓缩至适量，将挥发油加入浓缩液，摇匀，定容至 500mL，充分摇匀，即得。

【性状】本品为褐色悬浊液，静置后会产生沉淀。

【检查】pH 值：应为 4.6～5.0。

总固体：应为 0.24～0.44g。

其他：应符合口服混悬剂项下有关的各项规定。

【特征图谱】按照高效液相色谱法测定。

色谱条件与系统适用性试验：以十八烷基硅烷键合硅胶为填充剂（柱长为 250mm，内径为 4.6mm，粒径为 5μm）；以乙腈（A）-水（B）为流动相；按照表 6-16-1 中的规定进行梯度洗脱；流速为 1.0mL/min；柱温为 25℃；检测波长为 254nm。理论板数按诺卡酮峰计算应不低于 3000。

表 6-16-1 洗脱条件

时间/min	流动相 A/%	流动相 B/%
0～10	25→40	75→60
10～20	40→75	60→25
20～30	75→95	25→5

参照物溶液的制备：取诺卡酮适量，精密称定，加甲醇制成每毫升含 234.8μg 的溶液，即得。

供试品溶液的制备：本品摇匀，精密吸取盐益智仁标准汤剂 0.75mL，加甲醇 0.75mL，摇匀，离心 10min，取上清液，即得。

测定法：分别精密吸取对照品溶液 20μL、供试品溶液 20μL，注入液相色谱仪，测定，记录 30min 色谱图，即得。

供试品特征图谱中呈现 9 个特征峰（图 6-16-1），其中 1 个峰应与对应峰保留时间相同；与诺卡酮参照物峰相应的峰为 S 峰，计算特征峰峰 1～峰 7、峰 9 的相对保留时间，其相对保留时间应在规定值的 ±5% 之内。规定值为：0.36（峰 1）、0.38（峰 2）、0.44（峰 3）、0.46（峰 4）、0.61（峰 5）、0.70（峰 6）、0.78（峰 7）、1.00（峰 8）、1.01（峰 9）。

【含量测定】挥发油：本品每毫升含挥发油应不低于 0.0016mL。

【转移率】挥发油转移率为 56.0%～111.8%。

【规格】0.2g/mL（以饮片计）。

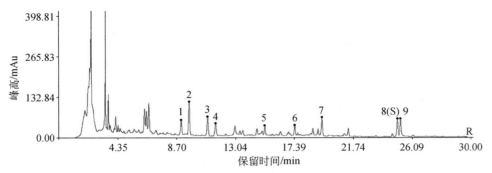

图 6-16-1　对照特征图谱及共有峰

峰 8（S）：诺卡酮（nootkatone，$C_{15}H_{22}O$）

【贮藏】冷冻保存，用时复融。

6.16.2　盐益智仁标准汤剂质量标准起草说明

1.仪器与材料

Waters e2695-2998 型高效液相色谱仪（美国沃特世公司，2998 型二极管阵列检测器），Sartorius-BS-210S-型电子分析天平（德国赛多利斯天平有限公司），KQ-100E 型超声波清洗器（昆山市超声仪器有限公司），LD510-2 型电子天平（沈阳龙腾电子有限公司），H1650-W 型台式高速离心机（湖南湘仪），电子恒温水浴锅（北京中兴伟业仪器有限公司），梅特勒水分测定仪［梅特勒-托利多仪器（上海）有限公司］。

诺卡酮对照品（含量：HPLC≥98%，批号 B20925，购自上海源叶生物科技有限公司）、甲醇、乙腈为色谱纯（美国 Fisher 公司），水为高纯水，其他试剂为分析纯。

2.样品采集

样品共 13 份（编号 YYZR-01～YYZR-13），采自主产区、道地产区及 GACP 基地，广东、广西、海南等地和安国药材市场，包括符合 2015 年版《中国药典》要求的不同商品规格等级。

3.物种鉴别

经鉴定，所研究样品均为姜科植物益智 *Alpinia oxyphylla* Miq.。

4.定量测定

1）挥发油测定
取盐益智仁饮片，按照 2015 年版《中国药典》（通则 2204 甲法）测定挥发油量。
2）测定法
（1）pH 值测定
取标准汤剂，用 pH 计测定 pH 值。
（2）总固体测定
参照编写说明【总固体】项下测定方法操作。
3）结果
（1）饮片中挥发油含量
饮片中挥发油含量结果见表 6-16-2，所收集样品均满足 2015 年版《中国药典》中挥发油不少于

1.0%（mL/g）的规定。

表 6-16-2 饮片中挥发油含量

编号	挥发油含量/%（mL/g）
YYZR-01	1.4
YYZR-02	1.4
YYZR-03	1.4
YYZR-04	1.4
YYZR-05	1.4
YYZR-06	1.5
YYZR-07	1.8
YYZR-08	1.3
YYZR-09	1.3
YYZR-10	1.2
YYZR-11	1.6
YYZR-12	1.6
YYZR-13	1.5

（2）标准汤剂中挥发油含量（表 6-16-3）

表 6-16-3 标准汤剂中挥发油含量

编号	挥发油含量/%（mL/g）
YYZR-01	0.9
YYZR-02	1.3
YYZR-03	1.1
YYZR-04	1.0
YYZR-05	1.6
YYZR-06	1.1
YYZR-07	1.0
YYZR-08	1.2
YYZR-09	0.9
YYZR-10	0.8
YYZR-11	1.4
YYZR-12	1.2
YYZR-13	0.9

（3）pH 值及总固体（表 6-16-4）

表 6-16-4 pH 值及总固体

编号	pH 值	总固体/g	RSD/%
YYZR-01	4.9	0.33	1.0
YYZR-02	4.7	0.44	0.4
YYZR-03	4.8	0.31	0.3
YYZR-04	5.0	0.28	0.6
YYZR-05	5.0	0.30	0.6
YYZR-06	4.9	0.24	0.9

续表

编号	pH 值	总固体/g	RSD/%
YYZR-07	4.8	0.27	0.4
YYZR-08	4.8	0.27	0.7
YYZR-09	4.8	0.32	0.7
YYZR-10	4.8	0.32	0.5
YYZR-11	4.9	0.30	0.1
YYZR-12	4.7	0.37	0.3
YYZR-13	4.7	0.35	0.3

5.标准汤剂特征图谱研究

1）色谱条件

色谱柱：Thermo-C18 色谱柱（250mm×4.6mm，5μm）； 以乙腈（A）-水（B）为流动相，按照表 6-16-1 中的规定进行梯度洗脱；流速为 1.0mL/min；柱温为 25℃；检测波长为 254nm。理论板数按诺卡酮峰计算应不低于 3000。色谱图见图 6-16-2。

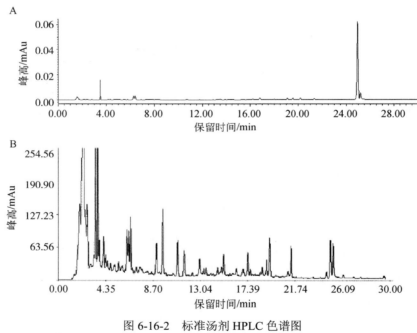

图 6-16-2　标准汤剂 HPLC 色谱图

A：诺卡酮（nootkatone，$C_{15}H_{22}O$）；B：标准汤剂

2）参照物溶液制备

取诺卡酮适量，精密称定，加甲醇制成每毫升含 49.8μg 的溶液，即得。

3）标准汤剂供试品溶液制备

取标准汤剂，摇匀，精密吸取盐益智仁标准汤剂 0.75mL，加甲醇 0.75mL，摇匀，离心 10min，取上清液，即得。

4）方法学验证

方法学考察合格（具体内容略）。

5）特征图谱的建立及共有峰的标定

按照特征图谱色谱条件，分别精密吸取 13 批盐益智仁标准汤剂供试品溶液 20μL，注入高效液相色谱仪，记录色谱峰信息，特征图谱见图 6-16-3，相似度结果见表 6-16-5，生成的对照指纹图谱见图 6-16-4，其中共有峰 9 个，指认 1 个。各共有峰峰面积见表 6-16-6，以峰 8 为参照峰，计算其他峰的相对保留时间和相对峰面积（表 6-16-7）。

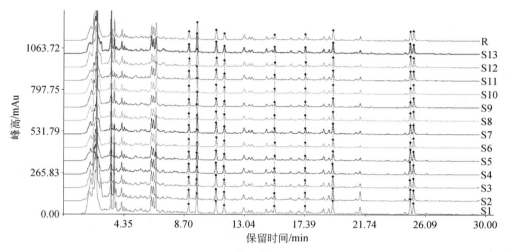

图 6-16-3　盐益智仁标准汤剂特征图谱

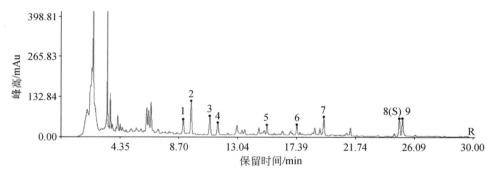

图 6-16-4　对照特征图谱及共有峰的确认

峰 8（S）：诺卡酮（nootkatone，$C_{15}H_{22}O$）

表 6-16-5　相似度计算结果

编号	S1	S2	S3	S4	S5	S6	S7	S8	S9	S10	S11	S12	S13	对照特征图谱
S1	1.000	0.992	0.977	0.992	0.995	0.955	0.986	0.986	0.969	0.969	0.991	0.988	0.990	0.991
S2	0.992	1.000	0.993	0.995	0.995	0.979	0.996	0.996	0.989	0.989	0.992	0.991	0.996	0.999
S3	0.977	0.993	1.000	0.985	0.983	0.991	0.996	0.991	0.993	0.994	0.983	0.978	0.994	0.995
S4	0.992	0.995	0.985	1.000	0.999	0.966	0.992	0.989	0.975	0.976	0.984	0.996	0.994	0.995
S5	0.995	0.995	0.983	0.999	1.000	0.964	0.993	0.992	0.977	0.978	0.988	0.998	0.993	0.995
S6	0.955	0.979	0.991	0.966	0.964	1.000	0.984	0.984	0.991	0.991	0.969	0.958	0.980	0.983
S7	0.986	0.996	0.996	0.992	0.993	0.984	1.000	0.997	0.992	0.994	0.989	0.990	0.997	0.999
S8	0.986	0.996	0.991	0.989	0.992	0.984	0.997	1.000	0.995	0.993	0.987	0.990	0.995	0.998
S9	0.969	0.989	0.993	0.975	0.977	0.991	0.992	0.995	1.000	0.999	0.982	0.975	0.987	0.992
S10	0.969	0.989	0.994	0.976	0.978	0.991	0.994	0.993	0.999	1.000	0.984	0.975	0.986	0.992
S11	0.991	0.992	0.983	0.984	0.988	0.969	0.989	0.987	0.982	0.984	1.000	0.980	0.985	0.992

续表

编号	S1	S2	S3	S4	S5	S6	S7	S8	S9	S10	S11	S12	S13	对照特征图谱
S12	0.988	0.991	0.978	0.996	0.998	0.958	0.990	0.990	0.975	0.975	0.980	1.000	0.990	0.992
S13	0.990	0.996	0.994	0.994	0.993	0.980	0.997	0.995	0.987	0.986	0.985	0.990	1.000	0.998
对照特征图谱	0.991	0.999	0.995	0.995	0.995	0.983	0.999	0.998	0.992	0.992	0.992	0.992	0.998	1.000

表 6-16-6　各共有峰峰面积

编号	保留时间/min	S1	S2	S3	S4	S5	S6	S7	S8	S9	S10	S11	S12	S13
1	9.03	337	365	347	340	283	265	272	219	245	247	289	265	283
2	9.61	728	756	713	746	634	626	662	572	533	544	475	633	726
3	10.99	520	455	482	441	399	407	444	346	335	354	406	341	464
4	11.57	353	352	299	299	261	257	280	251	243	251	249	239	293
5	15.21	244	181	170	154	133	142	129	147	133	94	121	125	200
6	17.41	249	246	225	187	160	275	179	161	159	177	193	101	194
7	19.41	497	466	401	382	345	286	374	317	317	329	367	329	407
8	24.98	610	454	298	499	452	192	342	299	199	208	355	421	393
9	25.22	413	412	336	339	345	348	352	354	347	346	350	343	333

表 6-16-7　相对保留时间与相对峰面积

峰编号	保留时间/min	相对保留时间	峰面积/mAu×s	相对峰面积
1	9.03	0.36	288.933	0.795
2	9.61	0.38	642.009	1.767
3	10.99	0.44	414.846	1.142
4	11.57	0.46	278.971	0.768
5	15.21	0.61	151.844	0.418
6	17.41	0.70	192.763	0.531
7	19.41	0.78	370.571	1.020
8	24.98	1.00	363.360	1.000
9	25.22	1.01	355.051	0.977

（研究人员：马　海）

6.17　枳　　实

6.17.1　枳实标准汤剂质量标准

本品为芸香科植物酸橙 *Citrus aurantium* L.的干燥幼果，经炮制、加工制成的标准汤剂。

【制法】取枳实饮片 100g，加 7 倍量水浸泡 30min，回流 60min，趁热过滤；药渣再加 6 倍量水，回流 40min，趁热过滤。合并 2 次滤液，减压浓缩至 500mL，即得。

【性状】本品为黄棕色悬浊液，静置后会产生沉淀。

【检查】pH 值：应为 4.5～5.3。

　　　　总固体：应为 0.30～0.84g。

　　　　其他：应符合口服混悬剂项下有关的各项规定。

【特征图谱】按照高效液相色谱法测定。

色谱条件与系统适用性试验：以十八烷基硅烷键合硅胶为填充剂（柱长为 250mm，内径为 4.6mm，粒径为 5μm）；以乙腈为流动相 A，以 0.1%磷酸水溶液为流动相 B，按表 6-17-1 中的规定进行梯度洗脱；流速为 1mL/min；柱温为 35℃；检测波长为 283nm。理论塔板数按新橙皮苷峰计算应不低于 5000。

表 6-17-1 洗脱条件

时间/min	流动相 A/%	流动相 B/%
0～25	13→20	87→80
25～40	20→55	80→45
40～40.01	55→70	45→30
40.01～45	70	30

参照物溶液的制备：取柚皮苷、橙皮苷、新橙皮苷对照品适量，精密称定，加甲醇制成每毫升含柚皮苷 100μg、橙皮苷 50μg、新橙皮苷 100μg 的溶液，即得。

供试品溶液的制备：取本品摇匀，精密量取 1mL 置 25mL 容量瓶中，加入 75%甲醇至接近刻度，超声处理 10min，冷却，75%甲醇定容，摇匀，0.45μm 滤膜滤过，取续滤液，即得。

测定法：分别精密吸取参照物溶液 5μL、供试品溶液 5μL，注入液相色谱仪，测定，记录 45min 色谱图，即得。

供试品特征图谱中呈现 6 个特征峰（图 6-17-1），其中 3 个峰与对应的参照物峰保留时间相同；与峰 5 相应的峰为 S 峰，计算特征峰峰 1～峰 4、峰 6 的相对保留时间，其相对保留时间应在规定值的±5%之内。规定值为：0.57（峰 1）、0.72（峰 2）、0.81（峰 3）、0.90（峰 4）、1.00（峰 5）、1.55（峰 6）。

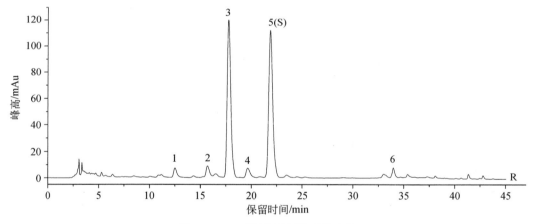

图 6-17-1 对照特征图谱及共有峰

峰 3：柚皮苷（naringin，$C_{27}H_{32}O_{14}$）；峰 4：橙皮苷（hesperidin，$C_{28}H_{34}O_{15}$）；

峰 5：新橙皮苷（neohesperidin，$C_{28}H_{34}O_{15}$）

【含量测定】辛弗林：按照高效液相色谱法测定。

色谱条件与系统适用性试验：以十八烷基硅烷键合硅胶为填充剂（柱长为 150mm，内径为 4.6mm，粒径为 5μm）；以甲醇-磷酸二氢钾溶液（取磷酸二氢钾 0.6g，十二烷基硫酸钠 1.0g，冰醋酸 1mL，加水溶解并稀释至 1000mL）（50∶50）为流动相；流速为 1mL/min；柱温为 35℃；检测波长为 275nm。理论塔板数按辛弗林峰计算应不低于 2000。

对照品溶液的制备：取辛弗林对照品适量，精密称定，加水制成每毫升含 50μg 的溶液，即得。

供试品溶液的制备：取本品摇匀，精密量取 5mL，置 25mL 量瓶中，加水至刻度，摇匀，滤过，精密量取续滤液 10mL，过聚酰胺柱（60～90 目，2.5g，内径为 1.5cm，干法装柱），用水 25mL 洗脱，收集洗脱液，转移至 25mL 量瓶中，加水至刻度，摇匀，0.45μm 滤膜滤过，取续滤液，即得。

测定法：分别精密吸取对照品溶液 10μL、供试品溶液 15μL，注入液相色谱仪，测定，记录色谱图，即得。

本品每毫升含枳实以辛弗林（$C_9H_{13}NO_2$）计应不低于 0.38mg。

【转移率】辛弗林转移率范围为 35.6%～89.9%。

【规格】0.2g/mL（以饮片计）。

【贮藏】冷冻保存，用时复融。

6.17.2　枳实标准汤剂质量标准起草说明

1.仪器与材料

岛津 LC-20AT 型高效液相色谱仪（日本岛津公司，DGC-20 A 型在线脱气系统，SIL-20 A 型自动进样系统，CTO-20 A 型柱温箱，SPD-M20 A 型二极管阵列检测器），BS224S-型 1/10 万电子分析天平（德国赛多利斯公司），KQ-250DB 型超声波清洗器（昆山市超声仪器有限公司），Sartorius BS 210 S 型电子天平，Sartorius PB-10 型 pH 计。

辛弗林对照品（纯度≥98%，批号 BCY-000798，购自江西佰草源生物科技有限公司），柚皮苷对照品（纯度≥98%，批号 110722-200309，购自中国药品生物制品检定所），橙皮苷对照品（纯度≥98%，批号 0721-200010，购自中国药品生物制品检定所），新橙皮苷对照品（纯度≥98%，批号 BCTG-0713，购自中药固体制剂制造技术国家工程研究中心），甲醇、乙腈为色谱纯（美国 Fisher 公司），水为高纯水，其他试剂为分析纯。

2.样品采集

样品共 13 份（编号 ZS-01～ZS-13），采自主产区江西、GACP 基地以及安国药材市场，包括符合2015 年版《中国药典》要求的不同商品规格等级。

3.物种鉴别

经鉴定，所研究样品均为芸香科植物酸橙 *Citrus aurantium* L.。

4.定量测定

1）标准汤剂的制备

取枳实饮片 100g，加 7 倍量水浸泡 30min，回流 60min，趁热过滤；药渣再加 6 倍量水，回流 40min，趁热过滤。合并 2 次滤液，减压浓缩至 500mL，即得枳实标准汤剂。

2）色谱条件[37-43]

饮片色谱条件：色谱柱，Agilent Eclipse XDB-C18 色谱柱（150mm×4.6mm，5μm）；以甲醇-磷酸二氢钾溶液（取磷酸二氢钾 0.6g，十二烷基硫酸钠 1.0g，冰醋酸 1mL，加水溶解并稀释至 1000mL）（50：50）为流动相；柱温为 35℃，流速为 1mL/min；检测波长为 275nm。理论塔板数按辛弗林峰计算不低于 2000。

标准汤剂色谱条件：同饮片，见图 6-17-2。

3）对照品溶液的制备

取经五氧化二磷减压干燥器中干燥 36h 的辛弗林对照品适量，精密称定，加水制成每毫升含 47.04μg 的溶液，即得。

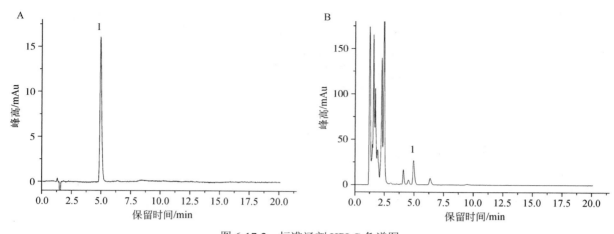

图 6-17-2　标准汤剂 HPLC 色谱图

A：辛弗林（synephrine，$C_9H_{13}NO_2$）；B：标准汤剂

4）供试品溶液制备

（1）饮片供试品溶液制备

取枳实饮片粉末约 1g，精密称定，置具塞锥形瓶中，精密加入甲醇 50mL，称定重量，加热回流 1.5h，放冷，再称定重量，用甲醇补足减失的重量，摇匀，滤过，精密量取续滤液 10mL，蒸干，残渣加水 10mL 使之溶解。过聚酰胺柱（60～90 目，2.5g，内径为 1.5cm，干法装柱），用水 25mL 洗脱，收集洗脱液，转移至 25mL 量瓶中，加水至刻度，摇匀，0.45μm 滤膜滤过，取续滤液，即得。

（2）标准汤剂供试品溶液制备

取枳实标准汤剂（ZS-01～ZS-13）摇匀，精密量取 5mL，置 25mL 量瓶中，加水至刻度，摇匀，滤过，精密量取续滤液 10mL。过聚酰胺柱（60～90 目，2.5g，内径为 1.5cm，干法装柱），用水 25mL 洗脱，收集洗脱液，转移至 25mL 量瓶中，加水至刻度，摇匀，0.45μm 滤膜滤过，取续滤液，即得标准汤剂供试品溶液。

5）方法学验证

以辛弗林峰面积积分值为纵坐标（Y）、以对照品进样量（μg）为横坐标（X）绘制标准曲线，$Y=345585X-627.4$，$R^2=0.9999$，表明线性关系良好。精密度考察合格，RSD 为 0.7%。枳实标准汤剂供试品制备后 24h 内稳定性良好，RSD 为 0.8%。重复性良好，平行 6 份供试品溶液的 RSD 为 0.9%；平均加样回收率为 94.4%，RSD 为 1.5%。

6）测定法

（1）含量测定

分别精密吸取对照品溶液 10μL、饮片供试品溶液 15μL、标准汤剂供试品溶液 15μL，注入高效液相色谱仪，按照 4 项下 "色谱条件" 测定含量。

（2）pH 值测定

取标准汤剂，用 pH 计测定 pH 值。

（3）总固体测定

参照编写说明【总固体】项下测定方法操作。

（4）辛弗林转移率测定

参照编写说明【转移率】项下公式计算。

7）结果

（1）饮片中辛弗林含量

辛弗林含量测定结果见表 6-17-2，按干燥品计，所收集样品均满足 2015 年版《中国药典》中辛弗林（$C_9H_{13}NO_2$）不少于 0.30% 的限量要求。

表 6-17-2　饮片中辛弗林含量测定

编号	辛弗林含量/%	RSD/%	含水率/%	RSD/%	干燥品中辛弗林含量/%
ZS-01	0.456	0.8	8.4	0.2	0.498
ZS-02	0.403	0.7	8.1	0.8	0.438
ZS-03	0.633	1.9	9.3	0.8	0.698
ZS-04	0.446	0.6	7.8	1.6	0.484
ZS-05	0.582	0.9	6.5	0.3	0.622
ZS-06	0.305	0.8	7.4	0.2	0.329
ZS-07	0.359	0.7	8.1	1.0	0.390
ZS-08	0.357	0.7	7.5	0.3	0.387
ZS-09	0.431	0.4	7.9	0.1	0.468
ZS-10	0.449	0.9	7.7	1.1	0.486
ZS-11	0.353	1.8	8.9	0.6	0.388
ZS-12	0.402	0.9	8.0	0.5	0.436
ZS-13	0.621	0.9	7.7	1.8	0.672

（2）标准汤剂中辛弗林含量（表 6-17-3）

表 6-17-3　标准汤剂中辛弗林含量测定

编号	标准汤剂中辛弗林含量/（mg/mL）	RSD/%
ZS-01	0.597	0.0
ZS-02	0.478	0.4
ZS-03	0.804	0.3
ZS-04	0.832	0.6
ZS-05	0.661	1.2
ZS-06	0.459	2.2
ZS-07	0.409	2.6
ZS-08	0.441	0.4
ZS-09	0.532	2.3
ZS-10	0.672	0.7
ZS-11	0.414	0.8
ZS-12	0.424	0.1
ZS-13	0.435	0.2

（3）pH 值及总固体（表 6-17-4）

表 6-17-4　pH 值及总固体

编号	pH 值	总固体/g	RSD/%
ZS-01	5.2	0.48	0.0
ZS-02	5.0	0.33	0.2
ZS-03	5.1	0.51	0.7
ZS-04	5.2	0.43	0.2
ZS-05	5.3	0.31	0.1
ZS-06	4.5	0.29	0.4

续表

编号	pH 值	总固体/g	RSD/%
ZS-07	4.8	0.52	0.1
ZS-08	4.9	0.40	0.2
ZS-09	5.0	0.35	0.5
ZS-10	4.9	0.40	0.3
ZS-11	5.0	0.48	1.6
ZS-12	5.0	0.40	0.1
ZS-13	5.0	0.40	0.0

（4）辛弗林转移率（表 6-17-5）

表 6-17-5　辛弗林转移率计算结果

编号	标准汤剂中辛弗林含量/mg	饮片中辛弗林含量/mg	转移率/%	$(\overline{X}\pm S)$/%
ZS-01	298.5	456	65.5	
ZS-02	239.0	403	59.3	
ZS-03	402.0	633	63.5	
ZS-04	416.0	446	93.3	
ZS-05	330.5	582	56.8	
ZS-06	229.5	305	75.2	
ZS-07	204.5	359	57.0	62.7±13.6
ZS-08	220.5	357	61.8	
ZS-09	266.0	431	61.7	
ZS-10	336.0	449	74.8	
ZS-11	207.0	353	58.6	
ZS-12	212.0	402	52.7	
ZS-13	217.5	621	35.0	

5.标准汤剂特征图谱研究

由于枳实 2015 年版《中国药典》测定指标为辛弗林，标准汤剂需要经过聚酰胺柱处理，处理后的样品中成分除去很多，指纹峰也减少。另外，为测定辛弗林，流动相中需要添加磷酸二氢钾、十二烷基硫酸钠等试剂，不宜使用梯度洗脱，也不利于特征图谱的测定。因此枳实标准汤剂特征图谱的色谱条件和供试品制备都和辛弗林含量测定时不同，此方法下的流动相配制和供试品溶液制备操作都非常简便，并且此条件下的酸橙和甜橙的特征图谱有明显差别。

1）色谱条件

色谱柱：Thermo-C18 色谱柱（250mm×4.6mm，5μm）；以乙腈为流动相 A，以 0.1%磷酸水溶液为流动相 B；梯度洗脱条件：0～25min、13%～20%A，25～40min、20%～55%A，40～40.01min、55%～70%A，40.01～45min、70%A；流速为 1mL/min；柱温为 35℃；检测波长为 283nm。理论塔板数按新橙皮苷峰计算应不低于 5000。

2）参照物溶液制备

取柚皮苷、橙皮苷、新橙皮苷对照品适量，精密称定，加甲醇制成每毫升含柚皮苷 100μg、橙皮苷 50μg、新橙皮苷 100μg 的溶液，即得。

3）标准汤剂供试品溶液制备

取枳实标准汤剂（ZS-01～ZS-13）摇匀，精密量取 1mL 置 25mL 容量瓶中，加入 75%甲醇至接近刻度，超声处理 10min，冷却，75%甲醇定容，摇匀，0.45μm 滤膜滤过，取续滤液，即得。

4）方法学验证

方法学考察合格（具体内容略）。

5）特征图谱的建立及共有峰的标定

按照 5 项下"色谱条件"，分别精密吸取 13 批枳实标准汤剂供试品溶液 5μL，注入高效液相色谱仪，记录色谱峰信息，特征图谱见图 6-17-3，相似度结果见表 6-17-6，生成的对照特征图谱见图 6-17-4，共有峰 6 个，指认 3 个。各共有峰峰面积见表 6-17-7，以峰 5 为参照峰，计算其他峰的相对保留时间和相对峰面积（表 6-17-8）。

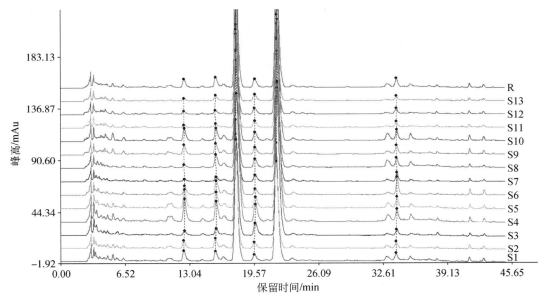

图 6-17-3　枳实标准汤剂特征图谱

表 6-17-6　相似度计算结果

编号	S1	S2	S3	S4	S5	S6	S7	S8	S9	S10	S11	S12	S13	对照特征图谱
S1	1.000	0.999	0.957	0.997	1.000	0.980	0.989	0.993	1.000	1.000	0.986	0.988	0.983	0.998
S2	0.999	1.000	0.941	0.992	0.999	0.988	0.981	0.987	1.000	0.997	0.976	0.979	0.972	0.993
S3	0.957	0.941	1.000	0.975	0.954	0.880	0.988	0.982	0.948	0.964	0.991	0.990	0.994	0.973
S4	0.997	0.992	0.975	1.000	0.997	0.963	0.997	0.998	0.995	0.999	0.995	0.996	0.993	0.999
S5	1.000	0.999	0.954	0.997	1.000	0.981	0.988	0.992	1.000	0.999	0.984	0.986	0.981	0.997
S6	0.980	0.988	0.880	0.963	0.981	1.000	0.942	0.952	0.985	0.974	0.934	0.938	0.927	0.965
S7	0.989	0.981	0.988	0.997	0.988	0.942	1.000	0.998	0.985	0.993	1.000	1.000	0.999	0.996
S8	0.993	0.987	0.982	0.998	0.992	0.952	0.998	1.000	0.990	0.996	0.997	0.998	0.997	0.999
S9	1.000	1.000	0.948	0.995	1.000	0.985	0.985	0.990	1.000	0.998	0.981	0.983	0.977	0.996
S10	1.000	0.997	0.964	0.999	0.999	0.974	0.993	0.996	0.998	1.000	0.990	0.992	0.988	0.999
S11	0.986	0.976	0.991	0.995	0.984	0.934	1.000	0.997	0.981	0.990	1.000	1.000	1.000	0.994
S12	0.988	0.979	0.990	0.996	0.986	0.938	1.000	0.998	0.983	0.992	1.000	1.000	0.999	0.995
S13	0.983	0.972	0.994	0.993	0.981	0.927	0.999	0.997	0.977	0.988	1.000	0.999	1.000	0.993
对照特征图谱	0.998	0.993	0.973	0.999	0.997	0.965	0.996	0.999	0.996	0.999	0.994	0.995	0.993	1.000

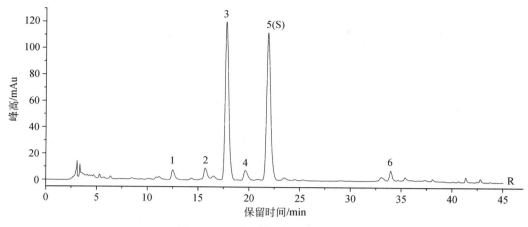

图 6-17-4　对照特征图谱及共有峰

峰 3：柚皮苷（naringin，$C_{27}H_{32}O_{14}$）；峰 4：橙皮苷（hesperidin，$C_{28}H_{34}O_{15}$）；

峰 5：新橙皮苷（neohesperidin，$C_{28}H_{34}O_{15}$）

表 6-17-7　各共有峰峰面积

编号	保留时间/min	S1	S2	S3	S4	S5	S6	S7	S8	S9	S10	S11	S12	S13
1	12.50	187797	158280	90509	422454	363232	173193	47527	53920	170492	224481	44977	54420	42574
2	15.70	189581	204076	109167	340852	260909	224147	67418	257086	212132	240800	60571	62620	91497
3	17.76	3017647	2470830	2087206	5637102	5036165	4349861	1923390	2349653	2823501	3628550	1646175	1732870	1539432
4	19.65	144127	139558	302025	407187	254445	125940	137790	188700	149650	184324	149129	142961	149537
5	21.88	2843683	2102514	3620497	6114704	4649816	2693034	2401479	2739487	2513586	3610569	2154572	2210641	2093658
6	33.97	115179	110080	93831	175949	168647	262861	130724	132273	130281	153299	84226	83054	72118

表 6-17-8　相对保留时间与相对峰面积

峰编号	保留时间/min	相对保留时间	峰面积/μAu×s	相对峰面积
1	12.497	0.571	156450	0.051
2	15.702	0.718	178527	0.058
3	17.758	0.812	2941722	0.962
4	19.649	0.898	190413	0.062
5	21.875	1.000	3057557	1.000
6	33.973	1.553	131732	0.043

（研究人员：章　军）

第7章　枝干皮藤类

本章所选 11 味饮片均来自于枝干皮藤类药材，经炮制而得。按照入药部位分为根皮（包括地骨皮、桑白皮）、干皮、根皮及枝皮（包括姜厚朴）、果皮（包括大腹皮）、茎枝（包括忍冬藤、桑寄生）、嫩枝（包括桑枝）、树皮（包括杜仲、合欢皮、肉桂）、藤茎（包括首乌藤）。

枝干皮藤类饮片头煎加 8 倍量水，煎煮 30min；二煎加 7 倍量水，煎煮 20min 即可。

7.1　炒　桑　枝

7.1.1　炒桑枝标准汤剂质量标准

本品为桑科植桑 *Morus alba* L.的干燥嫩枝，经炮制、加工制成的标准汤剂。

【制法】取炒桑枝饮片 100g，加 8 倍量水浸泡 30min，回流 30min，趁热过滤；药渣再加 7 倍量水，回流 20min，趁热过滤。合并 2 次滤液，减压浓缩至 500mL，即得。

【性状】本品为棕褐色悬浊液，静置后会产生沉淀。

【检查】pH 值：应为 4.9～5.7。

总固体：应为 0.10～0.21g。

其他：应符合口服混悬剂项下有关的各项规定。

【特征图谱】按照高效液相色谱法测定。

色谱条件与系统适用性试验：以十八烷基硅烷键合硅胶为填充剂（柱长为 250mm，内径为 4.6mm，粒径为 5μm）；以甲醇为流动相 A，以水为流动相 B，按表 7-1-1 中的规定进行梯度洗脱；流速为 1mL/min；柱温为 35℃；检测波长为 270nm。理论塔板数按桑皮苷 A 峰计算应不低于 5000。

表 7-1-1　洗脱条件

时间/min	流动相 A/%	流动相 B/%
0～10	5→20	95→80
10～35	20→40	80→60
35～40	40→75	60→25

参照物溶液的制备：取桑皮苷 A 对照品适量，精密称定，加甲醇制成每毫升含 50μg 的溶液，即得。

供试品溶液的制备：取本品摇匀，精密量取 2mL，置 10mL 容量瓶中，加甲醇至接近刻度，超声 10min，冷却，甲醇定容，摇匀，0.45μm 滤膜滤过，取续滤液，即得。

测定法：分别精密吸取参照物溶液 10μL、供试品溶液 10μL，注入液相色谱仪，测定，记录 40min 色谱图，即得。

供试品特征图谱中呈现 10 个特征峰（图 7-1-1），其中 1 个峰与对应的参照物峰保留时间相同；与桑皮苷 A 参照物峰相应的峰为 S 峰，计算特征峰峰 1～峰 3、峰 5～峰 10 的相对保留时间，其相对保留时间应在规定值的 ±5% 之内。规定值为：0.47（峰 1）、0.66（峰 2）、0.86（峰 3）、1.00（峰 4）、1.04（峰 5）、1.07（峰 6）、1.18（峰 7）、1.24（峰 8）、1.27（峰 9）、1.63（峰 10）。

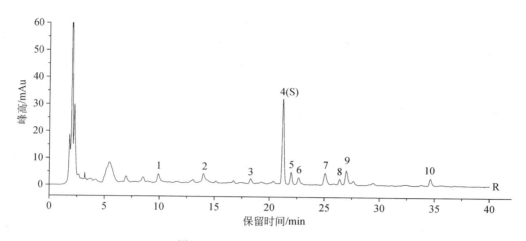

图 7-1-1 对照特征图谱及共有峰

峰 4：桑皮苷 A（mulberroside A，$C_{26}H_{32}O_{14}$）

【规格】0.2g/mL（以饮片计）。

【贮藏】冷冻保存，用时复融。

7.1.2 炒桑枝标准汤剂质量标准起草说明

1.仪器与材料

岛津 LC-20AT 型高效液相色谱仪（日本岛津公司，DGC-20 A 型在线脱气系统，SIL-20 A 型自动进样系统，CTO-20 A 型柱温箱，SPD-M20 A 型二极管阵列检测器），KQ-250DB 型超声波清洗器（昆山市超声仪器有限公司），Sartorius BS 210 S 型电子天平，Sartorius PB-10 型 pH 计。

桑皮苷 A 对照品（纯度≥98%，批号 BCY-000718，购自江西佰草源生物科技有限公司），甲醇、乙腈为色谱纯（美国 Fisher 公司），水为高纯水，其他试剂为分析纯。

2.样品采集

样品共 14 份（编号 CSZ-01～CSZ-14），采自主产区、道地产区及 GACP 基地，浙江、河南、河北、江西等地及安国药材市场，包括符合 2015 年版《中国药典》要求的不同商品规格等级。

3.物种鉴别

经鉴定，所研究样品均为桑科植桑 Morus alba L.。

4.定量测定

1）标准汤剂的制备

取炒桑枝饮片 100g，加 8 倍量水浸泡 30min，回流 30min，趁热过滤；药渣再加 7 倍量水，回流 20min，趁热过滤。合并 2 次滤液，减压浓缩至 500mL，即得炒桑枝标准汤剂。

2）测定法

（1）pH 值测定

取标准汤剂，用 pH 计测定 pH 值。

（2）总固体测定

参照编写说明【总固体】项下测定方法操作。

3）结果

pH 值及总固体（表 7-1-2）

表 7-1-2　pH 值及总固体

编号	pH 值	总固体/g	RSD/%
CSZ-01	5.1	0.15	0.4
CSZ-02	5.2	0.16	0.7
CSZ-03	5.5	0.18	0.6
CSZ-04	5.4	0.15	0.3
CSZ-05	5.4	0.14	0.8
CSZ-06	5.4	0.15	0.1
CSZ-07	5.2	0.20	0.7
CSZ-08	5.7	0.13	0.6
CSZ-09	5.5	0.12	1.0
CSZ-10	5.5	0.13	0.1
CSZ-11	4.9	0.12	0.1
CSZ-12	5.3	0.15	0.3
CSZ-13	5.3	0.17	0.1
CSZ-14	5.3	0.19	0.7

5.标准汤剂特征图谱研究

1）色谱条件

色谱柱：Hypersil ODS-C18 色谱柱（250mm×4.6mm，5μm）；以甲醇为流动相 A，以水为流动相 B；梯度洗脱条件：0～10min、5%～20%A，10～35min、20%～40%A，35～40min、40%～75%A；流速为 1mL/min；柱温为 35℃；检测波长为 270nm。理论塔板数按桑皮苷 A 峰计算应不低于 5000。

2）参照物溶液制备

取桑皮苷 A 对照品适量，精密称定，加甲醇制成每毫升含 50μg 的溶液，即得。

3）标准汤剂供试品溶液制备

取炒桑枝标准汤剂（CSZ-01～CSZ-14）摇匀，精密量取 2mL，置 10mL 容量瓶中，加甲醇至接近刻度，超声 10min，冷却，甲醇定容，摇匀，0.45μm 滤膜滤过，取续滤液，即得标准汤剂供试品溶液。

4）方法学验证

方法学考察合格（具体内容略）。

5）特征图谱的建立及共有峰的标定

按照 5 项下"色谱条件"，分别精密吸取 14 批炒桑枝标准汤剂供试品溶液 10μL，注入高效液相色谱仪，记录色谱峰信息，特征图谱见图 7-1-2，相似度结果见表 7-1-3，生成的对照特征图谱见图 7-1-3，共有峰 10 个，指认 1 个。各共有峰峰面积见表 7-1-4，以峰 4 为参照峰，计算其他峰的相对保留时间和相对峰面积（表 7-1-5）。

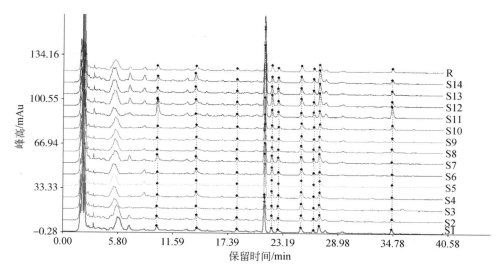

图 7-1-2 炒桑枝标准汤剂特征图谱

表 7-1-3 相似度计算结果

编号	S1	S2	S3	S4	S5	S6	S7	S8	S9	S10	S11	S12	S13	S14	对照特征图谱
S1	1.000	0.994	0.917	0.986	0.985	0.972	0.975	0.980	0.974	0.945	0.963	0.980	0.963	0.978	0.992
S2	0.994	1.000	0.940	0.990	0.991	0.980	0.964	0.991	0.981	0.959	0.933	0.970	0.949	0.969	0.994
S3	0.917	0.940	1.000	0.902	0.905	0.886	0.837	0.954	0.964	0.973	0.802	0.845	0.807	0.844	0.910
S4	0.986	0.990	0.902	1.000	0.999	0.995	0.984	0.979	0.957	0.922	0.944	0.989	0.977	0.985	0.998
S5	0.985	0.991	0.905	0.999	1.000	0.994	0.979	0.984	0.962	0.929	0.936	0.986	0.973	0.983	0.999
S6	0.972	0.980	0.886	0.995	0.994	1.000	0.974	0.973	0.947	0.913	0.933	0.978	0.966	0.971	0.992
S7	0.975	0.964	0.837	0.984	0.979	0.974	1.000	0.937	0.910	0.859	0.970	0.997	0.996	0.996	0.981
S8	0.980	0.991	0.954	0.979	0.984	0.973	0.937	1.000	0.993	0.979	0.902	0.948	0.924	0.946	0.986
S9	0.974	0.981	0.964	0.957	0.962	0.947	0.910	0.993	1.000	0.992	0.892	0.925	0.895	0.920	0.969
S10	0.945	0.959	0.973	0.922	0.929	0.913	0.859	0.979	0.992	1.000	0.846	0.875	0.838	0.872	0.937
S11	0.963	0.933	0.802	0.944	0.936	0.933	0.970	0.902	0.892	0.846	1.000	0.965	0.963	0.962	0.947
S12	0.980	0.970	0.845	0.989	0.986	0.978	0.997	0.948	0.925	0.875	0.965	1.000	0.996	0.998	0.987
S13	0.963	0.949	0.807	0.977	0.973	0.966	0.996	0.924	0.895	0.838	0.963	0.996	1.000	0.996	0.973
S14	0.978	0.969	0.844	0.985	0.983	0.971	0.996	0.946	0.920	0.872	0.962	0.998	0.996	1.000	0.984
对照特征图谱	0.992	0.994	0.910	0.998	0.999	0.992	0.981	0.986	0.969	0.937	0.947	0.987	0.973	0.984	1.000

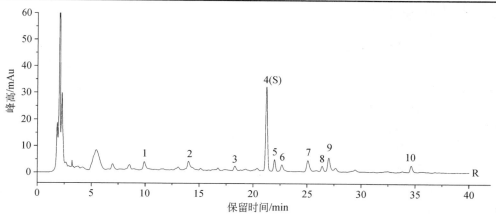

图 7-1-3 对照特征图谱及共有峰

峰 4：桑皮苷 A（mulberroside A，$C_{26}H_{32}O_{14}$）

表 7-1-4　各共有峰峰面积

编号	保留时间/min	S1	S2	S3	S4	S5	S6	S7	S8	S9	S10	S11	S12	S13	S14
1	9.91	50696	32308	23938	24426	15223	16357	74217	12115	17404	19774	200442	58871	50435	52798
2	14.01	50408	57626	30730	58923	60858	69323	56753	51048	39919	49636	60270	82332	55322	74962
3	18.32	34228	31486	15188	19676	19921	19860	34098	22935	23326	22479	24787	32208	26582	27329
4	21.23	274604	229231	105731	305414	286689	283471	580488	190527	149036	126055	638271	700587	753628	622588
5	21.98	41262	46040	33272	58860	54294	65406	61654	41130	38318	33731	62744	97041	67815	48958
6	22.66	37735	32457	39724	35411	28872	32260	50413	28276	26730	28632	60470	53105	46280	42142
7	25.08	67411	71935	79568	79552	78436	76776	76846	82610	68499	75521	55267	91120	75023	85853
8	26.40	24755	18596	15495	15752	16300	18247	36129	21869	22527	19605	45135	37186	36310	36085
9	27.01	76733	70415	59389	62924	62631	33493	96655	56086	55045	54582	62478	135346	111830	135808
10	34.64	47581	26565	17237	17502	22259	14470	13252	35942	45030	47222	122917	51524	37580	36936

表 7-1-5　相对保留时间与相对峰面积

峰编号	保留时间/min	相对保留时间	峰面积/mAu×s	相对峰面积
1	9.913	0.467	46358	0.124
2	14.009	0.660	57008	0.152
3	18.320	0.863	25293	0.067
4	21.233	1.000	374737	1.000
5	21.984	1.035	53609	0.143
6	22.661	1.067	38751	0.103
7	25.078	1.181	76030	0.203
8	26.398	1.243	25999	0.069
9	27.007	1.272	76673	0.205
10	34.643	1.632	38287	0.102

（研究人员：章　军）

7.2　大　腹　皮

7.2.1　大腹皮标准汤剂质量标准

本品为棕榈科植物槟榔 *Areca catechu* L.的干燥果皮，经炮制、加工制成的标准汤剂。

【制法】取大腹皮饮片 100g，加 8 倍量水浸泡 30min，回流 30min，趁热过滤；滤渣再加 7 倍水回流 20min，趁热过滤。合并 2 次滤液，减压浓缩至 500mL，即得。

【性状】本品为淡黄色至褐色混悬液，静置后会产生沉淀。

【检查】pH 值：应为 4.5～6.9。

总固体：应为 0.11～0.29g。

其他：应符合口服混悬剂项下有关的各项规定。

【特征图谱】按照高效液相色谱法测定。

色谱条件与系统适应性试验：色谱柱，Welch XB-C18 色谱柱（250mm×4.6mm，5μm）；以乙腈为流动相 A，以 0.02mol/L 磷酸二氢钾（含 0.3%三乙胺，H_3PO_4 调 pH 值为 3）溶液为流动相 B，按表 7-2-1 中的规定进行梯度洗脱；流速为 1.0mL/min；柱温为 25℃；检测波长为 215nm。

表 7-2-1　洗脱条件

时间/min	流动相 A/%	流动相 B/%
0~20	5	95
20~60	5→20	95→80

供试品溶液的制备：取本品摇匀，量取 1mL，置 2mL 离心管中，加入 1mL 甲醇溶液，超声 5min，12 000r/min 离心 5min，取上清液，摇匀，过 0.45μm 微孔滤膜，即得。

测定法：精密吸取供试品溶液 10μL，注入液相色谱仪，测定，记录 60min 的色谱图，即得。

供试品特征图谱中应呈现 1 个特征峰（图 7-2-1），峰 1 为 S 峰。

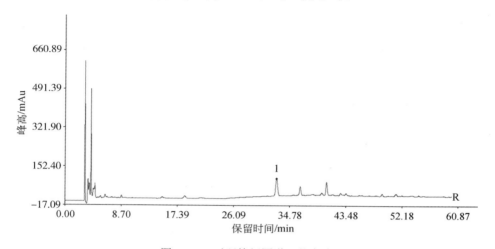

图 7-2-1　对照特征图谱及共有峰

色谱条件与系统适用性试验：同【特征图谱】项下。

供试品溶液的制备：同【特征图谱】项下。

测定法：同【特征图谱】项下。

【规格】0.2g/mL（以饮片计）。

【贮藏】冷冻保存，用时复融。

7.2.2　大腹皮标准汤剂质量标准草案起草说明

1.仪器与材料

Agilent 1200 高效液相色谱仪（HP 真空脱气泵，HP 四元泵，HP 自动进样，HP 柱温箱，HPLC-DAD 检测器），KQ5200DE 型超声波清洗器（昆山市超声仪器有限公司），JA2003 型电子天平（上海舜宇恒平科学仪器有限公司），TG16-WS 型台式高速离心机（湖南湘仪），FE20 型实验室 pH 计（Mettler-Toledo）。

甲醇为色谱纯（美国 Fisher 公司），水为娃哈哈纯净水，其他试剂为分析纯。

2.样品采集

样品共 12 份（编号 DFP-01~DFP-12），采自主产区、道地产区，以及 GAP 基地安徽亳州、浙江、河南、湖南、山东等地和安国药材市场，包括符合 2015 年版《中国药典》要求的不同商品规格等级。

3.物种鉴别

经鉴定，研究样品均为棕榈科植物槟榔 *Areca catechu* L.。

4.定量测定

1）标准汤剂的制备

取大腹皮饮片 100g，加 8 倍量水浸泡 30min，回流 30min，趁热过滤；滤渣再加 7 倍量水回流 20min，趁热过滤。合并 2 次煎煮滤液，减压浓缩至 500mL，即得。

2）测定法

（1）pH 值测定

取标准汤剂，用 pH 计测定 pH 值。

（2）总固体测定

参照编写说明【总固体】项下测定方法操作。

3）结果

pH 值及总固体结果见表 7-2-2。

表 7-2-2　pH 值及总固体

编号	pH 值	总固体/g	RSD/%
DFP-01	5.1	0.21	0.6
DFP-02	5.1	0.19	0.3
DFP-03	5.0	0.25	0.7
DFP-04	5.2	0.19	0.1
DFP-05	4.5	0.25	0.3
DFP-06	4.5	0.28	0.7
DFP-07	4.5	0.23	1.1
DFP-08	5.1	0.20	1.0
DFP-09	5.2	0.18	0.3
DFP-10	6.5	0.17	0.1
DFP-11	6.7	0.13	0.7
DFP-12	6.9	0.15	1.0

5.标准汤剂特征图谱研究

1）色谱条件

色谱柱：Welch XB-C18 色谱柱（250mm×4.6mm，5μm）；以乙腈为流动相 A，以 0.02mol/L 磷酸二氢钾（含 0.3%三乙胺，H_3PO_4 调 pH 值 3）溶液为流动相 B；梯度洗脱条件：0～50min、5%A，20～60min、5%～20%A；流速为 1.0mL/min；柱温为 25℃；检测波长为 215nm，见图 7-2-2。

2）供试品溶液的制备

精密吸取大腹皮标准汤剂（DFP-01～DFP-12）各 1mL，置 2mL 离心管中，加入 1mL 甲醇溶液，超声 5min，12 000r/min 离心 5min，取上清液，摇匀，0.45μm 微孔滤膜过滤，取续滤液即得标准汤剂供试品溶液。

3）方法学验证

方法学考察合格（具体内容略）。

4）特征图谱的建立及共有峰的标定

按照 5 项下"色谱条件"，分别精密吸取 12 批大腹皮标准汤剂供试品溶液 10μL，注入高效液相色谱仪，记录色谱峰信息（图 7-2-3），相似度结果见表 7-2-3，生成的对照特征图谱见图 7-2-4，其中共有峰 1 个。各共有峰峰面积见表 7-2-4。

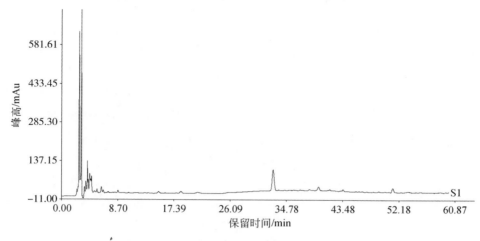

图 7-2-2　大腹皮标准汤剂 HPLC 色谱图

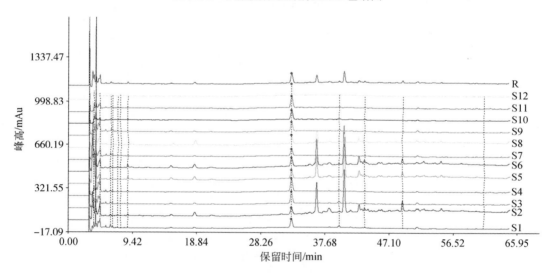

图 7-2-3　大腹皮标准汤剂特征图谱

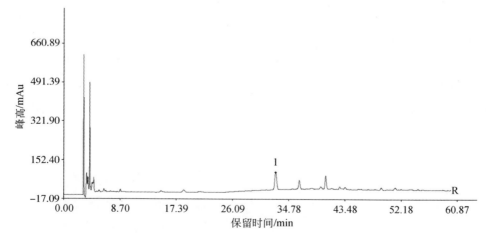

图 7-2-4　大腹皮标准汤剂对照特征图谱

表 7-2-3　相似度计算结果

编号	1	2	3	4	5	6	7	8	9	10	11	12	对照特征图谱
1	1.000	0.459	0.986	0.942	0.485	0.474	0.944	0.522	0.951	0.921	0.864	0.915	0.958
2	0.459	1.000	0.476	0.453	0.930	0.938	0.475	0.817	0.451	0.450	0.434	0.436	0.490
3	0.986	0.476	1.000	0.967	0.494	0.483	0.918	0.533	0.956	0.933	0.892	0.929	0.960
4	0.942	0.453	0.967	1.000	0.461	0.450	0.889	0.505	0.945	0.932	0.929	0.925	0.945
5	0.485	0.930	0.494	0.461	1.000	0.981	0.500	0.930	0.485	0.475	0.446	0.474	0.532
6	0.474	0.938	0.483	0.450	0.981	1.000	0.498	0.935	0.481	0.470	0.440	0.469	0.525
7	0.944	0.475	0.918	0.889	0.500	0.498	1.000	0.535	0.882	0.903	0.834	0.883	0.952
8	0.522	0.817	0.533	0.505	0.930	0.935	0.535	1.000	0.541	0.518	0.494	0.530	0.584
9	0.951	0.451	0.956	0.945	0.485	0.481	0.882	0.541	1.000	0.948	0.924	0.960	0.952
10	0.921	0.450	0.933	0.932	0.475	0.470	0.903	0.518	0.948	1.000	0.956	0.985	0.967
11	0.864	0.434	0.892	0.929	0.446	0.440	0.834	0.494	0.924	0.956	1.000	0.963	0.912
12	0.915	0.436	0.929	0.925	0.474	0.469	0.883	0.530	0.960	0.985	0.963	1.000	0.961
对照特征图谱	0.958	0.490	0.960	0.945	0.532	0.525	0.952	0.584	0.952	0.967	0.912	0.961	1.000

表 7-2-4　各共有峰峰面积

编号	保留时间/min	S1	S2	S3	S4	S5	S6	S7	S8	S9	S10	S11	S12
1	32.768	1407.9	1291.8	1896.0	2090.9	1618.2	1615.3	1079.2	1638.0	1538.7	1585.6	1918.7	1883.4

（研究人员：赵庆贺）

7.3　地　骨　皮

7.3.1　地骨皮标准汤剂质量标准

本品为茄科植物枸杞 *Licium chinense* Mill.的干燥根皮，经炮制、加工制成的标准汤剂。

【制法】取地骨皮饮片100g，加8倍量水浸泡30min，回流30min，趁热过滤；药渣再加7倍量水，回流20min，趁热过滤。合并2次滤液，减压浓缩至500mL，即得。

【性状】本品为褐色悬浊液，静置后会产生沉淀。

【检查】pH值：应为5.0～6.0。

　　　　总固体：应为0.17～0.38g。

　　　　其他：应符合口服混悬剂项下有关的各项规定。

【特征图谱】按照高效液相色谱法测定。

色谱条件与系统适用性试验：以十八烷基硅烷键合硅胶为填充剂（柱长为150mm，内径为4.6mm，粒径为3.5μm）；以乙腈为流动相A，以0.15%三氟乙酸（*V/V*）水溶液为流动相B，按表7-3-1中的规定进行梯度洗脱；流速为0.8mL/min；柱温为35℃；检测波长为330nm。理论塔板数按地骨皮乙素峰计算应不低于10 000。

表 7-3-1　洗脱条件

时间/min	流动相 A/%	流动相 B/%
0～5	5	95
5～25	5→20	95→80
25～40	20→50	80→50

参照物溶液的制备：取地骨皮乙素、地骨皮甲素对照品适量，精密称定，加甲醇制成每毫升含地骨皮乙素 100μg、地骨皮甲素 50μg 的混合溶液，即得。

供试品溶液的制备：取本品摇匀，精密量取 2mL，置 10mL 量瓶中，加 50%甲醇至刻度，摇匀，涡旋 5min，摇匀，0.45μm 滤膜滤过，取续滤液，即得。

测定法：分别精密吸取参照物溶液 10μL、供试品溶液 10μL，注入液相色谱仪，测定，记录 40min 色谱图，即得。

供试品特征图谱中呈现 6 个特征峰（图 7-3-1），其中 2 个峰与对应的参照物峰保留时间相同；与地骨皮乙素参照物峰相应的峰为 S 峰，计算特征峰峰 1、峰 2，峰 4～峰 6 的相对保留时间，其相对保留时间应在规定值的±5%之内。规定值为：0.29（峰 1）、0.73（峰 2）、1.00（峰 3）、1.06（峰 4）、1.24（峰 5）、1.84（峰 6）。

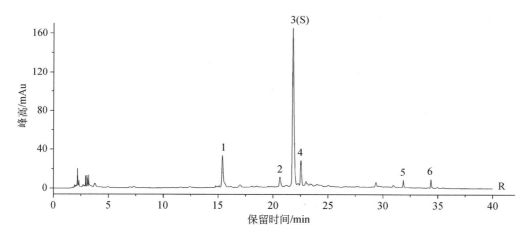

图 7-3-1　对照特征图谱及共有峰

峰 3：地骨皮乙素（kukoamine B，$C_{28}H_{42}N_4O_6$）；峰 4：地骨皮甲素（kukoamine A，$C_{28}H_{42}N_4O_6$）

【规格】0.2g/mL（以饮片计）。

【贮藏】冷冻保存，用时复融。

7.3.2　地骨皮标准汤剂质量标准起草说明

1.仪器与材料

安捷伦 1100 型高效液相色谱仪（美国 Agilent 公司，G1379A 脱气机，G1312A 二元输液泵、G1313A 自动进样器，G1316A 柱温箱，G1315B 二极管阵列检测器，G1314A 紫外检测器），AT261 电子天平（瑞士 Mettler Toledo，0.01mg），KQ-500E 超声波清洗器（昆山市超声仪器有限公司），TGL-16G 离心机（上海安亭），STUART SR8 涡旋混合器，UPW-10N 纯水机，Sartorius PB-10 型 pH 计。

地骨皮甲素对照品（纯度≥98%，批号 BCY-01165，购自江西佰草源生物科技有限公司），地骨皮乙素对照品（纯度≥98%，批号 BCY-01166，购自江西佰草源生物科技有限公司），甲醇、乙腈为色谱纯（Sigma），三氟乙酸为色谱纯（TEDIA），水为高纯水，其他试剂为分析纯。

2.样品采集

样品共 13 份（编号 DGP-01～DGP-13），采自主产区、道地产区及 GACP 基地，宁夏、甘肃、新疆、安徽等地及安国药材市场，包括符合 2015 年版《中国药典》要求的不同商品规格等级。

3.物种鉴别

经鉴定，所研究样品均为茄科植物枸杞 *Licium chinense* Mill.。

4.定量测定

1）标准汤剂的制备

取地骨皮饮片 100g，加 8 倍量水浸泡 30min，回流 30min，趁热过滤；药渣再加 7 倍量水，回流 20min，趁热过滤。合并 2 次滤液，减压浓缩至 500mL，即得地骨皮标准汤剂。

2）测定法

（1）pH 值测定

取标准汤剂，用 pH 计测定 pH 值。

（2）总固体测定

参照编写说明【总固体】项下测定方法操作。

3）结果

pH 值及总固体（表 7-3-2）

表 7-3-2　pH 值及总固体

编号	pH 值	总固体/g	RSD/%
DGP-01	5.9	0.24	0.8
DGP-02	5.8	0.17	0.1
DGP-03	6.0	0.31	0.2
DGP-04	6.0	0.31	0.4
DGP-05	5.8	0.31	0.0
DGP-06	5.7	0.27	0.1
DGP-07	5.9	0.26	0.4
DGP-08	5.9	0.22	0.5
DGP-09	5.8	0.23	0.0
DGP-10	5.8	0.30	0.7
DGP-11	5.0	0.29	0.2
DGP-12	5.2	0.36	0.7
DGP-13	5.1	0.34	0.2

5.标准汤剂特征图谱研究

1）色谱条件

色谱柱：Kromasil 100-C18 色谱柱（150mm×4.6mm，3.5μm）；以乙腈为流动相 A，以 0.15%三氟乙酸（体积分数）水溶液为流动相 B；梯度洗脱条件：0～5min、5%A，5～25min、5%～20%A，25～40min、20%～50%A；流速为 0.8mL/min；柱温为 35℃；检测波长为 330nm。理论塔板数按地骨皮乙

素峰计算应不低于 10 000。

2）参照物溶液制备

取地骨皮乙素、地骨皮甲素对照品适量，精密称定，加甲醇制成每毫升含地骨皮乙素 100μg、地骨皮甲素 50μg 的混合溶液，即得。

3）标准汤剂供试品溶液制备

取地骨皮标准汤剂（DGP-01～DGP-13）摇匀，精密量取 2mL，置 10mL 量瓶中，加 50%甲醇至刻度，摇匀，涡旋 5min，摇匀，0.45μm 滤膜滤过，取续滤液，即得标准汤剂供试品溶液。

4）方法学验证

方法学考察合格（具体内容略）。

5）特征图谱的建立及共有峰的标定

按照 5 项下"色谱条件"，分别精密吸取 13 批地骨皮标准汤剂供试品溶液 10μL，注入高效液相色谱仪，记录色谱峰信息，特征图谱见图 7-3-2，相似度结果见表 7-3-3，生成的对照特征图谱见图 7-3-3，共有峰 6 个，指认 2 个。各共有峰峰面积见表 7-3-4，以峰 3 为参照峰，计算其他峰的相对保留时间和相对峰面积（表 7-3-5）。

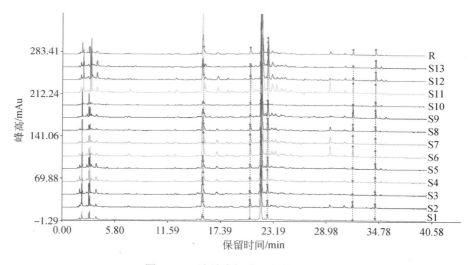

图 7-3-2　地骨皮标准汤剂特征图谱

表 7-3-3　相似度计算结果

编号	S1	S2	S3	S4	S5	S6	S7	S8	S9	S10	S11	S12	S13	对照特征图谱
S1	1.000	0.981	0.998	1.000	1.000	0.999	0.999	0.998	0.992	0.998	0.994	0.995	0.990	1.000
S2	0.981	1.000	0.987	0.979	0.980	0.983	0.982	0.989	0.960	0.984	0.993	0.959	0.949	0.978
S3	0.998	0.987	1.000	0.998	0.998	0.997	0.996	0.997	0.984	0.994	0.998	0.987	0.980	0.997
S4	1.000	0.979	0.998	1.000	1.000	0.999	0.999	0.997	0.992	0.996	0.994	0.995	0.990	1.000
S5	1.000	0.980	0.998	1.000	1.000	0.999	0.999	0.998	0.993	0.998	0.993	0.995	0.991	1.000
S6	0.999	0.983	0.997	0.999	0.999	1.000	1.000	0.999	0.993	0.997	0.994	0.994	0.990	0.999
S7	0.999	0.982	0.996	0.999	0.999	1.000	1.000	0.999	0.994	0.998	0.993	0.995	0.991	0.999
S8	0.998	0.989	0.997	0.997	0.998	0.999	0.999	1.000	0.990	0.998	0.996	0.990	0.985	0.997
S9	0.992	0.960	0.984	0.992	0.993	0.993	0.994	0.990	1.000	0.990	0.976	0.998	0.997	0.994
S10	0.998	0.984	0.994	0.996	0.998	0.997	0.998	0.998	0.990	1.000	0.992	0.992	0.988	0.997

续表

编号	S1	S2	S3	S4	S5	S6	S7	S8	S9	S10	S11	S12	S13	对照特征图谱
S11	0.994	0.993	0.998	0.994	0.993	0.994	0.993	0.996	0.976	0.992	1.000	0.979	0.971	0.992
S12	0.995	0.959	0.987	0.995	0.995	0.994	0.995	0.990	0.998	0.992	0.979	1.000	0.999	0.996
S13	0.990	0.949	0.980	0.990	0.991	0.990	0.991	0.985	0.997	0.988	0.971	0.999	1.000	0.992
对照特征图谱	1.000	0.978	0.997	1.000	1.000	0.999	0.999	0.997	0.994	0.997	0.992	0.996	0.992	1.000

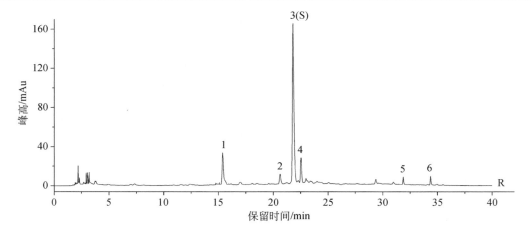

图 7-3-3　对照特征图谱及共有峰

峰 3：地骨皮乙素（kukoamine B，$C_{28}H_{42}N_4O_6$）；峰 4：地骨皮甲素（kukoamine A，$C_{28}H_{42}N_4O_6$）

表 7-3-4　各共有峰峰面积

编号	保留时间/min	S1	S2	S3	S4	S5	S6	S7	S8	S9	S10	S11	S12	S13
1	15.48	99.2	216.0	272.0	260.8	230.9	523.7	357.4	235.9	171.6	78.0	1215.1	269.8	159.8
2	20.63	21.9	103.8	42.5	41.0	48.3	167.9	122.2	86.9	25.7	36.3	340.3	56.8	43.0
3	21.79	480.6	598.8	1002.4	1247.2	1143.2	2594.1	1873.5	1033.8	1714.4	392.7	3893.2	2545.2	2357.1
4	22.53	55.7	69.6	106.4	131.1	129.8	324.1	228.5	135.7	190.3	52.9	526.2	306.7	304.9
5	31.87	4.5	53.1	7.6	10.4	16.4	93.7	72.4	60.5	127.2	6.1	85.3	19.5	11.8
6	34.37	21.2	36.6	31.6	42.5	58.8	63.6	55.8	43.8	82.5	35.9	78.1	76.1	66.4

表 7-3-5　相对保留时间与相对峰面积

峰编号	保留时间/min	相对保留时间	峰面积/mAu×s	相对峰面积
1	15.476	0.710	314.6	0.196
2	20.631	0.947	87.4	0.054
3	21.793	1.000	1605.9	1.000
4	22.532	1.034	197.1	0.123
5	31.865	1.462	43.7	0.027
6	34.372	1.577	53.3	0.033

（研究人员：章　军）

7.4 杜　　仲

7.4.1　杜仲标准汤剂质量标准

本品为杜仲科植物杜仲 *Eucommia ulmoides* Oliv. 的干燥树皮，经炮制、加工制成的标准汤剂。

【制法】取杜仲饮片 100g，加 8 倍量水浸泡 30min，回流 30min，趁热过滤；药渣再加 7 倍量水，回流 20min，趁热过滤。合并 2 次滤液，减压浓缩至 500mL，即得。

【性状】本品为褐色混悬液，静置后会产生沉淀。

【检查】pH 值：应为 5.0。

　　　　总固体：应为 0.15～0.19g。

　　　　其他：应符合口服混悬剂项下有关的各项规定。

【特征图谱】按照高效液相色谱法测定。

色谱条件与系统适用性试验：以十八烷基硅烷键合硅胶为填充剂（柱长为 150mm，内径为 2.1mm，粒径为 1.6μm）；以水为流动相 A，以乙腈为流动相 B，按表 7-4-1 中的规定进行梯度洗脱；流速为 0.3mL/min；柱温为 40℃；检测波长为 230nm。理论塔板数按松脂醇二葡萄糖苷峰计算应不低于 1000。

表 7-4-1　洗脱条件

时间/min	流动相 A/%	流动相 B/%
0～1	99→97	1→3
1～4	97→89	3→11
4～10	89→87	11→13
10～16	87→78	13→22
16～20	78→60	22→40

参照物溶液的制备：取松脂醇二葡萄糖苷对照品适量，精密称定，加甲醇制成每毫升含松脂醇二葡萄糖苷 0.50mg 的溶液，即得。

供试品溶液的制备：本品摇匀，精密量取 5mL，置 10mL 量瓶中，加甲醇至刻度，超声 5min，12 000r/min 离心 5min，放冷，取上清液，0.22μm 滤膜滤过，取续滤液，即得。

测定法：分别精密吸取参照物溶液 1μL、供试品溶液各 1μL，注入液相色谱仪，测定，记录 24min 色谱图，即得。

供试品特征图谱中呈现 9 个特征峰（图 7-4-1），其中 1 个峰与对应的参照物峰保留时间相同；以松脂醇二葡萄糖苷参照物峰相应的峰为 S 峰，计算特征峰峰 1～峰 4、峰 6～峰 9 的相对保留时间，其相对保留时间应在规定值的 ±5% 之内。规定值为：0.53（峰 1）、0.68（峰 2）、0.78（峰 3）、0.87（峰 4）、1.00（峰 5）、1.07（峰 6）、1.12（峰 7）、1.20（峰 8）、1.41（峰 9）。

【含量测定】松脂醇二葡萄糖苷：按照高效液相色谱法测定。

色谱条件与系统适用性试验：以十八烷基硅烷键合硅胶为填充剂（柱长为 250mm，内径为 4.6mm，粒径为 5.0μm）；以水为流动相 A，以甲醇溶液为流动相 B，等度洗脱；流速为 1.0mL/min；柱温为 30℃；检测波长为 277nm。理论塔板数按松脂醇二葡萄糖苷峰计算应不低于 1000。

对照品溶液的制备：取松脂醇二葡萄糖苷对照品适量，精密称定，加甲醇制成每毫升含松脂醇二葡萄糖苷 0.50mg 的溶液，即得。

供试品溶液的制备：同【特征图谱】项下。

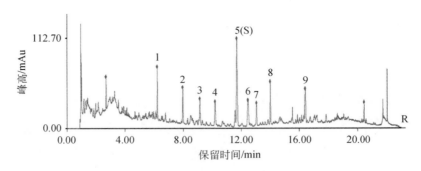

图 7-4-1　对照特征图谱及共有峰

峰 5：松脂醇二葡萄糖苷（pinoresinol diglucoside，$C_{32}H_{18}O_9$）

测定法：分别精密吸取对照品溶液 10μL、供试品溶液各 10μL，注入高效液相色谱仪，按照色谱条件测定含量。

本品每毫升含杜仲以松脂醇二葡萄糖苷（$C_{32}H_{18}O_9$）计应不低于 0.26mg。

【转移率】松脂醇二葡萄糖苷转移率为 21.4%～66.2%。

【规格】0.2g/mL（以饮片计）。

【贮藏】冷冻保存，用时复融。

7.4.2　杜仲标准汤剂质量标准草案

1.仪器与材料

安捷伦 1260Inf inityⅡ型超高效液相色谱仪（美国安捷伦公司），Sartorius-BS-210S-型电子分析天平（德国赛多利斯天平有限公司）；KQ-100E 型超声波清洗器（昆山市超声仪器有限公司）；LD510-2型电子天平（沈阳龙腾电子有限公司），H1650-W 型台式高速离心机（湖南湘仪）。

松脂醇二葡萄糖苷（含量≥98%，批号 63902-38-5，购自北京世纪奥科生物技术有限公司），甲醇、乙腈为色谱纯（美国 Fisher 公司），水为高纯水，其他试剂为分析纯。

2.样品采集

样品共 12 份（编号 DZ-01～DZ-12），采自主产区、道地产区及 GACP 基地，湖北、四川、江苏等地及安国药材市场，包括符合 2015 年版《中国药典》要求的不同商品规格等级。

3.物种鉴别

经鉴定，研究样品均为杜仲科植物杜仲 *Eucommia ulmoides* Oliv.。

4.定量测定

1）色谱条件

饮片色谱条件 ZORBAX SB-C18（250mm×4.6mm，5μm）；以水-甲醇（7∶3）为流动相；检测波长为 277nm。理论板数按松脂醇二葡萄糖苷峰计算应不低于 1000。

标准汤剂色谱条件：ZORBAX SB-C18（250mm×4.6mm，5μm）；以水为流动相 A，以甲醇溶液为流动相 B，以流动相 A-流动相 B（7∶3）等度洗脱；流速为 1.0mL/min；柱温为 30℃；检测波长为 277nm。理论塔板数按松脂醇二葡萄糖苷峰计算应不低于 1000，见图 7-4-2。

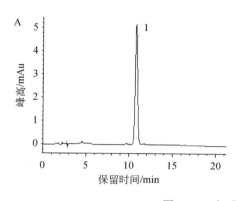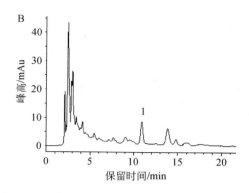

图 7-4-2　标准汤剂 HPLC 色谱图

A：松脂醇二葡萄糖苷（pinoresinol diglucoside，$C_{32}H_{18}O_9$）；B：标准汤剂

2）对照品溶液制备

取经五氧化二磷减压干燥器中干燥 36h 的松脂醇二葡萄糖苷对照品适量，精密称定，加甲醇制成每毫升含 0.50mg 的溶液，即得。

3）供试品溶液制备

（1）饮片供试品溶液制备

杜仲药材粉碎，过 2 号筛，精密称取 2.0g，置于锥形瓶中，精密加入甲醇 50mL，称定重量，90℃水浴加热回流 60min，取出，放冷，甲醇补足减失的质量，过滤，精密吸取徐滤液 5mL，置于 10mL 容量瓶中，纯水定容，12 000r/min 离心 10min，取上清液，即得。

（2）标准汤剂供试品溶液制备

加 8 倍量水浸泡 30min，回流 30min，趁热过滤；药渣再加 6 倍量水，回流 20min，趁热过滤。合并 2 次滤液，减压浓缩至 500mL，即得杜仲标准汤剂。

精密吸取杜仲标准汤剂（DZ-01～DZ-12）各 5mL，分别加甲醇定容至 10mL，超声 5min，12 000r/min 离心 5min，0.22μm 滤膜过滤，取续滤液，即得。

4）方法学验证

以松脂醇二葡萄糖苷峰面积积分值为纵坐标（Y）、对照品进样量（μg）为横坐标（X）绘制标准曲线，$Y=1.9416X+10.132$，$R^2=0.9985$，表明线性关系良好。精密度考察合格，RSD 为 0.3%。杜仲标准汤剂供试品制备后 24h 内稳定性良好，RSD 为 0.6%。重复性良好，平行 6 份供试品溶液的 RSD 为 4.2%；平均加样回收率为 97.8%，RSD 为 0.2%。

5）测定法

（1）含量测定

分别精密吸取对照品溶液 10μL、饮片供试品溶液 10μL、标准汤剂供试品溶液 10μL，注入高效液相色谱仪，按照 4 项下"色谱条件"测定含量。

（2）pH 值测定

取标准汤剂，用 pH 计测定 pH 值。

（3）总固体测定

参照编写说明【总固体】项下测定方法操作。

（4）松脂醇二葡萄糖苷转移率测定

参照编写说明【转移率】项下公式计算。

6）结果

（1）饮片中松脂醇二葡萄糖苷含量

松脂醇二葡萄糖苷含量测定结果见表 7-4-2，所收集样品均满足 2015 年版《中国药典》中松脂醇二葡萄糖苷（不少于 0.1%）的限量要求。

表 7-4-2 饮片中松脂醇二葡萄糖苷含量测定

编号	松脂醇二葡萄糖苷含量/%	RSD/%
DZ-01	0.55	10.14
DZ-02	0.66	4.99
DZ-03	0.85	2.93
DZ-04	0.74	0.95
DZ-05	0.68	0.94
DZ-06	0.62	0.88
DZ-07	0.44	1.61
DZ-08	0.27	1.66
DZ-09	0.65	0.14
DZ-10	0.72	2.70
DZ-11	0.27	2.56
DZ-12	0.67	3.50

（2）标准汤剂中松脂醇二葡萄糖苷含量（表 7-4-3）

表 7-4-3 标准汤剂中松脂醇二葡萄糖苷含量测定

编号	标准汤剂中松脂醇二葡萄糖苷含量/（mg/mL）	RSD/%
DZ-01	0.38	4.74
DZ-02	0.73	1.74
DZ-03	1.07	3.24
DZ-04	0.83	1.43
DZ-05	0.29	1.40
DZ-06	0.37	1.15
DZ-07	0.34	6.24
DZ-08	0.26	3.31
DZ-09	0.34	2.42
DZ-10	0.37	0.56
DZ-11	0.36	2.49
DZ-12	0.63	12.85

（3）pH 值及总固体（表 7-4-4）

表 7-4-4 pH 值及总固体

编号	pH 值	总固体/g	RSD/%
DZ-01	5.0	0.17	2.5
DZ-02	5.0	0.19	3.8
DZ-03	5.0	0.18	3.4
DZ-04	5.0	0.20	3.4
DZ-05	5.0	0.15	10.1
DZ-06	5.0	0.14	2.6

续表

编号	pH 值	总固体/g	RSD/%
DZ-07	5.0	0.17	1.7
DZ-08	5.0	0.14	4.9
DZ-09	5.0	0.16	4.3
DZ-10	5.0	0.15	2.9
DZ-11	5.0	0.18	7.4
DZ-12	5.0	0.20	3.6

（4）松脂醇二葡萄糖苷转移率（表 7-4-5）

表 7-4-5　松脂醇二葡萄糖苷转移率计算结果

编号	标准汤剂中松脂醇二葡萄糖苷含量/mg	饮片中松脂醇二葡萄糖苷含量/mg	转移率/%	$(\overline{X}\pm S)$/%
DZ-01	188.2	551.6	34.1	
DZ-02	364.5	664.8	54.8	
DZ-03	536.0	845.8	63.4	
DZ-04	416.7	743.4	56.1	
DZ-05	145.4	679.3	21.4	
DZ-06	182.5	617.6	29.6	
DZ-07	170.0	440.1	38.6	42.6±15.5
DZ-08	131.9	274.2	48.1	
DZ-09	169.3	652.8	25.9	
DZ-10	185.8	716.0	25.9	
DZ-11	179.1	270.5	66.2	
DZ-12	312.8	671.8	46.6	

5.标准汤剂特征图谱研究

1）色谱条件

色谱柱：CORTECS T3（150mm×2.1mm，1.6μm）；以水为流动相 A，以乙腈为流动相 B；梯度洗脱条件：0～1min、99%～97%A，1～4min、97%～89%A，4～10min、89%～87%A，10～16min、87%～78%A，16～20min、78%～60%A；流速为 0.3mL/min；柱温为 40℃；检测波长为 230nm。理论塔板数按松脂醇二葡萄糖苷峰计算应不低于 1000。

2）参照物溶液制备

取松脂醇二葡萄糖苷对照品适量，精密称定，加甲醇制成每毫升含松脂醇二葡萄糖苷 0.50mg 的溶液，即得。

3）标准汤剂供试品溶液制备

同 4 项下"标准汤剂供试品溶液制备"。

4）方法学验证

方法学考察合格（具体内容略）。

5）特征图谱的建立及共有峰的标定

按照色谱条件，分别精密吸取 12 批杜仲标准汤剂供试品溶液 1μL，注入超高效液相色谱仪，记录色谱峰信息，特征图谱见图 7-4-3，相似度结果见表 7-4-6，生成的对照特征图谱见图 7-4-4，共有峰 9 个，指认 1 个。各共有峰峰面积见表 7-4-7，以峰 5 为参照峰，计算其他峰的相对保留时间和相对峰面积（表7-4-8）。

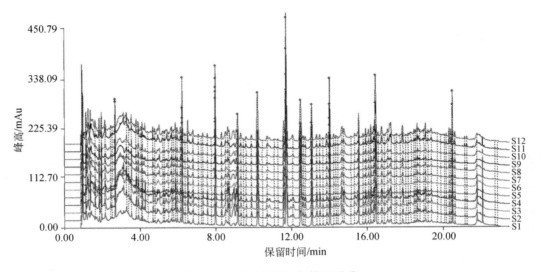

图 7-4-3　杜仲标准汤剂特征图谱

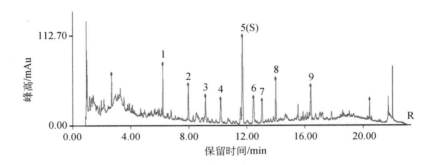

图 7-4-4　对照特征图谱及共有峰

峰 5：松脂醇二葡萄糖苷（pinoresinol diglucoside，$C_{32}H_{18}O_9$）

表 7-4-6　相似度计算结果

编号	S1	S2	S3	S4	S5	S6	S7	S8	S9	S10	S11	S12	对照特征图谱
S1	1.000	0.874	0.88	0.906	0.946	0.953	0.913	0.962	0.931	0.949	0.952	0.927	0.955
S2	0.874	1.000	0.963	0.982	0.892	0.853	0.959	0.808	0.904	0.916	0.878	0.943	0.967
S3	0.88	0.963	1.000	0.981	0.888	0.869	0.916	0.814	0.895	0.921	0.88	0.948	0.968
S4	0.906	0.982	0.981	1.000	0.909	0.89	0.941	0.851	0.925	0.945	0.908	0.971	0.985
S5	0.946	0.892	0.888	0.909	1.000	0.975	0.922	0.906	0.902	0.964	0.939	0.928	0.957
S6	0.953	0.853	0.869	0.89	0.975	1.000	0.879	0.94	0.912	0.961	0.94	0.933	0.946
S7	0.913	0.959	0.916	0.941	0.922	0.879	1.000	0.853	0.914	0.915	0.889	0.916	0.958
S8	0.962	0.808	0.814	0.851	0.906	0.94	0.853	1.000	0.907	0.903	0.949	0.898	0.913
S9	0.931	0.904	0.895	0.925	0.902	0.912	0.914	0.907	1.000	0.922	0.874	0.915	0.948
S10	0.949	0.916	0.921	0.945	0.964	0.961	0.915	0.903	0.922	1.000	0.945	0.969	0.976
S11	0.952	0.878	0.88	0.908	0.939	0.94	0.889	0.949	0.874	0.945	1.000	0.952	0.952
S12	0.927	0.943	0.948	0.971	0.928	0.933	0.916	0.898	0.915	0.969	0.952	1.000	0.984
对照特征图谱	0.955	0.967	0.968	0.985	0.957	0.946	0.958	0.913	0.948	0.976	0.952	0.984	1.000

表 7-4-7 各共有峰峰面积

编号	保留时间/min	S1	S2	S3	S4	S5	S6	S7	S8	S9	S10	S11	S12
1	6.21	113.467	227.796	286.484	216.245	142.362	131.371	155.749	77.672	149.534	144.934	138.036	235.44
2	7.95	123.864	765.759	877.004	693.204	131.679	59.597	502.9	77.594	276.101	120.936	148.9	381.915
3	9.13	88.612	120.72	164.707	135.272	131.633	110.424	85.944	91.653	87.371	95.286	99.724	145.213
4	10.18	130.068	386.337	487.95	470.286	147.946	192.948	234.614	72.132	212.88	242.187	161.992	473.881
5	11.67	429.655	1016.404	1769.684	1334.9	502.07	584.696	554.745	391.764	548.56	601.632	665.384	1130.481
6	12.45	166.07	585.786	839.333	602.967	321.573	325.975	380.357	124.797	312.598	300.191	291.308	474.745
7	13.03	104.212	287.896	478.776	307.655	104.789	117.796	140.931	91.724	106.808	106.498	199.142	308.106
8	13.98	147.792	387.537	552.69	416.815	138.115	179.793	195.453	162.889	171.776	194.666	273.775	399.091
9	16.42	161.819	286.586	447.474	371.546	178.679	260.89	222.768	203.683	173.928	187.939	317.517	477.778

表 7-4-8 相对保留时间与相对峰面积

峰编号	保留时间/min	相对保留时间	峰面积/mAu×s	相对峰面积
1	6.21	0.53	168.3	0.21
2	7.95	0.68	346.6	0.44
3	9.13	0.78	113	0.14
4	10.18	0.87	267.8	0.34
5	11.67	1.00	794.2	1.00
6	12.45	1.07	393.8	0.50
7	13.03	1.12	196.2	0.25
8	13.98	1.20	268.4	0.34
9	16.42	1.41	274.2	0.35

（研究人员：代云桃）

7.5 合 欢 皮

7.5.1 合欢皮标准汤剂质量标准

本品为豆科植物 *Albizia julibrissin* Durazz.合欢的干燥树皮，经炮制、加工制成的标准汤剂。

【制法】取合欢皮饮片 100g，置于 2000mL 圆底烧瓶中，加 7 倍量水，浸泡 30min，冷凝回流提取 30min，提取液趁热过滤；药渣再加 6 倍量水，继续提取 20min，提取液滤过。合并 2 次滤液，浓缩至适量，定容至 500mL，即得合欢皮标准汤剂。

【检查】pH 值：应为 4.4～4.6。

总固体：应为 0.05～0.27g。

其他：应符合口服混悬剂项下有关的各项规定。

【特征图谱】按照高效液相色谱法测定。

色谱条件与系统适用性试验：以十八烷基硅烷键合硅胶为填充剂（柱长为 250mm，内径为 4.6mm，粒径为 5μm）；以乙腈为流动相 A，以 0.04%磷酸水为流动相 B，按表 7-5-1 中的规定进行梯度洗脱；柱温为 30℃；流速为 1mL/min；检测波长为 204nm。理论板数按（-）-丁香树脂酚-4-*O*-β-D-呋喃芹糖基-（1→2）-β-D-吡喃葡萄糖苷峰计算应不低于 2000。

表 7-5-1 洗脱条件

时间/min	流动相 A/%	流动相 B/%
0～10	20	80
10～40	20→30	80→70

参照物溶液的制备：取（−）-丁香树脂酚-4-O- β-D-呋喃芹糖基-（1→2）- β-D-吡喃葡萄糖苷对照品适量，精密称定，加甲醇制成每毫升含 25μg 的溶液，即得。

供试品溶液的制备：本品摇匀，精密吸取合欢皮标准汤剂（HHP-01～HHP-12）各 1mL，12 000r/min 离心 5min，0.45μm 滤膜过滤，取续滤液，即得标准汤剂供试品溶液。

测定法：分别精密吸取对照品溶液 10μL、饮片供试品溶液 10μL、标准汤剂供试品溶液 10μL，注入高效液相色谱仪测定，记录色谱图，即得。

供试品特征图谱中呈现 4 个特征峰（图 7-5-1），其中 1 个峰与对应的参照物峰保留时间相同；与（−）-丁香树脂酚-4-O- β-D-呋喃芹糖基-（1→2）- β-D-吡喃葡萄糖苷参照物峰相应的峰为 S 峰，计算特征峰峰 1～峰 3 的相对保留时间，其相对保留时间应在规定值±5%之内。其规定值为：0.19（峰 1）、0.75（峰 2）、0.77（峰 3）、1.00（峰 4）。

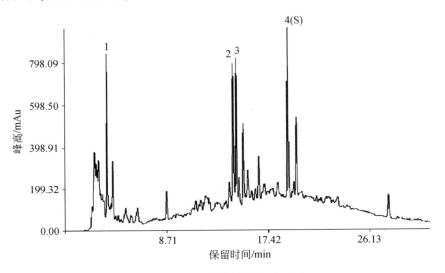

图 7-5-1 对照特征图谱及共有峰

峰 4：（−）-丁香树脂酚-4-O- β-D-呋喃芹糖基-（1→2）- β-D-吡喃葡萄糖苷（$C_{33}H_{44}O_{17}$）

【含量测定】（−）-丁香树脂酚-4-O- β-D-呋喃芹糖基-（1→2）- β-D-吡喃葡萄糖苷：按照高效液相色谱法测定。

色谱条件与系统适用性试验：同【特征图谱】项下。

对照品溶液的制备：取（−）-丁香树脂酚-4-O- β-D-呋喃芹糖基-（1→2）- β-D-吡喃葡萄糖苷对照品适量，精密称定，加甲醇制成每毫升含 25μg 的溶液，即得。

供试品溶液的制备：同【特征图谱】项下。

测定法：同【特征图谱】项下。

本品每毫升含合欢皮以（−）-丁香树脂酚-4-O- β-D-呋喃芹糖基-（1→2）- β-D-吡喃葡萄糖苷（$C_{33}H_{44}O_{17}$）计应不低于 0.038mg。

【转移率】（−）-丁香树脂酚-4-O- β-D-呋喃芹糖基-（1→2）- β-D-吡喃葡萄糖苷移率为 31.6%～94.0%。

【规格】0.2g/mL（以饮片计）。

【贮藏】冷冻保存，用时复融。

7.5.2　合欢皮标准汤剂质量标准起草说明

1.仪器与材料

安捷伦 1260 型高效液相色谱仪（美国安捷伦公司）；Sartorius-BS-210S-型电子分析天平（德国赛多利斯天平有限公司）；KQ-100E 型超声波清洗器（昆山市超声仪器有限公司）；BSA124S 型电子分析天平（d=0.0001g）；H1650-W 型台式高速离心机（湖南湘仪）。

（－）-丁香树脂酚-4-O- β-D-呋喃芹糖基-（1→2）- β-D-吡喃葡萄糖苷（纯度：HPLC≥97.4%，批号：111911-201603，购于中国食品药品检定研究所）。乙腈为色谱纯，水为娃哈哈纯净水，其他试剂为分析纯。

2.样品采集

样品共 12 份（编号 HHP-01～HHP-12），采自主产区、道地产区，安徽亳州、浙江、河北、湖南、江苏及安国药材市场，包括符合药典要求的不同商品规格等级。

3.物种鉴别

经鉴定，研究样品均为豆科植物合欢 *Albizia julibrissin* Durazz.。

4.定量测定

1）色谱条件

饮片色谱条件：色谱柱，Thermo-C18 色谱柱（250mm×4.6mm，5μm）；以乙腈-0.04%的磷酸溶液（18：82）为流动相；检测波长为 204nm，理论板数按（－）-丁香树脂酚-4-O- β-D-呋喃芹糖基-（1→2）-β-D-吡喃葡萄糖苷峰计算应不低于 3000。

标准汤剂色谱条件：以十八烷基硅烷键合硅胶为填充剂（柱长为 15cm，内径为 2.1cm，粒径为 2.6μm）；以乙腈为流动相 A，以 0.04%磷酸水溶液为流动相 B，梯度洗脱条件：0～10min，20%B；10～40min，20%～30%B。柱温：30℃。流速：1mL/min。检测波长：204nm，理论塔板数按（－）-丁香树脂酚-4-O- β-D-呋喃芹糖基-（1→2）- β-D-吡喃葡萄糖苷峰计算应不低于 2000，见图 7-5-2。

2）对照品溶液制备

取（－）-丁香树脂酚-4-O- β-D-呋喃芹糖基-（1→2）- β-D-吡喃葡萄糖苷对照品适量，精密称定，加甲醇制成每毫升含 25μg 的溶液，即得。

3）供试品溶液制备

（1）饮片供试品溶液制备

取本品粗粉末（过三号筛）约 0.5g，精密称定，置具塞锥形瓶中，精密加入 50%甲醇 20mL，密塞，称定重量，浸泡 1h，超声处理（功率 250W，频率 40Hz）30min，放冷，再称定重量，用 50%甲醇补足减失的重量，摇匀，滤过，取续滤液，即得。

（2）标准汤剂供试品溶液制备

取合欢皮饮片 100g，置于 2000mL 圆底烧瓶中，加 7 倍量水，浸泡 30min，冷凝回流提取 30min，提取液趁热过滤；药渣再加 6 倍量水，继续提取 20min，提取液滤过。合并滤液，浓缩至适量，定容至 500mL，即得合欢皮标准汤剂。

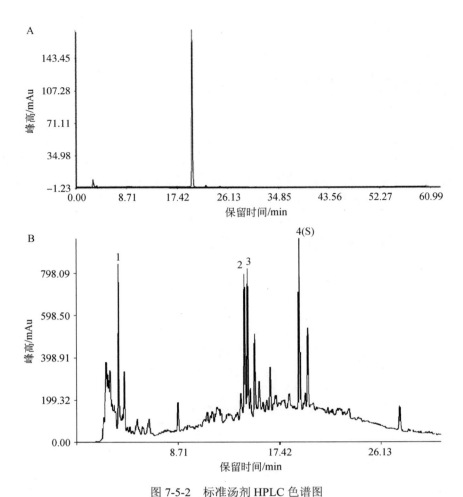

图 7-5-2　标准汤剂 HPLC 色谱图

A：（-）-丁香树脂酚-4-*O*- β-D-呋喃芹糖基-（1→2）- β-D-吡喃葡萄糖苷；B：标准汤剂

　　精密吸取合欢皮标准汤剂（HHP-01～HHP-12）各 1mL，12 000r/min 离心 5min，0.45μm 滤膜过滤，取续滤液，即得标准汤剂供试品溶液。

　　4）方法学验证

　　以（-）-丁香树脂酚-4-*O*- β-D-呋喃芹糖基-（1→2）- β-D-吡喃葡萄糖苷峰面积积分值为纵坐标（*Y*）、对照品进样量（μg）为横坐标（*X*），绘制标准曲线，$Y=6664.3X-145.4$，$R^2=0.9997$，表明线性关系良好。精密度考察合格，RSD 为 0.4%。合欢皮标准汤剂供试品制备后 24h 内稳定性良好，RSD 为 0.8%。重复性良好，平行 6 份供试品溶液的 RSD 为 0.1%，平均加样回收率为 97.9%，RSD 为 2.8%。

　　5）测定法

　　（1）含量测定

　　分别精密吸取对照品溶液 10μL、饮片供试品溶液 10μL、标准汤剂供试品溶液 10μL，注入高效液相色谱仪，按照 4 项下"色谱条件"测定含量。

　　（2）pH 值测定

　　取标准汤剂，用 pH 计测定 pH 值。

　　（3）总固体测定

　　参照编写说明【总固体】项下测定方法操作。

　　（4）（-）-丁香树脂酚-4-*O*- β-D-呋喃芹糖基-（1→2）- β-D-吡喃葡萄糖苷转移率测定

　　参照编写说明【转移率】项下公式计算。

6）结果

（1）饮片中（−）-丁香树脂酚-4-*O*- β-D-呋喃芹糖基-（1→2）- β-D-吡喃葡萄糖苷含量（−）-丁香树脂酚-4-*O*- β-D-呋喃芹糖基-（1→2）- β-D-吡喃葡萄糖苷含量测定结果见表 7-5-2，所收集样品均满足 2015 年版《中国药典》中（−）-丁香树脂酚-4-*O*- β-D-呋喃芹糖基-（1→2）- β-D-吡喃葡萄糖苷（不少于 0.030%）的限量要求。

表 7-5-2　饮片中（−）-丁香树脂酚-4-*O*- β-D-呋喃芹糖基-（1→2）- β-D-吡喃葡萄糖苷含量测定

编号	（−）-丁香树脂酚-4-*O*-β-D-呋喃芹糖基-（1→2）- β-D-吡喃葡萄糖苷含量/%	RSD/%
HHP-01	0.07	0.4
HHP-02	0.04	0.3
HHP-03	0.10	0.5
HHP-04	0.07	0.3
HHP-05	0.06	0.2
HHP-06	0.08	0.6
HHP-07	0.09	0.5
HHP-08	0.08	0.4
HHP-09	0.07	0.4
HHP-10	0.06	0.4
HHP-11	0.07	0.5
HHP-12	0.07	0.3

（2）标准汤剂中（−）-丁香树脂酚-4-*O*- β-D-呋喃芹糖基-（1→2）- β-D-吡喃葡萄糖苷含量（表 7-5-3）

表 7-5-3　标准汤剂中（−）-丁香树脂酚-4-*O*- β-D-呋喃芹糖基-（1→2）- β-D-吡喃葡萄糖苷含量测定

编号	（−）-丁香树脂酚-4-*O*-β-D-呋喃芹糖基-（1→2）- β-D-吡喃葡萄糖苷含量/（mg/mL）	RSD/%
HHP-01	0.086	0.3
HHP-02	0.034	0.2
HHP-03	0.124	0.1
HHP-04	0.051	0.1
HHP-05	0.047	0.3
HHP-06	0.119	0.2
HHP-07	0.111	0.2
HHP-08	0.114	0.1
HHP-09	0.080	0.4
HHP-10	0.079	0.3
HHP-11	0.108	0.4
HHP-12	0.111	0.3

（3）pH 值及总固体（表 7-5-4）

表 7-5-4　pH 值及总固体

编号	pH 值	总固体/g	RSD/%
HHP-01	4.6	0.23	1.1
HHP-02	4.6	0.19	1.7
HHP-03	4.6	0.08	2.1

编号	pH 值	总固体/g	RSD/%
HHP-04	4.5	0.17	1.6
HHP-05	4.4	0.08	1.1
HHP-06	4.5	0.19	1.4
HHP-07	4.5	0.20	1.3
HHP-08	4.4	0.15	1.2
HHP-09	4.4	0.09	1.0
HHP-10	4.4	0.19	0.7
HHP-11	4.5	0.10	1.8
HHP-12	4.5	0.24	2.1

（4）（−）-丁香树脂酚-4-*O*- β-D-呋喃芹糖基-（1→2）- β-D-吡喃葡萄糖苷转移率（表 7-5-5）

表 7-5-5 （−）-丁香树脂酚-4-*O*- β-D-呋喃芹糖基-（1→2）- β-D-吡喃葡萄糖苷转移率计算结果

编号	标准汤剂中（−）-丁香树脂酚-4-*O*- β-D-呋喃芹糖基-（1→2）- β-D-吡喃葡萄糖苷含量/mg	饮片中（−）-丁香树脂酚-4-*O*- β-D-呋喃芹糖基-（1→2）- β-D-吡喃葡萄糖苷含量/mg	转移率/%	$(\overline{X} \pm S)$/%
HHP-01	42.85	68.33	62.7	
HHP-02	17.05	43.25	39.4	
HHP-03	61.91	95.57	64.8	
HHP-04	25.57	66.02	38.7	
HHP-05	23.52	63.83	36.8	
HHP-06	59.52	75.36	79.0	62.77±15.59
HHP-07	55.64	83.94	66.3	
HHP-08	56.89	78.18	72.8	
HHP-09	44.08	73.65	59.8	
HHP-10	39.69	55.44	71.2	
HHP-11	53.81	65.38	82.3	
HHP-12	55.52	69.91	79.4	

5. 标准汤剂特征图谱研究

1）色谱条件

同 4 项下"色谱条件"。

2）参照物溶液制备

取（−）-丁香树脂酚-4-*O*- β-D-呋喃芹糖基-（1→2）- β-D-吡喃葡萄糖苷对照品适量，精密称定，加甲醇制成每毫升含 25μg 的溶液，即得。

3）标准汤剂供试品溶液制备

同 4 项下"标准汤剂供试品溶液制备"。

4）方法学验证

方法学考察合格（具体内容略）。

5）特征图谱的建立及共有峰的标定

按照 4 项下"色谱条件"，分别精密吸取 12 批合欢皮标准汤剂供试品溶液 10μL，注入高效液相色谱仪，记录色谱峰信息，特征图谱见图 7-5-3，相似度结果见表 7-5-6，生成的对照特征图谱见图 7-5-4，共有峰 4 个，指认 1 个。各共有峰峰面积见表 7-5-7，以峰 4 为参照峰，计算其他峰的相对保留时间和相对峰面积（表 7-5-8）。

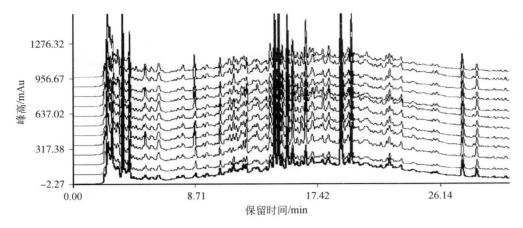

图 7-5-3 合欢皮标准汤剂特征图谱

表 7-5-6 合欢皮饮片标准汤剂特征图谱相似度

编号	S1	S2	S3	S4	S5	S6	S7	S8	S9	S10	S11	S12	对照特征图谱
S1	1	0.986	0.979	0.973	0.986	0.986	0.987	0.968	0.948	0.988	0.959	0.976	0.990
S2	0.986	1	0.970	0.961	0.980	0.965	0.972	0.964	0.948	0.976	0.949	0.97	0.982
S3	0.979	0.970	1	0.970	0.973	0.963	0.967	0.961	0.940	0.965	0.945	0.967	0.980
S4	0.973	0.961	0.970	1	0.987	0.971	0.966	0.964	0.984	0.964	0.978	0.983	0.991
S5	0.986	0.980	0.973	0.987	1	0.983	0.983	0.980	0.969	0.980	0.974	0.99	0.996
S6	0.986	0.965	0.963	0.971	0.983	1	0.991	0.953	0.95	0.98	0.969	0.974	0.986
S7	0.987	0.972	0.967	0.966	0.983	0.991	1	0.97	0.942	0.985	0.953	0.974	0.987
S8	0.968	0.964	0.961	0.964	0.980	0.953	0.970	1	0.94	0.962	0.946	0.976	0.980
S9	0.948	0.948	0.940	0.984	0.969	0.95	0.942	0.940	1	0.949	0.976	0.974	0.976
S10	0.988	0.976	0.965	0.964	0.98	0.98	0.985	0.962	0.949	1	0.952	0.975	0.985
S11	0.959	0.949	0.945	0.978	0.974	0.969	0.953	0.946	0.976	0.952	1	0.979	0.980
S12	0.976	0.970	0.967	0.983	0.990	0.974	0.974	0.976	0.974	0.975	0.979	1	0.993
对照特征图谱	0.990	0.982	0.980	0.991	0.996	0.986	0.987	0.98	0.976	0.985	0.98	0.993	1

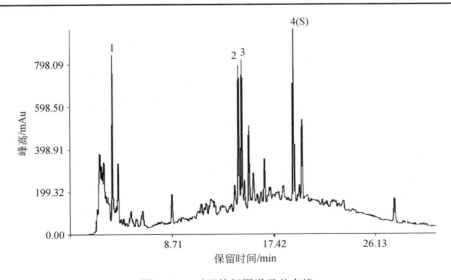

图 7-5-4 对照特征图谱及共有峰

峰 4：（−）-丁香树脂酚-4-O- β-D-呋喃芹糖基-（1→2）- β-D-吡喃葡萄糖苷（$C_{33}H_{44}O_{17}$）

表 7-5-7　各共有峰峰面积

编号	保留时间/min	S1	S2	S3	S4	S5	S6	S7	S8	S9	S10	S11	S12
1	3.607	2701.5	2677.7	4152.7	4627.9	4436.7	4419.2	4262.3	4561.9	4945.4	3235.3	4857.1	5156.6
2	14.391	4122.3	3885.4	5887	5612.9	5819.3	1285.6	5425.9	6603.4	3844.3	4324.6	3989.3	5492.9
3	14.676	4042	4285.7	6269.5	5546.2	5994.2	4710.5	5930.9	8684.1	3897.6	4023.8	4103.9	5559.6
4	19.097	5655.8	4882.3	8098.3	8780.1	7958.1	7855.6	7344.6	7508.1	5917.8	5238.3	7101.9	7328.3

表 7-5-8　相对保留时间与相对峰面积

峰编号	保留时间/min	相对保留时间	峰面积/mAu×s	相对峰面积
1	3.607	0.189	4152.7	0.513
2	14.391	0.753	5887	0.727
3	14.676	0.768	6269.5	0.774
4	19.097	1.000	8098.3	1.000

（研究人员：孙　奕）

7.6　姜　厚　朴

7.6.1　姜厚朴标准汤剂质量标准

本品为木兰科植物厚朴 *Magnolia officinalis* Rehd.et Wils.的干燥干皮、根皮及枝皮，经炮制、加工制成的标准汤剂。

【制法】取姜厚朴饮片 100g，加 8 倍量水浸泡 30min，回流 30min，趁热过滤；药渣再加 7 倍量水，回流 20min，趁热过滤。合并 2 次滤液，减压浓缩至 500mL，即得。

【性状】本品为褐色悬浊液，静置后会产生沉淀。

【检查】pH 值：应为 4.7～5.4。

　　　　总固体：应为 0.18～0.25g。

　　　　其他：应符合口服混悬剂项下有关的各项规定。

【特征图谱】按照高效液相色谱法测定。

以十八烷基硅烷键合硅胶为填充剂（柱长为 250mm，内径为 4.6mm，粒径为 5μm）；以乙腈为流动相 A，0.1%磷酸水溶液为流动相 B，按表 7-6-1 中的规定进行梯度洗脱；流速为 1mL/min；柱温为 40℃；检测波长为 294nm。理论塔板数按厚朴酚峰计算应不低于 3800。

表 7-6-1　洗脱条件

时间/min	流动相 A/%	流动相 B/%
0～15	12→16	88→84
15～30	16→28	84→72
30～42	28→74	72→26
42～55	74→80	26→20

参照物溶液的制备：取和厚朴酚、厚朴酚对照品适量，精密称定，加甲醇制成每毫升分别含和厚朴酚 10μg、厚朴酚 10μg 的混合溶液，即得。

供试品溶液的制备：取本品摇匀，精密量取 1mL，置 10mL 量瓶中，用 50%乙醇稀释至接近刻度，超声 20min，冷却，50%乙醇定容至刻度，摇匀，0.45μm 滤膜滤过，取续滤液，即得。

测定法：分别精密吸取参照物溶液 10μL、供试品溶液 10μL，注入液相色谱仪，测定，记录 50min 色谱图，即得。

供试品特征图谱中呈现 6 个特征峰（图 7-6-1），其中 2 个峰与对应的参照物峰保留时间相同；与厚朴酚参照物峰相应的峰为 S 峰，计算特征峰峰 1～峰 5 的相对保留时间，其相对保留时间应在规定值的±5%之内。规定值为：0.22（峰 1）、0.30（峰 2）、0.46（峰 3）、0.58（峰 4）、0.98（峰 5）、1.00（峰 6）。

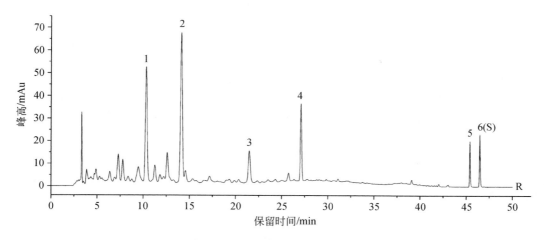

图 7-6-1　对照特征图谱及共有峰

峰 5：和厚朴酚（honokiol，$C_{18}H_{18}O_2$）；峰 6：厚朴酚（magnolol，$C_{18}H_{18}O_2$）

色谱条件与系统适用性试验：同【特征图谱】项下。

对照品溶液的制备：取和厚朴酚、厚朴酚对照品适量，精密称定，加甲醇制成每毫升分别含和厚朴酚 10μg、厚朴酚 10μg 的混合溶液，即得。

供试品溶液的制备：同【特征图谱】项下。

测定法：分别精密吸取对照品溶液 10μL、供试品溶液 10μL，注入液相色谱仪，测定，记录色谱图，即得。

本品每毫升含姜厚朴以和厚朴酚（$C_{18}H_{18}O_2$）与厚朴酚（$C_{18}H_{18}O_2$）合计应不低于 0.17mg。

【转移率】和厚朴酚（$C_{18}H_{18}O_2$）与厚朴酚（$C_{18}H_{18}O_2$）合计的转移率为 2.6%～8.2%。

【规格】0.2g/mL（以饮片计）。

【贮藏】冷冻保存，用时复融。

7.6.2　姜厚朴标准汤剂质量标准起草说明

1.仪器与材料

岛津 LC-20AT 型高效液相色谱仪（日本岛津公司，DGC-20 A 型在线脱气系统，SIL-20 A 型自动进样系统，CTO-20 A 型柱温箱，SPD-M20 A 型二极管阵列检测器），BS224S-型 1/10 万电子分析天平（德国赛多利斯公司），KQ-250DB 型超声波清洗器（昆山市超声仪器有限公司），Sartorius BS 210 S 型电子天平，Sartorius PB-10 型 pH 计。

和厚朴酚对照品（纯度≥98%，批号 BCY-000417，购自江西佰草源生物科技有限公司），厚朴酚对照品（纯度≥98%，批号 BCTG-0263，购自中药固体制造技术国家工程研究中心），甲醇、乙腈为色谱纯（美国 Fisher 公司），水为高纯水，其他试剂为分析纯。

2.样品采集

样品共 12 份（编号 JHP-01～JHP-12），采自主产区、道地产区及 GAP 基地，浙江、四川等地和安国药材市场，包括符合 2015 年版《中国药典》要求的不同商品规格等级。

3.物种鉴别

经鉴定，所研究样品均为木兰科植物厚朴 *Magnolia officinalis* Rehd.et Wils.。

4.定量测定

1）标准汤剂的制备

取姜厚朴饮片 100g，加 8 倍量水浸泡 30min，回流 30min，趁热过滤；药渣再加 7 倍量水，回流 20min，趁热过滤。合并 2 次滤液，减压浓缩至 500mL，即得姜厚朴标准汤剂。

2）色谱条件[51-56]

饮片色谱条件：色谱柱，Hypersil ODS-C18 色谱柱（250mm×4.6mm，5μm）；以甲醇-水（78：22）为流动相；柱温为 25℃；流速为 1mL/min；检测波长为 294nm。理论塔板数按厚朴酚峰计算不低于 3800。

标准汤剂色谱条件：色谱柱，Hypersil ODS-C18 色谱柱（250mm×4.6mm，5μm）；以乙腈为流动相 A，以 0.1%磷酸水溶液为流动相 B；梯度洗脱条件：0～15min、12%～16%A，15～30min、16%～28%A，30～42min、28%～74%A，42～55min、74%～80%A；柱温为 40℃，流速为 1mL/min；检测波长为 294nm。理论塔板数按厚朴酚峰计算不低于 3800，见图 7-6-2。

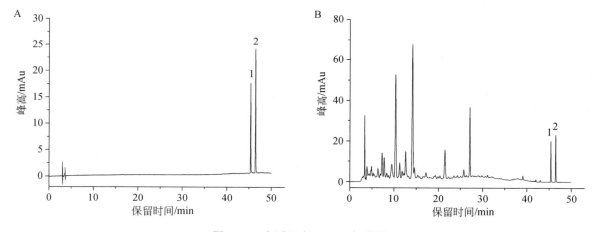

图 7-6-2　标准汤剂 HPLC 色谱图

A：混合对照品；B：标准汤剂

峰 1：和厚朴酚（honokiol，$C_{18}H_{18}O_2$）；峰 2：厚朴酚（magnolol，$C_{18}H_{18}O_2$）

3）对照品溶液的制备

取经五氧化二磷减压干燥器中干燥 36h 的和厚朴酚与厚朴酚对照品适量，精密称定，加甲醇制成每毫升分别含和厚朴酚 6.943μg、厚朴酚 10.915μg 的混合溶液，即得。

4）供试品溶液制备

（1）饮片供试品溶液制备

取姜厚朴粉末约 0.2g，精密称定，精密加入甲醇 25mL，称重，密塞浸渍 24h，滤过，精密量取续滤液 5mL，至 25mL 量瓶中，加甲醇稀释至刻度，摇匀，0.45μm 滤膜滤过，取续滤液，即得。

（2）标准汤剂供试品溶液制备

取姜厚朴标准汤剂（JHP-01～JHP-12）摇匀，精密量取 1mL，置 10mL 量瓶中，加 50%乙醇至接近刻度，超声处理 20min，冷却，50%乙醇定容，摇匀，0.45μm 滤膜滤过，取续滤液，即得标准汤剂供试品溶液。

5）方法学验证

以和厚朴酚峰面积积分值为纵坐标（Y）、以对照品进样量（μg）为横坐标（X），绘制标准曲线，$Y=1\ 502\ 794X-117.6$，$R^2=1.0000$；以厚朴酚峰面积积分值为纵坐标（Y）、以对照品进样量（μg）为横坐标（X），绘制标准曲线，$Y=1\ 370\ 396X+316.1$，$R^2=0.9999$，表明线性关系良好。精密度考察合格，RSD 分别为 1.2%和 0.6%。厚朴标准汤剂供试品制备后 24h 内稳定性良好，RSD 分别为 1.0%和 1.2%。重复性良好，平行 6 份供试品溶液的 RSD 分别为 1.8%和 2.0%，和厚朴酚平均加样回收率为 102.4%，RSD 为 1.6%；厚朴酚平均加样回收率为 103.0%，RSD 为 1.1%。

6）测定法

（1）含量测定

分别精密吸取对照品溶液 10μL、饮片供试品溶液 10μL、标准汤剂供试品溶液 10μL，注入高效液相色谱仪，按照 4 项下"色谱条件"测定含量。

（2）pH 值测定

取标准汤剂，用 pH 计测定 pH 值。

（3）总固体测定

参照编写说明【总固体】项下测定方法操作。

（4）和厚朴酚与厚朴酚转移率测定

参照编写说明【转移率】项下公式计算。

7）结果

（1）饮片中和厚朴酚与厚朴酚含量

和厚朴酚与厚朴酚含量测定结果见表 7-6-2，按干燥品计，所收集样品均满足 2015 年版《中国药典》中姜厚朴项下规定，二者总量不少于 1.6%的限量要求。

表 7-6-2　饮片中和厚朴酚与厚朴酚含量

编号	和厚朴酚含量/%	厚朴酚含量/%	总量/%	含水率/%	RSD/%	干燥品中总含量/%
JHP-01	0.741	0.871	1.61	5.9	0.5	1.71
JHP-02	0.936	1.196	2.13	6.3	1.1	2.28
JHP-03	0.584	0.867	1.45	6.3	0.4	1.55
JHP-04	0.596	1.045	1.64	6.7	1.7	1.76
JHP-05	0.688	1.074	1.76	6.6	0.7	1.89
JHP-06	0.698	0.948	1.65	6.3	0.9	1.76
JHP-07	0.595	1.019	1.61	6.2	0.5	1.72
JHP-08	0.672	0.853	1.53	5.9	0.2	1.62
JHP-09	1.100	1.085	2.19	6.3	0.3	2.33
JHP-10	0.811	0.887	1.70	6.3	0.5	1.81
JHP-11	0.738	0.898	1.64	5.9	0.6	1.74
JHP-12	1.074	1.095	2.17	6.2	0.7	2.31

（2）标准汤剂中和厚朴酚与厚朴酚含量（表 7-6-3）

表 7-6-3　标准汤剂中和厚朴酚与厚朴酚含量

编号	和厚朴酚含量/（mg/mL）	RSD/%	厚朴酚含量/（mg/mL）	RSD/%	两种成分含量合计/（mg/mL）
JHP-01	0.121	1.6	0.109	2.1	0.230
JHP-02	0.071	1.2	0.106	0.5	0.178
JHP-03	0.094	2.0	0.127	1.2	0.221
JHP-04	0.038	0.1	0.081	0.0	0.119
JHP-05	0.040	0.6	0.077	1.9	0.118
JHP-06	0.069	0.8	0.110	1.2	0.178
JHP-07	0.051	2.5	0.094	2.2	0.144
JHP-08	0.055	2.1	0.097	2.7	0.152
JHP-09	0.114	0.7	0.117	1.4	0.232
JHP-10	0.095	2.3	0.124	2.4	0.219
JHP-11	0.102	0.0	0.119	0.3	0.222
JHP-12	0.126	0.0	0.112	0.1	0.238

（3）pH 值及总固体（表 7-6-4）

表 7-6-4　pH 值及总固体

编号	pH 值	总固体/g	RSD/%
JHP-01	5.2	0.19	0.7
JHP-02	5.2	0.21	0.1
JHP-03	5.2	0.20	1.2
JHP-04	4.8	0.24	0.3
JHP-05	4.7	0.23	0.3
JHP-06	5.3	0.20	0.5
JHP-07	5.3	0.21	0.1
JHP-08	5.2	0.20	0.5
JHP-09	4.7	0.24	0.0
JHP-10	5.0	0.24	0.4
JHP-11	5.0	0.23	0.0
JHP-12	5.4	0.22	1.2

（4）和厚朴酚与厚朴酚总量转移率（表 7-6-5）

表 7-6-5　和厚朴酚与厚朴酚总量转移率计算结果

编号	标准汤剂中总含量/mg	饮片中总含量/mg	转移率/%	$(\overline{X} \pm S)$/%
JHP-01	115.0	1610	7.1	
JHP-02	89.0	2130	4.2	
JHP-03	110.5	1450	7.6	
JHP-04	59.5	1640	3.6	5.4±1.4
JHP-05	59.0	1760	3.4	
JHP-06	89.0	1650	5.4	
JHP-07	72.0	1610	4.5	

续表

编号	标准汤剂中总含量/mg	饮片中总含量/mg	转移率/%	$(\overline{X}\pm S)$/%
JHP-08	76.0	1530	5.0	
JHP-09	116.0	2190	5.3	
JHP-10	109.5	1700	6.4	5.4±1.4
JHP-11	111.0	1640	6.8	
JHP-12	119.0	2170	5.5	

5.标准汤剂特征图谱研究

1）色谱条件

同 4 项下"色谱条件"。

2）参照物溶液制备

取和厚朴酚、厚朴酚对照品适量，精密称定，加甲醇制成每毫升分别含和厚朴酚 10μg、厚朴酚 10μg 的混合溶液，即得。

3）标准汤剂供试品溶液制备

同 4 项下"标准汤剂供试品溶液制备"。

4）方法学验证

方法学考察合格（具体内容略）。

5）特征图谱的建立及共有峰的标定

按照 4 项下"色谱条件"，分别精密吸取 12 批姜厚朴标准汤剂供试品溶液 10μL，注入高效液相色谱仪，记录色谱峰信息，特征图谱见图 7-6-3，相似度结果见表 7-6-6，生成的对照特征图谱见图 7-6-4，共有峰 6 个，指认 2 个。各共有峰峰面积见表 7-6-7，以峰 6 为参照峰，计算其他峰的相对保留时间和相对峰面积（表 7-6-8）。

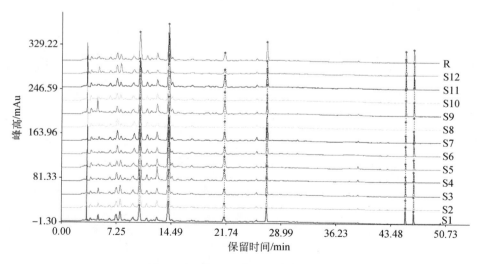

图 7-6-3 姜厚朴标准汤剂特征图谱

表 7-6-6 相似度计算结果

编号	S1	S2	S3	S4	S5	S6	S7	S8	S9	S10	S11	S12	对照特征图谱
S1	1.000	0.961	0.991	0.945	0.946	0.984	0.965	0.977	0.971	0.977	0.957	0.999	0.980
S2	0.961	1.000	0.987	0.978	0.915	0.967	0.958	0.976	0.940	0.936	0.901	0.961	0.967

编号	S1	S2	S3	S4	S5	S6	S7	S8	S9	S10	S11	S12	对照特征图谱
S3	0.991	0.987	1.000	0.970	0.945	0.991	0.979	0.992	0.969	0.971	0.945	0.990	0.987
S4	0.945	0.978	0.970	1.000	0.965	0.964	0.943	0.965	0.973	0.963	0.944	0.940	0.984
S5	0.946	0.915	0.945	0.965	1.000	0.960	0.927	0.945	0.996	0.992	0.995	0.938	0.985
S6	0.984	0.967	0.991	0.964	0.960	1.000	0.993	0.998	0.978	0.980	0.963	0.979	0.990
S7	0.965	0.958	0.979	0.943	0.927	0.993	1.000	0.996	0.949	0.951	0.931	0.961	0.969
S8	0.977	0.976	0.992	0.965	0.945	0.998	0.996	1.000	0.965	0.966	0.944	0.974	0.984
S9	0.971	0.940	0.969	0.973	0.996	0.978	0.949	0.965	1.000	0.998	0.994	0.964	0.995
S10	0.977	0.936	0.971	0.963	0.992	0.980	0.951	0.966	0.998	1.000	0.995	0.972	0.994
S11	0.957	0.901	0.945	0.944	0.995	0.963	0.931	0.944	0.994	0.995	1.000	0.950	0.981
S12	0.999	0.961	0.990	0.940	0.938	0.979	0.961	0.974	0.964	0.972	0.950	1.000	0.976
对照特征图谱	0.980	0.967	0.987	0.984	0.985	0.990	0.969	0.984	0.995	0.994	0.981	0.976	1.000

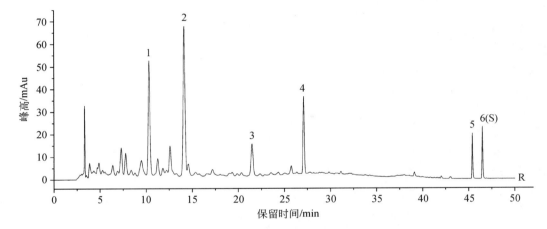

图 7-6-4　对照特征图谱及共有峰

峰 5：和厚朴酚（honokiol，$C_{18}H_{18}O_2$）；峰 6：厚朴酚（magnolol，$C_{18}H_{18}O_2$）

表 7-6-7　各共有峰峰面积

编号	保留时间/min	S1	S2	S3	S4	S5	S6	S7	S8	S9	S10	S11	S12
1	10.31	393175	704118	587533	1248480	687472	679021	849990	715867	857988	588825	635878	387151
2	14.12	567330	610126	688632	1404991	1396265	959175	1072049	874190	1543300	1125948	1531608	544187
3	21.46	130764	133577	147865	305651	304499	194889	227463	176989	366492	244078	334485	105136
4	27.08	237517	236239	298899	255578	221424	461027	699741	467070	344341	279771	337392	229352
5	45.39	182018	109065	143834	57364	61397	103596	78188	84842	174247	147135	155371	190765
6	46.48	147740	147065	177297	111762	108232	149893	131273	136803	163454	173705	164395	154452

表 7-6-8　相对保留时间与相对峰面积

峰编号	保留时间/min	相对保留时间	峰面积/μAu×s	相对峰面积
1	10.308	0.222	694625	4.720
2	14.116	0.304	1026483	6.975
3	21.457	0.462	222657	1.513
4	27.076	0.583	339029	2.304
5	45.387	0.977	123985	0.842
6	46.476	1.000	147173	1.000

（研究人员：章　军）

7.7 忍 冬 藤

7.7.1 忍冬藤标准汤剂质量标准

本品为忍冬科植物忍冬 *Lonicera japonica* Thunb.的干燥茎枝，经炮制、加工制成的标准汤剂。

【制法】取忍冬藤饮片 100g，加 8 倍量水浸泡 30min，回流 30min，趁热过滤；药渣再加 7 倍量水，回流 20min，趁热过滤。合并 2 次滤液，减压浓缩至 500mL，即得。

【性状】本品为棕褐色悬浊液，静置后会产生沉淀。

【检查】pH 值：应为 4.9～6.0。

总固体：应为 0.17～0.30g。

其他：应符合口服混悬剂项下有关的各项规定。

【特征图谱】按照高效液相色谱法测定。

色谱条件与系统适用性试验：以十八烷基硅烷键合硅胶为填充剂（柱长为 250mm，内径为 4.6mm，粒径为 5μm）；以乙腈为流动相 A，以 0.2%磷酸水溶液为流动相 B，按表 7-7-1 中的规定进行梯度洗脱；流速为 1mL/min；柱温为 30℃；检测波长为 236nm。理论塔板数按马钱苷峰计算应不低于 3000。

表 7-7-1 洗脱条件

时间/min	流动相 A/%	流动相 B/%
0～5	5	95
5～25	5→20	95→80
25～35	20→40	80→60

参照物溶液的制备：取马钱苷、绿原酸、咖啡酸对照品适量，精密称定，加 50%甲醇制成每毫升分别含马钱苷 50μg、绿原酸 50μg、咖啡酸 50μg 的混合溶液，即得。

供试品溶液的制备：取本品摇匀，精密量取 2mL，置 10mL 量瓶中，用 50%甲醇稀释至接近刻度，超声 10min，冷却，50%甲醇定容至刻度，摇匀，0.45μm 滤膜滤过，取续滤液，即得。

测定法：分别精密吸取参照物溶液 5μL、供试品溶液 5μL，注入液相色谱仪，测定，记录 35min 色谱图，即得。

供试品特征图谱中呈现 13 个特征峰（图 7-7-1），其中 3 个峰与对应的参照物峰保留时间相同；与马钱苷参照物峰相应的峰为 S 峰，计算特征峰峰 1～峰 10、峰 12、峰 13 的相对保留时间，其相对保留时间应在规定值的±5%之内。规定值为：0.47（峰 1）、0.58（峰 2）、0.64（峰 3）、0.70（峰 4）、0.74（峰 5）、0.82（峰 6）、0.85（峰 7）、0.86（峰 8）、0.90（峰 9）、0.94（峰 10）、1.00（峰 11）、1.03（峰 12）、1.48（峰 13）。

【含量测定】按照高效液相色谱法测定。

色谱条件与系统适用性试验：同【特征图谱】项下。

对照品溶液的制备：取绿原酸、马钱苷对照品适量，精密称定，加 50%甲醇制成每毫升含绿原酸 50μg、马钱苷 50μg 的混合溶液，即得。

供试品溶液的制备：同【特征图谱】项下。

测定法：分别精密吸取对照品溶液 10μL、供试品溶液 10μL，注入液相色谱仪，测定，记录色谱图，即得。

本品每毫升含忍冬藤以绿原酸（$C_{16}H_{18}O_9$）计应不低于 0.062mg，以马钱苷（$C_{17}H_{26}O_{10}$）计应不低于 0.15mg。

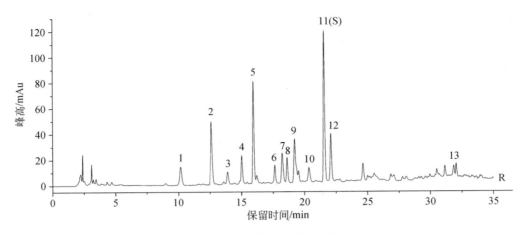

图 7-7-1　对照特征图谱及共有峰

峰 7：绿原酸（chlorogenic acid，$C_{16}H_{18}O_9$）；峰 10：咖啡酸（caffeic acid，$C_9H_8O_4$）

峰 11：马钱苷（loganin，$C_{17}H_{26}O_{10}$）

【转移率】绿原酸转移率为 25.0%～63.2%，马钱苷转移率为 57.8%～91.8%。

【规格】0.2g/mL（以饮片计）。

【贮藏】冷冻保存，用时复融。

7.7.2　忍冬藤标准汤剂质量标准起草说明

1.仪器与材料

安捷伦 1100 型高效液相色谱仪（美国 Agilent 公司，G1379A 脱气机，G1312A 二元输液泵、G1367A 自动进样器，G1316A 柱温箱，G1315B 二极管阵列检测器），AT261 电子天平（瑞士 Mettler Toledo，0.01mg），KQ-500E 超声波清洗器（昆山市超声仪器有限公司），TGL-16G 离心机（上海安亭），STUART SR8 涡旋混合器，UPW-10N 纯水机，Sartorius PB-10 型 pH 计。

绿原酸对照品（纯度≥98%，批号 BCY-000532，购自江西佰草源生物科技有限公司），马钱苷对照品（纯度≥98%，批号 BCY-000315，购自江西佰草源生物科技有限公司），甲醇、乙腈为色谱纯（Sigma），磷酸为色谱纯（TEDIA），水为高纯水，其他试剂为分析纯。

2.样品采集

样品共 14 份（编号 RDT-01～RDT-14），采自主产区、道地产区及 GACP 基地，江西、山东、河北、江苏等地和安国药材市场，包括符合 2015 年版《中国药典》要求的不同商品规格等级。

3.物种鉴别

经鉴定，所研究样品为忍冬科植物忍冬 *Lonicera japonica* Thunb.。

4.定量测定

1）标准汤剂的制备

取忍冬藤饮片 100g，加 8 倍量水浸泡 30min，回流 30min，趁热过滤；药渣再加 7 倍量水，回流 20min，趁热过滤。合并 2 次滤液，减压浓缩至 500mL，即得忍冬藤标准汤剂。

2）色谱条件

饮片-绿原酸色谱条件：色谱柱，HibarRT-C18 色谱柱（250mm×4.6mm，5μm）；以乙腈-0.4%磷酸（10：90）为流动相；检测波长为 327nm。理论塔板数按绿原酸峰计算不低于 1000。

饮片-马钱苷色谱条件：色谱柱，Hypersil Phenyl-C18 色谱柱（150mm×4.6mm，3μm）；以乙腈-0.4%磷酸（12：88）为流动相；检测波长为 236nm。理论塔板数按马钱苷峰计算不低于 3000。

标准汤剂色谱条件：色谱柱，Kromasil-C18 色谱柱（250mm×4.6mm，5μm）；以乙腈为流动相 A，以 0.2%磷酸水溶液为流动相 B；梯度洗脱条件：0～5min、5%A，5～25min、5%～20%A，25～35min、20%～40%A；流速为 1mL/min；柱温为 30℃；检测波长为 236nm。理论塔板数按马钱苷峰计算应不低于 3000，见图 7-7-2。

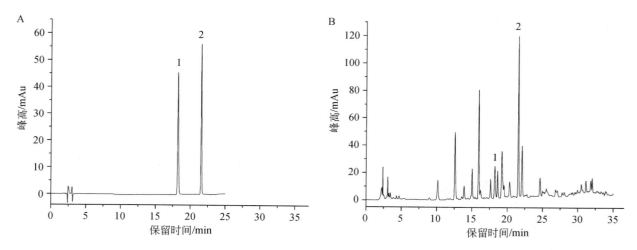

图 7-7-2　标准汤剂 HPLC 色谱图

A：混合对照品；B：标准汤剂

峰 1：绿原酸（chlorogenic acid，$C_{16}H_{18}O_9$）；峰 2：马钱苷（loganin，$C_{17}H_{26}O_{10}$）

3）对照品溶液的制备

取经五氧化二磷减压干燥器中干燥 36h 的绿原酸和马钱苷对照品适量，精密称定，加 50%甲醇制成每 1mL 分别含绿原酸 51.88μg、马钱苷 50.08μg 的混合溶液，即得。

4）供试品溶液制备

（1）饮片供试品溶液制备

取忍冬藤粉末 1g，精密称定，置具塞锥形瓶中，精密加入 50%甲醇 25mL，称定重量，超声（250W/40kHz）30min，放冷，再称定重量，用 50%甲醇补足减失的重量，摇匀，0.45μm 滤膜滤过，取续滤液，即得。

（2）标准汤剂供试品溶液制备

取忍冬藤标准汤剂（RDT-01～RDT-14），适当超声使溶解，摇匀，精密量取 2mL，置 10mL 量瓶中，加 50%甲醇至接近刻度，超声处理 10min，冷却，50%甲醇定容，摇匀，0.45μm 滤膜滤过，取续滤液，即得标准汤剂供试品溶液。

5）方法学验证

以绿原酸峰面积积分值为纵坐标（Y）、以对照品进样量（μg）为横坐标（X），绘制标准曲线，$Y=2470.6X-6.1$，$R^2=1.0000$；以马钱苷峰面积积分值为纵坐标（Y）、以对照品进样量（μg）为横坐标（X），绘制标准曲线，$Y=2296.6X+9.4$，$R^2=1.0000$，表明线性关系良好。精密度考察合格，RSD 分别为 0.5%和 0.2%。忍冬藤标准汤剂供试品制备后 24h 内稳定性良好，RSD 分别为 0.6%和 0.5%。重复性良好，平行 6 份供试品溶液的 RSD 分别为 0.6%和 0.4%，绿原酸平均加样回收率为 100.4%，RSD 为 1.2%；马钱苷平均加样回收率为 101.7%，RSD 为 1.0%。

6）测定法

（1）含量测定

分别精密吸取对照品溶液 5μL、饮片供试品溶液 5μL、标准汤剂供试品溶液 5μL，注入高效液相色谱仪，按照 4 项下"色谱条件"测定含量。

（2）pH 值测定

取标准汤剂，用 pH 计测定 pH 值。

（3）总固体测定

参照编写说明【总固体】项下测定方法操作。

（4）绿原酸和马钱苷转移率测定

参照编写说明【转移率】项下公式计算。

7）结果

（1）饮片中绿原酸和马钱苷含量

绿原酸和马钱苷含量测定结果见表 7-7-2，所收集样品均满足 2015 年版《中国药典》中忍冬藤项下规定，含绿原酸（$C_{16}H_{18}O_9$）不得少于 0.07%、含马钱苷（$C_{17}H_{26}O_{10}$）不得少于 0.1% 的限量要求。

表 7-7-2　饮片中绿原酸和马钱苷含量

编号	绿原酸含量/%	RSD/%	马钱苷含量/%	RSD/%
RDT-01	0.199	1.5	0.389	2.1
RDT-02	0.116	2.8	0.234	1.4
RDT-03	0.174	2.8	0.447	1.7
RDT-04	0.142	2.4	0.536	0.7
RDT-05	0.090	1.6	0.371	2.9
RDT-06	0.105	2.5	0.254	2.3
RDT-07	0.104	2.8	0.249	0.8
RDT-08	0.102	1.8	0.279	2.9
RDT-09	0.194	2.6	0.660	2.3
RDT-10	0.074	2.6	0.219	2.8
RDT-11	0.084	3.0	0.251	2.5
RDT-12	0.409	3.0	0.427	2.9
RDT-13	0.465	3.0	0.795	3.0
RDT-14	0.312	2.6	0.434	2.2

（2）标准汤剂中绿原酸和马钱苷含量（表 7-7-3）

表 7-7-3　标准汤剂中绿原酸和马钱苷含量

编号	绿原酸含量/（mg/mL）	马钱苷含量/（mg/mL）
RDT-01	0.184	0.510
RDT-02	0.108	0.321
RDT-03	0.155	0.704
RDT-04	0.142	0.868
RDT-05	0.119	0.616
RDT-06	0.109	0.408
RDT-07	0.091	0.383
RDT-08	0.093	0.390
RDT-09	0.148	0.972
RDT-10	0.067	0.303

续表

编号	绿原酸含量/（mg/mL）	马钱苷含量/（mg/mL）
RDT-11	0.079	0.316
RDT-12	0.223	0.794
RDT-13	0.322	1.272
RDT-14	0.193	0.560

（3）pH 值及总固体（表 7-7-4）

表 7-7-4　pH 值及总固体

编号	pH 值	总固体/g	RSD/%
RDT-01	5.4	0.24	0.2
RDT-02	4.9	0.17	0.6
RDT-03	5.4	0.25	0.4
RDT-04	5.6	0.29	0.4
RDT-05	5.6	0.25	0.6
RDT-06	5.8	0.25	0.1
RDT-07	5.2	0.24	0.3
RDT-08	6.0	0.23	0.2
RDT-09	5.0	0.26	0.3
RDT-10	5.3	0.20	0.1
RDT-11	5.4	0.20	0.1
RDT-12	5.2	0.26	0.2
RDT-13	5.3	0.21	0.1
RDT-14	5.2	0.23	0.2

（4）绿原酸（表 7-7-5）和马钱苷转移率（表 7-7-6）

表 7-7-5　绿原酸转移率计算结果

编号	标准汤剂中绿原酸含量/mg	饮片中绿原酸含量/mg	转移率/%	$(\overline{X} \pm S)$ /%
RDT-01	92.0	199	46.2	
RDT-02	54.0	116	46.6	
RDT-03	77.5	174	44.5	
RDT-04	71.0	142	50.0	
RDT-05	59.5	90	66.1	
RDT-06	54.5	105	51.9	
RDT-07	45.5	104	43.8	44.1±9.5
RDT-08	46.5	102	45.6	
RDT-09	74.0	194	38.1	
RDT-10	33.5	74	45.3	
RDT-11	39.5	84	47.0	
RDT-12	111.5	409	27.3	
RDT-13	161	465	34.6	
RDT-14	96.5	312	30.9	

表 7-7-6　马钱苷转移率计算结果

编号	标准汤剂中马钱苷含量/mg	饮片中马钱苷含量/mg	转移率/%	$(\overline{X} \pm S)$ /%
RDT-01	255.0	389	65.6	
RDT-02	160.5	234	68.6	74.8±8.5

编号	标准汤剂中马钱苷含量/mg	饮片中马钱苷含量/mg	转移率/%	$(\overline{X} \pm S)$/%
RDT-03	352.0	447	78.7	
RDT-04	434.0	536	81.0	
RDT-05	308.0	371	83.0	
RDT-06	204.0	254	80.3	
RDT-07	191.5	249	76.9	
RDT-08	195.0	279	69.9	74.8±8.5
RDT-09	486.0	660	73.6	
RDT-10	151.5	219	69.2	
RDT-11	158.0	251	62.9	
RDT-12	397.0	427	93.0	
RDT-13	636	795	80.0	
RDT-14	280.0	434	64.5	

5.标准汤剂特征图谱研究

1）色谱条件

同4项下"色谱条件"。

2）参照物溶液制备

取马钱苷、绿原酸、咖啡酸对照品适量，精密称定，加50%甲醇制成每毫升分别含马钱苷50μg、绿原酸50μg、咖啡酸50μg的混合溶液，即得。

3）标准汤剂供试品溶液制备

同4项下"标准汤剂供试品溶液制备"。

4）方法学验证

方法学考察合格（具体内容略）。

5）特征图谱的建立及共有峰的标定

按照4项下"色谱条件"，分别精密吸取14批忍冬藤标准汤剂供试品溶液5μL，注入高效液相色谱仪，记录色谱峰信息，特征图谱见图7-7-3，相似度结果见表7-7-7，生成的对照特征图谱见图7-7-4，共有峰13个，指认3个。各共有峰峰面积见表7-7-8，以峰11为参照峰，计算其他峰的相对保留时间和相对峰面积（表7-7-9）。

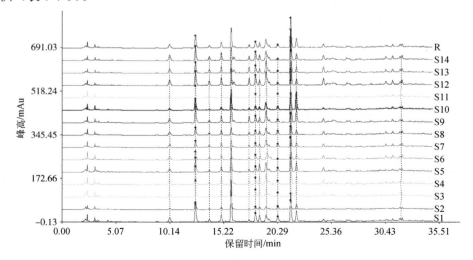

图 7-7-3　忍冬藤标准汤剂特征图谱

表 7-7-7　相似度计算结果

编号	S1	S2	S3	S4	S5	S6	S7	S8	S9	S10	S11	S12	S13	S14	对照特征图谱
S1	1.000	0.991	0.973	0.931	0.950	0.845	0.836	0.850	0.901	0.911	0.897	0.850	0.842	0.868	0.933
S2	0.991	1.000	0.942	0.884	0.914	0.786	0.782	0.801	0.855	0.919	0.903	0.788	0.781	0.811	0.892
S3	0.973	0.942	1.000	0.987	0.994	0.928	0.922	0.927	0.975	0.915	0.908	0.934	0.930	0.935	0.983
S4	0.931	0.884	0.987	1.000	0.994	0.960	0.956	0.958	0.987	0.873	0.872	0.967	0.963	0.962	0.992
S5	0.950	0.914	0.994	0.994	1.000	0.955	0.952	0.956	0.983	0.910	0.910	0.958	0.956	0.959	0.994
S6	0.845	0.786	0.928	0.960	0.955	1.000	0.993	0.986	0.959	0.838	0.854	0.994	0.995	0.993	0.977
S7	0.836	0.782	0.922	0.956	0.952	0.993	1.000	0.997	0.956	0.831	0.850	0.990	0.993	0.983	0.974
S8	0.850	0.801	0.927	0.958	0.956	0.986	0.997	1.000	0.953	0.841	0.860	0.984	0.986	0.980	0.976
S9	0.901	0.855	0.975	0.987	0.983	0.959	0.956	0.953	1.000	0.893	0.895	0.965	0.966	0.951	0.982
S10	0.911	0.919	0.915	0.873	0.910	0.838	0.831	0.841	0.893	1.000	0.997	0.819	0.823	0.845	0.898
S11	0.897	0.903	0.908	0.872	0.910	0.854	0.850	0.860	0.895	0.997	1.000	0.833	0.839	0.859	0.904
S12	0.850	0.788	0.934	0.967	0.958	0.994	0.990	0.984	0.965	0.819	0.833	1.000	0.999	0.990	0.979
S13	0.842	0.781	0.930	0.963	0.956	0.995	0.993	0.986	0.966	0.823	0.839	0.999	1.000	0.987	0.976
S14	0.868	0.811	0.935	0.962	0.959	0.993	0.983	0.980	0.951	0.845	0.859	0.990	0.987	1.000	0.980
对照特征图谱	0.933	0.892	0.983	0.992	0.994	0.977	0.974	0.976	0.982	0.898	0.904	0.979	0.976	0.980	1.000

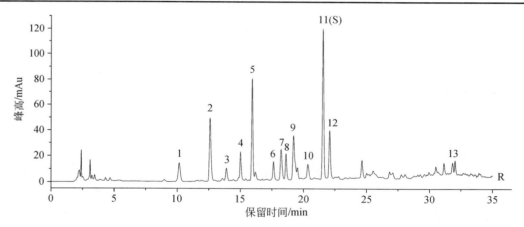

图 7-7-4　对照特征图谱及共有峰

峰 7：绿原酸（chlorogenic acid，$C_{16}H_{18}O_9$）；峰 10：咖啡酸（caffeic acid，$C_9H_8O_4$）；

峰 11：马钱苷（loganin，$C_{17}H_{26}O_{10}$）

表 7-7-8　各共有峰峰面积

编号	保留时间/min	S1	S2	S3	S4	S5	S6	S7	S8	S9	S10	S11	S12	S13	S14
1	10.12	185.3	58.2	174.6	248.7	151.9	166.2	157.5	161.2	204.2	84.4	90.3	263.3	205.9	260.4
2	12.57	629.4	244.7	584.4	668.2	520.5	288.2	236.9	275.8	568.4	406.4	422.4	522.1	382.3	525.0
3	13.86	83.1	25.3	73.5	85.4	61.8	98.3	85.9	80.2	80.4	41.0	43.0	164.5	125.7	152.5
4	14.99	225.3	83.3	214.8	268.0	184.0	161.7	132.1	133.8	231.8	123.1	133.0	272.1	216.5	274.3
5	15.92	1165.5	481.6	949.4	819.6	683.4	230.0	201.2	221.0	795.3	561.0	523.5	472.2	365.7	370.8
6	17.61	68.3	22.2	128.2	132.3	102.6	87.4	81.1	88.6	207.2	74.0	78.3	246.8	195.1	152.6
7	18.22	310.5	90.9	260.5	239.4	200.6	183.7	152.6	156.3	249.5	112.8	133.9	374.9	271.2	325.6

续表

编号	保留时间/min	S1	S2	S3	S4	S5	S6	S7	S8	S9	S10	S11	S12	S13	S14
8	18.60	180.4	67.6	211.9	239.0	225.0	107.6	103.0	114.3	146.1	96.1	90.4	154.5	125.8	158.1
9	19.29	345.1	128.7	415.8	510.7	447.3	382.3	370.0	371.3	555.5	323.8	384.8	698.0	591.4	529.8
10	20.32	203.8	113.7	144.9	140.8	133.2	24.3	112.2	169.1	94.8	108.1	140.9	73.7	62.4	46.1
11	21.54	825.1	259.3	1138.6	1403.7	995.0	658.7	619.4	630.0	1570.3	490.4	510.7	1283.3	1028.2	905.6
12	22.07	322.4	160.4	355.1	283.2	300.3	168.6	151.9	160.4	529.7	611.3	634.0	218.0	205.9	219.9
13	31.96	139.9	59.2	145.7	116.6	99.4	146.4	119.9	125.1	112.0	90.2	107.2	192.9	156.8	159.1

表 7-7-9　相对保留时间与相对峰面积

峰编号	保留时间/min	相对保留时间	峰面积/mAu×s	相对峰面积
1	10.124	0.470	172.3	0.196
2	12.567	0.584	448.2	0.509
3	13.863	0.644	85.8	0.097
4	14.993	0.696	189.6	0.215
5	15.924	0.739	560.0	0.636
6	17.614	0.818	118.9	0.135
7	18.216	0.846	218.7	0.249
8	18.604	0.864	144.3	0.164
9	19.288	0.896	432.5	0.492
10	20.317	0.943	112.0	0.127
11	21.536	1.000	879.9	1.000
12	22.068	1.025	308.6	0.351
13	31.956	1.484	126.4	0.144

（研究人员：章　军）

7.8　肉　　桂

7.8.1　肉桂标准汤剂质量标准

本品为樟科植物肉桂 Cinnamomum cassia Presl 的干燥树皮，经炮制、加工制成的标准汤剂。

【制法】取肉桂饮片 100g，加 8 倍量水浸泡 30min，加挥发油提取器回流提取 2h，收集挥发油，药液趁热过滤；药渣再加 7 倍量水，加挥发油提取器回流提取 30min，趁热过滤。合并 2 次滤液，减压浓缩至适量，兑入挥发油，加入适量吐温-80，充分混匀，定容至 500mL，即得。

【性状】本品为棕色悬浊液，静置后会产生沉淀。

【检查】pH 值：应为 3.7～5.5。

　　　　总固体：应为 0.08～0.24g。

　　　　其他：应符合口服混悬剂项下有关的各项规定。

【特征图谱】按照高效液相色谱法测定。

色谱条件与系统适用性试验：以十八烷基硅烷键合硅胶为填充剂（柱长为 250mm，内径为 4.6mm，粒径为 5μm）；以乙腈-0.1%磷酸水溶液（35：65）为流动相；流速为 1mL/min；柱温为 40℃；检测波长为 290nm。理论塔板数按桂皮醛峰计算应不低于 3000。

参照物溶液的制备：取桂皮醛对照品适量，精密称定，加甲醇制成每毫升含 40μg 的溶液，即得。

供试品溶液的制备：取本品摇匀，精密量取 0.5mL，置 50mL 量瓶中，用 25%甲醇稀释至接近刻度，超声 10min，冷却，25%甲醇定容至刻度，摇匀，0.45μm 滤膜滤过，取续滤液，即得。

测定法：分别精密吸取参照物溶液 5μL、供试品溶液 5μL，注入液相色谱仪，测定，记录 25min 色谱图，即得。

供试品特征图谱中呈现 4 个特征峰（图 7-8-1），其中 1 个峰与对应的参照物峰保留时间相同；与峰 3 相应的峰为 S 峰，计算特征峰峰 1、峰 2、峰 4 的相对保留时间，其相对保留时间应在规定值的±5%之内。规定值为：0.68（峰 1）、0.71（峰 2）、1.00（峰 3）、1.27（峰 4）。

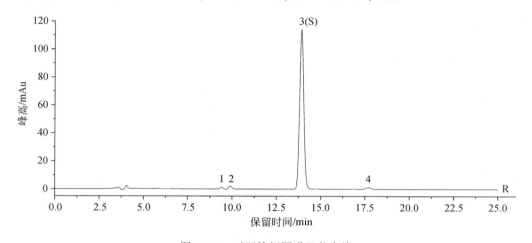

图 7-8-1　对照特征图谱及共有峰

峰 3：桂皮醛（cinnamaldehyde，C_9H_8O）

【含量测定】桂皮醛：按照高效液相色谱法测定。

色谱条件与系统适用性试验：同【特征图谱】项下。

对照品溶液的制备：取桂皮醛对照品适量，精密称定，加甲醇制成每毫升含 40μg 的溶液，即得。

供试品溶液的制备：同【特征图谱】项下。

测定法：分别精密吸取对照品溶液 5μL、供试品溶液 5μL，注入液相色谱仪，测定，记录色谱图，即得。

本品每毫升含肉桂以桂皮醛（C_9H_8O）计应不低于 1.3mg。

【转移率】桂皮醛转移率为 20.8%～67.6%。

【规格】0.2g/mL（以饮片计）。

【贮藏】冷冻保存，用时复融。

7.8.2　肉桂标准汤剂质量标准起草说明

1.仪器与材料

岛津 LC-20AT 型高效液相色谱仪（日本岛津公司，DGC-20 A 型在线脱气系统，SIL-20 A 型自动进样系统，CTO-20 A 型柱温箱，SPD-M20 A 型二极管阵列检测器），BS224S-型 1/10 万电子分析天平（德国赛多利斯公司），KQ-250DB 型超声波清洗器（昆山市超声仪器有限公司），Sartorius BS 210 S 型电子天平，Sartorius PB-10 型 pH 计。

桂皮醛对照品购自中国食品药品检定研究院（纯度 98.7%，批号 110710-201720），甲醇、乙腈为色谱纯（美国 Fisher 公司），水为高纯水，其他试剂为分析纯。

2.样品采集

样品共 14 份（编号 RG-01～RG-14），采自主产区、道地产区，广西、广东等地及安国药材市场，包括符合 2015 年版《中国药典》要求的不同商品规格等级。

3.物种鉴别

经鉴定，所研究样品均为樟科植物肉桂 *Cinnamomum cassia* Presl。

4.定量测定

1）标准汤剂的制备

取肉桂饮片 100g，加 8 倍量水浸泡 30min，加挥发油提取器回流提取 2h，收集挥发油，药液趁热过滤；药渣再加 7 倍量水，回流提取 30min，趁热过滤。合并 2 次滤液，减压浓缩至适量，兑入挥发油，加入适量吐温-80，充分混匀，定容至 500mL，即得肉桂标准汤剂。

2）挥发油测定

取肉桂饮片，按照 2015 年版《中国药典》（通则 2204 乙法）测定挥发油量。

3）色谱条件[57-63]

饮片色谱条件：色谱柱，Hypersil ODS-C18 色谱柱（250mm×4.6mm，5μm）；以乙腈-水（35∶65）为流动相；流速为 1mL/min；柱温为 40℃；检测波长为 290nm。理论塔板数按桂皮醛峰计算应不低于 3000。

标准汤剂色谱条件：色谱柱，Hypersil ODS-C18 色谱柱（250mm×4.6mm，5μm）；以乙腈-0.1%磷酸水溶液（35∶65）为流动相；流速为 1mL/min；柱温为 40℃；检测波长为 290nm。理论塔板数按桂皮醛峰计算应不低于 3000，见图 7-8-2。

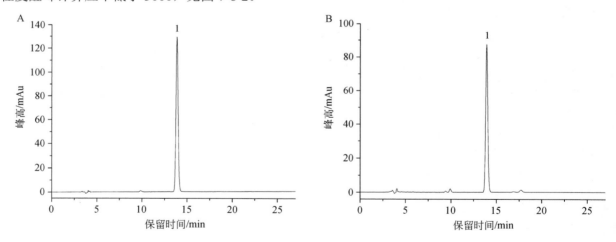

图 7-8-2　标准汤剂 HPLC 图

A：桂皮醛（cinnamaldehyde，C_9H_8O）；B：标准汤剂

4）对照品溶液的制备

取经五氧化二磷减压干燥器中干燥 36h 的桂皮醛对照品适量，精密称定，加甲醇制成每毫升含 34.83μg 的溶液，即得。

5）供试品溶液制备

（1）饮片供试品溶液制备

取肉桂粉末（过三号筛）约 0.5g，精密称定，置具塞锥形瓶中，精密加入甲醇 25mL，称定重量，超声处理（功率 350W，频率 35kHz）10min，放置过夜，同法超声处理一次，再称定重量，用甲醇补足减失的重量，摇匀，滤过。精密量取续滤液 1mL，置 25mL 量瓶中，加甲醇至刻度，摇匀，0.45μm 滤膜滤过，取续滤液，即得。

（2）标准汤剂供试品溶液制备

取肉桂标准汤剂（RG-01～RG-14）摇匀，精密量取 0.5mL，置 50mL 量瓶中，用 25%甲醇稀释至接近刻度，超声 10min，冷却，25%甲醇定容至刻度，摇匀，0.45μm 滤膜滤过，取续滤液，即得标准汤剂供试品溶液。

6）方法学验证

以桂皮醛峰面积积分值为纵坐标（Y）、以对照品进样量（μg）为横坐标（X）绘制标准曲线，$Y=12\,790\,941X-20\,403$，$R^2=0.9999$，表明线性关系良好。精密度考察合格，RSD 为 1.0%。肉桂标准汤剂供试品制备后 24h 内稳定性良好，RSD 为 2.6%。重复性良好，平行 6 份供试品溶液的 RSD 为 2.4%；平均加样回收率为 97.3%，RSD 为 1.9%。

7）测定法

（1）含量测定

分别精密吸取对照品溶液 5μL、饮片供试品溶液 5μL、标准汤剂供试品溶液 5μL，注入高效液相色谱仪，按照 4 项下"色谱条件"测定含量。

（2）pH 值测定

取标准汤剂，用 pH 计测定 pH 值。

（3）总固体测定

参照编写说明【总固体】项下测定方法操作。

（4）桂皮醛转移率测定

参照编写说明【转移率】项下公式计算。

8）结果

（1）饮片中挥发油含量

挥发油含量测定结果见表 7-8-1，所收集样品均满足 2015 年版《中国药典》中挥发油含量不少于 1.2%（mL/g）的限量要求。

（2）饮片中桂皮醛含量

桂皮醛含量测定结果见表 7-8-1，所收集样品均满足 2015 年版《中国药典》中桂皮醛（C_9H_8O）不少于 1.5%的限量要求。

表 7-8-1　饮片中挥发油及桂皮醛含量测定

编号	桂皮醛/%	RSD/%	挥发油含量/%，（mL/g）
RG-01	2.44	1.4	1.5
RG-02	3.88	1.9	1.2
RG-03	3.56	1.0	1.5
RG-04	4.57	0.1	2.5
RG-05	4.94	0.8	2.5
RG-06	2.99	2.5	1.2
RG-07	3.11	2.6	1.2
RG-08	3.10	0.5	1.6
RG-09	2.33	2.1	1.2
RG-10	2.52	1.4	1.2
RG-11	2.94	0.3	1.2
RG-12	3.33	1.1	1.2
RG-13	2.41	1.8	1.2
RG-14	4.36	0.3	2.5

（3）标准汤剂中桂皮醛含量（表 7-8-2）

表 7-8-2　标准汤剂中桂皮醛含量测定

编号	标准汤剂中桂皮醛含量/（mg/mL）	RSD/%
RG-01	2.24	2.5
RG-02	1.94	0.2
RG-03	4.00	1.6
RG-04	3.07	2.7
RG-05	4.07	0.0
RG-06	2.08	0.1
RG-07	2.79	2.1
RG-08	2.84	1.3
RG-09	2.13	1.0
RG-10	2.49	1.8
RG-11	2.33	2.6
RG-12	1.99	0.4
RG-13	2.82	1.6
RG-14	5.96	1.0

（4）pH 值及总固体（表 7-8-3）

表 7-8-3　pH 值及总固体

编号	pH 值	总固体/g	RSD/%
RG-01	4.9	0.15	0.3
RG-02	5.4	0.07	0.8
RG-03	4.8	0.20	0.1
RG-04	4.8	0.18	0.5
RG-05	4.8	0.18	0.7
RG-06	4.8	0.17	0.2
RG-07	4.8	0.17	0.7
RG-08	4.8	0.17	0.3
RG-09	4.8	0.19	1.0
RG-10	5.5	0.08	0.3
RG-11	5.1	0.15	0.6
RG-12	5.1	0.15	0.0
RG-13	4.9	0.14	0.1
RG-14	3.7	0.20	0.3

（5）桂皮醛转移率（表 7-8-4）

表 7-8-4　桂皮醛转移率计算结果

编号	标准汤剂中桂皮醛含量/mg	饮片中桂皮醛含量/mg	转移率/%	$(\overline{X} \pm S)$/%
RG-01	1120.0	2440	45.9	
RG-02	970.0	3880	25.0	
RG-03	2000.0	3560	56.2	44.2±11.7
RG-04	1535.0	4570	33.6	
RG-05	2035.0	4940	41.2	

续表

编号	标准汤剂中桂皮醛含量/mg	饮片中桂皮醛含量/mg	转移率/%	$(\overline{X} \pm S)$/%
RG-06	1040.0	2990	34.8	
RG-07	1395.0	3110	44.9	
RG-08	1420.0	3100	45.8	
RG-09	1065.0	2330	45.7	
RG-10	1245.0	2520	49.4	44.2±11.7
RG-11	1165.0	2940	39.6	
RG-12	995.0	3330	29.9	
RG-13	1410	2410	58.5	
RG-14	2980.0	4360	68.3	

5.标准汤剂特征图谱研究

1）色谱条件

同 4 项下"色谱条件"。

2）参照物溶液制备

取桂皮醛对照品适量，精密称定，加甲醇制成每毫升含 40μg 的溶液，即得。

3）标准汤剂供试品溶液制备

同 4 项下"标准汤剂供试品溶液制备"。

4）方法学验证

方法学考察合格（具体内容略）。

5）特征图谱的建立及共有峰的标定

按照 4 项下"色谱条件"，分别精密吸取 14 批肉桂标准汤剂供试品溶液 5μL，注入高效液相色谱仪，记录色谱峰信息，特征图谱见图 7-8-3，相似度结果见表 7-8-5，生成的对照特征图谱见图 7-8-4，共有峰 4 个，指认 1 个。各共有峰峰面积见表 7-8-6，以峰 3 为参照峰，计算其他峰的相对保留时间和相对峰面积（表 7-8-7）。

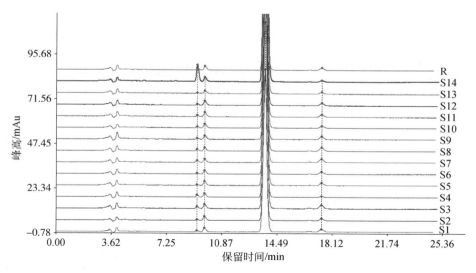

图 7-8-3　肉桂标准汤剂特征图谱

表 7-8-5　相似度计算结果

编号	S1	S2	S3	S4	S5	S6	S7	S8	S9	S10	S11	S12	S13	S14	对照特征图谱
S1	1.000	1.000	1.000	1.000	1.000	1.000	1.000	1.000	1.000	1.000	1.000	1.000	1.000	1.000	1.000
S2	1.000	1.000	1.000	1.000	1.000	1.000	1.000	1.000	1.000	1.000	1.000	1.000	1.000	1.000	1.000
S3	1.000	1.000	1.000	1.000	1.000	1.000	1.000	1.000	1.000	1.000	1.000	1.000	1.000	1.000	1.000
S4	1.000	1.000	1.000	1.000	1.000	1.000	1.000	1.000	1.000	1.000	1.000	1.000	1.000	1.000	1.000
S5	1.000	1.000	1.000	1.000	1.000	1.000	1.000	1.000	1.000	1.000	1.000	1.000	1.000	1.000	1.000
S6	1.000	1.000	1.000	1.000	1.000	1.000	1.000	1.000	1.000	1.000	1.000	1.000	1.000	1.000	1.000
S7	1.000	1.000	1.000	1.000	1.000	1.000	1.000	1.000	1.000	1.000	1.000	1.000	1.000	1.000	1.000
S8	1.000	1.000	1.000	1.000	1.000	1.000	1.000	1.000	1.000	1.000	1.000	1.000	1.000	1.000	1.000
S9	1.000	1.000	1.000	1.000	1.000	1.000	1.000	1.000	1.000	1.000	1.000	1.000	1.000	1.000	1.000
S10	1.000	1.000	1.000	1.000	1.000	1.000	1.000	1.000	1.000	1.000	1.000	1.000	1.000	1.000	1.000
S11	1.000	1.000	1.000	1.000	1.000	1.000	1.000	1.000	1.000	1.000	1.000	1.000	1.000	1.000	1.000
S12	1.000	1.000	1.000	1.000	1.000	1.000	1.000	1.000	1.000	1.000	1.000	1.000	1.000	1.000	1.000
S13	1.000	1.000	1.000	1.000	1.000	1.000	1.000	1.000	1.000	1.000	1.000	1.000	1.000	1.000	1.000
S14	1.000	1.000	1.000	1.000	1.000	1.000	1.000	1.000	1.000	1.000	1.000	1.000	1.000	1.000	1.000
对照特征图谱	1.000	1.000	1.000	1.000	1.000	1.000	1.000	1.000	1.000	1.000	1.000	1.000	1.000	1.000	1.000

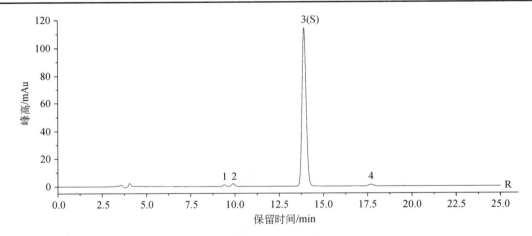

图 7-8-4　对照特征图谱及共有峰

峰 3：桂皮醛（cinnamaldehyde，C_9H_8O）

表 7-8-6　各共有峰峰面积

编号	保留时间/min	S1	S2	S3	S4	S5	S6	S7	S8	S9	S10	S11	S12	S13	S14
1	9.25	7417	4625	9655	10978	4294	5999	9832	8189	6124	5196	6393	7731	2625	94700
2	9.74	27351	25672	26706	23836	27396	24052	21378	22713	25811	26322	28948	29811	15597	27338
3	13.68	1425733	1210070	2528785	1950909	2538938	1301627	1715494	1896955	1320673	1536968	1428569	1246276	1740601	3696166
4	17.41	26289	18753	36416	9602	25032	24566	34883	38775	28852	20241	25159	23905	14968	14064

表 7-8-7　相对保留时间与相对峰面积

峰编号	保留时间/min	相对保留时间	峰面积/mAu×s	相对峰面积
1	9.250	0.676	13126	0.007
2	9.740	0.712	25209	0.014
3	13.680	1.000	1824126	1.000
4	17.407	1.273	24393	0.013

（研究人员：章　军）

7.9　桑白皮

7.9.1　桑白皮标准汤剂质量标准

本品为桑科植物桑 *Morus alba* L.的干燥根皮，经炮制、加工制成的标准汤剂。

【制法】取桑白皮饮片 100g，加 8 倍量水浸泡 30min，回流 30min，趁热过滤，药渣再加 7 倍水，回流 20min，趁热过滤，合并 2 次滤液，减压浓缩至 500mL，即得。

【性状】本品为褐色悬浊液，静置后会产生沉淀。

【检查】pH 值：应为 4.8～6.8。

总固体：应为 0.17～0.26g。

其他：应符合口服混悬剂项下有关的各项规定。

【特征图谱】按照高效液相色谱法测定。

色谱条件与系统适用性试验：以十八烷基硅烷键合硅胶为填充剂（柱长为 250mm，内径为 4.6mm，粒径为 5μm）；以乙腈-甲醇（1∶1）为流动相 A，以 0.1%磷酸水溶液为流动相 B，按表 7-9-1 中的规定进行梯度洗脱；流速为 1mL/min；柱温为 40℃；检测波长为 280nm。理论塔板数按绿原酸峰计算应不低于 2500。

表 7-9-1　洗脱条件

时间/min	流动相 A/%	流动相 B/%
0～18	15→34	85→66
18～28	34→50	65→50
28～38	50→65	50→35
38～50	65→80	35→20

参照物溶液的制备：取绿原酸对照品适量，精密称定，加甲醇制成每毫升含绿原酸 50μg 的溶液，即得。

供试品溶液的制备：取本品摇匀，精密量取 3mL，置 25mL 量瓶中，加 75%甲醇至接近刻度，超声处理 20min，冷却，75%甲醇定容，摇匀，0.45μm 滤膜滤过，取续滤液，即得。

测定法：分别精密吸取参照物溶液 10μL、供试品溶液 10μL，注入液相色谱仪，测定，记录 60min 色谱图，即得。

供试品特征图谱中呈现 13 个特征峰（图 7-9-1），其中 1 个峰与对应的参照物峰保留时间相同；与绿原酸参照物峰相应的峰为 S 峰，计算特征峰峰 2～峰 13 的相对保留时间，其相对保留时间应在规定值的±5%之内。规定值为：1.00（峰 1）、2.18（峰 2）、2.95（峰 3）、3.60（峰 4）、3.94（峰 5）、4.00（峰 6）、4.98（峰 7）、5.15（峰 8）、5.31（峰 9）、5.41（峰 10）、5.64（峰 11）、5.80（峰 12）、6.15（峰 13）。

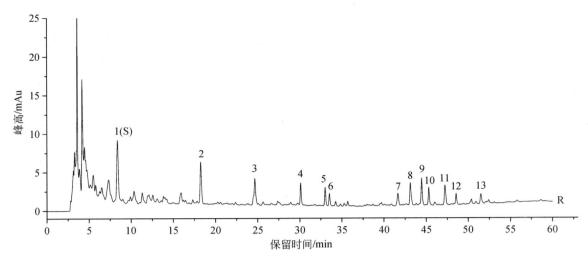

图 7-9-1　对照特征图谱及共有峰

峰 1：绿原酸（chlorogenic acid，$C_{16}H_{18}O_9$）

【规格】0.2g/mL（以饮片计）。

【贮藏】冷冻保存，用时复融。

7.9.2　桑白皮标准汤剂质量标准起草说明

1.仪器与材料

岛津 LC-20AT 型高效液相色谱仪（日本岛津公司，DGC-20 A 型在线脱气系统，SIL-20 A 型自动进样系统，CTO-20 A 型柱温箱，SPD-M20 A 型二极管阵列检测器），BS224S-型 1/10 万电子分析天平（德国赛多利斯公司），KQ-250DB 型超声波清洗器（昆山市超声仪器有限公司），Sartorius BS 210 S 型电子天平，Sartorius PB-10 型 pH 计。

绿原酸对照品（纯度≥98%，批号 BYC-0414，购自江西佰草源生物科技有限公司），甲醇、乙腈为色谱纯（美国 Fisher 公司），水为高纯水，其他试剂为分析纯。

2.样品采集

样品共 13 份（编号 SBP-01～SBP-13），采自主产区、道地产区及 GACP 基地，安徽、河北、江西等地和安国药材市场，包括符合 2015 年版《中国药典》要求的不同商品规格等级。

3.物种鉴别

经鉴定，所研究样品均为桑科植物桑 *Morus alba* L.。

4.定量测定

1）标准汤剂的制备

取桑白皮饮片 100g，加 8 倍量水浸泡 30min，回流 30min，趁热过滤；药渣再加 7 倍量水，回流 20min，趁热过滤。合并 2 次滤液，减压浓缩至 500mL，即得桑白皮标准汤剂。

2）测定法

（1）pH 值测定

取标准汤剂，用 pH 计测定 pH 值。

（2）总固体测定

参照编写说明【总固体】项下测定方法操作。

3）结果

pH 值及总固体见表 7-9-2。

表 7-9-2　pH 值及总固体

编号	pH 值	总固体/g	RSD/%
SBP-01	4.9	0.23	0.1
SBP-02	4.8	0.22	1.5
SBP-03	6.8	0.23	0.3
SBP-04	6.0	0.20	0.2
SBP-05	6.4	0.20	3.5
SBP-06	6.2	0.20	0.2
SBP-07	5.4	0.18	1.5
SBP-08	6.4	0.23	0.5
SBP-09	6.4	0.23	0.2
SBP-10	5.8	0.20	0.2
SBP-11	5.5	0.25	0.3
SBP-12	6.5	0.23	0.3
SBP-13	6.6	0.21	0.3

5.标准汤剂特征图谱研究

1）色谱条件

色谱柱：Thermo-C18 色谱柱（250mm×4.6mm，5μm）；以乙腈-甲醇（1∶1）为流动相 A，以 0.1%磷酸水溶液为流动相 B；梯度洗脱条件：0～18min、15%～34%A，18～28min、34%～50%A，28～38min、50%～65%A，38～50min、65%～80%A；流速为 1mL/min；柱温为 40℃；检测波长为 280nm。理论塔板数按绿原酸峰计算应不低于 2500。

2）参照物溶液制备

取绿原酸对照品适量，精密称定，加甲醇制成每毫升含绿原酸 50μg 的溶液，即得。

3）标准汤剂供试品溶液制备

取桑白皮标准汤剂（SBP-01～SBP-13）摇匀，精密量取 3mL，置 25mL 量瓶中，加 75%甲醇至接近刻度，超声处理 20min，冷却，75%甲醇定容，摇匀，0.45μm 滤膜滤过，取续滤液，即得标准汤剂供试品溶液。

4）方法学验证

方法学考察合格（具体内容略）。

5）特征图谱的建立及共有峰的标定

按照 5 项下"色谱条件"，分别精密吸取 13 批桑白皮标准汤剂供试品溶液 10μL，注入高效液相色谱仪，记录色谱峰信息，特征图谱见图 7-9-2，相似度结果见表 7-9-3，生成的对照特征图谱见图 7-9-3，共有峰 13 个，指认 1 个。各共有峰峰面积见表 7-9-4，以峰 1 为参照峰，计算其他峰的相对保留时间和相对峰面积（表 7-9-5）。

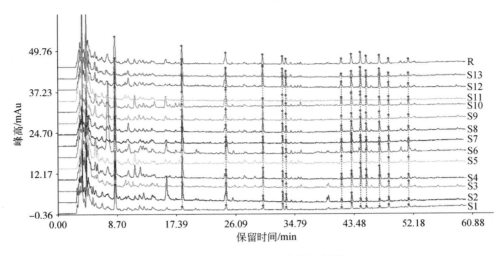

图 7-9-2　桑白皮标准汤剂特征图谱

表 7-9-3　相似度计算结果

编号	S1	S2	S3	S4	S5	S6	S7	S8	S9	S10	S11	S12	S13	对照特征图谱
S1	1.000	0.939	0.596	0.790	0.894	0.905	0.597	0.700	0.960	0.836	0.797	0.736	0.849	0.856
S2	0.939	1.000	0.658	0.865	0.912	0.949	0.742	0.779	0.974	0.946	0.905	0.841	0.900	0.915
S3	0.596	0.658	1.000	0.897	0.863	0.763	0.854	0.951	0.722	0.797	0.873	0.885	0.885	0.889
S4	0.790	0.865	0.897	1.000	0.962	0.946	0.899	0.963	0.914	0.957	0.918	0.978	0.981	0.987
S5	0.894	0.912	0.863	0.962	1.000	0.950	0.786	0.906	0.961	0.937	0.919	0.915	0.974	0.980
S6	0.905	0.949	0.763	0.946	0.950	1.000	0.819	0.861	0.966	0.977	0.895	0.897	0.938	0.961
S7	0.597	0.742	0.854	0.899	0.786	0.819	1.000	0.929	0.744	0.869	0.892	0.932	0.874	0.879
S8	0.700	0.779	0.951	0.963	0.906	0.861	0.929	1.000	0.836	0.887	0.916	0.978	0.962	0.958
S9	0.960	0.974	0.722	0.914	0.961	0.966	0.744	0.836	1.000	0.938	0.886	0.883	0.948	0.951
S10	0.836	0.946	0.797	0.957	0.937	0.977	0.869	0.887	0.938	1.000	0.938	0.929	0.940	0.966
S11	0.797	0.905	0.873	0.918	0.919	0.895	0.892	0.916	0.886	0.938	1.000	0.918	0.940	0.951
S12	0.736	0.841	0.885	0.978	0.915	0.897	0.932	0.978	0.883	0.929	0.918	1.000	0.976	0.967
S13	0.849	0.900	0.885	0.981	0.974	0.938	0.874	0.962	0.948	0.940	0.940	0.976	1.000	0.993
对照特征图谱	0.856	0.915	0.889	0.987	0.980	0.961	0.879	0.958	0.951	0.966	0.951	0.967	0.993	1.000

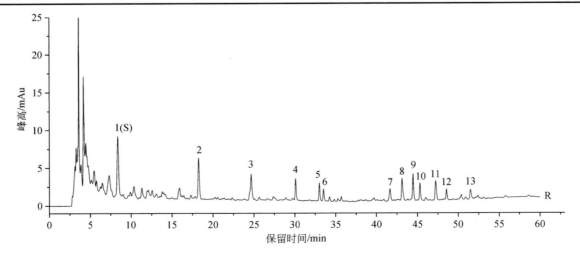

图 7-9-3　对照特征图谱及共有峰

峰 1：绿原酸（chlorogenic acid，$C_{16}H_{18}O_9$）

表 7-9-4 各共有峰峰面积

编号	保留时间/min	S1	S2	S3	S4	S5	S6	S7	S8	S9	S10	S11	S12	S13
1	8.37	103217	149262	42591	90872	160336	238048	26274	51790	153297	143282	44728	90767	69927
2	18.24	10675	58068	35012	72765	54983	137222	52595	49385	50788	107962	27470	90533	38744
3	24.67	17866	71892	43328	41640	63983	68321	25040	33956	49872	83569	40246	59460	32204
4	30.10	11426	13457	24003	29199	26704	27618	15751	36088	33834	18017	5186	57254	26607
5	33.01	16056	25961	17081	19194	26037	13465	20044	23636	25816	14600	15705	38408	23123
6	33.52	7836	19729	10337	13300	18103	11067	8915	16501	17531	6849	14839	24907	16709
7	41.66	6731	9525	31885	20178	25884	38832	13971	23220	14157	25707	12551	23544	15325
8	43.12	19875	27344	45386	28072	39005	58992	30857	35690	22770	39999	27540	33631	20868
9	44.46	7384	10173	60515	46781	64455	53348	12719	42388	24453	39887	15771	46654	28916
10	45.31	4804	7540	34419	26898	38579	32100	14566	21573	16525	24346	10670	29239	16175
11	47.22	6516	6025	46790	46846	63740	41266	16267	31568	25943	29905	13273	47082	28335
12	48.57	10311	12460	19350	11805	13706	24982	15931	10358	8861	11308	9328	13934	9431
13	51.49	8234	9589	24390	15858	21430	33603	9022	15843	13252	16156	10216	15957	13278

表 7-9-5 相对保留时间与相对峰面积

峰编号	保留时间/min	相对保留时间	峰面积/mAu×s	相对峰面积
1	8.373	1.000	104953	1.000
2	18.243	2.179	60477	0.576
3	24.673	2.947	48568	0.463
4	30.097	3.595	25011	0.238
5	33.014	3.943	21471	0.205
6	33.523	4.004	14356	0.137
7	41.655	4.975	20116	0.192
8	43.123	5.150	33079	0.315
9	44.461	5.310	34880	0.332
10	45.308	5.411	21341	0.203
11	47.221	5.640	31043	0.296
12	48.569	5.801	13213	0.126
13	51.494	6.150	15910	0.152

（研究人员：章 军）

7.10 桑 寄 生

7.10.1 桑寄生标准汤剂质量标准

本品为桑寄生科植物桑寄生 *Taxillus chinensis*（DC.）Danser 的干燥带叶茎枝，经炮制、加工制成的标准汤剂。

【制法】取桑寄生饮片 100g，加 8 倍量水浸泡 30min，回流 30min，趁热过滤；药渣再加 7 倍量水，回流 20min，趁热过滤。合并 2 次滤液，减压浓缩至 500mL，即得。

【性状】本品为褐色悬浊液，静置后会产生沉淀。

【检查】pH 值：应为 4.7～5.6。

总固体：应为 0.11~0.29g。

其他：应符合口服混悬剂项下有关的各项规定。

【特征图谱】按照高效液相色谱法测定。

色谱条件与系统适用性试验：以十八烷基硅烷键合硅胶为填充剂（柱长为 150mm，内径为 4.6mm，粒径为 3.5μm）；以乙腈为流动相 A，以 0.05%磷酸水溶液为流动相 B，按表 7-10-1 中的规定进行梯度洗脱；流速为 1.1mL/min；柱温为 40℃；检测波长为 230nm。理论塔板数按槲皮苷峰计算应不低于 3000。

表 7-10-1　洗脱条件

时间/min	流动相 A/%	流动相 B/%
0~20	3→22	97→78
20~25	22	78

参照物溶液的制备：取槲皮苷对照品适量，精密称定，加甲醇制成每毫升含槲皮苷 50μg 的溶液，即得。

供试品溶液的制备：取本品摇匀，精密量取 1mL，加甲醇 1mL，涡旋混合 2min，0.45μm 滤膜滤过，取续滤液，即得。

测定法：分别精密吸取参照物溶液 10μL、供试品溶液 10μL，注入液相色谱仪，测定，记录 25min 色谱图，即得。

供试品特征图谱中呈现 11 个特征峰（图 7-10-1），其中 1 个峰与对应的参照物峰保留时间相同；与槲皮苷参照物峰相应的峰为 S 峰，计算特征峰峰 1~峰 10 的相对保留时间，其相对保留时间应在规定值的±5%之内。规定值为：0.17（峰 1）、0.29（峰 2）、0.30（峰 3）、0.43（峰 4）、0.49（峰 5）、0.52（峰 6）、0.63（峰 7）、0.84（峰 8）、0.87（峰 9）、0.97（峰 10）、1.00（峰 11）。

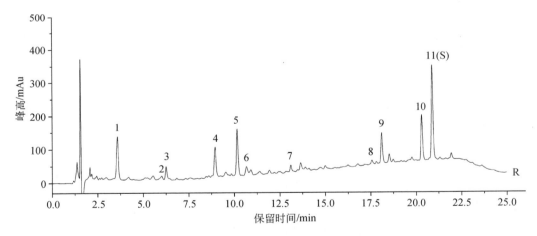

图 7-10-1　对照特征图谱及共有峰

峰 11：槲皮苷（quercitrin，$C_{21}H_{20}O_{11}$）

【规格】0.2g/mL（以饮片计）。

【贮藏】冷冻保存，用时复融。

7.10.2　桑寄生标准汤剂质量标准起草说明

1.仪器与材料

安捷伦 1100 型高效液相色谱仪（美国 Agilent 公司，G1379A 脱气机，G1311A 四元输液泵、G1367A

自动进样器，G1316A 柱温箱，G1315B 二极管阵列检测器），AT261 电子天平（瑞士 Mettler Toledo，0.01mg），KQ-500E 超声波清洗器（昆山市超声仪器有限公司），TGL-16G 离心机（上海安亭），Sartorius PB-10 型 pH 计。

槲皮苷对照品（纯度 92.7%，批号 111538-201105，购自中国药品生物制品检定所），甲醇、乙腈为色谱纯（Sigma），磷酸为色谱纯（TEDIA），水为高纯水，其他试剂为分析纯。

2.样品采集

样品共 16 份（编号 SJS-01～SJS-16），采自主产区、道地产区及 GACP 基地，广西、湖南等地及安国药材市场，包括符合 2015 年版《中国药典》要求的不同商品规格等级。

3.物种鉴别

经鉴定，所研究样品均为桑寄生科植物桑寄生 *Taxillus chinensis*（DC.）Danser。

4.定量测定

1）标准汤剂的制备

取桑寄生饮片 100g，加 8 倍量水浸泡 30min，回流 30min，趁热过滤；药渣再加 7 倍量水，回流 20min，趁热过滤。合并 2 次滤液，减压浓缩至 500mL，即得桑寄生标准汤剂。

2）测定法

（1）pH 值测定

取标准汤剂，用 pH 计测定 pH 值。

（2）总固体测定

参照编写说明【总固体】项下测定方法操作。

3）结果

pH 值及总固体见表 7-10-2。

表 7-10-2　pH 值及总固体

编号	pH 值	总固体/g	RSD/%
SJS-01	5.4	0.14	0.5
SJS-02	5.5	0.14	2.9
SJS-03	5.3	0.17	2.5
SJS-04	5.3	0.14	0.3
SJS-05	5.2	0.16	0.3
SJS-06	5.4	0.22	0.1
SJS-07	5.6	0.17	0.0
SJS-08	5.4	0.20	1.6
SJS-09	5.2	0.25	1.0
SJS-10	5.3	0.24	0.6
SJS-11	5.1	0.19	0.6
SJS-12	5.1	0.20	2.6
SJS-13	5.1	0.23	0.0
SJS-14	4.7	0.24	0.1
SJS-15	4.7	0.28	0.4
SJS-16	4.7	0.24	0.4

5.标准汤剂特征图谱研究

1）色谱条件

色谱柱：Zorbax Eclipse XDB-C18 色谱柱（150mm×4.6mm，3.5μm）；以乙腈为流动相 A，以 0.05% 磷酸水溶液为流动相 B；梯度洗脱条件：0～20min、3%～22% A，20～25min、22%A；流速为 1.1mL/min；柱温为 40℃；检测波长为 230nm。理论塔板数按槲皮苷峰计算应不低于 3000。

2）参照物溶液制备

取槲皮苷对照品适量，精密称定，加甲醇制成每毫升含槲皮苷 50μg 的溶液，即得。

3）标准汤剂供试品溶液制备

取桑寄生标准汤剂（SJS-01～SJS-16）摇匀，精密量取 1mL，加甲醇 1mL，涡旋混合 2min，0.45μm 滤膜滤过，取续滤液，即得标准汤剂供试品溶液。

4）方法学验证

方法学考察合格（具体内容略）。

5）特征图谱的建立及共有峰的标定

按照 5 项下"色谱条件"，分别精密吸取 16 批桑寄生标准汤剂供试品溶液 10μL，注入高效液相色谱仪，记录色谱峰信息，特征图谱见图 7-10-2，相似度结果见表 7-10-3，生成的对照特征图谱见图 7-10-3，共有峰 11 个，指认 1 个。各共有峰峰面积见表 7-10-4，以峰 11 为参照峰，计算其他峰的相对保留时间和相对峰面积（表 7-10-5）。

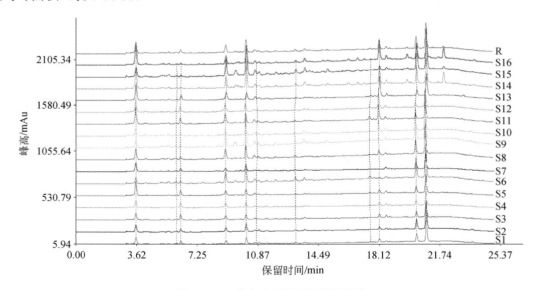

图 7-10-2　桑寄生标准汤剂特征图谱

表 7-10-3　相似度计算结果

编号	S1	S2	S3	S4	S5	S6	S7	S8	S9	S10	S11	S12	S13	S14	S15	S16	对照特征图谱
S1	1.000	0.998	0.983	0.971	0.935	0.943	0.969	0.975	0.922	0.978	0.824	0.858	0.848	0.862	0.919	0.849	0.981
S2	0.998	1.000	0.974	0.959	0.916	0.957	0.962	0.978	0.937	0.977	0.796	0.827	0.816	0.842	0.929	0.823	0.979
S3	0.983	0.974	1.000	0.995	0.955	0.906	0.967	0.955	0.879	0.959	0.871	0.900	0.889	0.864	0.885	0.857	0.974
S4	0.971	0.959	0.995	1.000	0.973	0.895	0.976	0.954	0.865	0.938	0.903	0.917	0.908	0.890	0.882	0.880	0.976
S5	0.935	0.916	0.955	0.973	1.000	0.828	0.975	0.916	0.795	0.877	0.916	0.911	0.916	0.907	0.822	0.908	0.946
S6	0.943	0.957	0.906	0.895	0.828	1.000	0.915	0.975	0.995	0.938	0.740	0.751	0.724	0.838	0.988	0.788	0.953

续表

编号	S1	S2	S3	S4	S5	S6	S7	S8	S9	S10	S11	S12	S13	S14	S15	S16	对照特征图谱
S7	0.969	0.962	0.967	0.976	0.975	0.915	1.000	0.959	0.891	0.908	0.851	0.849	0.842	0.893	0.903	0.869	0.973
S8	0.975	0.978	0.955	0.954	0.916	0.975	0.959	1.000	0.958	0.965	0.851	0.856	0.843	0.903	0.969	0.871	0.995
S9	0.922	0.937	0.879	0.865	0.795	0.995	0.891	0.958	1.000	0.922	0.712	0.727	0.696	0.837	0.992	0.784	0.931
S10	0.978	0.977	0.959	0.938	0.877	0.938	0.908	0.965	0.922	1.000	0.822	0.873	0.860	0.855	0.917	0.850	0.964
S11	0.824	0.796	0.871	0.903	0.916	0.740	0.851	0.851	0.712	0.822	1.000	0.981	0.978	0.936	0.768	0.945	0.882
S12	0.858	0.827	0.900	0.917	0.911	0.751	0.849	0.856	0.727	0.873	0.981	1.000	0.996	0.926	0.770	0.948	0.888
S13	0.848	0.816	0.889	0.908	0.916	0.724	0.842	0.843	0.696	0.860	0.978	0.996	1.000	0.918	0.741	0.947	0.877
S14	0.862	0.842	0.864	0.890	0.907	0.838	0.893	0.903	0.837	0.855	0.936	0.926	0.918	1.000	0.880	0.990	0.910
S15	0.919	0.929	0.885	0.882	0.822	0.988	0.903	0.969	0.992	0.917	0.768	0.770	0.741	0.880	1.000	0.825	0.947
S16	0.849	0.823	0.857	0.880	0.908	0.788	0.869	0.871	0.784	0.850	0.945	0.948	0.947	0.990	0.825	1.000	0.885
对照特征图谱	0.981	0.979	0.974	0.976	0.946	0.953	0.973	0.995	0.931	0.964	0.882	0.888	0.877	0.910	0.947	0.885	1.000

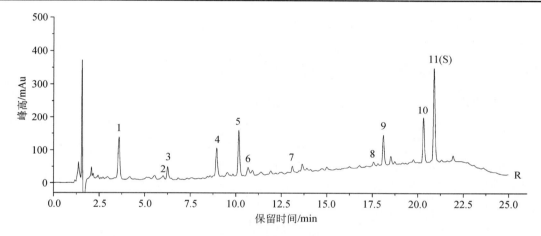

图 7-10-3　对照特征图谱及共有峰

峰 11：槲皮苷（quercitrin，$C_{21}H_{20}O_{11}$）

表 7-10-4　各共有峰峰面积

编号	保留时间/min	S1	S2	S3	S4	S5	S6	S7	S8	S9	S10	S11	S12	S13	S14	S15	S16
1	3.59	511	548	474	530	1157	435	657	838	503	523	1351	977	1400	1879	770	1857
2	6.01	73	84	55	48	62	157	98	152	168	130	96	84	80	91	102	75
3	6.26	223	243	402	379	406	136	263	158	102	203	453	406	447	97	110	93
4	8.95	222	300	268	296	325	825	235	820	1075	538	789	517	684	856	1260	622
5	10.16	433	542	323	328	393	1348	405	976	2283	742	729	567	554	1614	2301	1216
6	10.79	173	261	137	144	230	540	149	539	784	331	540	247	314	511	782	452
7	13.11	65	79	55	55	61	251	80	154	304	107	102	71	71	218	296	154
8	17.57	27	34	55	67	91	208	42	59	114	62	277	140	96	53	25	64
9	18.11	218	185	258	226	277	52	21	313	125	826	1043	1070	1392	1174	238	1417
10	20.32	528	695	398	342	468	1400	446	952	2252	947	292	296	373	1234	1830	1133
11	20.89	1430	1816	1127	976	1309	2464	1009	2206	3456	2491	1242	1213	1568	1736	3027	1613

表 7-10-5　相对保留时间与相对峰面积

峰编号	保留时间/min	相对保留时间	峰面积/mAu×s	相对峰面积
1	3.585	0.172	900.6	0.502
2	6.012	0.288	97.3	0.054
3	6.257	0.299	257.6	0.144
4	8.952	0.428	601.8	0.336
5	10.164	0.486	922.2	0.514
6	10.794	0.517	383.4	0.214
7	13.111	0.628	132.8	0.074
8	17.571	0.841	88.4	0.049
9	18.109	0.867	552.1	0.308
10	20.317	0.972	849.2	0.474
11	20.893	1.000	1792.7	1.000

（研究人员：章　军）

7.11　首　乌　藤

7.11.1　首乌藤标准汤剂质量标准

本品为蓼科植物何首乌 *Polygonum multiflorum* Thunb .的干燥藤茎，经炮制、加工制成的标准汤剂。

【制法】取首乌藤饮片 100g，加 8 倍量水，浸泡 30min，回流 30min，趁热过滤；残渣再加 7 倍量水，回流 20min，趁热过滤。合并 2 次滤液，减压浓缩至 500mL，即得。

【性状】本品为褐色混悬液，静置后会产生沉淀。

【检查】pH 值：应为 3.9～5.3。

总固体：应为 0.13～0.25g。

其他：应符合口服混悬剂项下有关的各项规定。

【指纹特征图谱】按照高效液相色谱法测定。

色谱条件与系统适用性试验：以十八烷基硅烷键合硅胶为填充剂（柱长为 250mm，内径为 4.6mm，粒径为 5μm）；以乙腈为流动相 A，0.1%磷酸水为流动相 B，按表 7-11-1 中的规定进行梯度洗脱；流速为 1mL/min；柱温为 30℃；检测波长为 280nm。理论塔板数按 2,3,5,4′-四羟基二苯乙烯-2-*O*- β-D-葡萄糖苷峰计算应不低于 2000。

表 7-11-1　洗脱条件

时间/min	流动相 A/%	流动相 B/%
0～20	5→10	95→90
20～40	10→13	90→87
40～60	13→22	87→78
60～80	22→35	78→65
80～95	35→70	65→30
95～110	70→100	30→0
110～115	100	0

参照物溶液的制备：取 2,3,5,4′-四羟基二苯乙烯-2-*O*- β-D-葡萄糖苷对照品适量，精密称定，分别

加甲醇制成每毫升含 2,3,5,4′-四羟基二苯乙烯-2-O- β-D-葡萄糖苷 1mg 溶液，即得。

供试品溶液的制备：取本品摇匀，精密量取 1mL，置 10mL 量瓶中，加 20%甲醇至接近刻度，超声处理（功率 100W，频率 40kHz）30min，冷却，20%甲醇定容，摇匀，滤过，取续滤液，即得。

测定法：分别吸取对照品溶液和供试品溶液各 10μL，注入液相色谱仪，测定，记录 115min 色谱图，即得。

供试品特征图谱中呈现 6 个特征峰（图 7-11-1），其中峰 2 应分别与对应的参照物峰保留时间相同；与 2,3,5,4′-四羟基二苯乙烯-2-O- β-D-葡萄糖苷（C$_{20}$H$_{22}$O$_9$）参照物峰相应的峰为 S 峰，计算特征峰峰 1、峰 3～峰 6 的相对保留时间，其相对保留时间应在规定值的±5%之内。规定值为：7.34（峰 1）、54.97（峰 2）、75.19（峰 3）、79.07（峰 4）、80.69（峰 5）、100.29（峰 6）。

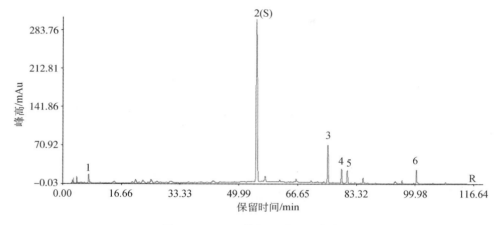

图 7-11-1　对照特征图谱及共有峰

峰 2（S）：2,3,5,4′-四羟基二苯乙烯-2-O- β-D-葡萄糖苷（2,3,5,4′-tetrahydroxy stilbene-2-O- β-D-glucoside，C$_{20}$H$_{22}$O$_9$）

【含量测定】2,3,5,4′-四羟基二苯乙烯-2-O- β-D-葡萄糖苷：按照高效液相色谱法测定。

色谱条件与系统适用性试验：同【特征图谱】项下。

对照品溶液的制备：取 2,3,5,4′-四羟基二苯乙烯-2-O- β-D-葡萄糖苷对照品适量，精密称定，加甲醇制成每毫升含 2,3,5,4′-四羟基二苯乙烯-2-O- β-D-葡萄糖苷 0.54mg 的溶液，即得。

供试品溶液的制备：同【特征图谱】项下。

测定法：同【特征图谱】项下。

本品每毫升含首乌藤以 2,3,5,4′-四羟基二苯乙烯-2-O- β-D-葡萄糖苷（C$_{23}$H$_{28}$O$_{11}$）计应不低于 0.1mg。

【转移率】2,3,5,4′-四羟基二苯乙烯-2-O- β-D-葡萄糖苷移率为 42.4%～72.1%。

【规格】0.2g/mL（以饮片计）。

【贮藏】冷冻保存，用时复溶。

7.11.2　首乌藤标准汤剂质量标准起草说明

1.仪器与材料

安捷伦 1260 型和 1100 型高效液相色谱仪（美国安捷伦公司），色谱柱 Diamonsil，C18（250mm×4.6mm，5μm）；梅特勒 XSE105 型 1/10 万电子分析天平；KQ-250DB 型超声波清洗器（昆山市超声仪器有限公司）；YP 50002 型电子天平；梅特勒 FE20 PH 测定仪；GXZ-9070 MBE 鼓风干燥箱（上海博讯实业有限公司）。

2,3,5,4′-四羟基二苯乙烯-2-O- β-D-葡萄糖苷（含量 95.4%，批号 110844-200908，购自中国药品生物制品检定所），甲醇、乙腈为色谱纯，水为纯水，其他试剂为分析纯。

2.样品采集

样品共 12 份（编号 SWT-01～SWT-12），采自主产区、道地产区及 GACP 基地，湖北、河南、广西、贵州等地，以及安国药材市场和亳州药材市场，包括符合 2015 年版《中国药典》要求的不同商品规格等级。

3.物种鉴别

本品为蓼科植物何首乌 *Polygonum multiflorum* Thunb .的干燥藤茎。

4.定量测定

1）色谱条件[64]

饮片色谱条件

色谱柱：Diamonsil，C18，5μm，250mm×4.6mm；流动相：乙腈-0.1%磷酸水（26：74）为流动相。理论板数按 2,3,5,4′-四羟基二苯乙烯-2-*O*- β-D-葡萄糖苷峰计算应不低于 2000。

标准汤剂色谱条件：以十八烷基硅烷键合硅胶为填充剂（柱长为 250mm，内径为 4.6mm，粒径为 5μm）；以乙腈为流动相 A，0.1%磷酸水为流动相 B；梯度洗脱条件：0～20min、5%～10%A，20～40min、10%～13%A，40～60min、13%～22%A，60～80min、22%～35%A，80～95min、35%～70%A，95～110min、70%～100%A，110～115min、100%A；柱温为 30℃；流速为 1mL/min；检测波长为 280nm。理论塔板数按 2,3,5,4′-四羟基二苯乙烯-2-*O*- β-D-葡萄糖苷峰计算应不低于 2000，见图 7-11-2。

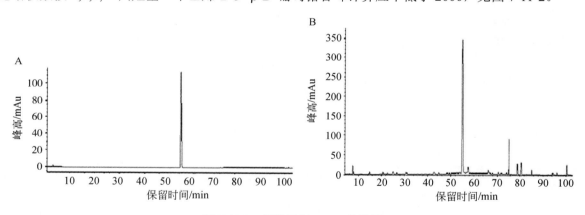

图 7-11-2　标准汤剂 HPLC 色谱图

A：2,3,5,4′-四羟基二苯乙烯-2-*O*- β-D-葡萄糖苷（2,3,5,4′-tetrahydroxy stilbene-2-*O*- β-D-glucoside，$C_{20}H_{22}O_9$）；B：标准汤剂

2）对照品溶液制备

取经五氧化二磷减压干燥器中干燥 36h 的 2,3,5,4′-四羟基二苯乙烯-2-*O*- β-D-葡萄糖苷对照品适量，精密称定，加甲醇制成每毫升含 1mg 的溶液，即得。

3）供试品溶液制备

（1）饮片供试品溶液制备

取本品粉末（过四号筛）约 0.5g，精密称定，置具塞锥形瓶中，精密加入稀乙醇 25mL，称定重量，加热回流 30min，放冷，再称定重量，用稀乙醇补足减失的重量，摇匀，上清液滤过，取续滤液，即得。

（2）标准汤剂供试品溶液制备

取首乌藤饮片 100g，加 8 倍量水浸泡 30min，回流 60min，趁热过滤；药渣再加 7 倍量水，回流

20min，趁热过滤。合并 2 次滤液，减压浓缩至 500mL，即得首乌藤标准汤剂。

精密吸取首乌藤标准汤剂（SWT-01～SWT-12）1mL，置 10mL 量瓶中，加 20%甲醇至接近刻度，超声处理 30min，冷却，20%甲醇定容，摇匀，0.45μm 微孔滤膜过滤，取续滤液即得。

4）方法学验证

以 2,3,5,4′-四羟基二苯乙烯-2-O-β-D-葡萄糖苷峰面积积分值为纵坐标（Y）、对照品进样量（μg）为横坐标（X）绘制标准曲线，Y=4165.7X+725.41，R^2=0.9995，表明线性关系良好。精密度考察合格，RSD 为 0.5%。首乌藤标准汤剂供试品制备后 24h 内稳定性良好，RSD 为 2.3%。重复性良好，平行 6 份供试品溶液的 RSD 为 3.2%；平均加样回收率为 97.5%，RSD 为 3.5%。

5）测定法

（1）含量测定

分别精密吸取对照品溶液 10μL、饮片供试品溶液 10μL、标准汤剂供试品溶液 10μL，注入高效液相色谱仪，按照 4 项下"色谱条件"测定含量。

（2）pH 值测定

取标准汤剂，用 pH 计测定 pH 值。

（3）总固体测定

参照编写说明【总固体】项下测定方法操作。

（4）2,3,5,4′-四羟基二苯乙烯-2-O-β-D-葡萄糖苷转移率测定

参照编写说明【转移率】项下公式计算。

6）结果

（1）饮片中 2,3,5,4′-四羟基二苯乙烯-2-O-β-D-葡萄糖苷含量

2,3,5,4′-四羟基二苯乙烯-2-O-β-D-葡萄糖苷含量测定结果见表 7-11-2，所收集样品均满足 2015 年版《中国药典》中 2,3,5,4′-四羟基二苯乙烯-2-O-β-D-葡萄糖苷的限量要求。

表 7-11-2　饮片中 2,3,5,4′-四羟基二苯乙烯-2-O-β-D-葡萄糖苷含量测定

编号	2,3,5,4′-四羟基二苯乙烯-2-O-β-D-葡萄糖苷含量/%	RSD/%
SWT-01	3.23	0.9
SWT-02	0.44	0.7
SWT-03	1.85	0.7
SWT-04	1.24	0.3
SWT-05	3.20	1.3
SWT-06	2.80	0.3
SWT-07	0.67	0.2
SWT-08	1.01	0.4
SWT-09	1.87	0.1
SWT-10	1.49	0.6
SWT-11	0.99	0.2
SWT-12	0.77	0.2

（2）标准汤剂中 2,3,5,4′-四羟基二苯乙烯-2-O-β-D-葡萄糖苷含量（表 7-11-3）

表 7-11-3　标准汤剂中 2,3,5,4′-四羟基二苯乙烯-2-O-β-D-葡萄糖苷含量测定

编号	标准汤剂中 2,3,5,4′-四羟基二苯乙烯-2-O-β-D-葡萄糖苷含量/（mg/mL）	RSD/%
SWT-01	0.49	0.6
SWT-02	0.05	1.3

编号	标准汤剂中 2,3,5,4′-四羟基二苯乙烯-2-O-β-D-葡萄糖苷含量/（mg/mL）	RSD/%
SWT-03	0.20	0.9
SWT-04	0.16	0.5
SWT-05	0.28	0.3
SWT-06	0.40	2.1
SWT-07	0.07	0.8
SWT-08	0.11	1.0
SWT-09	0.24	0.4
SWT-10	0.19	0.2
SWT-11	0.10	0.1
SWT-12	0.07	0.6

（3）pH 值及总固体（表 7-11-4）

表 7-11-4　pH 值及总固体

编号	pH 值	总固体/g	RSD/%
SWT-01	5.0	0.5	1.2
SWT-02	3.9	0.3	4.0
SWT-03	5.2	0.3	2.2
SWT-04	5.2	0.3	3.8
SWT-05	4.4	0.3	3.1
SWT-06	5.0	0.3	3.9
SWT-07	5.0	0.3	4.0
SWT-08	5.3	0.2	4.7
SWT-09	4.8	0.3	0.0
SWT-10	5.2	0.3	2.2
SWT-11	4.9	0.3	2.0
SWT-12	4.9	0.3	4.0

（4）2,3,5,4′-四羟基二苯乙烯-2-O-β-D-葡萄糖苷转移率（表 7-11-5）

表 7-11-5　2,3,5,4′-四羟基二苯乙烯-2-O-β-D-葡萄糖苷转移率计算结果

编号	标准汤剂中 2,3,5,4′-四羟基二苯乙烯-2-O-β-D-葡萄糖苷含量/mg	饮片中 2,3,5,4′-四羟基二苯乙烯-2-O-β-D-葡萄糖苷含量/mg	转移率/%	$(\overline{X} \pm S)$/%
SWT-01	2.12	3.23	72.06	
SWT-02	0.23	0.44	53.68	
SWT-03	0.87	1.85	51.17	
SWT-04	0.68	1.24	59.38	
SWT-05	1.22	3.20	42.41	
SWT-06	1.70	2.80	67.10	54.60±9.09
SWT-07	0.31	0.67	48.72	
SWT-08	0.42	1.01	48.34	
SWT-09	1.05	1.87	61.29	
SWT-10	0.79	1.49	58.33	
SWT-11	0.43	0.99	47.32	
SWT-12	0.32	0.77	45.74	

5.标准汤剂特征图谱研究

1）色谱条件

同 4 项下"色谱条件"。

2）参照物溶液制备

取 2,3,5,4'-四羟基二苯乙烯-2-*O*- β-D-葡萄糖苷（$C_{20}H_{22}O_9$）对照品适量，精密称定，加甲醇制成每毫升含 1mg 的溶液，即得。

3）标准汤剂供试品溶液制备

同 4 项下"标准汤剂供试品溶液制备"。

4）方法学验证

方法学考察合格（具体内容略）。

5）特征图谱的建立及共有峰的标定

按照 4 项下"色谱条件"，分别精密吸取 12 批首乌藤标准汤剂供试品溶液 20μL，注入高效液相色谱仪，记录色谱峰信息（图 7-11-3），相似度结果见表 7-11-6，生成的对照特征图谱见图 7-11-4，其中共有峰 6 个，指认 1 个。各共有峰峰面积见表 7-11-7，以峰 2 为参照峰，计算其他峰的相对保留时间和相对峰面积（表 7-11-8）。

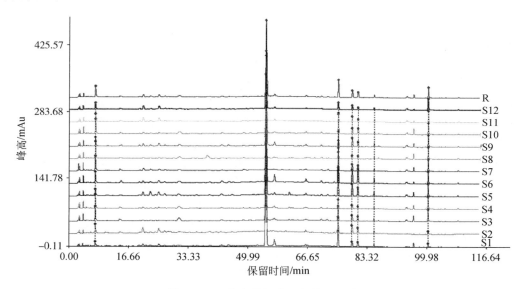

图 7-11-3　首乌藤标准汤剂特征图谱

表 7-11-6　相似度计算结果

编号	S1	S2	S3	S4	S5	S6	S7	S8	S9	S10	S11	S12	对照特征图谱
S1	1.000	0.987	0.982	0.988	0.905	0.997	0.994	0.993	0.993	0.960	0.987	0.994	0.997
S2	0.987	1.000	0.998	0.978	0.914	0.984	0.987	0.987	0.982	0.956	0.976	0.989	0.994
S3	0.982	0.998	1.000	0.967	0.913	0.977	0.982	0.978	0.972	0.959	0.973	0.982	0.990
S4	0.988	0.978	0.967	1.000	0.869	0.990	0.987	0.994	0.994	0.914	0.965	0.996	0.987
S5	0.905	0.914	0.913	0.869	1.000	0.877	0.873	0.902	0.903	0.956	0.881	0.885	0.911
S6	0.997	0.984	0.977	0.990	0.877	1.000	0.998	0.991	0.990	0.939	0.986	0.996	0.993
S7	0.994	0.987	0.982	0.987	0.873	0.998	1.000	0.988	0.985	0.938	0.987	0.995	0.993
S8	0.993	0.987	0.978	0.994	0.902	0.991	0.988	1.000	0.998	0.942	0.971	0.996	0.995
S9	0.993	0.982	0.972	0.994	0.903	0.990	0.985	0.998	1.000	0.942	0.970	0.994	0.993

续表

编号	S1	S2	S3	S4	S5	S6	S7	S8	S9	S10	S11	S12	对照特征图谱
S10	0.960	0.956	0.959	0.914	0.956	0.939	0.938	0.942	0.942	1.000	0.954	0.933	0.962
S11	0.987	0.976	0.973	0.965	0.881	0.986	0.987	0.971	0.970	0.954	1.000	0.977	0.983
S12	0.994	0.989	0.982	0.996	0.885	0.996	0.995	0.996	0.994	0.933	0.977	1.000	0.994
对照特征图谱	0.997	0.994	0.990	0.987	0.911	0.993	0.993	0.995	0.993	0.962	0.983	0.994	1.000

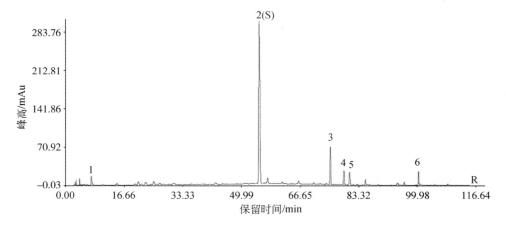

图 7-11-4　对照特征图谱及共有峰

峰 2：2,3,5,4′-四羟基二苯乙烯-2-O- β-D-葡萄糖苷（2,3,5,4′-tetrahydroxy stilbene-2-O- β-D-glucoside，$C_{20}H_{22}O_9$）

表 7-11-7　各共有峰峰面积

编号	保留时间/min	S1	S2	S3	S4	S5	S6	S7	S8	S9	S10	S11	S12
1	7.34	427.2	225.9	195.4	117.7	271.3	406.9	397.1	196.3	326.2	430.1	488.4	248.6
2	54.97	3696.8	2137.4	1654.2	4826.4	1194.5	4219.9	3241.9	5703.8	7696.6	1617.3	2431.3	4488.6
3	75.19	705.1	302.3	238.7	556.9	610.3	512.5	306.9	975.9	1499.4	653.8	366.3	521.3
4	79.07	212.1	191.5	151.5	173.4	303.6	202.6	125.3	420.0	489.1	226.5	109.2	300.3
5	80.69	202.9	94.3	77.4	163.9	220.5	165.2	84.9	320.4	562.3	203.9	105.0	155.3
6	100.29	359.3	360.6	362.8	101.7	94.3	361.0	361.0	364.5	364.9	372.2	363.1	364.1

表 7-11-8　相对保留时间与相对峰面积

峰编号	保留时间/min	相对保留时间	峰面积/mAu×s	相对峰面积
1	7.338	0.133	310.9	0.087
2	54.972	1.000	3575.7	1.000
3	75.186	1.368	604.1	0.169
4	79.067	1.438	242.1	0.068
5	80.691	1.468	196.3	0.055
6	100.293	1.824	319.1	0.089

（研究人员：朱晶晶）

第8章 花叶草类

本章所选 20 味饮片均来自于花叶草类药材，经炮制而得。按照入药部位分为叶（包括桑叶）、花蕾（包括蜜款冬花、辛夷）、茎叶（包括淡竹叶）、全草（包括车前草、垂盆子、金钱草、蒲公英、伸筋草）、肉质茎（包括肉苁蓉）、地上部分（包括薄荷、萹蓄、马齿苋、墨旱莲、佩兰、瞿麦、仙鹤草、小蓟、茵陈、泽兰）。

花叶草类饮片质地蓬松，体积较大，因此，煎煮 100g 饮片所需加水量也随之增加，通过对多种花叶草类饮片加水量进行测算，结果证实：以头煎加 12 倍量水，二煎加 10 倍量水为宜。对于常规花叶草类饮片，头煎时间为 30min，二煎时间为 20min。对于需要回收挥发油的饮片，需用挥发油提取器提取，煎煮时间也适当延长，头煎 2h，二煎 30min 即可，如薄荷。

8.1 薄　荷

8.1.1 薄荷标准汤剂质量标准

本品为唇形科植物薄荷 *Mentha haplocalyx* Briq.的干燥地上部分，经炮制、加工制成的标准汤剂。

【制法】取薄荷饮片 100g，加 12 倍量水浸泡 30min，接挥发油提取器回流 2h，接出挥发油，提取液趁热过滤；药渣再加 10 倍量水，接挥发油提取器继续回流 30min，接出挥发油，提取液趁热过滤。合并 2 次滤液，2 次挥发油，滤液减压浓缩至适量，兑入挥发油，加入适量吐温-80，摇匀，定容至 500mL，充分摇匀，即得。

【性状】本品为褐色悬浊液，静置后会产生沉淀。

【检查】pH 值：应为 4.9～5.4。

　　　　总固体：应为 0.25～0.71g。

　　　　其他：应符合口服混悬剂项下有关的各项规定。

【特征图谱】按照高效液相色谱法测定。

色谱条件与系统适用性试验：以十八烷基硅烷键合硅胶为填充剂（柱长为 250mm，内径为 4.6mm，粒径为 5μm）；以乙腈为流动相 A，以 0.1%磷酸水溶液为流动相 B，按表 8-1-1 中的规定进行梯度洗脱；流速为 1mL/min；柱温为 40℃；检测波长为 330nm。理论塔板数按迷迭香酸峰计算应不低于 3000。

表 8-1-1　洗脱条件

时间/min	流动相 A/%	流动相 B/%
0～20	12→20	88→80
20～35	20→35	80→65
35～40	35→75	65→25
40～45	75→85	25→15

参照物溶液的制备：取迷迭香酸对照品适量，精密称定，加甲醇制成每毫升含迷迭香酸 50μg 的溶液，即得。

供试品溶液的制备：取本品摇匀，精密量取 1mL，置 25mL 量瓶中，加无水乙醇至接近刻度，超声处理 10min，冷却，无水乙醇定容，摇匀，0.45μm 滤膜滤过，取续滤液，即得。

测定法：分别精密吸取参照物溶液 10μL、供试品溶液 10μL，注入液相色谱仪，测定，记录 45min 色谱图，即得。

供试品特征图谱中呈现 3 个特征峰（图 8-1-1），其中 1 个峰与对应的参照物峰保留时间相同；与迷迭香酸参照物峰相应的峰为 S 峰，计算特征峰峰 1、峰 2 的相对保留时间，其相对保留时间应在规定值的 ±5% 之内。规定值为：0.31（峰 1）、0.40（峰 2）、1.00（峰 3）。

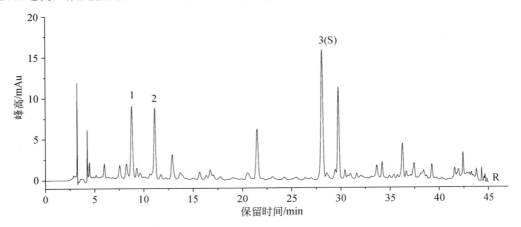

图 8-1-1　对照特征图谱及共有峰

峰 3：迷迭香酸（rosmarinic acid，$C_{18}H_{16}O_8$）

【规格】0.2g/mL（以饮片计）。

【贮藏】冷冻保存，用时复融。

8.1.2　薄荷标准汤剂质量标准起草说明

1.仪器与材料

岛津 LC-20AT 型高效液相色谱仪（日本岛津公司，DGC-20 A 型在线脱气系统，SIL-20 A 型自动进样系统，CTO-20 A 型柱温箱，SPD-M20 A 型二极管阵列检测器），KQ-250DB 型超声波清洗器（昆山市超声仪器有限公司），Sartorius BS 210 S 型电子天平，Sartorius PB-10 型 pH 计。

迷迭香酸对照品（纯度≥98%，批号 BCTG-0468，购自中药固体制剂制造技术国家工程研究中心），甲醇、乙腈为色谱纯（美国 Fisher 公司），水为高纯水，其他试剂为分析纯。

2.样品采集

样品共 12 份（编号 BH-01～BH-12），采自主产区、道地产区，江苏、河南、江西等地及安国药材市场，包括符合 2015 年版《中国药典》要求的不同商品规格等级。

3.物种鉴别

经鉴定，所研究样品均为唇形科植物薄荷 *Mentha haplocalyx* Briq.。

4.定量测定

1）标准汤剂的制备

取薄荷饮片 100g，加 12 倍量水浸泡 30min，接挥发油提取器回流 2h，接出挥发油，提取液趁热过滤；药渣再加 10 倍量水，接挥发油提取器继续回流 30min，接出挥发油，提取液趁热过滤。合并 2 次滤液，2 次挥发油，滤液减压浓缩至适量，兑入挥发油，加入适量吐温-80，摇匀，定容至 500mL，充分摇匀，即得薄荷标准汤剂。

2）挥发油测定

取薄荷饮片，按照 2015 年版《中国药典》（通则 2204 甲法）测定挥发油量。

3）测定法

（1）pH 值测定

取标准汤剂，用 pH 计测定 pH 值。

（2）总固体测定

参照编写说明【总固体】项下测定方法操作。

4）结果

（1）饮片中挥发油含量

挥发油含量结果见表 8-1-2，所收集样品均满足 2015 年版《中国药典》中挥发油不少于 0.4%（mL/g）的规定。

表 8-1-2 饮片中挥发油含量

编号	挥发油含量/%（mL/g）
BH-01	1.6
BH-02	0.4
BH-03	0.4
BH-04	0.4
BH-05	0.4
BH-06	0.6
BH-07	0.4
BH-08	0.4
BH-09	0.4
BH-10	1.4
BH-11	1.3
BH-12	0.4

（2）pH 值及总固体（表 8-1-3）

表 8-1-3 pH 值及总固体

编号	pH 值	总固体/g	RSD/%
BH-01	5.0	0.65	0.8
BH-02	5.4	0.40	0.1
BH-03	5.3	0.38	0.4
BH-04	5.3	0.40	0.4
BH-05	5.4	0.44	0.2
BH-06	5.3	0.44	0.2
BH-07	5.3	0.44	0.2
BH-08	5.0	0.36	0.0
BH-09	4.9	0.57	0.7
BH-10	5.1	0.65	0.1
BH-11	5.1	0.66	0.5
BH-12	5.2	0.38	0.5

5.标准汤剂特征图谱研究

1）色谱条件[65-73]

色谱柱：Synergi-C18 色谱柱（250mm×4.6mm，5μm）；以乙腈为流动相 A，以 0.1%磷酸水溶液为流动相 B；梯度洗脱条件：0～20min、12%～20%A，20～35min、20%～35%A，35～40min、35%～75%A，40～45min、75%～85%A；流速为 1mL/min；柱温为 40℃；检测波长为 330nm。理论塔板数按迷迭香酸峰计算应不低于 3000。

2）参照物溶液制备

取迷迭香酸对照品适量，精密称定，加甲醇制成每毫升含迷迭香酸 50μg 的溶液，即得。

3）标准汤剂供试品溶液制备

取薄荷标准汤剂（BH-01～BH-12）摇匀，精密量取 1mL，置 25mL 量瓶中，加无水乙醇至接近刻度，超声处理 10min，冷却，无水乙醇定容，摇匀，0.45μm 滤膜滤过，取续滤液，即得标准汤剂供试品溶液。

4）方法学验证

方法学考察合格（具体内容略）。

5）特征图谱的建立及共有峰的标定

按照 5 项下"色谱条件"，分别精密吸取 12 批薄荷标准汤剂供试品溶液 10μL，注入高效液相色谱仪，记录色谱峰信息，特征图谱见图 8-1-2，相似度结果见表 8-1-4，生成的对照特征图谱见图 8-1-3，共有峰 3 个，指认 1 个。各共有峰峰面积见表 8-1-5，以峰 3 为参照峰，计算其他峰的相对保留时间和相对峰面积（表 8-1-6）。

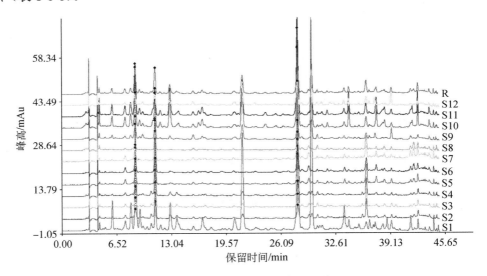

图 8-1-2　薄荷标准汤剂特征图谱

表 8-1-4　相似度计算结果

编号	S1	S2	S3	S4	S5	S6	S7	S8	S9	S10	S11	S12	对照特征图谱
S1	1.000	0.674	0.681	0.698	0.882	0.793	0.719	0.706	0.888	0.988	0.989	0.977	0.821
S2	0.674	1.000	1.000	0.999	0.927	0.978	0.991	0.995	0.934	0.759	0.758	0.812	0.973
S3	0.681	1.000	1.000	1.000	0.931	0.980	0.992	0.996	0.937	0.766	0.765	0.818	0.976
S4	0.698	0.999	1.000	1.000	0.941	0.985	0.994	0.998	0.945	0.782	0.781	0.832	0.981
S5	0.882	0.927	0.931	0.941	1.000	0.984	0.959	0.951	0.979	0.940	0.940	0.962	0.988

续表

编号	S1	S2	S3	S4	S5	S6	S7	S8	S9	S10	S11	S12	对照特征图谱
S6	0.793	0.978	0.980	0.985	0.984	1.000	0.994	0.991	0.970	0.868	0.868	0.905	0.998
S7	0.719	0.991	0.992	0.994	0.959	0.994	1.000	0.999	0.942	0.807	0.806	0.850	0.986
S8	0.706	0.995	0.996	0.998	0.951	0.991	0.999	1.000	0.941	0.793	0.792	0.840	0.984
S9	0.888	0.934	0.937	0.945	0.979	0.970	0.942	0.941	1.000	0.930	0.929	0.959	0.984
S10	0.988	0.759	0.766	0.782	0.940	0.868	0.807	0.793	0.930	1.000	1.000	0.996	0.888
S11	0.989	0.758	0.765	0.781	0.940	0.868	0.806	0.792	0.929	1.000	1.000	0.996	0.887
S12	0.977	0.812	0.818	0.832	0.962	0.905	0.850	0.840	0.959	0.996	0.996	1.000	0.923
对照特征图谱	0.821	0.973	0.976	0.981	0.988	0.998	0.986	0.984	0.984	0.888	0.887	0.923	1.000

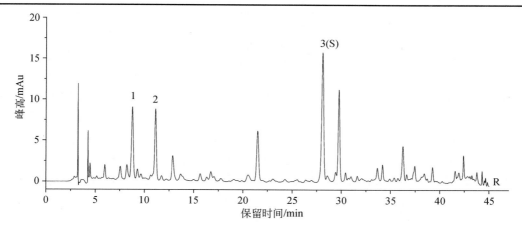

图 8-1-3　对照特征图谱及共有峰的确认

峰 3：迷迭香酸（rosmarinic acid，$C_{18}H_{16}O_8$）

表 8-1-5　各共有峰峰面积

编号	保留时间/min	S1	S2	S3	S4	S5	S6	S7	S8	S9	S10	S11	S12
1	8.76	455986	44918	43412	45807	55199	56244	56792	26659	64003	211078	213597	57983
2	11.11	113115	105634	102018	106322	102959	131345	170624	74495	71434	135951	136753	44862
3	28.09	886298	63362	62783	69624	141898	124260	129071	52696	90520	493205	499727	119065

表 8-1-6　相对保留时间与相对峰面积

峰编号	保留时间/min	相对保留时间	峰面积/μAu×s	相对峰面积
1	8.763	0.312	110973	0.487
2	11.111	0.396	107959	0.474
3	28.093	1.000	227709	1.000

（研究人员：章　军）

8.2　萹　蓄

8.2.1　萹蓄标准汤剂质量标准

本品为蓼科植物萹蓄 *Polygonum aviculare* L.的干燥地上部分，经加工制成的标准汤剂。

【制法】称取萹蓄饮片 100g，加 12 倍量水浸泡 30min，回流 30min，趁热过滤；滤渣再加 10 倍量水回流 20min，趁热滤过。合并 2 次滤液，减压浓缩至 500mL，即得。

【性状】本品为褐色悬浊液，静置后会产生沉淀。

【检查】pH 值：应为 5.1～5.5。

总固体：应为 0.30～0.38g。

其他：应符合口服混悬剂项下各有关规定。

【特征图谱】按照高效液相色谱法测定。

色谱条件与系统适用性试验：色谱柱，Welch XB-C18（250mm×4.6mm，5μm）；以乙腈为流动相 A，以 0.1%磷酸溶液为流动相 B，按表 8-2-1 的程序进行梯度洗脱；流速为 1.0mL/min；柱温为 30℃；检测波长为 340nm。理论塔板数按杨梅苷峰计算应不低于 2000。

表 8-2-1 洗脱条件

时间/min	流动相 A/%	流动相 B/%
0～60	10→25	90→75

对照品溶液的制备：取杨梅苷对照品适量，精密称定，置棕色容量瓶中，加 60%乙醇制成每毫升含 40μg 的溶液，即得。

供试品溶液的制备：本品摇匀，精密量取 0.25mL，置 10mL 量瓶中，加甲醇至刻度，超声 5min，12 000r/min 离心 5min，放冷，取上清液，摇匀，0.22μm 滤膜滤过，取续滤液，即得。

测定法：分别精密吸取对照品溶液与供试品溶液各 20μL，注入液相色谱仪，测定，即得。

供试品特征图谱中呈现 7 个特征峰（图 8-2-1），其中 1 个峰与对应的参照物峰保留时间相同；与杨梅苷参照物峰相应的峰为 S 峰，计算特征峰峰 2～峰 7 的相对保留时间，其相对保留时间应在规定值的±5%之内。规定值为：1.00（峰 1）、1.26（峰 2）、1.30（峰 3）、1.47（峰 4）、1.49（峰 5）、1.52（峰 6）、1.56（峰 7）。

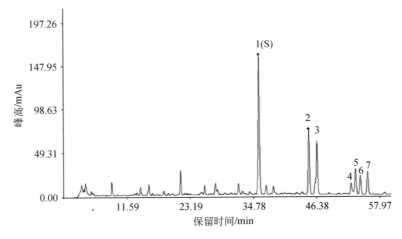

图 8-2-1 对照特征图谱及共有峰

峰 1 杨梅苷（myricitrin，$C_{21}H_{20}O_{12}$）

【含量测定】按照高效液相色谱法测定（2015 年版《中国药典》）。

色谱条件与系统适用性试验：以十八烷基硅烷键合硅胶为填充剂；以乙腈（A）-0.5%磷酸溶液（B）（14：86）为流动相；柱温为 30℃；流速为 1.0mL/min；检测波长为 352nm。理论塔板数按杨梅苷峰计算应不低于 2000。

对照品溶液的制备：同【特征图谱】项下。

供试品溶液的制备：同【特征图谱】项下。

测定法：同【特征图谱】项下。

本品每毫升含萹蓄以杨梅苷（$C_{21}H_{20}O_{12}$）计应不低于0.06mg。

【转移率】杨梅苷转移率为19.9%～52.3%。

【规格】0.2g/mL（以饮片计）。

【贮藏】冷冻保存，用时复融。

8.2.2 萹蓄标准汤剂质量标准草案起草说明

1.仪器与材料

Agilent 1200高效液相色谱仪（HP真空脱气泵，HP四元泵，HP自动进样，HP柱温箱，HPLC-DAD检测器），Mettler Toledo-XS105型电子分析天平[瑞士梅特勒-托利多仪器（中国）有限公司]，KQ5200DE型超声波清洗器（昆山市超声仪器有限公司），JA2003型电子天平（上海舜宇恒平科学仪器有限公司），TG16-WS型台式高速离心机（湖南湘仪），FE20型pH计（Mettler-Toledo）。

杨梅苷（含量以93.8%计，批号111860-201102，购自中国食品药品检定研究院）；甲醇、乙腈为色谱纯（美国Fisher公司），其他试剂为分析纯。

2.样品采集

样品共12份（编号BX-01～BX-12），采自主产区、道地产区及GAP基地，安徽亳州、浙江、河南、湖南、山东等地及安国药材市场，包括符合2015年版《中国药典》要求的不同商品规格等级。

3.物种鉴别

经鉴定，所研究样品均为蓼科植物萹蓄 *Polygonum aviculare* L.。

4.定量测定

1）色谱条件

色谱柱：Welch XB-C18（250mm×4.6mm，5μm）；流动相：乙腈（A）-0.5%磷酸溶液（B）（14：86）；柱温为30℃；流速为1.0mL/min；检测波长为352nm。理论塔板数按杨梅苷峰计算应不低于2000，见图8-2-2。

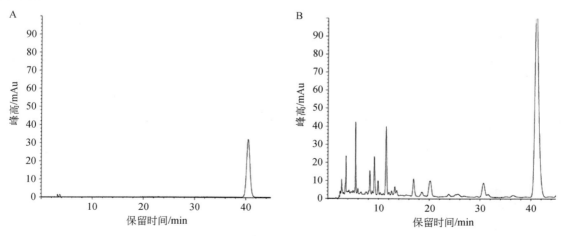

图 8-2-2　萹蓄 HPLC 色谱图

A：杨梅苷（myricitrin，$C_{21}H_{20}O_{12}$）；B：萹蓄标准汤剂

2）对照品溶液制备

取经五氧化二磷减压干燥器中干燥 36h 的杨梅苷对照品适量，精密称定，加 60%乙醇制成每毫升含杨梅苷 0.78mg 的溶液，即得。

3）供试品溶液制备

（1）饮片供试品溶液制备

取萹蓄饮片粉末（过四号筛）约 1g，精密称定，置具塞锥形瓶中，精密加入 60%乙醇 50mL，称定重量，冷浸 8h，超声处理 30min，放冷，再称定重量；用 60%乙醇补足减失的重量，摇匀，滤过，回收溶剂至干，残渣加 60%乙醇溶解，转移至 5mL 量瓶中，加 60%乙醇至刻度，摇匀，0.45μm 滤膜滤过，取续滤液，即得。

（2）标准汤剂供试品溶液制备

称取萹蓄饮片 100g，加 12 倍量水浸泡 30min，回流 30min，趁热过滤；滤渣再加 10 倍量水回流 20min，趁热滤过。合并 2 次滤液，减压浓缩至 500mL，即得。

精密吸取萹蓄标准汤剂（BX-01～BX-12）各 2mL，超声 5min，12 000r/min 离心 5min，取上清液，摇匀，0.45μm 滤膜过滤，取续滤液，即得标准汤剂供试品溶液。

4）方法学验证

以杨梅苷峰面积积分值为纵坐标（Y）、对照品进样量（μg）为横坐标（X）绘制标准曲线，$Y=1737.7X+191.05$，$R^2=0.999$，表明线性关系良好。精密度考察合格，RSD 为 0.1%。萹蓄标准汤剂供试品制备后 24h 内稳定性良好，RSD 为 1.9%。重复性良好，平行 6 份供试品溶液的 RSD 为 0.7%；平均加样回收率为 101.01%，RSD 为 3.3%。

5）测定法

（1）含量测定

分别精密吸取对照品溶液 10μL、饮片供试品溶液 10μL、标准汤剂供试品溶液 10μL，注入高效液相色谱仪，按照 4 项下"色谱条件"测定含量。

（2）pH 值测定

取标准汤剂，用 pH 计测定 pH 值。

（3）总固体测定

参照编写说明【总固体】项下测定方法操作。

（4）杨梅苷转移率测定

参照编写说明【转移率】项下测定方法操作。

6）结果

（1）饮片中杨梅苷含量

杨梅苷含量测定结果见表 8-2-2，所收集样品均满足 2015 年版《中国药典》中杨梅苷（不少于 0.030%）的限量要求。

表 8-2-2　饮片中杨梅苷含量测定

编号	杨梅苷含量/%	RSD/%
BX-01	0.22	0.76
BX-02	0.18	0.25
BX-03	0.16	0.48
BX-04	0.12	0.26
BX-05	0.14	0.47
BX-06	0.15	0.24

编号	杨梅苷含量/%	RSD/%
BX-07	0.12	0.12
BX-08	0.36	0.11
BX-09	0.30	0.25
BX-10	0.20	0.25
BX-11	0.17	0.21
BX-12	0.23	0.62

（2）标准汤剂中杨梅苷含量（表 8-2-3）

表 8-2-3 标准汤剂中杨梅苷含量测定

编号	标准汤剂中杨梅苷含量/%	RSD/%
BX-01	0.08	0.31
BX-02	0.07	0.40
BX-03	0.08	0.20
BX-04	0.06	0.17
BX-05	0.05	0.01
BX-06	0.06	0.30
BX-07	0.03	0.03
BX-08	0.16	0.02
BX-09	0.09	0.37
BX-10	0.06	0.03
BX-11	0.04	0.64
BX-12	0.08	0.07

（3）pH 值及总固体（表 8-2-4）

表 8-2-4 pH 值及总固体

编号	pH 值	总固体/g	RSD/%
BX-01	5.4	0.36	0.7
BX-02	5.5	0.35	0.1
BX-03	5.4	0.32	0.1
BX-04	5.3	0.31	0.4
BX-05	5.3	0.33	1.1
BX-06	5.2	0.32	0.3
BX-07	5.2	0.35	0.4
BX-08	5.2	0.36	0.7
BX-09	5.2	0.35	0.4
BX-10	5.2	0.33	1.0
BX-11	5.2	0.36	0.5
BX-12	5.2	0.36	0.9

（4）杨梅苷转移率（表 8-2-5）

表 8-2-5　杨梅苷转移率计算结果

编号	饮片中杨梅苷含量/%	标准汤剂中杨梅苷含量/%	转移率/%	$(\overline{X} \pm S)$/%
BX-01	0.22	0.08	36.9	
BX-02	0.18	0.07	37.9	
BX-03	0.16	0.08	51.6	
BX-04	0.12	0.06	45.8	
BX-05	0.14	0.05	34.1	
BX-06	0.15	0.06	39.7	36.1±8.1
BX-07	0.12	0.03	27.0	
BX-08	0.36	0.16	43.3	
BX-09	0.30	0.09	29.2	
BX-10	0.20	0.06	27.9	
BX-11	0.17	0.04	25.8	
BX-12	0.23	0.08	33.9	

5.标准汤剂特征图谱研究

1）色谱条件

色谱柱：Welch XB-C18（250mm×4.6mm，5μm）；流动相：乙腈为流动相 A，0.1%磷酸溶液为流动相 B；梯度洗脱条件：0~60min，10%~25%A。柱温为 30℃；流速为 1.0mL/min；检测波长为 340nm。理论塔板数按杨梅苷峰计算应不低于 2000。色谱图见图 8-2-3。

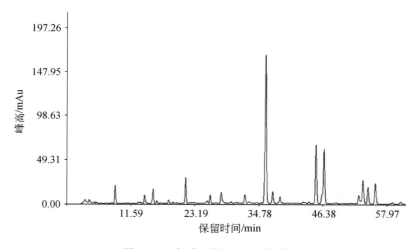

图 8-2-3　标准汤剂 HPLC 色谱图

2）参照物溶液制备

同【特征图谱】项下。

3）标准汤剂供试品溶液制备

同【特征图谱】项下"标准汤剂供试品溶液制备"。

4）方法学验证

方法学考察合格（具体内容略）。

5）特征图谱的建立及共有峰的标定

按照【特征图谱】项下色谱条件，分别精密吸取 12 批萹蓄标准汤剂供试品溶液 5μL，注入高效液相色谱仪，记录色谱峰信息（图 8-2-4），生成的对照特征图谱见图 8-2-5，其中共有峰 7 个。相似度结果见表 8-2-6。各共有峰峰面积见表 8-2-7，以峰 1 为参照峰，计算其他峰的相对保留时间和相对峰面积（表 8-2-8）。

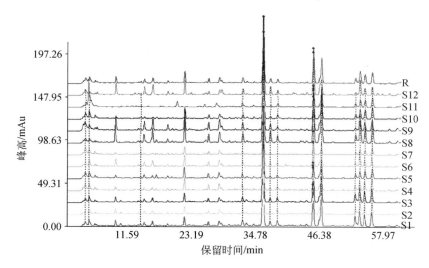

图 8-2-4 萹蓄标准汤剂特征图谱

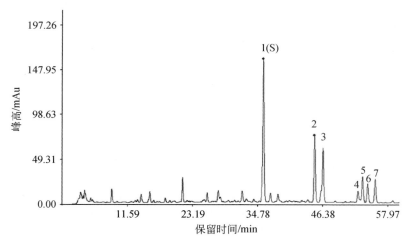

图 8-2-5 萹蓄标准汤剂对照特征图谱

表 8-2-6 相似度计算结果

编号	S1	S2	S3	S4	S5	S6	S7	S8	S9	S10	S11	S12	对照特征图谱
S1	1.000	0.999	0.999	0.984	0.977	0.988	0.955	0.993	0.970	0.985	0.935	0.912	0.994
S2	0.999	1.000	0.999	0.983	0.977	0.987	0.951	0.994	0.970	0.984	0.933	0.917	0.994
S3	0.999	0.999	1.000	0.983	0.976	0.988	0.950	0.993	0.967	0.985	0.934	0.910	0.994
S4	0.984	0.983	0.983	1.000	0.992	0.980	0.984	0.982	0.972	0.993	0.927	0.899	0.992
S5	0.977	0.977	0.976	0.992	1.000	0.971	0.972	0.975	0.962	0.993	0.925	0.890	0.989
S6	0.988	0.987	0.988	0.980	0.971	1.000	0.954	0.985	0.978	0.979	0.922	0.925	0.992

编号	S1	S2	S3	S4	S5	S6	S7	S8	S9	S10	S11	S12	对照特征图谱
S7	0.955	0.951	0.950	0.984	0.972	0.954	1.000	0.951	0.955	0.969	0.899	0.877	0.966
S8	0.993	0.994	0.993	0.982	0.975	0.985	0.951	1.000	0.978	0.978	0.922	0.915	0.991
S9	0.970	0.970	0.967	0.972	0.962	0.978	0.955	0.978	1.000	0.959	0.889	0.956	0.974
S10	0.985	0.984	0.985	0.993	0.993	0.979	0.969	0.978	0.959	1.000	0.943	0.898	0.995
S11	0.935	0.933	0.934	0.927	0.925	0.922	0.899	0.922	0.889	0.943	1.000	0.842	0.936
S12	0.912	0.917	0.910	0.899	0.890	0.925	0.877	0.915	0.956	0.898	0.842	1.000	0.916
对照特征图谱	0.994	0.994	0.994	0.992	0.989	0.992	0.966	0.991	0.974	0.995	0.936	0.916	1.000

表 8-2-7 各共有峰峰面积

编号	保留时间/min	S1	S2	S3	S4	S5	S6	S7	S8	S9	S10	S11	S12
1	35.792	1632646	1326011	1610772	1075980	913706	1238394	623772	2928543	1657636	1095798	923882	1439428
2	44.943	725331	579222	715743	432849	309755	682891	245129	1119647	792796	433378	360254	917488
3	46.417	657086	539248	676491	450603	453856	566687	192637	1097598	570472	560676	463021	540583
4	52.658	197145	153153	180218	73111	104752	57949	57350	164636	46525	75144	75622	36096
5	53.463	319098	260604	332636	170024	135561	314564	104629	491311	318904	163367	167179	308828
6	54.366	221892	183113	232030	179162	158236	127110	96608	327432	167149	187826	158358	141270
7	55.698	285304	232324	300152	244079	211392	186296	124852	429213	223894	253709	207218	177970

表 8-2-8 相对保留时间及相对峰面积

峰编号	保留时间/min	相对保留时间	峰面积/mAu×s	相对峰面积
1	35.792	1.000	1372214	1.000
2	44.943	1.256	609540	0.444
3	46.417	1.297	564080	0.411
4	52.658	1.471	101808	0.074
5	53.463	1.494	257225	0.187
6	54.366	1.519	181682	0.132
7	55.698	1.556	239700	0.175

（研究人员：赵庆贺）

8.3 车 前 草

8.3.1 车前草标准汤剂质量标准

本品为车前科植物车前 *Plantago asiatica* L.的干燥全草，经炮制、加工制成的标准汤剂。

【制法】取车前草饮片 100g，加 12 倍量水浸泡 30min，回流 30min，趁热过滤；药渣再加 10 倍量水，回流 20min，趁热过滤。合并 2 次滤液，减压浓缩至 500mL，即得。

【性状】本品为棕黄色悬浊液，静置后会产生沉淀。

【检查】pH 值：应为 4.8～5.7。

总固体：应为 0.32～0.54g。

其他：应符合口服混悬剂项下有关的各项规定。

【特征图谱】按照高效液相色谱法测定。

色谱条件与系统适用性试验：以十八烷基硅烷键合硅胶为填充剂（柱长为 250mm，内径为 4.6mm，粒径为 5μm）；以乙腈为流动相 A，以 0.1%甲酸水溶液为流动相 B，按表 8-3-1 中的规定进行梯度洗脱；流速为 1mL/min；柱温为 40℃；检测波长为 330nm。理论塔板数按大车前苷峰计算应不低于 3000。

表 8-3-1　洗脱条件

时间/min	流动相 A/%	流动相 B/%
0～10	10→12	90→88
10～35	12→18	88→82

参照物溶液的制备：取大车前苷、毛蕊花糖苷对照品适量，精密称定，加甲醇制成每毫升含大车前苷 20μg、毛蕊花糖苷 20μg 的混合溶液，即得。

供试品溶液的制备：取本品摇匀，精密量取 1mL，置 25mL 量瓶中，用 25%甲醇稀释至接近刻度，超声 10min，冷却，25%甲醇定容至刻度，摇匀，0.45μm 滤膜滤过，取续滤液，即得。

测定法：分别精密吸取参照物溶液 10μL、供试品溶液 20μL，注入液相色谱仪，测定，记录 35min 色谱图，即得。

供试品特征图谱中呈现 10 个特征峰（图 8-3-1），其中 2 个峰与对应的参照物峰保留时间相同；与大车前苷参照物峰相应的峰为 S 峰，计算特征峰峰 1～峰 5、峰 7～峰 10 的相对保留时间，其相对保留时间应在规定值的 ±5% 之内。规定值为：0.37（峰 1）、0.55（峰 2）、0.57（峰 3）、0.78（峰 4）、0.81（峰 5）、1.00（峰 6）、1.12（峰 7）、1.19（峰 8）、1.22（峰 9）、1.32（峰 10）。

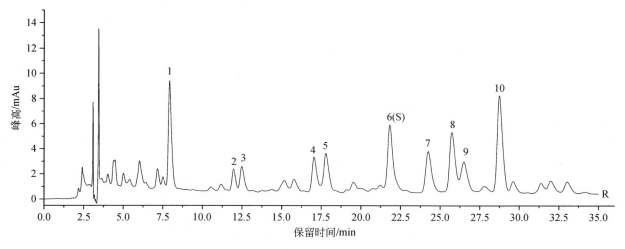

图 8-3-1　对照特征图谱及共有峰

峰 6：大车前苷（plantamajoside，$C_{29}H_{36}O_{16}$）；峰 9：毛蕊花糖苷（acteoside，$C_{29}H_{36}O_{15}$）

【含量测定】大车前苷：按照高效液相色谱法测定。

色谱条件与系统适用性试验：同【特征图谱】项下。

对照品溶液的制备：取大车前苷对照品适量，精密称定，加 60%甲醇制成每毫升含大车前苷 10μg 的溶液，即得。

供试品溶液的制备：同【特征图谱】项下。

测定法：分别精密吸取对照品溶液 20μL、供试品溶液 20μL，注入液相色谱仪，测定，记录色谱图，即得。

本品每毫升含车前草以大车前苷（$C_{29}H_{36}O_{16}$）计应不低于 0.033mg。

【转移率】大车前苷转移率为 6.4%～26.2%。

【规格】0.2g/mL（以饮片计）。

【贮藏】冷冻保存，用时复融。

8.3.2 车前草标准汤剂质量标准起草说明

1.仪器与材料

岛津 LC-20AT 型高效液相色谱仪（日本岛津公司，DGC-20 A 型在线脱气系统，SIL-20 A 型自动进样系统，CTO-20 A 型柱温箱，SPD-M20 A 型二极管阵列检测器），BS224S-型 1/10 万电子分析天平（德国赛多利斯公司），KQ-250DB 型超声波清洗器（昆山市超声仪器有限公司），Sartorius BS 210 S 型电子天平，Sartorius PB-10 型 pH 计。

大车前苷对照品（纯度≥98%，批号 D-003-160921，购自成都瑞芬思生物科技有限公司），甲醇、乙腈为色谱纯（美国 Fisher 公司），水为高纯水，其他试剂为分析纯。

2.样品采集

样品共 12 份（编号 CQC-01～CQC-12），采自主产区、道地产区及 GACP 基地，江西、河北、安徽、四川、江苏、浙江等地及安国药材市场，包括符合 2015 年版《中国药典》要求的不同商品规格等级。

3.物种鉴别

经鉴定，所研究样品均为车前科植物车前 *Plantago asiatica* L.。

4.定量测定

1）标准汤剂的制备[74-84]

取车前草饮片 100g，加 12 倍量水浸泡 30min，回流 30min，趁热过滤；药渣再加 10 倍量水，回流 20min，趁热过滤。合并 2 次滤液，减压浓缩至 500mL，即得车前草标准汤剂。

2）色谱条件

饮片色谱条件：色谱柱，Thermo-C18（250mm×4.6mm，5μm）；流动相：乙腈-0.1%甲酸溶液（17∶83）；柱温为 35℃；流速为 1mL/min；检测波长为 30nm；理论塔板数按大车前苷峰计算不低于 3000。

标准汤剂色谱条件：Thermo-C18 色谱柱（250mm×4.6mm，5μm）；以乙腈为流动相 A，以 0.1%甲酸水溶液为流动相 B；梯度洗脱条件：0～10min、10%～12%A，10～35min，12%～18%A；流速为 1mL/min；柱温为 40℃；检测波长为 330nm。理论塔板数按大车前苷峰计算应不低于 3000，见图 8-3-2。

3）对照品溶液的制备

取经五氧化二磷减压干燥器中干燥 36h 的大车前苷对照品适量，精密称定，加 60%甲醇制成每毫升含 10.73μg 的溶液，即得。

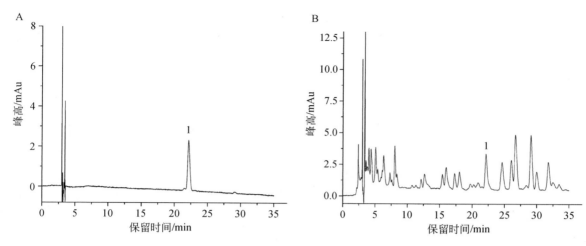

图 8-3-2 标准汤剂 HPLC 色谱图

A：大车前苷（plantamajoside，$C_{29}H_{36}O_{16}$）；B：标准汤剂

4）供试品溶液制备

（1）饮片供试品溶液制备

取车前草饮片粉末（过二号筛）约 1g，精密称定，置具塞锥形瓶中，精密加入 60%甲醇 50mL，称定重量，超声处理（功率 250W，频率 40kHz）30min，放冷，用 60%甲醇补足减失的重量，摇匀，0.45μm 滤膜滤过，取续滤液，即得。

（2）标准汤剂供试品溶液制备

取车前草标准汤剂（CQC-01～CQC-12）摇匀，精密量取 1mL，置 25mL 量瓶中，用 25%甲醇稀释至接近刻度，超声 10min，冷却，25%甲醇定容至刻度，摇匀，0.45μm 滤膜滤过，取续滤液，即得标准汤剂供试品溶液。

5）方法学验证

以大车前苷峰面积积分值为纵坐标（Y）、以对照品进样量（μg）为横坐标（X）绘制标准曲线，$Y=1373412X-846$，$R^2=0.9998$，表明线性关系良好。精密度考察合格，RSD 为 0.6%。车前草标准汤剂供试品制备后 24h 内稳定性良好，RSD 为 2.3%。重复性良好，平行 6 份供试品溶液的 RSD 为 1.2%；平均加样回收率为 96.1%，RSD 为 1.4%。

6）测定法

（1）含量测定

分别精密吸取对照品溶液 10μL、饮片供试品溶液 10μL、标准汤剂供试品溶液 20μL，注入高效液相色谱仪，按照 4 项下"色谱条件"测定含量。

（2）pH 值测定

取标准汤剂，用 pH 计测定 pH 值。

（3）总固体测定

参照编写说明【总固体】项下测定方法操作。

（4）大车前苷转移率测定

参照编写说明【转移率】项下公式计算。

7）结果

（1）饮片中大车前苷含量

大车前苷含量测定结果见表 8-3-2，按干燥品计，所收集样品均满足 2015 年版《中国药典》中大车前苷（$C_{29}H_{36}O_{16}$）不少于 0.1%的限量要求。

表 8-3-2　饮片中大车前苷含量测定

编号	大车前苷含量/%	RSD/%	含水率/%	RSD/%	干燥品中大车前苷含量/%
CQC-01	0.660	1.6	6.9	0.7	0.709
CQC-02	0.164	0.6	7.4	0.3	0.177
CQC-03	0.196	0.0	7.4	1.4	0.212
CQC-04	0.333	0.9	10.5	0.1	0.372
CQC-05	0.666	2.3	12.3	0.1	0.759
CQC-06	0.484	2.6	12.0	0.4	0.550
CQC-07	0.443	1.6	12.1	0.4	0.504
CQC-08	0.378	2.6	10.7	0.7	0.423
CQC-09	0.197	1.8	8.2	0.0	0.214
CQC-10	0.329	2.2	11.9	0.0	0.374
CQC-11	0.240	0.1	9.4	0.0	0.265
CQC-12	0.591	0.7	9.1	0.2	0.650

（2）标准汤剂中大车前苷含量（表 8-3-3）

表 8-3-3　标准汤剂中大车前苷含量测定

编号	标准汤剂中大车前苷含量/（mg/mL）	RSD/%
CQC-01	0.241	0.1
CQC-02	0.059	1.5
CQC-03	0.055	1.8
CQC-04	0.188	2.7
CQC-05	0.226	1.7
CQC-06	0.207	2.0
CQC-07	0.079	1.2
CQC-08	0.165	0.1
CQC-09	0.045	0.4
CQC-10	0.200	1.4
CQC-11	0.048	0.6
CQC-12	0.262	0.3

（3）pH 值及总固体（表 8-3-4）

表 8-3-4　pH 值及总固体

编号	pH 值	总固体/g	RSD/%
CQC-01	5.5	0.48	0.2
CQC-02	5.6	0.47	0.0
CQC-03	5.7	0.49	0.3
CQC-04	5.5	0.46	0.3
CQC-05	5.0	0.43	0.2
CQC-06	5.0	0.43	0.4

续表

编号	pH 值	总固体/g	RSD/%
CQC-07	5.1	0.40	0.7
CQC-08	5.3	0.47	0.0
CQC-09	5.6	0.36	0.3
CQC-10	5.1	0.36	0.1
CQC-11	5.2	0.34	1.6
CQC-12	4.8	0.51	0.4

（4）大车前苷转移率（表 8-3-5）

表 8-3-5　大车前苷转移率计算结果

编号	标准汤剂中大车前苷含量/mg	饮片中大车前苷含量/mg	转移率/%	$(\overline{X}\pm S)$/%
CQC-01	120.5	660.0	18.3	
CQC-02	29.5	164.0	18.0	
CQC-03	27.5	196.0	14.0	
CQC-04	94.0	333.0	28.2	
CQC-05	113.0	666.0	17.0	
CQC-06	103.5	484.0	21.4	18.5±6.8
CQC-07	39.5	443.0	8.9	
CQC-08	82.5	378.0	21.8	
CQC-09	22.5	197.0	11.4	
CQC-10	100.0	329.0	30.4	
CQC-11	24.0	240.0	10.0	
CQC-12	131.0	591.0	22.2	

5.标准汤剂特征图谱研究

1）色谱条件

同 4 项下"色谱条件"。

2）参照物溶液制备

取大车前苷、毛蕊花糖苷对照品适量，精密称定，加甲醇制成每毫升含大车前苷 20μg、毛蕊花糖苷 20μg 的混合溶液，即得。

3）标准汤剂供试品溶液制备

同 4 项下"标准汤剂供试品溶液制备"。

4）方法学验证

方法学考察合格（具体内容略）。

5）特征图谱的建立及共有峰的标定

按照 4 项下"色谱条件"，分别精密吸取 12 批车前草标准汤剂供试品溶液 20μL，注入高效液相色谱仪，记录色谱峰信息，特征图谱见图 8-3-3，相似度结果见表 8-3-6，生成的对照特征图谱见图 8-3-4，共有峰 10 个，指认 2 个。各共有峰峰面积见表 8-3-7，以峰 6 为参照峰，计算其他峰的相对保留时间和相对峰面积（表 8-3-8）。

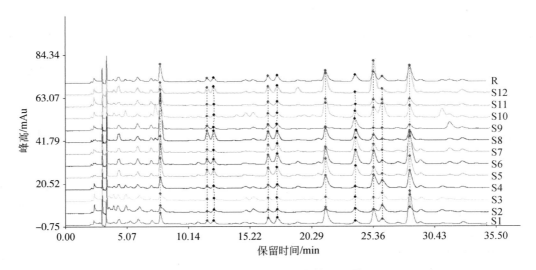

图 8-3-3　车前草标准汤剂特征图谱

表 8-3-6　相似度计算结果

编号	S1	S2	S3	S4	S5	S6	S7	S8	S9	S10	S11	S12	对照特征图谱
S1	1.000	0.715	0.699	0.954	0.908	0.945	0.779	0.580	0.403	0.757	0.782	0.914	0.902
S2	0.715	1.000	0.997	0.818	0.796	0.772	0.784	0.758	0.710	0.902	0.797	0.656	0.844
S3	0.699	0.997	1.000	0.801	0.766	0.750	0.762	0.738	0.698	0.890	0.788	0.627	0.819
S4	0.954	0.818	0.801	1.000	0.879	0.886	0.734	0.627	0.434	0.879	0.815	0.947	0.911
S5	0.908	0.796	0.766	0.879	1.000	0.977	0.911	0.808	0.688	0.783	0.824	0.818	0.981
S6	0.945	0.772	0.750	0.886	0.977	1.000	0.935	0.734	0.642	0.730	0.832	0.837	0.963
S7	0.779	0.784	0.762	0.734	0.911	0.935	1.000	0.782	0.804	0.634	0.814	0.689	0.908
S8	0.580	0.758	0.738	0.627	0.808	0.734	0.782	1.000	0.927	0.608	0.871	0.541	0.858
S9	0.403	0.710	0.698	0.434	0.688	0.642	0.804	0.927	1.000	0.479	0.753	0.330	0.734
S10	0.757	0.902	0.890	0.879	0.783	0.730	0.634	0.608	0.479	1.000	0.643	0.724	0.805
S11	0.782	0.797	0.788	0.815	0.824	0.832	0.814	0.871	0.753	0.643	1.000	0.776	0.907
S12	0.914	0.656	0.627	0.947	0.818	0.837	0.689	0.541	0.330	0.724	0.776	1.000	0.851
对照特征图谱	0.902	0.844	0.819	0.911	0.981	0.963	0.908	0.858	0.734	0.805	0.907	0.851	1.000

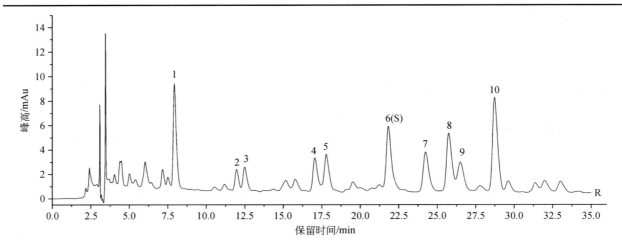

图 8-3-4　对照特征图谱及共有峰

峰6：大车前苷（plantamajoside，$C_{29}H_{36}O_{16}$）；峰9：毛蕊花糖苷（acteoside，$C_{29}H_{36}O_{15}$）

表 8-3-7 各共有峰峰面积

编号	保留时间/min	S1	S2	S3	S4	S5	S6	S7	S8	S9	S10	S11	S12
1	7.83	62629	55682	56192	69573	116322	126488	101783	323263	179738	84657	99519	70523
2	11.68	19079	7116	7162	13486	41283	29366	17595	63681	21719	8491	8545	38684
3	12.23	24694	21855	16684	20716	47994	33705	17416	72022	15265	19500	11281	49521
4	16.71	52575	20559	19539	28534	63259	70890	54891	72681	37240	32172	34299	61782
5	17.45	57240	23668	21972	31469	76393	89845	75212	80142	42576	37681	36634	68525
6	21.44	170296	37411	31547	136844	176064	164836	52445	124313	27552	230423	16661	210158
7	23.91	39385	47351	44145	19397	124443	171062	183397	122973	135802	75652	17792	13814
8	25.42	154914	29347	25097	144904	86633	132762	78217	58698	8534	94401	62699	380465
9	26.12	63697	78783	82806	97762	16756	24061	12410	10020	8508	216950	21723	61914
10	28.37	365040	51459	52019	195089	227465	357618	173214	112404	41236	132051	80925	324466

表 8-3-8 相对保留时间与相对峰面积

峰编号	保留时间/min	相对保留时间	峰面积/$\mu Au \times s$	相对峰面积
1	7.826	0.365	112197	0.977
2	11.682	0.545	23017	0.200
3	12.226	0.570	29221	0.254
4	16.711	0.779	45702	0.398
5	17.449	0.814	53446	0.465
6	21.437	1.000	114879	1.000
7	23.911	1.115	82934	0.722
8	25.418	1.186	104722	0.912
9	26.115	1.218	57949	0.504
10	28.371	1.323	176082	1.533

（研究人员：章 军）

8.4 垂 盆 草

8.4.1 垂盆草标准汤剂质量标准

本品为景天科植物垂盆草 *Sedum sarmentosum* Bunge 的干燥全草，经炮制、加工制成的标准汤剂。

【制法】取垂盆草饮片 100g，加 12 倍量水浸泡 30min，回流 30min，趁热过滤；药渣再加 10 倍量水，回流 20min，趁热过滤。合并 2 次滤液，减压浓缩至 500mL，即得。

【性状】本品为棕色悬浊液，静置后会产生沉淀。

【检查】pH 值：应为 4.0～5.5。

总固体：应为 0.45～0.65g。

其他：应符合口服混悬剂项下有关的各项规定。

【特征图谱】按照高效液相色谱法测定。

色谱条件与系统适用性试验：以十八烷基硅烷键合硅胶为填充剂（柱长为 250mm，内径为 4.6mm，粒径为 5μm）；以乙腈为流动相 A，以 0.1%磷酸水溶液为流动相 B，按表 8-4-1 中的规定进行梯度洗脱；流速为 1mL/min；柱温为 40℃；检测波长为 310nm。理论塔板数按峰 6 计算应不低于 5000。

表 8-4-1　洗脱条件

时间/min	流动相 A/%	流动相 B/%
0～5	10	90
5～30	10→17	90→83
30～40	17→20	83→80
40～47	20→80	80→20

供试品溶液的制备：取垂盆草标准汤剂摇匀，精密量取 1mL，置 5mL 容量瓶中，加 50%乙醇溶液至接近刻度，超声处理 10min，冷却，50%乙醇定容，摇匀，0.45μm 滤膜滤过，取续滤液，即得。

测定法：精密吸取供试品溶液 10μL，注入液相色谱仪，测定，记录 47min 色谱图，即得。

供试品特征图谱中呈现 6 个特征峰（图 8-4-1），以峰 6 为 S 峰，计算特征峰峰 1～峰 5 的相对保留时间，其相对保留时间应在规定值的±5%之内。规定值为：0.31（峰 1）、0.34（峰 2）、0.53（峰 3）、0.66（峰 4）、0.90（峰 5）、1.00（峰 6）。

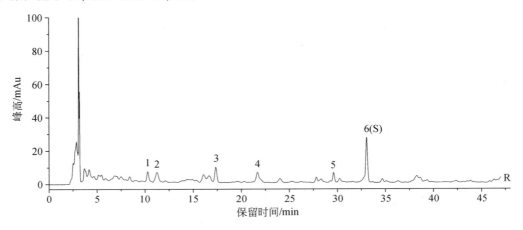

图 8-4-1　对照特征图谱及共有峰

【规格】0.2g/mL（以饮片计）。

【贮藏】冷冻保存，用时复融。

8.4.2　垂盆草标准汤剂质量标准起草说明

1.仪器与材料

岛津 LC-20AT 型高效液相色谱仪（日本岛津公司，DGC-20 A 型在线脱气系统，SIL-20 A 型自动进样系统，CTO-20 A 型柱温箱，SPD-M20 A 型二极管阵列检测器），BS224S-型 1/10 万电子分析天平（德国赛多利斯公司），KQ-250DB 型超声波清洗器（昆山市超声仪器有限公司），Sartorius BS 210 S 型电子天平，Sartorius PB-10 型 pH 计。

槲皮素对照品（纯度≥98%，批号 BCY-00863，购自江西佰草源生物科技有限公司），山柰素（山柰酚）对照品（纯度 95.5%，批号 110861-201611，购自中国食品药品检定研究院），异鼠李素对照品（纯度≥98%，批号 BCY-00856，购自江西佰草源生物科技有限公司），甲醇、乙腈为色谱纯（美国 Fisher 公司），水为高纯水，其他试剂为分析纯。

2.样品采集

样品共 15 份（编号 CPC-01～CPC-15），采自主产区、道地产区及 GACP 基地，浙江、湖南、吉林等地及安国药材市场，包括符合 2015 年版《中国药典》要求的不同商品规格等级。

3.物种鉴别

经鉴定，所研究样品均为景天科植物垂盆草 *Sedum sarmentosum* Bunge。

4.定量测定

1）标准汤剂的制备

取垂盆草饮片 100g，加 12 倍量水浸泡 30min，回流 30min，趁热过滤；药渣再加 10 倍量水，回流 20min，趁热过滤。合并 2 次滤液，减压浓缩至 500mL，即得垂盆草标准汤剂。

2）色谱条件

饮片色谱条件：色谱柱，Thermo-C18 色谱柱（250mm×4.6mm，5μm）；以甲醇-0.4%磷酸水溶液（45：55）为流动相 A；流速为 1mL/min；柱温为 40℃；检测波长为 360nm。理论塔板数按槲皮素峰计算应不低于 3000。

标准汤剂色谱条件：由于垂盆草饮片中槲皮素、山奈素和异鼠李素含量很低，极性又较小，标准汤剂中未检测到这 3 个指标成分，因此，没有这 3 个成分的含量测定和转移率考察。

3）对照品溶液的制备

取经五氧化二磷减压干燥器中干燥 36h 的槲皮素、山奈素和异鼠李素对照品适量，精密称定，加甲醇制成每毫升含槲皮素 18.8μg、山奈素 6.82μg 和异鼠李素 8.38μg 的混合溶液，即得。

4）供试品溶液制备

（1）饮片供试品溶液制备

取垂盆草饮片粉末（过二号筛）约 0.5g，精密称定，精密加入甲醇-25%盐酸溶液（4：1）混合溶液 25mL，称定重量，加热回流 1h，放冷，再称定重量，用甲醇-25%盐酸溶液（4：1）混合溶液补足减失的重量，摇匀，0.45μm 滤膜滤过，取续滤液，即得。

（2）标准汤剂供试品溶液制备

经试验，垂盆草标准汤剂中检测不到槲皮素、山奈素和异鼠李素。因此，垂盆草汤剂没有这 3 个指标的含量测定。

5）方法学验证

由于垂盆草标准汤剂中检测不到槲皮素、山奈素和异鼠李素，不进行含量测定，因此没有方法学验证。

6）测定法

（1）含量测定

分别精密吸取对照品溶液 10μL、饮片供试品溶液 10μL，注入高效液相色谱仪，按照 4 项下"色谱条件"测定含量。

（2）pH 值测定

取标准汤剂，用 pH 计测定 pH 值。

（3）总固体测定

参照编写说明【总固体】项下测定方法操作。

（4）槲皮素、山奈素和异鼠李素转移率测定

由于垂盆草标准汤剂中检测不到槲皮素、山奈素和异鼠李素，因此，没有转移率计算。

7）结果

（1）饮片中槲皮素、山奈素和异鼠李素含量

含量测定结果见表 8-4-2、表 8-4-3，以干燥品计，所收集样品均满足 2015 年版《中国药典》中槲

皮素（$C_{15}H_{10}O_7$）、山柰素（$C_{15}H_{10}O_6$）和异鼠李素（$C_{16}H_{12}O_7$）的总量不少于 0.10% 的限量要求。

表 8-4-2　饮片中 3 种成分总含量测定

编号	槲皮素含量/%	RSD/%	山柰素含量/%	RSD/%	异鼠李素含量/%	RSD/%	3 种成分含量合计/%
CPC-01	0.0761	0.4	0.0075	1.1	0.0104	2.8	0.0940
CPC-02	0.0759	0.4	0.0071	1.5	0.0108	2.7	0.0937
CPC-03	0.0749	3.2	0.0071	0.1	0.0106	2.5	0.0926
CPC-04	0.0653	0.2	0.0136	2.0	0.0151	0.7	0.0940
CPC-05	0.0883	2.1	0.0139	1.4	0.0073	1.8	0.1094
CPC-06	0.0855	3.0	0.0128	0.0	0.0064	0.7	0.1047
CPC-07	0.0537	2.4	0.0112	0.8	0.0237	1.3	0.0886
CPC-08	0.0564	2.8	0.0129	0.9	0.0206	0.2	0.0899
CPC-09	0.0641	0.9	0.0127	0.2	0.0245	0.1	0.1013
CPC-10	0.0838	0.0	0.0076	1.5	0.0077	3.0	0.0991
CPC-11	0.0832	0.4	0.0080	2.0	0.0078	3.9	0.0990
CPC-12	0.0666	1.2	0.0091	0.9	0.0154	1.8	0.0911
CPC-13	0.0662	3.3	0.0093	3.9	0.0198	0.3	0.0953
CPC-14	0.0660	0.9	0.0044	0.9	0.0171	1.9	0.0875
CPC-15	0.1097	1.2	0.0162	2.0	0.0122	3.3	0.1381

表 8-4-3　干燥品中 3 种成分总含量

编号	含水率/%	RSD/%	干燥品中 3 种成分含量合计/%
CPC-01	6.8	0.3	0.101
CPC-02	6.9	0.5	0.101
CPC-03	6.8	0.7	0.099
CPC-04	7.3	0.3	0.101
CPC-05	6.6	0.7	0.117
CPC-06	6.8	0.3	0.112
CPC-07	11.8	1.6	0.100
CPC-08	10.7	0.8	0.101
CPC-09	7.1	0.1	0.109
CPC-10	9.0	0.1	0.109
CPC-11	8.8	0.3	0.109
CPC-12	7.9	0.1	0.099
CPC-13	7.8	0.7	0.103
CPC-14	10.5	0.7	0.098
CPC-15	10.4	1.4	0.154

（2）标准汤剂中槲皮素、山柰素和异鼠李素含量

无。

（3）pH 值及总固体（表 8-4-4）

表 8-4-4　pH 值及总固体

编号	pH 值	总固体/g	RSD/%
CPC-01	5.3	0.59	0.4
CPC-02	5.3	0.61	0.3
CPC-03	5.2	0.57	0.4
CPC-04	5.3	0.51	0.9
CPC-05	5.5	0.55	0.1
CPC-06	5.5	0.56	0.0
CPC-07	4.0	0.62	0.5
CPC-08	5.2	0.53	0.3
CPC-09	4.4	0.60	0.5
CPC-10	5.4	0.45	0.0
CPC-11	5.5	0.47	1.5
CPC-12	4.3	0.60	1.0
CPC-13	4.0	0.55	0.0
CPC-14	4.8	0.53	0.9
CPC-15	5.3	0.57	0.2

（4）槲皮素、山奈素和异鼠李素转移率

无。

5.标准汤剂特征图谱研究

1）色谱条件

色谱柱：Thermo-C18 色谱柱（250mm×4.6mm，5μm）；以乙腈为流动相 A，以 0.1%磷酸水溶液为流动相 B；梯度洗脱条件：0～5min、10%A；5～30min、10%～17%A，30～40min、17%～20%A，40～47min、20%～80%A；流速为 1mL/min；柱温为 40℃；检测波长为 310nm。理论塔板数按峰 6 计算应不低于 5000。

2）参照物溶液制备

无。

3）标准汤剂供试品溶液制备

取垂盆草标准汤剂（CPC-01～CPC-15）摇匀，精密量取 1mL，置 5mL 容量瓶中，加 50%乙醇溶液至接近刻度，超声处理 10min，冷却，50%乙醇定容，摇匀，0.45μm 滤膜滤过，取续滤液，即得标准汤剂供试品溶液。

4）方法学验证

方法学考察合格（具体内容略）。

5）特征图谱的建立及共有峰的标定

按照 5 项下“色谱条件”，分别精密吸取 15 批垂盆草标准汤剂供试品溶液 10μL，注入高效液相色谱仪，记录色谱峰信息，特征图谱见图 8-4-2，相似度结果见表 8-4-5，生成的对照特征图谱见图 8-4-3，共有峰 6 个。各共有峰峰面积见表 8-4-6，以峰 6 为参照峰，计算其他峰的相对保留时间和相对峰面积（表 8-4-7）。

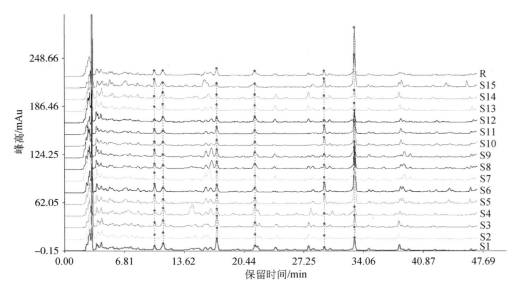

图 8-4-2　垂盆草标准汤剂特征图谱

表 8-4-5　相似度计算结果

编号	S1	S2	S3	S4	S5	S6	S7	S8	S9	S10	S11	S12	S13	S14	S15	对照特征图谱
S1	1.000	0.999	0.999	0.928	0.789	0.779	0.909	0.903	0.909	0.833	0.855	0.973	0.968	0.948	0.711	0.933
S2	0.999	1.000	1.000	0.937	0.801	0.790	0.914	0.911	0.915	0.845	0.866	0.977	0.972	0.955	0.724	0.939
S3	0.999	1.000	1.000	0.932	0.804	0.793	0.917	0.913	0.917	0.846	0.867	0.974	0.969	0.951	0.726	0.940
S4	0.928	0.937	0.932	1.000	0.745	0.736	0.877	0.872	0.869	0.784	0.793	0.977	0.976	0.965	0.694	0.899
S5	0.789	0.801	0.804	0.745	1.000	0.999	0.943	0.969	0.949	0.993	0.991	0.812	0.801	0.826	0.988	0.952
S6	0.779	0.790	0.793	0.736	0.999	1.000	0.940	0.965	0.945	0.990	0.987	0.806	0.795	0.821	0.990	0.948
S7	0.909	0.914	0.917	0.877	0.943	0.940	1.000	0.990	0.999	0.945	0.959	0.919	0.914	0.898	0.899	0.985
S8	0.903	0.911	0.913	0.872	0.969	0.965	0.990	1.000	0.992	0.974	0.981	0.918	0.908	0.913	0.936	0.995
S9	0.909	0.915	0.917	0.869	0.949	0.945	0.999	0.992	1.000	0.950	0.964	0.914	0.907	0.894	0.904	0.986
S10	0.833	0.845	0.846	0.784	0.993	0.990	0.945	0.974	0.950	1.000	0.998	0.853	0.842	0.870	0.972	0.967
S11	0.855	0.866	0.867	0.793	0.991	0.987	0.959	0.981	0.964	0.998	1.000	0.863	0.854	0.872	0.961	0.974
S12	0.973	0.977	0.974	0.977	0.812	0.806	0.919	0.918	0.914	0.853	0.863	1.000	0.999	0.991	0.757	0.948
S13	0.968	0.972	0.969	0.976	0.801	0.795	0.914	0.908	0.907	0.842	0.854	0.999	1.000	0.988	0.743	0.940
S14	0.948	0.955	0.951	0.965	0.826	0.821	0.898	0.913	0.894	0.870	0.872	0.991	0.988	1.000	0.784	0.945
S15	0.711	0.724	0.726	0.694	0.988	0.990	0.899	0.936	0.904	0.972	0.961	0.757	0.743	0.784	1.000	0.913
对照特征图谱	0.933	0.939	0.940	0.899	0.952	0.948	0.985	0.995	0.986	0.967	0.974	0.948	0.940	0.945	0.913	1.000

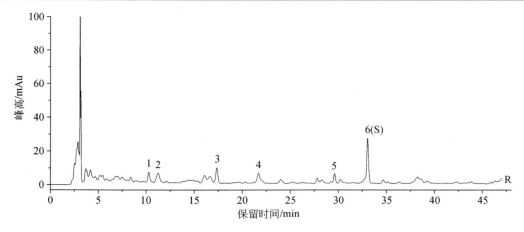

图 8-4-3　对照特征图谱及共有峰

表 8-4-6 各共有峰峰面积

编号	保留时间/min	S1	S2	S3	S4	S5	S6	S7	S8	S9	S10	S11	S12	S13	S14	S15
1	10.27	73176	63226	64052	86218	141240	156302	141623	91232	122838	65462	80230	56351	80663	40690	130467
2	11.24	176323	155325	156615	191064	110865	121093	80085	97217	70467	99439	90861	133653	162333	162128	145529
3	17.35	242581	209626	221716	125444	167762	152589	155436	147883	152071	112437	139509	99790	114813	85281	80301
4	21.69	178170	166966	170259	300060	136274	118677	157246	155383	141153	86125	90936	134972	159055	138080	147148
5	29.60	60020	67877	64347	60619	169448	151252	46740	60773	43283	123675	121054	37610	50196	53491	159460
6	33.05	235983	217036	227292	235165	791686	796184	351469	393967	333146	428000	420510	163263	185735	189599	1102328

表 8-4-7 相对保留时间与相对峰面积

峰编号	保留时间/min	相对保留时间	峰面积/μAu×s	相对峰面积
1	10.269	0.311	92918	0.230
2	11.241	0.340	130200	0.322
3	17.352	0.525	147149	0.364
4	21.687	0.656	152034	0.376
5	29.602	0.896	84656	0.209
6	33.052	1.000	404758	1.000

（研究人员：章 军）

8.5 淡 竹 叶

8.5.1 淡竹叶标准汤剂质量标准

本品为禾本科植淡竹叶 *Lophatherum gracile* Brongn.的干燥茎叶，经炮制、加工制成的标准汤剂。

【制法】取淡竹叶饮片 100g，加 12 倍量水浸泡 30min，回流 30min，趁热过滤；药渣再加 10 倍量水，回流 20min，趁热过滤。合并 2 次滤液，减压浓缩至 500mL，即得。

【性状】本品为棕色悬浊液，静置后会产生沉淀。

【检查】pH 值：应为 5.6～6.1。

总固体：应为 0.21～0.27g。

其他：应符合口服混悬剂项下有关的各项规定。

【特征图谱】按照高效液相色谱法测定。

色谱条件与系统适用性试验：以十八烷基硅烷键合硅胶为填充剂（柱长为 250mm，内径为 4.6mm，粒径为 5μm）；以乙腈为流动相 A，以 0.3%磷酸水溶液为流动相 B，按表 8-5-1 中的规定进行梯度洗脱；流速为 1mL/min；柱温为 40℃；检测波长为 310nm。理论塔板数按峰 2 计算应不低于 5000。

表 8-5-1 洗脱条件

时间/min	流动相 A/%	流动相 B/%
0～35	8→20	92→80
35～40	20→50	80→50

供试品溶液的制备：取本品摇匀，精密量取 2mL，置 10mL 容量瓶中，加 75%甲醇至接近刻度，超声 10min，冷却，75%甲醇定容，摇匀，0.45μm 滤膜滤过，取续滤液，即得。

测定法：精密吸取供试品溶液 10μL，注入液相色谱仪，测定，记录 40min 色谱图，即得。

供试品特征图谱中呈现 6 个特征峰（图 8-5-1），以峰 2 为 S 峰，计算特征峰峰 1、峰 3～峰 6 的相对保留时间，其相对保留时间应在规定值的 ±5% 之内。规定值为：0.61（峰 1）、1.00（峰 2）、1.13（峰3）、1.24（峰 4）、1.28（峰 5）、1.78（峰 6）。

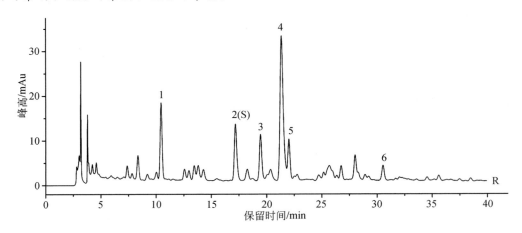

图 8-5-1　对照特征图谱及共有峰

【规格】0.2g/mL（以饮片计）。
【贮藏】冷冻保存，用时复融。

8.5.2　淡竹叶标准汤剂质量标准起草说明

1.仪器与材料

岛津 LC-20AT 型高效液相色谱仪（日本岛津公司，DGC-20 A 型在线脱气系统，SIL-20 A 型自动进样系统，CTO-20 A 型柱温箱，SPD-M20 A 型二极管阵列检测器），KQ-250DB 型超声波清洗器（昆山市超声仪器有限公司），Sartorius BS 210 S 型电子天平，Sartorius PB-10 型 pH 计。水为高纯水，其他试剂为分析纯。

2.样品采集

样品共 15 份（编号 DZY-01～DZY-15），采自主产区、道地产区及 GACP 基地，浙江、湖北、四川、江苏等地及安国药材市场，包括符合 2015 年版《中国药典》要求的不同商品规格等级。

3.物种鉴别

经鉴定，所研究样品均为禾本科植淡竹叶 *Lophatherum gracile* Brongn.。

4.定量测定

1）标准汤剂的制备

取淡竹叶饮片 100g，加 12 倍量水浸泡 30min，回流 30min，趁热过滤；药渣再加 10 倍量水，回流 20min，趁热过滤。合并 2 次滤液，减压浓缩至 500mL，即得淡竹叶标准汤剂。

2）测定法

（1）pH 值测定

取标准汤剂，用 pH 计测定 pH 值。

（2）总固体测定

参照编写说明【总固体】项下测定方法操作。

3）结果

pH 值及总固体（表 8-5-2）

表 8-5-2　pH 值及总固体

编号	pH 值	总固体/g	RSD/%
DZY-01	5.7	0.24	0.6
DZY-02	5.7	0.24	0.4
DZY-03	5.6	0.25	1.1
DZY-04	5.9	0.28	1.0
DZY-05	5.8	0.24	0.1
DZY-06	5.8	0.23	0.3
DZY-07	5.8	0.25	0.5
DZY-08	5.8	0.25	0.3
DZY-09	5.8	0.23	1.5
DZY-10	5.8	0.23	1.3
DZY-11	5.7	0.24	1.7
DZY-12	5.7	0.23	0.5
DZY-13	5.8	0.24	0.1
DZY-14	6.1	0.22	0.7
DZY-15	5.7	0.24	0.8

5.标准汤剂特征图谱研究

1）色谱条件[85-91]

色谱柱：Hypersil ODS-C18 色谱柱（250mm×4.6mm，5μm）；以乙腈为流动相 A，以 0.3%磷酸水溶液为流动相 B；梯度洗脱条件：0～35min、8%～20%A，35～40min、20%～50%A；流速为 1mL/min；柱温为 40℃；检测波长为 310nm。理论塔板数按峰 2 计算应不低于 5000。

2）参照物溶液制备

无。

3）标准汤剂供试品溶液制备

取淡竹叶标准汤剂（DZY-01～DZY-15）摇匀，精密量取 2mL，置 10mL 容量瓶中，加 75%甲醇至接近刻度，超声 10min，冷却，75%甲醇定容，摇匀，0.45μm 滤膜滤过，取续滤液，即得标准汤剂供试品溶液。

4）方法学验证

方法学考察合格（具体内容略）。

5）特征图谱的建立及共有峰的标定

按照 5 项下"色谱条件"，分别精密吸取 15 批淡竹叶标准汤剂供试品溶液 10μL，注入高效液相色谱仪，记录色谱峰信息，特征图谱见图 8-5-2，相似度结果见表 8-5-3，生成的对照特征图谱见图 8-5-3，共有峰 6 个。各共有峰峰面积见表 8-5-4，以峰 2 为参照峰，计算其他峰的相对保留时间和相对峰面积（表 8-5-5）。

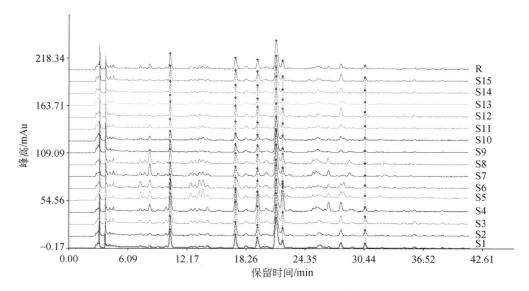

图 8-5-2　淡竹叶标准汤剂特征图谱

表 8-5-3　相似度计算结果

编号	S1	S2	S3	S4	S5	S6	S7	S8	S9	S10	S11	S12	S13	S14	S15	对照特征图谱
S1	1.000	1.000	0.976	0.935	0.978	0.989	0.986	0.989	0.991	0.986	0.986	0.998	0.979	0.988	0.999	0.993
S2	1.000	1.000	0.978	0.935	0.975	0.988	0.983	0.987	0.989	0.984	0.983	0.997	0.976	0.987	0.998	0.991
S3	0.976	0.978	1.000	0.971	0.926	0.957	0.932	0.942	0.941	0.928	0.926	0.964	0.913	0.934	0.971	0.946
S4	0.935	0.935	0.971	1.000	0.899	0.915	0.900	0.913	0.890	0.881	0.880	0.928	0.862	0.878	0.920	0.906
S5	0.978	0.975	0.926	0.899	1.000	0.992	0.994	0.993	0.984	0.992	0.990	0.984	0.990	0.981	0.976	0.992
S6	0.989	0.988	0.957	0.915	0.992	1.000	0.987	0.989	0.986	0.988	0.986	0.989	0.983	0.983	0.988	0.992
S7	0.986	0.983	0.932	0.900	0.994	0.987	1.000	0.999	0.995	0.997	0.997	0.992	0.995	0.993	0.985	0.998
S8	0.989	0.987	0.942	0.913	0.993	0.989	0.999	1.000	0.995	0.995	0.995	0.994	0.992	0.992	0.988	0.998
S9	0.991	0.989	0.941	0.890	0.984	0.986	0.995	0.995	1.000	0.997	0.997	0.994	0.995	0.999	0.994	0.998
S10	0.986	0.984	0.928	0.881	0.992	0.988	0.997	0.995	0.997	1.000	1.000	0.992	0.999	0.997	0.987	0.998
S11	0.986	0.983	0.926	0.880	0.990	0.986	0.997	0.995	0.997	1.000	1.000	0.992	0.999	0.998	0.987	0.998
S12	0.998	0.997	0.964	0.928	0.984	0.989	0.992	0.994	0.994	0.992	0.992	1.000	0.986	0.992	0.997	0.997
S13	0.979	0.976	0.913	0.862	0.990	0.983	0.995	0.992	0.995	0.999	0.999	0.986	1.000	0.996	0.982	0.995
S14	0.988	0.987	0.934	0.878	0.981	0.983	0.993	0.992	0.999	0.997	0.998	0.992	0.996	1.000	0.992	0.996
S15	0.999	0.998	0.971	0.920	0.976	0.988	0.985	0.988	0.994	0.987	0.987	0.997	0.982	0.992	1.000	0.993
对照特征图谱	0.993	0.991	0.946	0.906	0.992	0.992	0.998	0.998	0.998	0.998	0.998	0.997	0.995	0.996	0.993	1.000

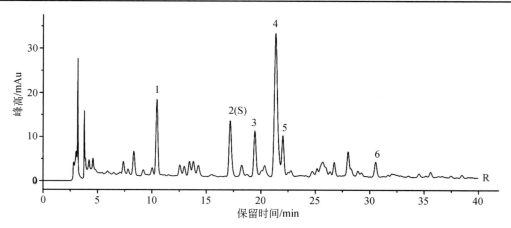

图 8-5-3　对照特征图谱及共有峰

表 8-5-4　各共有峰峰面积

编号	保留时间/min	S1	S2	S3	S4	S5	S6	S7	S8	S9	S10	S11	S12	S13	S14	S15
1	10.45	255558	269888	409463	437190	137777	176694	174962	198571	148381	122189	124544	198593	122659	150959	204866
2	17.18	207569	217510	346732	370890	247383	265384	168282	191302	122513	127999	122832	166711	138058	122389	172958
3	19.44	170048	175115	279755	326446	102244	114331	120946	142576	113419	86827	97981	157221	97577	123913	156681
4	21.35	675460	687680	689738	710868	769735	653723	725661	761072	534363	552612	569277	627773	651287	583304	575245
5	22.02	115596	112881	177706	438652	170612	105824	135791	156604	53967	72696	73505	118528	70756	48497	68223
6	30.54	76423	87269	113671	70516	44439	49113	15287	15640	23334	42494	42029	71246	41259	39761	58097

表 8-5-5　相对保留时间与相对峰面积

峰编号	保留时间/min	相对保留时间	峰面积/μAu×s	相对峰面积
1	10.450	0.608	208820	1.048
2	17.178	1.000	199234	1.000
3	19.444	1.132	151005	0.758
4	21.354	1.243	651186	3.268
5	22.024	1.282	127989	0.642
6	30.537	1.778	52705	0.265

（研究人员：章　军）

8.6　金　钱　草

8.6.1　金钱草标准汤剂质量标准

本品为报春花科植物过路黄 *Lysimachia christinae* Hance.的新鲜或干燥全草，经炮制、加工制成的标准汤剂。

【制法】取金钱草饮片 100g，加 12 倍量水浸泡 30min，回流 30min，趁热过滤；药渣再加 10 倍量水，回流 20min，趁热过滤。合并 2 次滤液，减压浓缩至 500mL，即得。

【性状】本品为棕褐色悬浊液，静置后会产生沉淀。

【检查】pH 值：应为 4.7～5.1。

　　　　总固体：应为 0.12～0.24g。

　　　　其他：应符合口服混悬剂项下有关的各项规定。

【特征图谱】按照高效液相色谱法测定。

色谱条件与系统适用性试验：以十八烷基硅烷键合硅胶为填充剂（柱长为 250mm，内径为 4.6mm，粒径为 5μm）；以 0.1%甲酸水溶液为流动相 A，以甲醇为流动相 B，按表 8-6-1 中的规定进行梯度洗脱；流速为 1.0mL/min；柱温为 30℃；检测波长为 360nm。理论塔板数按槲皮素峰计算应不低于 2500。

表 8-6-1　洗脱条件

时间/min	流动相 A/%	流动相 B/%
0～10	92→88	8→12
10～25	88→75	12→25
25～40	75→70	25→30
40～60	70→67	30→33

续表

时间/min	流动相 A/%	流动相 B/%
60～62	67→10	33→90
62～65	10→92	90→8

参照物溶液的制备：取槲皮素、山柰酚对照品适量，精密称定，置棕色量瓶中，加甲醇制成每毫升含槲皮素、山柰酚为 0.1mg 的溶液，即得。

供试品溶液的制备：取所得的标准煎剂置于 2mL 离心管中，12 000r/min 离心 5min，取上清液，即得。

测定法：分别精密吸取参照物溶液和供试品溶液各 20μL，注入液相色谱仪，测定，记录 100min 的色谱图，即得。

供试品特征图谱中应呈现 7 个特征峰（图 8-6-1），以峰 5 为 S 峰，计算特征峰峰 1～峰 4、峰 6、峰 7 的相对保留时间，其相对保留时间应在规定值的±5%之内。规定值为：0.21（峰 1）、0.36（峰 2）、0.63（峰 3）、0.85（峰 4）、1.00（峰 5）、1.15（峰 6）、1.27（峰 7）。

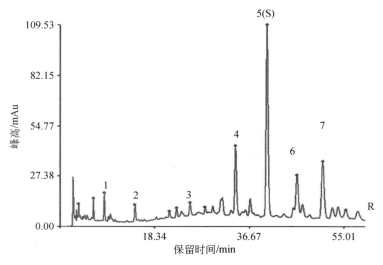

图 8-6-1　对照特征图谱及共有峰

【含量测定】槲皮素、山柰酚：按照高效液相色谱法测定。

色谱条件与系统适用性试验：以十八烷基硅烷键合硅胶为填充剂（柱长为 150mm，内径为 4.6mm，粒径为 5μm）；以甲醇-0.1%甲酸水溶液（50∶50）为流动相；流速为 1mL/min；柱温为 25℃；检测波长为 360nm。理论塔板数按槲皮素峰计算应不低于 2500。

对照品溶液的制备：取槲皮素对照品、山柰酚对照品适量，精密称定，加 80%甲醇制成每毫升含槲皮素 4μg、山柰酚 20μg 的溶液，即得。

供试品溶液的制备：精密吸取 0.75mL 标准汤剂于锥形瓶中，蒸干，然后加入 5mL 80%甲醇、1mL 盐酸，90℃水浴锅中加热水解 1h，取出放冷，转移到 10mL 量瓶中，用 80%甲醇定容至刻度线，即可。

测定法：分别精密吸取对照品溶液与供试品溶液各 10μL，注入液相色谱仪，测定，即得。

本品每毫升以槲皮素和山柰酚总和（$C_{15}H_{22}O_{10}$）计应不低于 0.12mg。

【转移率】槲皮素和山柰酚总转移率为 25.9%～94.1%。

【规格】0.2g/mL（以饮片计）。

【贮藏】冷冻保存，用时复融。

8.6.2　金钱草标准汤剂质量标准草案

1.仪器与材料

Agilent 1260 高效液相色谱仪（美国安捷伦公司），Sartorius-CGLP-210S-型电子分析天平（德国赛多利斯天平有限公司），KQ-100E 型超声波清洗器（昆山市超声仪器有限公司），LD510-2 型电子天平（沈阳龙腾电子有限公司），H1650-W 型台式高速离心机（湖南湘仪）。

槲皮素（含量≥99.57%，购自北京世纪奥科生物技术有限公司），山柰酚（含量≥99.0%，购自中国食品药品检定研究院），甲醇、乙腈为色谱纯（美国 Fisher 公司），水为高纯水，其他试剂为分析纯。

2.样本采集

样品共 10 份（编号 JQC-01～JQC-10），采集于主产区、药材市场，包括符合 2015 年版《中国药典》要求的不同商品规格等级。

3.物种鉴定

经过鉴定，所研究样品均为报春花科植物过路黄 *Lysimachia christinae* Hance.。

4.定量测定

1）色谱条件

饮片色谱条件：色谱柱，YMC-TriartC18 色谱柱（250mm×4.6mm，5μm）；以甲醇-0.1%甲酸水溶液（50∶50）为流动相；检测波长为 360nm；流速为 1.0mL/min。理论板数按槲皮素峰计算应不低于 2500。

标准汤剂色谱条件：同饮片色谱条件，见图 8-6-2。

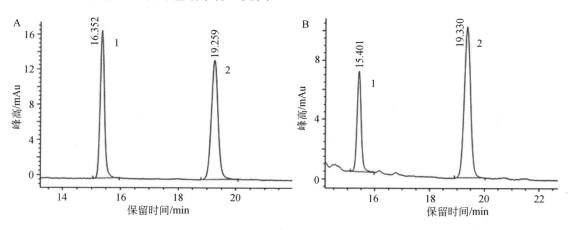

图 8-6-2　标准汤剂 HPLC 色谱图

A：混合对照品；B：标准汤剂

1：槲皮素（qercetin；$C_{15}H_{10}O_7$）；2：山柰酚（kaempferol，$C_{15}H_{10}O_6$）

2）对照品溶液的制备

取槲皮素对照品、山柰酚对照品适量，精密称定，加 80%甲醇制成每毫升含槲皮素 4μg、山柰酚 20μg 的溶液，即得。

3）供试品溶液的制备

（1）饮片供试品溶液制备

取本品粉末（过三号筛）约1.5g，精密称定，置具塞锥形瓶中，精密加入80%甲醇50mL，密塞，称定重量，加热回流1h，放冷，再称定重量，用80%甲醇补足减失的重量，摇匀，滤过，精密量取续滤液25mL，精密加入盐酸5mL，置90℃水浴中加热水解1h，取出，迅速放冷，转移至50mL量瓶中，用80%甲醇稀释至刻度，摇匀，滤过，取续滤液，即得。

（2）标准汤剂供试品溶液制备

取金钱草饮片100g，加12倍量水浸泡30min，回流30min，趁热过滤；药渣再加10倍量水，回流20min，趁热过滤。合并2次滤液，减压浓缩至500mL，即得金钱草标准汤剂。

精密吸取金钱草标准汤剂0.75mL于锥形瓶中，旋干，然后加入5mL 80%甲醇、1mL盐酸，90℃水浴锅中加热水解1h，取出放冷，转移到10mL量瓶中，用80%甲醇定容至刻度线，即得。

4）方法学验证

分别以槲皮素峰面积积分值和山奈酚峰面积积分值为纵坐标（Y）、对照品进样量（μg）为横坐标（X）绘制标准曲线。槲皮素的线性方程为：$Y=15435X+1.2735$，$R^2=0.9963$；山奈酚的线性方程为：$Y=20170X-3.704$，$R^2=0.9999$，表明线性关系良好。精密度考察合格，槲皮素峰面积RSD为0.2%，山奈酚峰面积RSD为0.6%。金钱草标准汤剂供试品制备后24h内稳定性良好，槲皮素峰面积RSD为0.9%，山奈酚峰面积RSD为0.5%。重复性良好，平行6份供试品溶液的RSD为1.2%和1.3%。

5）测定法

（1）含量测定

精密吸取对照品溶液10μL、饮片供试品溶液10μL和标准汤剂供试品溶液10μL，注入高效液相色谱仪，按照4项下"色谱条件"测定含量。

（2）pH值测定

取标准汤剂，用pH计测定pH值。

（3）总固体测定

参照编写说明【总固体】项下测定方法操作。

（4）转移率测定

参照编写说明【转移率】项下公式计算。

6）结果

（1）饮片中槲皮素、山奈酚含量

含量测定结果见表8-6-2，所收集样品均满足药典槲皮素、山奈酚总含量（不少于0.1%）的限量要求。

表8-6-2 饮片中槲皮素、山奈酚含量测定

编号	槲皮素和山奈酚总含量/%	RSD/%
JQC-01	0.16	11.4
JQC-02	0.22	13.5
JQC-03	0.29	3.2
JQC-04	0.16	17.0
JQC-05	0.19	16.0
JQC-06	0.39	12.2
JQC-07	0.28	14.0
JQC-08	0.18	13.2

编号	槲皮素和山柰酚总含量/%	RSD/%
JQC-09	0.18	0.4
JQC-10	0.26	0.4

（2）标准汤剂中槲皮素、山柰酚总含量（表 8-6-3）

表 8-6-3　标准汤剂中槲皮素、山柰酚总含量测定

编号	槲皮素和山柰酚总含量/（mg/mL）	RSD/%
JQC-01	0.28	27.9
JQC-02	0.26	24.3
JQC-03	0.28	26.1
JQC-04	0.26	25.9
JQC-05	0.32	26.6
JQC-06	0.48	32.9
JQC-07	0.24	30.2
JQC-08	0.18	26.0
JQC-09	0.22	27.0
JQC-10	0.22	27.4

（3）pH 值及总固体（表 8-6-4）

表 8-6-4　pH 值及总固体

编号	pH 值	总固体/g	RSD/%
JQC-01	4.86	0.43	1
JQC-02	5.02	0.36	0.8
JQC-03	4.72	0.46	1.2
JQC-04	4.73	0.42	0.2
JQC-05	4.93	0.45	0.7
JQC-06	4.87	0.34	1.9
JQC-07	5.1	0.33	1.0
JQC-08	5.14	0.43	2.3
JQC-09	4.92	0.41	1.5
JQC-10	4.7	0.46	0.4

（4）槲皮素、山柰酚总含量转移率（表 8-6-5）

表 8-6-5　槲皮素、山柰酚含量总和计算结果

编号	饮片中槲皮素和山柰酚含量/mg	汤剂中槲皮素和山柰酚含量/mg	转移率/%	$(\overline{X} \pm S)$ /%
JQC-01	160	140	87.5	
JQC-02	220	130	59.1	
JQC-03	290	140	48.3	
JQC-04	160	130	81.3	
JQC-05	190	160	84.2	621±16.4
JQC-06	390	240	61.5	
JQC-07	280	120	42.9	
JQC-08	180	90	50.0	
JQC-09	180	110	61.1	
JQC-10	260	110	42.3	

5.标准汤剂特征图谱研究

1）色谱条件

以十八烷基硅烷键合硅胶为填充剂（柱长为250mm，内径为4.6mm，粒径为5μm）；以0.1%甲酸水溶液为流动相A，以甲醇为流动相B；梯度洗脱条件：0～10min、92%～88%A，10～25min、88%～75%A，25～40min、75%～70%A，40～60min、70%～67%A，60～62min、67%～10%A，62～65min、10%～92%；流速为1.0mL/min；检测波长360nm；柱温为30℃。理论塔板数按槲皮素峰计算应不低于2500。

2）参照物溶液的制备

取槲皮素、山柰酚对照品适量，精密称定，置棕色量瓶中，加甲醇制成每毫升含槲皮素、山柰酚为0.1mg的溶液，即得。

3）标准汤剂供试品溶液制备

取所得的标准煎剂置于2mL离心管中，12 000r/min离心5min，取上清液，即得。

4）方法学考察

方法学考察合格（具体内容略）。

5）特征图谱的建立及共有峰的标定

按照色谱条件，分别精密吸取10批金钱草标准汤剂供试品溶液20μL，注入高效液相色谱仪，记录色谱峰信息，特征图谱见图8-6-3，相似度结果见表8-6-6，生成的对照特征图谱见图8-6-4，其中共有峰7个。各共有峰峰面积见表8-6-7，以峰5为参照峰，计算其他峰的相对保留时间和相对峰面积（表8-6-8）。

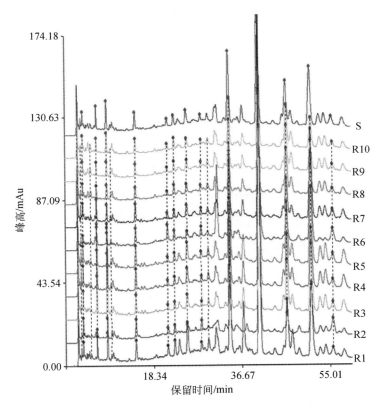

图 8-6-3 金钱草标准汤剂特征图谱

表 8-6-6 相似度计算结果

编号	S1	S2	S3	S4	S5	S6	S7	S8	S9	S10	对照特征图谱
S1	1	0.884	0.969	0.956	0.96	0.889	0.923	0.803	0.849	0.872	0.971
S2	0.884	1	0.925	0.911	0.93	0.96	0.918	0.63	0.68	0.718	0.94
S3	0.969	0.925	1	0.982	0.985	0.929	0.961	0.787	0.826	0.861	0.989
S4	0.956	0.911	0.982	1	0.996	0.919	0.964	0.798	0.827	0.862	0.986
S5	0.960	0.93	0.985	0.996	1	0.935	0.97	0.783	0.815	0.851	0.991
S6	0.889	0.96	0.929	0.919	0.935	1	0.952	0.641	0.689	0.734	0.949
S7	0.923	0.918	0.961	0.964	0.97	0.952	1	0.733	0.772	0.813	0.973
S8	0.803	0.63	0.787	0.798	0.783	0.641	0.733	1	0.978	0.961	0.814
S9	0.849	0.68	0.826	0.827	0.815	0.689	0.772	0.978	1	0.985	0.852
S10	0.872	0.718	0.861	0.862	0.851	0.734	0.813	0.961	0.985	1	0.883
对照特征图谱	0.971	0.94	0.989	0.986	0.991	0.949	0.973	0.814	0.852	0.883	1

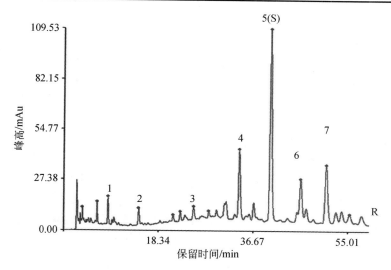

图 8-6-4 金钱草对照特征图谱及共有峰

表 8-6-7 各共有峰峰面积

编号	保留时间/min	S1	S2	S3	S4	S5	S6	S7	S8	S9	S10
1	8.591	259.0	50.0	338.9	372.7	248.4	75.7	109.7	104.9	109.9	152.2
2	14.533	165.2	151.8	158.2	174.7	173.3	128.0	145.8	97.8	98.4	120.9
3	25.154	328.1	110.7	165.6	166.9	197.1	96.6	135.4	102.2	110.4	97.3
4	33.994	1516.0	604.6	1085.5	1067.0	1362.5	1144.7	725.3	688.4	704.1	699.3
5	40.06	3597.5	4449.4	3142.4	2796.3	3664.2	4723.0	2906.9	943.7	1145.0	1135.6
6	45.897	1006.5	455.8	911.3	942.8	1099.9	559.8	610.7	743.3	751.3	641.5
7	50.868	1383.0	951.9	1269.7	1122.4	1439.8	1614.8	1678.2	554.2	587.4	597.5

表 8-6-8　相对保留时间与相对峰面积

峰编号	保留时间/min	相对保留时间	峰面积/mAu×s	相对峰面积
1	8.591	0.214	182.1	0.064
2	14.533	0.363	141.4	0.050
3	25.154	0.628	151.0	0.053
4	33.994	0.849	959.7	0.337
5	40.06	1.000	2850.4	1.000
6	45.897	1.146	772.3	0.271
7	50.868	1.270	1119.9	0.393

（研究人员：代云桃）

8.7　马　齿　苋

8.7.1　马齿苋标准汤剂质量标准

本品为马齿苋科植物马齿苋 *Portulaca oleracea* L.干燥的地上成分，经炮制、加工制成的标准汤剂。

【制法】取马齿苋饮片 100g，加 12 倍量水浸泡 30min，回流 30min，趁热过滤；药渣再加 10 倍量水，回流 20min，趁热过滤。合并 2 次滤液，减压浓缩至 500mL，即得。

【性状】本品为棕褐色至黑色混悬液，静置后会产生沉淀。

【检查】pH 值：应为 3.5～6.0。

　　　　总固体：应为 0.35～0.62g。

　　　　其他：应符合口服混悬剂项下有关的各项规定。

【特征图谱】按照高效液相色谱法测定。

色谱条件与系统适用性试验：以十八烷基硅烷键合硅胶为填充剂（柱长为 250mm，内径为 4.6mm，粒径为 5μm）；以乙腈-甲醇（7:3）为流动相 A，以 0.1%甲酸水溶液为流动相 B，按表 8-7-1 中的规定进行梯度洗脱；流速为 1mL/min；柱温为 30℃；检测波长为 320nm。

表 8-7-1　洗脱条件

时间/min	流动相 A/%	流动相 B/%
0～30	5→20	95→80
30～40	20→23	80→77
40～60	23→30	77→70
60～70	30→90	70→10

供试品溶液的制备：吸取马齿苋标准汤剂 2mL，12 000r/min 离心 5min，取其上清液，即得。

测定法：分别精密吸取供试品溶液各 10μL，注入液相色谱仪，测定，记录 50min 色谱图，即得。

供试品特征图谱中呈现 10 个特征峰（图 8-7-1），其中 1 个峰与对应的参照物峰保留时间相同；与绿原酸参照物峰相应的峰为 S 峰，计算特征峰 1～峰 6、峰 8～峰 10 的相对保留时间，其相对保留时间应在规定值的 ±5% 之内。规定值为：0.29（峰 1）、0.38（峰 2）、0.60（峰 3）、0.72（峰 4）、0.80（峰 5）、0.95（峰 6）、1.00（峰 7）、1.15（峰 8）、1.42（峰 9）、1.50（峰 10）。

【规格】0.2g/mL（以饮片计）。

【贮藏】冷冻保存，用时复融。

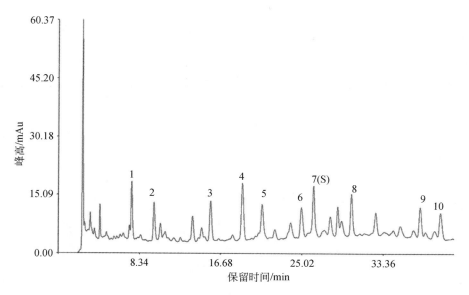

图 8-7-1　对照特征图谱及共有峰

峰 7：绿原酸（chlorogenic acid，$C_{16}H_{18}O_9$）

8.7.2　马齿苋标准汤剂质量标准草案

1.仪器与材料

Agilent 1260 型高效液相色谱仪（美国安捷伦公司），Sartorius-CGLP-210S-型电子分析天平（德国赛多利斯天平有限公司），KQ-100E 型超声波清洗器（昆山市超声仪器有限公司），LD510-2 型电子天平（沈阳龙腾电子有限公司），H1650-W 型台式高速离心机（湖南湘仪）。

甲醇、乙腈为色谱纯（美国 Fisher 公司），水为高纯水，其他试剂为分析纯。

2.样品采集

样品共 11 份（编号 MCX-01～MCX-11），采自安徽、江苏、河北等地，包括符合 2015 年版《中国药典》要求的不同商品规格等级。

3.物种鉴别

经鉴定，研究样品均为马齿苋科植物马齿苋 *Portulaca oleracea* L.。

4.定量测定

1）标准汤剂溶液制备

取马齿苋饮片 100g，加 12 倍量水浸泡 30min，回流 30min，趁热过滤；药渣再加 10 倍量水，回流 20min，趁热过滤。合并 2 次滤液，减压浓缩至 500mL，即得。

2）测定法

（1）pH 值测定

取标准汤剂，用 pH 计测定 pH 值。

（2）总固体测定

参照编写说明【总固体】项下测定方法操作。

3）结果

pH 值及总固体（表 8-7-2）。

表 8-7-2　pH 值及总固体

编号	pH 值	总固体/g	RSD/%
MCX-01	4.66	0.44	0.9
MCX-02	4.86	0.51	1.1
MCX-03	5.74	0.46	1.5
MCX-04	6.05	0.44	1.2
MCX-05	5.27	0.47	1.8
MCX-06	5.18	0.49	1.7
MCX-07	5.22	0.50	0.2
MCX-08	5.23	0.48	1.0
MCX-09	3.50	0.61	1.3
MCX-10	5.61	0.49	0.9
MCX-11	4.82	0.48	1.3

5.标准汤剂特征图谱研究

1）色谱条件

色谱柱：YMC-Triart C18 色谱柱（250mm×4.6mm，5μm）；以乙腈-甲醇（7∶3）为流动相 A，以 0.1%甲酸水溶液为流动相 B；梯度洗脱条件：0～30min、5%～20% A，30～40min、20%～23% A，40～60min、23%～30%A，60～70min、30%～90%A；流速为 1.0mL/min；柱温为 30℃；检测波长为 320nm。

2）供试品溶液制备

精密吸取马齿苋标准汤剂 2mL，12 000r/min 离心 5min，取其上清液，即得标准汤剂供试品溶液。

3）方法学验证

方法学考察合格（具体内容略）。

4）特征图谱的建立及共有峰的标定

按照色谱条件，分别精密吸取 11 批马齿苋标准汤剂供试品溶液 10μL，注入高效液相色谱仪，记录色谱峰信息，特征图谱见图 8-7-2，相似度结果见表 8-7-3，生成的对照特征图谱见图 8-7-3，共有峰 10 个。各共有峰峰面积见表 8-7-4，以峰 7 为参照峰，计算其他峰的相对保留时间和相对峰面积（表 8-7-5）。

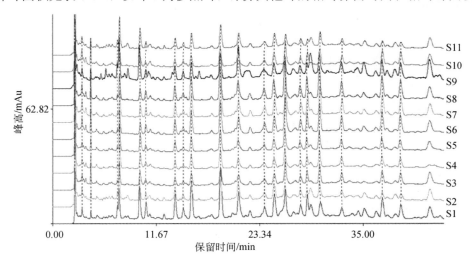

图 8-7-2　马齿苋标准汤剂特征图谱

表 8-7-3　相似度计算结果

编号	S1	S2	S3	S4	S5	S6	S7	S8	S9	S10	S11	对照特征图谱
S1	1.000	0.861	0.833	0.842	0.877	0.909	0.900	0.926	0.723	0.821	0.876	0.918
S2	0.861	1.000	0.888	0.891	0.907	0.866	0.858	0.873	0.916	0.881	0.981	0.954
S3	0.833	0.888	1.000	0.938	0.982	0.924	0.955	0.921	0.806	0.983	0.879	0.962
S4	0.842	0.891	0.938	1.000	0.971	0.905	0.942	0.903	0.814	0.942	0.878	0.955
S5	0.877	0.907	0.982	0.971	1.000	0.927	0.961	0.927	0.821	0.970	0.901	0.976
S6	0.909	0.866	0.924	0.905	0.927	1.000	0.975	0.986	0.751	0.909	0.869	0.958
S7	0.900	0.858	0.955	0.942	0.961	0.975	1.000	0.973	0.751	0.945	0.860	0.965
S8	0.926	0.873	0.921	0.903	0.927	0.986	0.973	1.000	0.756	0.908	0.876	0.961
S9	0.723	0.916	0.806	0.814	0.821	0.751	0.751	0.756	1.000	0.824	0.877	0.879
S10	0.821	0.881	0.983	0.942	0.970	0.909	0.945	0.908	0.824	1.000	0.867	0.958
S11	0.876	0.981	0.879	0.878	0.901	0.869	0.860	0.876	0.877	0.867	1.000	0.947
对照特征图谱	0.918	0.954	0.962	0.955	0.976	0.958	0.965	0.961	0.879	0.958	0.947	1.000

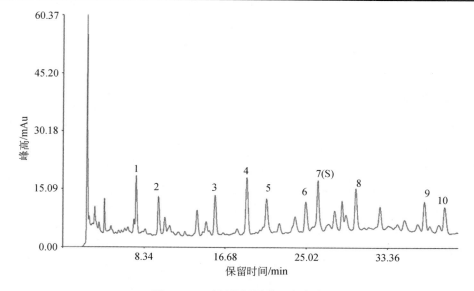

图 8-7-3　对照特征图谱及共有峰

峰 7：绿原酸（chlorogenic acid，$C_{16}H_{18}O_9$）

表 8-7-4　各共有峰峰面积

编号	保留时间/min	S1	S2	S3	S4	S5	S6	S7	S8	S9	S10	S11
1	7.529	165.3	175.1	125.3	138.6	154.8	133.5	139.5	149.0	243.1	108.7	177.0
2	9.835	221.5	131.4	92.3	97.3	123.0	82.9	84.0	83.0	232.5	73.2	135.9
3	15.632	314.8	141.5	104.4	119.6	126.0	193.6	192.1	203.1	127.2	97.9	127.4
4	18.905	445.0	235.2	167.4	178.3	198.5	289.1	288.8	304.8	236.6	171.4	218.0
5	20.927	225.4	139.2	119.2	102.8	127.5	225.7	186.6	251.1	296.7	152.3	128.0
6	24.97	216.6	146.7	99.5	95.5	105.8	159.2	160.0	174.1	115.3	124.0	133.6
7	26.212	329.9	106.9	186.6	155.4	222.3	293.6	301.2	313.3	200.2	192.1	101.6
8	30.104	174.6	142.7	157.6	146.4	153.2	239.5	243.8	257.1	198.0	135.1	132.4
9	37.15	199.6	57.1	111.1	90.9	100.4	207.8	203.6	220.4	165.9	128.7	51.6
10	39.251	152.4	56.9	105.9	94.8	100.0	168.9	170.0	194.6	176.7	142.7	50.7

表 8-7-5 相对保留时间与相对峰面积

峰编号	保留时间/min	相对保留时间	峰面积/mAu×s	相对峰面积
1	7.529	0.287	155.5	0.712
2	9.835	0.375	123.4	0.565
3	15.632	0.596	158.9	0.727
4	18.905	0.721	248.5	1.137
5	20.927	0.798	177.7	0.813
6	24.970	0.953	139.1	0.637
7	26.212	1.000	218.5	1.000
8	30.104	1.148	180.0	0.824
9	37.150	1.417	139.7	0.640
10	39.251	1.497	128.5	0.588

（研究人员：代云桃）

8.8 蜜款冬花

8.8.1 蜜款冬花标准汤剂质量标准

本品为菊科植物款冬 *Tussilago farfara* L.的干燥花蕾，经炮制、加工制成的标准汤剂。

【制法】取蜜款冬花饮片 100g，加 12 倍量水浸泡 30min，回流 30min，趁热过滤；药渣再加 10 倍量水，回流 20min，趁热过滤。合并 2 次滤液，减压浓缩至 500mL，即得。

【性状】本品为褐色悬浊液，静置后会产生沉淀。

【检查】pH 值：应为 5.0～5.0。

总固体：应为 0.67～1.14g。

其他：应符合口服混悬剂项下有关的各项规定。

【特征图谱】按照高效液相色谱法测定。

色谱条件与系统适用性试验：以十八烷基硅烷键合硅胶为填充剂（柱长为 100mm，内径为 2.1mm，粒径为 1.8μm）；以乙腈为流动相 A，以 0.03%三氟乙酸为流动相 B，按表 8-8-1 中的规定进行梯度洗脱；流速为 1.0mL/min；柱温为 30℃；检测波长为 240nm。

表 8-8-1 洗脱条件

时间/min	流动相 A/%	流动相 B/%
0～1	10→15	95→85
1～2	15→20	85→80
2～5	20→22	80→78
5～6	22→24	78→76
6～7	24→25	76→75

供试品溶液的制备：本品摇匀，量取 1mL，12 000r/min 离心 5min，取上清液，0.2μm 滤膜滤过，取续滤液，即得。

测定法：分别精密吸取参照物溶液和供试品溶液 1μL，注入液相色谱仪，测定，记录 15min 的色谱图，即得。

供试品特征图谱中应呈现 6 个特征峰（图 8-8-1），其中峰 6 与对应的参照物峰保留时间相同；与绿原酸相应的峰为 S 峰，计算特征峰峰 1、峰 3～峰 6 的相对保留时间，其相对保留时间应在规定值的 ±5% 之内。规定值为：0.85（峰 1）、1.00（峰 2）、1.39（峰 3）、1.67（峰 4）、1.79（峰 5）、2（峰 6）。

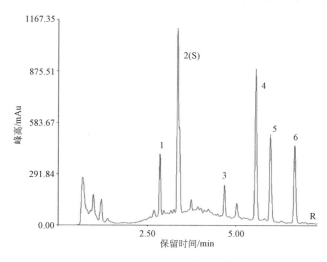

图 8-8-1　对照特征图谱及共有峰

峰 1：没食子酸（gallic acid，$C_7H_6O_5$）；峰 2：绿原酸（chlorogenic acid，$C_{16}H_{18}O_9$）；

峰 3：芦丁（rutin，$C_{27}H_{30}O_{16}$）；峰 4：异绿原酸 B（isochlorogenic acid B，$C_{25}H_{24}O_{12}$）；

峰 5：异绿原酸 A；峰 6：异绿原酸 C

【含量测定】款冬酮：按照高效液相色谱法测定。

色谱条件与系统适用性试验：以十八烷基硅烷键合硅胶为填充剂；以甲醇-水（85：15）为流动相；检测波长为 220nm；流速为 1mL/min。理论塔板数按款冬酮峰计算应不低于 5000。

对照品溶液的制备：取款冬酮对照品适量，精密称定，加甲醇制成每毫升含款冬酮 500μg 的溶液，即得。

供试品溶液的制备：同【特征图谱】项下。

测定法：分别精密吸取对照品溶液 1μL、标准汤剂供试品溶液 1μL，注入高效液相色谱仪，测定，记录色谱图，即得。

本品含款冬酮极低。

【规格】0.2g/mL（以饮片计）。

【贮藏】冷冻保存，用时复融。

8.8.2　蜜款冬花标准汤剂质量标准草案

1.仪器与材料

Agilent 1290 型 UHPLC 色谱仪。娃哈哈纯净水，乙腈为色谱纯（美国 Fisher 公司），其余试剂均为分析纯。

款冬酮（批号 104012-37-5），购自北京恒元启天化工技术研究院北京世纪奥科生物技术有限公司，纯度 98.9%。甲醇为色谱纯（美国 Fisher 公司），水为娃哈哈纯净水，其他试剂为分析纯。

2.样本采集

收集 13 批款冬花样品（编号 MKD-01～MKD-13），采自主产区、道地产区及 GACP 基地，采自陕西、甘肃、宁夏、河南等地及药材市场，包括符合 2015 年版《中国药典》要求的不同商品规格等级。

3.物种鉴定

经过鉴定，所研究样品均为菊科植物款冬 *Tussilago farfara* L.干燥花蕾的蜜炙品。

4.定量测定

1）色谱条件

饮片色谱条件：色谱柱，YMC-Triart C18 色谱柱（250mm×4.6mm，5μm）；以甲醇-水（85∶15）为流动相；检测波长为 220nm；流速为 1mL/min；柱温为 30℃。理论塔板数按款冬酮峰计算应不低于 5000。

标准汤剂色谱条件：同饮片色谱条件，经试验，标准汤剂中款冬酮含量极低。因此，标准汤剂中没有款冬酮含量和转移率。

2）对照品溶液制备

取款冬酮对照品适量，精密称定，加甲醇制成每毫升含款冬酮 500μg 的溶液，即得。

3）供试品溶液制备

（1）饮片供试品溶液制备

取本品粉末（过四号筛）约 1g，精密称定，置具塞锥形瓶中，精密加入乙醇 20mL，称定重量，超声处理（功率 200W，频率 40kHz）1h，放冷，再称定重量，用乙醇补足减失的重量，摇匀，滤过，取续滤液，即得。

（2）标准汤剂供试品溶液制备

取蜜款冬花饮片 100g，加 12 倍量水浸泡 30min，回流 30min，趁热过滤；药渣再加 10 倍量水，回流 20min，趁热过滤。合并 2 次滤液，减压浓缩至 500mL，即得蜜款冬花标准汤剂。

取制得的蜜款冬花标准汤剂（MKD01～MKD13），置于 2mL 离心管中，12 000r/min 离心 5min，取上清液即得。

4）方法学验证

以款冬酮峰面积积分值为纵坐标（Y）、对照品进样量（μg）为横坐标（X）绘制标准曲线，$Y=5450.6X-39.728$，$R^2=0.9991$，表明线性关系良好。精密度考察合格，RSD 为 0.1%。蜜款冬花标准汤剂供试品制备后 24h 内稳定性良好，RSD 为 2.3%。重复性良好，平行 6 份供试品溶液的 RSD 为 0.8%；平均加样回收率为 96.5%，RSD 为 0.9%。

5）测定法

（1）含量测定

分别精密吸取对照品溶液 1μL、饮片供试品溶液 1μL、标准汤剂供试品溶液 1μL，注入高效液相色谱仪，按照 4 项下"色谱条件"测定含量。

（2）pH 值测定

取标准汤剂，用 pH 计测定 pH 值。

（3）总固体测定

参照编写说明【总固体】项下测定方法操作。

6）结果

（1）饮片中款冬酮含量

款冬酮含量测定结果见表 8-8-2，所收集样品均满足 2015 年版《中国药典》中款冬酮（不少于 0.070%）的限量要求。

表 8-8-2　饮片中款冬酮含量测定

编号	款冬酮含量/%
MKD-01	0.08
MKD-02	0.07
MKD-03	0.07
MKD-04	0.07
MKD-05	0.08
MKD-06	0.08
MKD-07	0.06
MKD-08	0.10
MKD-09	0.11
MKD-10	0.07
MKD-11	0.07
MKD-12	0.10
MKD-13	0.10

（2）标准汤剂中款冬酮含量

标准汤剂中检测到款冬酮含量过低。

（3）pH 值及总固体（表 8-8-3）

表 8-8-3　pH 值及总固体

编号	pH 值	总固体/g	RSD/%
MKD-01	5.0	1.00	1.2
MKD-02	5.0	1.05	0.3
MKD-03	5.0	0.91	1.5
MKD-04	5.0	0.94	0.5
MKD-05	5.0	0.92	0.9
MKD-06	5.0	0.92	1.1
MKD-07	5.0	0.91	0.3
MKD-08	5.0	0.6	0.8
MKD-09	5.0	0.84	1.4
MKD-10	5.0	1.09	0.6
MKD-11	5.0	0.89	0.4
MKD-12	5.0	0.88	0.7
MKD-13	5.0	0.85	0.2

5.标准汤剂特征图谱研究

1）色谱条件

Zorbax RRHD（100mm×2.1mm，1.8μm）；以 0.03%三氟乙酸为流动相 A，以乙腈为流动相 B，流动相为 0.03%三氟乙酸（A）-乙腈（B）；梯度洗脱条件：0～1min、95%～85%A，1～2min、85%～80%A，2～5min、80%～78%A，5～6min、78%～76%A，6～7min、76%～75%A；流速为 1.0mL/min；柱温为 30℃；检测波长 240nm。

2）标准汤剂供试品溶液制备

同 4 项下"标准汤剂供试品溶液制备"。

3）方法学验证

方法学考察合格（具体内容略）。

4）特征图谱的建立及共有峰的标定

按照色谱条件，分别精密吸取 13 批蜜款冬花标准汤剂供试品溶液各 1μL，注入高效液相色谱仪，记录色谱峰信息，特征图谱见图 8-8-2，相似度结果见表 8-8-4，生成的对照特征图谱见图 8-8-3，共有峰 6 个，根据文献和质谱分析，指认出食子酸（峰 1）、绿原酸（峰 2）、芦丁（峰 3）、异绿原酸 B（峰 4）、异绿原酸 A（峰 5）、异绿原酸 C（峰 6）共 6 个成分。各共有峰峰面积见表 8-8-5，以峰 2 为参照峰，计算其他峰的相对保留时间和相对峰面积（表 8-8-6）。

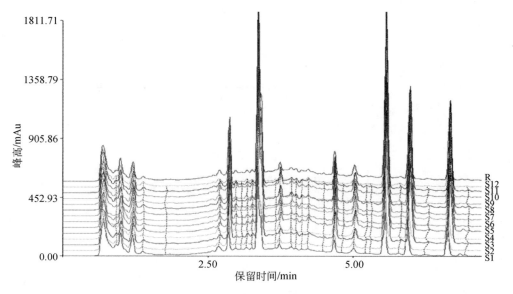

图 8-8-2　蜜款冬花标准汤剂特征图谱

表 8-8-4　相似度计算结果

编号	S1	S2	S3	S4	S5	S6	S7	S8	S9	S10	S11	S12	S13	对照特征图谱
S1	1.000	0.949	0.949	0.942	0.898	0.93	0.941	0.925	0.92	0.925	0.95	0.937	0.930	0.946
S2	0.949	1.000	0.974	0.922	0.968	0.9	0.93	0.888	0.912	0.904	0.977	0.936	0.899	0.936
S3	0.949	0.974	1.000	0.924	0.96	0.917	0.957	0.916	0.91	0.903	0.998	0.945	0.91	0.944
S4	0.942	0.922	0.924	1.000	0.912	0.996	0.986	0.979	0.995	0.994	0.92	0.993	0.993	0.997
S5	0.898	0.968	0.96	0.912	1.000	0.896	0.927	0.887	0.917	0.904	0.963	0.936	0.899	0.933
S6	0.93	0.9	0.917	0.996	0.896	1.000	0.989	0.986	0.991	0.99	0.91	0.991	0.992	0.994
S7	0.941	0.93	0.957	0.986	0.927	0.989	1.000	0.976	0.978	0.97	0.948	0.994	0.975	0.991
S8	0.925	0.888	0.916	0.979	0.887	0.986	0.976	1.000	0.97	0.98	0.911	0.977	0.984	0.984
S9	0.92	0.912	0.91	0.995	0.917	0.991	0.978	0.97	1.000	0.996	0.906	0.991	0.992	0.994
S10	0.925	0.904	0.903	0.994	0.904	0.99	0.97	0.98	0.996	1.000	0.901	0.985	0.998	0.993
S11	0.95	0.977	0.998	0.92	0.963	0.91	0.948	0.911	0.906	0.901	1.000	0.939	0.907	0.94
S12	0.937	0.936	0.945	0.993	0.936	0.991	0.994	0.977	0.991	0.985	0.939	1.000	0.983	0.997
S13	0.93	0.899	0.91	0.993	0.899	0.992	0.975	0.984	0.992	0.998	0.907	0.983	1.000	0.993
对照特征图谱	0.946	0.936	0.944	0.997	0.933	0.994	0.991	0.984	0.994	0.993	0.94	0.997	0.993	1.000

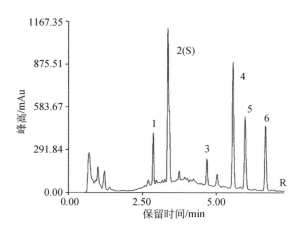

图 8-8-3 对照特征图谱及共有峰

峰 1：没食子酸（gallic acid，$C_7H_6O_5$）；峰 2：绿原酸（chlorogenic acid，$C_{16}H_{18}O_9$）；

峰 3：芦丁（rutin，$C_{27}H_{30}O_{16}$）；峰 4：异绿原酸 B（isochlorogenic acid B，$C_{25}H_{24}O_{12}$）；

峰 5：异绿原酸 A；峰 6：异绿原酸 C

表 8-8-5　各共有峰峰面积

编号	保留时间/min	S1	S2	S3	S4	S5	S6	S7	S8	S9	S10	S11	S12	S13
1	2.941	500.4	41.7	33.3	692.5	61.7	209.4	851.4	21.3	432.3	754.2	112.1	991.7	24.4
2	3.44	3033.6	244.7	155.4	4653.6	477.1	943.4	2876.2	99.8	2756.4	5510.5	459.4	3284.1	99.5
3	4.798	286.6	28.1	18.5	483.9	42.1	95.1	338.5	10.5	644.4	740.6	37	390.7	9.2
4	5.743	2457.8	172.7	121.1	3809.3	320.3	692.9	2329.1	75.1	2834.8	6296.9	314.8	3211.1	79.3
5	6.172	1381.5	97.1	69.6	1989.5	176.3	381	1363.8	40.8	1655.2	3222.4	178.9	1906.2	46.6
6	6.863	1217.7	85	62.4	1709.3	161.9	343.2	1166.2	35.3	1488.3	2975.1	144.8	1538.9	36.6

表 8-8-6　相对保留时间与相对峰面积

峰编号	保留时间/min	相对保留时间	峰面积/mAu×s	相对峰面积
1	2.94	0.85	363.6	0.2
2	3.44	1	1891.8	1
3	4.80	1.39	240.4	0.12
4	5.74	1.67	1747.3	0.82
5	6.17	1.79	962.2	0.46
6	6.86	2	843.4	0.4

（研究人员：代云桃）

8.9　墨　旱　莲

8.9.1　墨旱莲标准汤剂质量标准

本品为菊科植物鳢肠 Eclipta prostrata L.的干燥地上部分，经炮制、加工制成的标准汤剂。

【制法】取墨旱莲饮片 100g，加 12 倍量水浸泡 30min，回流 60min，趁热过滤；药渣再加 10 倍量水，回流 40min，趁热过滤。合并 2 次滤液，水浴浓缩至 500mL，即得。

【性状】本品为棕褐色悬浊液，静置后会产生沉淀。

【检查】pH 值：应为 6.0～6.4。

总固体：应为 0.30～0.51g。

其他：应符合口服混悬剂项下有关的各项规定。

【特征图谱】按照高效液相色谱法测定。

色谱条件与系统适用性试验：以十八烷基硅烷键合硅胶为填充剂（柱长为 250mm，内径为 4.6mm，粒径为 5.0μm）；以 1%磷酸水溶液为流动相 A，以 1%磷酸-乙腈为流动相 B，按表 8-9-1 中的规定进行梯度洗脱；流速为 1.0mL/min；柱温为 30℃；检测波长为 330nm。理论板数按蟛蜞菊内酯峰计算应不低于 6000。

表 8-9-1　洗脱条件

时间/min	流动相 A/%	流动相 B/%
0～21	90→80	10→20
21～45	80→70	20→30

参照物溶液的制备：取蟛蜞菊内酯对照品适量，精密称定，加 1%磷酸水溶液-1%磷酸乙腈（90：10）流动相溶液制成每毫升含 10μg 的溶液，即得。

供试品溶液的制备：取【制法】项下的汤剂，摇匀，12 000r/min 离心 10min，吸取上清液，0.22μm 微孔滤膜过滤，即得。

测定法：分别精密吸取参照物溶液和供试品溶液 15μL，注入液相色谱仪测定，记录 46min 色谱图，即得。

供试品特征图谱中呈现 14 个特征峰（图 8-9-1），其中 1 个峰与对应的参照峰保留时间相同，与蟛蜞菊内酯参照物峰相应的峰为 S 峰，计算特征峰峰 1～峰 13 的相对保留时间，其相对保留时间应在规定值的±5%之内。规定值为：0.05（峰 1）、0.07（峰 2）、0.13（峰 3）、0.21（峰 4）、0.26（峰 5）、0.42（峰 6）、0.48（峰 7）、0.53（峰 8）、0.59（峰 9）、0.62（峰 10）、0.64（峰 11）、0.71（峰 12）、0.77（峰 13）、1.00（峰 14）。

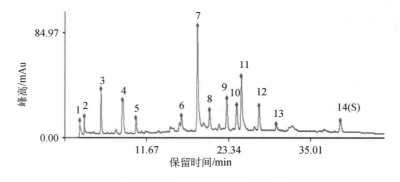

图 8-9-1　对照特征图谱及共有峰

峰 14：蟛蜞菊内酯（wedelolactone，$C_{16}H_{10}O_7$）

【含量测定】蟛蜞菊内酯：按照高效液相色谱法测定。

色谱条件与系统适用性试验：同【特征图谱】项下。

对照品溶液的制备：取蟛蜞菊内酯对照品适量，精密称定，加 1%磷酸水溶液-1%磷酸乙腈（90：10）流动相溶液制成每毫升含 10μg 的溶液，即得。

供试品溶液的制备：同【特征图谱】项下。

测定法：同【特征图谱】项下。

标准汤剂中未检测到蟛蜞菊内酯存在或者含量极低。

【规格】0.2g/mL（以饮片计）。

【贮藏】冷冻保存，用时复融。

8.9.2 墨旱莲标准汤剂质量标准草案

1.仪器与材料

安捷伦 1260Infinity Series 型高效液相色谱仪（美国安捷伦公司，G1329B 型自动进样，G1316A 型柱温箱，G1314F 型 VWD 检测器），FA224 型电子分析天平（上海舜宇恒平科学仪器有限公司），HU3120B 型超声波清洗器（济宁天华超声电子仪器有限公司），JM-A1003 型电子天平（诸暨市超泽衡器设备有限公司）。

蟛蜞菊内酯（含量≥98%，批号 524-12-9，购自北京世纪奥科生物技术有限公司）；甲醇、乙腈为色谱纯（美国 Fisher 公司），水为娃哈哈纯净水，其余试剂为分析纯。

2.样品采集

样品共 15 份（编号 MHL-01～MHL-15），采自江苏、河北、江苏等地，包括符合 2015 年版《中国药典》要求的不同商品规格等级。

3.物种鉴别

经鉴定，研究样品均为菊科植物鳢肠 *Eclipta prostrata* L.的干燥地上部分。

4.定量测定

1）色谱条件

饮片色谱条件：色谱柱，ZORBAX SB-C18（250mm×4.6mm，5μm）；以 1%磷酸-1%磷酸-乙腈为流动相；流速为 1.0mL/min；柱温 30℃；检测波长为 330nm。理论板数按蟛蜞菊内酯峰计算应不低于 6000。

标准汤剂色谱条件：色谱柱，ZORBAX SB-C18（250mm×4.6mm，5μm）；以 1%磷酸水溶液为流动相 A，以 1%磷酸-乙腈为流动相 B；梯度洗脱条件：0～21min、10%～20%B，21～45min、20%～30%B；流速为 1.0mL/min；柱温为 30℃；检测波长为 330nm。理论板数按蟛蜞菊内酯峰计算应不低于 6000，见图 8-9-2。

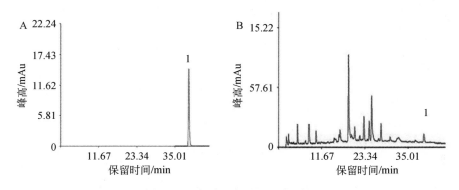

图 8-9-2　标准汤剂 HPLC 色谱图

A：蟛蜞菊内酯（wedelolactone，$C_{16}H_{10}O_7$）；B：标准汤剂

2）对照品溶液制备

取蟛蜞菊内酯对照品适量，精密称定，加 1%磷酸水溶液-1%磷酸乙腈（90∶10）流动相溶液制成每毫升含 10μg 的溶液，即得。

3）饮片供试品溶液制备

（1）供试品溶液制备

取墨旱莲粉末（过三号筛）约 1g，精密称定，置具塞锥形瓶中，精密加入 70%乙醇 50mL，称定重量，加热回流 1h，放冷，再称定重量，用 70%乙醇补足减失的重量，摇匀，过微孔滤膜，取续滤液，即得。

（2）标准汤剂供试品溶液制备

称取墨旱莲饮片 100g，置于圆底烧瓶中，加 12 倍量水，充分润湿，放置浸泡 30min，加热煮沸后回流提取 60min，趁热 3 层纱布过滤；滤渣再加入 10 倍量水回流提取 40min，滤过。合并滤液并水浴浓缩至 500mL，即得墨旱莲标准汤剂。

精密吸取墨旱莲标准汤剂（MHL-1～MHL-10）各 1.5mL，12 000r/min 离心 15min，取上清液，过0.22μm 滤膜过滤，取续滤液，即得标准汤剂供试品溶液。

4）方法学验证

以蟛蜞菊内酯峰面积积分值为纵坐标（Y）、对照品进样量（μg）为横坐标（X）绘制标准曲线，$Y=23344X-5.4443$，$R^2=0.9988$，表明线性关系良好。精密度考察、稳定性实验、重复性实验未检测到蟛蜞菊内酯。

5）测定法

（1）含量测定

分别精密吸取对照品溶液和供试品溶液 15μL，注入高效液相色谱仪，测定，即得。

（2）pH 值测定

取标准汤剂，用 pH 计（Sartorius PB-10）测定 pH 值。

（3）总固体测定

参照编写说明【总固体】项下测定方法操作。

6）结果

（1）饮片中蟛蜞菊内酯的量

蟛蜞菊内酯含量测定结果见表 8-9-2，所收样品均满足 2015 年版《中国药典》中蟛蜞菊内酯（不少于 0.040%）的限量要求。

表 8-9-2　饮片中蟛蜞菊内酯含量测定

编号	蟛蜞菊内酯含量/%	RSD/%
MHL-1	0.16	0.11
MHL-2	0.18	0.62
MHL-3	0.16	3.18
MHL-4	0.13	2.01
MHL-5	0.29	1.17
MHL-6	0.24	0.89
MHL-7	0.17	0.64
MHL-8	0.07	1.50
MHL-9	0.13	1.25
MHL-10	0.19	0.38

（2）标准汤剂中蟛蜞菊内酯含量

标准汤剂中未检测到蟛蜞菊内酯存在或者含量极低。

（3）pH 值及总固体（表 8-9-3）

表 8-9-3 pH 值及总固体

编号	pH 值	总固体/g	RSD/%
MHL-1	6.1	0.35	0.8
MHL-2	6.0	0.30	0.5
MHL-3	6.0	0.32	2.2
MHL-4	6.1	0.32	0.4
MHL-5	6.2	0.45	1.3
MHL-6	6.2	0.35	2.0
MHL-7	6.1	0.51	0.3
MHL-8	6.2	0.30	0.5
MHL-9	6.3	0.35	0.8
MHL-10	6.4	0.36	4.0

（4）蟛蜞菊内酯转移率

标准汤剂中未检测到蟛蜞菊内酯存在或者含量极低。

5.标准汤剂特征图谱研究

1）色谱条件

同 4 项下"色谱条件"。

2）标准汤剂供试品溶液制备

同 4 项下"标准汤剂供试品溶液制备"。

3）方法学验证

方法学考察合格（具体内容略）。

4）特征图谱的建立及共有峰的标定

按照色谱条件，分别精密吸取 10 批墨旱莲标准汤剂供试品溶液 15μL，注入液相色谱仪，记录色谱峰信息，特征图谱见图 8-9-3，相似度结果见表 8-9-4，生成的对照特征图谱见图 8-9-4，共有峰 14 个。各共有峰峰面积见表 8-9-5，以峰 14 为参照峰，计算其他峰的相对保留时间和相对峰面积（表 8-9-6）。

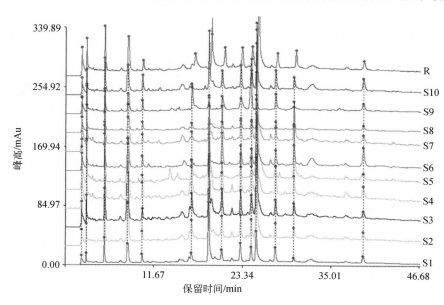

图 8-9-3 墨旱莲标准汤剂特征图谱

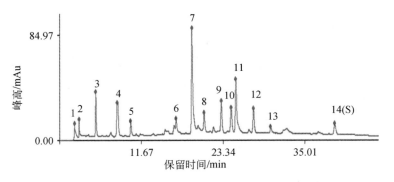

图 8-9-4 对照特征图谱及共有峰

峰 14：蟛蜞菊内酯（wedelolactone，$C_{16}H_{10}O_7$）

表 8-9-4 相似度计算结果

编号	S1	S2	S3	S4	S5	S6	S7	S8	S9	S10	对照特征图谱
S1	1.000	0.92	0.831	0.838	0.587	0.777	0.685	0.81	0.779	0.909	0.842
S2	0.92	1.000	0.942	0.925	0.809	0.882	0.864	0.863	0.895	0.912	0.955
S3	0.831	0.942	1.000	0.96	0.831	0.884	0.902	0.877	0.921	0.894	0.966
S4	0.838	0.925	0.96	1.000	0.842	0.901	0.927	0.922	0.942	0.881	0.975
S5	0.587	0.809	0.831	0.842	1.000	0.895	0.965	0.802	0.899	0.692	0.908
S6	0.777	0.882	0.884	0.901	0.895	1.000	0.92	0.892	0.951	0.88	0.956
S7	0.685	0.864	0.902	0.927	0.965	0.92	1.000	0.876	0.962	0.782	0.96
S8	0.81	0.863	0.877	0.922	0.802	0.892	0.876	1.000	0.931	0.865	0.929
S9	0.779	0.895	0.921	0.942	0.899	0.951	0.962	0.931	1.000	0.867	0.974
S10	0.909	0.912	0.894	0.881	0.692	0.88	0.782	0.865	0.867	1.000	0.906
对照特征图谱	0.842	0.955	0.966	0.975	0.908	0.956	0.96	0.929	0.974	0.906	1.000

表 8-9-5 各共有峰峰面积

编号	保留时间/min	S1	S2	S3	S4	S5	S6	S7	S8	S9	S10
1	2.155	2.155	154.7	141.2	211.3	819.6	675.8	335.5	733.1	262.7	264.3
2	2.795	2.795	75.8	227.1	331.2	875.8	511.0	265.7	554.7	314.2	246.8
3	5.18	5.18	291.1	609.1	884.6	882.5	706.1	383.5	639.0	204.4	280.0
4	8.313	8.313	287.3	622.5	941.0	837.3	675.4	400.8	600.2	207.8	273.6
5	10.17	10.17	165.9	185.9	173.6	292.7	52.0	175.3	133.0	157.7	196.9
6	16.656	16.656	189.1	347.6	589.5	640.7	150.9	51.1	187.1	131.5	51.1
7	18.936	18.936	1281.3	1459.1	1366.7	1681.7	307.5	706.6	576.6	391.1	451.9
8	20.667	20.667	234.1	425.0	540.9	586.1	1030.9	582.0	679.4	127.9	214.2
9	23.145	23.145	346.3	419.9	453.8	708.0	201.0	381.9	368.4	216.9	279.1
10	24.552	24.552	309.4	375.2	417.1	715.9	271.1	330.9	380.9	180.3	242.9
11	25.16	25.16	734.0	1858.2	2330.7	2760.8	3572.1	1608.6	2674.4	654.2	1122.6
12	27.74	27.74	267.2	292.2	314.4	545.3	136.4	349.8	243.4	162.6	181.8
13	30.15	30.15	115.1	361.5	280.6	501.5	1247.4	513.1	907.6	163.6	383.0
14	39.34	39.34	204.5	205.8	260.0	371.6	169.9	543.7	250.8	165.0	181.2

表 8-9-6 相对保留时间与相对峰面积

峰编号	保留时间/min	相对保留时间	峰面积/mAu×s	相对峰面积
1	2.15	0.05	385.9	0.692
2	2.79	0.07	363.9	0.734
3	5.18	0.13	526.8	0.507
4	8.31	0.21	545.3	0.490
5	10.17	0.26	178.2	1.499
6	16.65	0.42	244.4	1.093
7	18.93	0.48	949.0	0.281
8	20.66	0.53	475.0	0.562
9	23.14	0.59	383.1	0.697
10	24.55	0.62	359.7	0.742
11	25.16	0.64	1835.5	0.145
12	27.74	0.71	287.5	0.929
13	30.15	0.77	478.9	0.558
14	39.34	1.00	267.2	1.000

（研究人员：代云桃）

8.10 佩 兰

8.10.1 佩兰标准汤剂质量标准

本品为菊科植物佩兰 *Eupatorium fortune* Turcz.的干燥地上部分，经炮制、加工制成的标准汤剂。

【制法】取佩兰饮片 100g，加 12 倍量水浸泡 30min，提取挥发油回流 2h，挥发油接出，药液趁热过滤；药渣再加 10 倍量水，回流 30min，趁热过滤。合并 2 次滤液，减压浓缩。所得挥发油加十几滴吐温-80，将挥发油与水混匀乳化完全，与浓缩后的药液合并，混匀，定容到 500mL，即得。

【性状】本品为褐色悬浊液，静置后会产生沉淀。

【检查】pH 值：应为 5.1～5.6。

总固体：应为 0.40～0.67g。

其他：应符合口服混悬剂项下有关的各项规定。

【特征图谱】按照高效液相色谱法测定。

色谱条件与系统适用性试验：以十八烷基硅烷键合硅胶为填充剂（柱长为 250mm，内径为 4.6mm，粒径为 5μm）；以乙腈为流动相 A，以 0.2%磷酸水溶液为流动相 B，按表 8-10-1 中的规定进行梯度洗脱；流速为 1mL/min；柱温为 40℃；检测波长为 265nm。理论塔板数按香豆素峰计算应不低于 3000。

表 8-10-1 洗脱条件

时间/min	流动相 A/%	流动相 B/%
0～40	5→60	95→40
40～55	60→80	40→20

参照物溶液的制备：取邻香豆酸、香豆素对照品适量，精密称定，加甲醇制成每毫升含邻香豆酸 50μg、香豆素 50μg 的溶液，即得。

供试品溶液的制备：取本品摇匀，精密量取 1mL，置 10mL 量瓶中，加 75%乙醇至接近刻度，超声处理 20min，冷却，75%乙醇定容，摇匀，0.45μm 滤膜滤过，取续滤液，即得。

测定法：分别精密吸取参照物溶液 10μL、供试品溶液 10μL，注入液相色谱仪，测定，记录 55min 色谱图，即得。

供试品特征图谱中呈现 9 个特征峰（图 8-10-1），其中 2 个峰与对应的参照物峰保留时间相同；与香豆素参照物峰相应的峰为 S 峰，计算特征峰峰 1～峰 6、峰 8～峰 9 的相对保留时间，其相对保留时间应在规定值的±5%之内。规定值为：0.42（峰 1）、0.48（峰 2）、0.52（峰 3）、0.64（峰 4）、0.68（峰 5）、0.90（峰 6）、1.00（峰 7）、1.61（峰 8）、1.79（峰 9）。

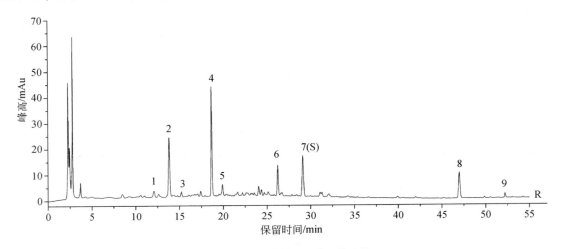

图 8-10-1　对照特征图谱及共有峰

峰 6：邻香豆酸（*o*-coumaric acid，$C_9H_8O_3$）；峰 7：香豆素（coumaric，$C_9H_6O_2$）

【规格】0.2g/mL（以饮片计）。

【贮藏】冷冻保存，用时复融。

8.10.2　佩兰标准汤剂质量标准起草说明

1.仪器与材料

岛津 LC-20AT 型高效液相色谱仪（日本岛津公司，DGC-20 A 型在线脱气系统，SIL-20 A 型自动进样系统，CTO-20 A 型柱温箱，SPD-M20 A 型二极管阵列检测器），BS224S-型 1/10 万电子分析天平（德国赛多利斯公司），KQ-250DB 型超声波清洗器（昆山市超声仪器有限公司），Sartorius BS 210 S 型电子天平，Sartorius PB-10 型 pH 计。

香豆素对照品（纯度≥98%，批号 BCY-000780，购自江西佰草源生物科技有限公司），邻香豆酸对照品（纯度≥98%，批号 BCY-01158，购自江西佰草源生物科技有限公司），乙腈为色谱纯（美国 Fisher 公司），水为高纯水，其他试剂为分析纯。

2.样品采集

样品共 12 份（编号 PL-01～PL-12），采自主产区、道地产区，江苏、河南、江西等地及安国药材市场，包括符合 2015 年版《中国药典》要求的不同商品规格等级。

3.物种鉴别

经鉴定，所研究样品均为菊科植物佩兰 *Eupatorium fortune* Turcz.。

4.定量测定

1）标准汤剂的制备

取佩兰饮片 100g，加 12 倍量水浸泡 30min，提取挥发油回流 2h，挥发油接出，药液趁热过滤；药渣再加 10 倍量水，回流 30min，趁热过滤。合并 2 次滤液，减压浓缩。所得挥发油加十几滴吐温-80，将挥发油与水混匀乳化完全，与浓缩后的药液合并，混匀，定容到 500mL，即得佩兰标准汤剂。

2）挥发油测定

取佩兰饮片，按照 2015 年版《中国药典》（通则 2204 甲法）测定挥发油量。

3）测定法

（1）pH 值测定

取标准汤剂，用 pH 计测定 pH 值。

（2）总固体测定

参照编写说明【总固体】项下测定方法操作。

4）结果

（1）饮片中挥发油含量

挥发油含量结果见表 8-10-2，所收集样品均满足 2015 年版《中国药典》中挥发油不少于 0.25%（mL/g）的规定。

表 8-10-2　饮片中挥发油含量

编号	挥发油含量/%（mL/g）
PL-01	0.35
PL-02	0.30
PL-03	0.50
PL-04	0.40
PL-05	0.40
PL-06	0.50
PL-07	0.30
PL-08	0.30
PL-09	0.35
PL-10	0.40
PL-11	0.40
PL-12	0.50

（2）pH 值及总固体（表 8-10-3）

表 8-10-3　pH 值及总固体

编号	pH 值	总固体/g	RSD/%
PL-01	5.4	0.45	1.0
PL-02	5.1	0.64	1.1
PL-03	5.3	0.41	0.7
PL-04	5.4	0.47	0.6
PL-05	5.4	0.49	0.0
PL-06	5.2	0.61	0.7
PL-07	5.5	0.53	0.7

续表

编号	pH 值	总固体/g	RSD/%
PL-08	5.6	0.57	0.9
PL-09	5.6	0.55	0.9
PL-10	5.3	0.55	0.2
PL-11	5.3	0.57	0.1
PL-12	5.2	0.56	0.2

5.标准汤剂特征图谱研究

1）色谱条件

色谱柱：Exclipse XDB-C18 色谱柱（250mm×4.6mm，5μm）；以乙腈为流动相 A，以 0.2%磷酸水溶液为流动相 B；梯度洗脱条件：0～40min、5%～60%A，40～55min、60%～80%A；流速为 1mL/min；柱温为 40℃；检测波长为 265nm。理论塔板数按香豆素峰计算应不低于 3000。

2）参照物溶液制备

取邻香豆酸、香豆素对照品适量，精密称定，加甲醇制成每毫升含邻香豆酸 50μg、香豆素 50μg 的溶液，即得。

3）标准汤剂供试品溶液制备

取佩兰标准汤剂（PL-01～PL-12）摇匀，精密量取 1mL，置 10mL 量瓶中，加 75%乙醇至接近刻度，超声处理 20min，冷却，75%乙醇定容，摇匀，0.45μm 滤膜滤过，取续滤液，即得标准汤剂供试品溶液。

4）方法学验证

方法学考察合格（具体内容略）。

5）特征图谱的建立及共有峰的标定

按照 5 项下"色谱条件"，分别精密吸取 12 批佩兰标准汤剂供试品溶液 10μL，注入高效液相色谱仪，记录色谱峰信息，特征图谱见图 8-10-2，相似度结果见表 8-10-4，生成的对照特征图谱见图 8-10-3，共有峰 9 个，指认 2 个。各共有峰峰面积见表 8-10-5，以峰 7 为参照峰，计算其他峰的相对保留时间和相对峰面积（表 8-10-6）。

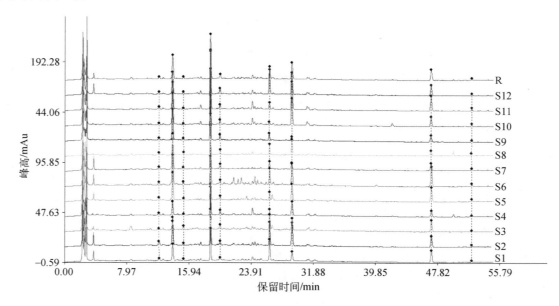

图 8-10-2　佩兰标准汤剂特征图谱

表 8-10-4　相似度计算结果

编号	S1	S2	S3	S4	S5	S6	S7	S8	S9	S10	S11	S12	对照特征图谱
S1	1.000	0.963	0.956	0.864	0.932	0.959	0.899	0.928	0.882	0.865	0.899	0.970	0.923
S2	0.963	1.000	0.904	0.951	0.967	0.981	0.926	0.991	0.908	0.956	0.968	0.989	0.974
S3	0.956	0.904	1.000	0.800	0.858	0.899	0.758	0.855	0.730	0.789	0.846	0.949	0.839
S4	0.864	0.951	0.800	1.000	0.966	0.961	0.908	0.975	0.889	0.990	0.991	0.918	0.973
S5	0.932	0.967	0.858	0.966	1.000	0.993	0.956	0.972	0.940	0.975	0.979	0.944	0.996
S6	0.959	0.981	0.899	0.961	0.993	1.000	0.939	0.974	0.921	0.964	0.982	0.965	0.987
S7	0.899	0.926	0.758	0.908	0.956	0.939	1.000	0.945	0.999	0.925	0.906	0.878	0.966
S8	0.928	0.991	0.855	0.975	0.972	0.974	0.945	1.000	0.929	0.979	0.977	0.967	0.986
S9	0.882	0.908	0.730	0.889	0.940	0.921	0.999	0.929	1.000	0.907	0.885	0.855	0.952
S10	0.865	0.956	0.789	0.990	0.975	0.964	0.925	0.979	0.907	1.000	0.990	0.924	0.985
S11	0.899	0.968	0.846	0.991	0.979	0.982	0.906	0.977	0.885	0.990	1.000	0.945	0.980
S12	0.970	0.989	0.949	0.918	0.944	0.965	0.878	0.967	0.855	0.924	0.945	1.000	0.947
对照特征图谱	0.923	0.974	0.839	0.973	0.996	0.987	0.966	0.986	0.952	0.985	0.980	0.947	1.000

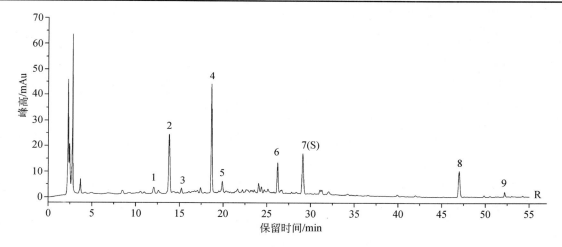

图 8-10-3　对照特征图谱及共有峰的确认

峰 6：邻香豆酸（o-coumaric acid，$C_9H_8O_3$）；峰 7：香豆素（coumaric，$C_9H_6O_2$）

表 8-10-5　各共有峰峰面积

编号	保留时间/min	S1	S2	S3	S4	S5	S6	S7	S8	S9	S10	S11	S12
1	12.08	28621	48674	17798	30568	32672	34226	28562	29539	24562	19407	31244	27980
2	13.83	170208	293374	94407	141664	288255	325053	299933	210662	309733	320545	275616	227727
3	15.23	15543	18927	37494	11680	17512	27197	16704	22275	14742	9090	11197	20818
4	18.67	242334	439899	148606	237425	322532	443221	321399	304096	329763	417330	439310	317624
5	19.91	31445	37719	48385	43158	35999	36923	40999	46082	45888	37900	38343	48606
6	26.23	177652	197898	165480	5708	66364	135997	61326	87463	57412	20826	56290	210460
7	29.11	101192	261969	129677	156638	186013	248679	60910	175442	40507	295331	310887	244823
8	46.99	136119	123221	133229	68972	164638	231008	82772	58498	75074	109738	172867	121513
9	52.20	11423	13030	7534	9318	16320	21880	15371	13517	13779	17428	20720	12224

表 8-10-6　相对保留时间与相对峰面积

峰编号	保留时间/min	相对保留时间	峰面积/μAu×s	相对峰面积
1	12.077	0.415	29488	0.160
2	13.831	0.475	246431	1.337
3	15.229	0.523	18598	0.101
4	18.670	0.641	330295	1.792
5	19.911	0.684	40954	0.222
6	26.233	0.901	103573	0.562
7	29.109	1.000	184339	1.000
8	46.989	1.614	123137	0.668
9	52.201	1.793	14379	0.078

（研究人员：章　军）

8.11　蒲　公　英

8.11.1　蒲公英标准汤剂质量

本品为菊科植物蒲公英 *Taraxacum mongolicum* Hand.-Mazz.的干燥全草，经炮制、加工制成的标准汤剂。

【制法】取蒲公英饮片 50g，加 12 倍量水浸泡 30min，回流 30min，趁热过滤；药渣再加 10 倍量水，回流 20min，趁热过滤。合并 2 次滤液，减压浓缩至 500mL，即得。

【性状】本品为红棕色悬浊液，静置后会产生沉淀。

【检查】pH 值：应为 6.2～7.2。

总固体：应为 0.13～0.33g。

其他：应符合口服混悬剂项下有关的各项规定。

【特征图谱】按照高效液相色谱法测定。

色谱条件与系统适用性试验：以十八烷基硅烷键合硅胶为填充剂（柱长为 150mm，内径为 2.1mm，粒径为 2.6μm）；以乙腈为流动相 A，0.2%磷酸水溶液为流动相 B，按照表 8-11-1 中的规定进行梯度洗脱；流速为 0.4mL/min；柱温为 30℃；检测波长为 323nm。理论塔板数按咖啡酸峰计算应不低于 3000。

表 8-11-1　洗脱条件

时间/min	流动相 A/%	流动相 B/%
0～12	5→20	95→80
12～25	20→45	80→55

参照物溶液的制备：取咖啡酸、绿原酸对照品适量，精密称定，加甲醇制成每毫升含咖啡酸 0.97mg、绿原酸 0.80mg 的混合溶液，即得。

供试品溶液的制备：本品摇匀，精密量取 1mL，超声 5min，12 000r/min 离心 5min，放冷，取上清液，0.22μm 滤膜滤过，取续滤液，即得。

测定法：分别精密吸取对照品溶液 2μL、供试品溶液 5μL，注入液相色谱仪，测定，即得。

供试品特征图谱中呈现 11 个特征峰（图 8-11-1），其中 2 个峰与对应的参照物峰保留时间相同；与咖啡酸参照物峰相应的峰为 S 峰，计算特征峰峰 1～峰 4、峰 6～峰 11 的相对保留时间，其相对保留时间应在规定值的±5%之内。规定值为：0.60（峰 1）、0.71（峰 2）、0.77（峰 3）、0.95（峰 4）、

1.00（峰 5）、2.15（峰 6）、2.33（峰 7）、2.51（峰 8）、2.61（峰 9）、2.74（峰 10）、2.90（峰 11）、3.33（峰 12）。

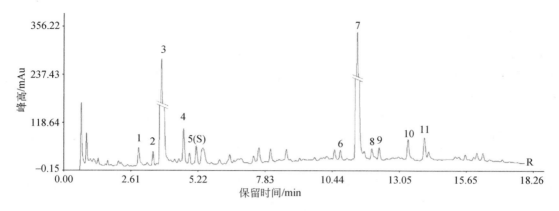

图 8-11-1　对照特征图谱及共有峰

峰 4：绿原酸（chlorogenic acid，$C_{16}H_{18}O_9$）；峰 5：咖啡酸（caffeic acid，$C_9H_8O_4$）

【含量测定】咖啡酸：按照高效液相色谱法测定。

色谱条件与系统适用性试验：同【特征图谱】项下。

对照品溶液的制备：取咖啡酸对照品适量，精密称定，加甲醇制成每毫升含 0.97mg 的溶液，即得。

供试品溶液的制备：同【特征图谱】项下。

测定法：同【特征图谱】项下。

本品每毫升含蒲公英以咖啡酸（$C_9H_8O_4$）计应不低于 0.002mg。

【转移率】咖啡酸转移率为 3.6%～17.7%。

【规格】0.1g/mL（以饮片计）。

【贮藏】冷冻保存，用时复融。

8.11.2　蒲公英标准汤剂质量标准草案起草说明

1.仪器与材料

安捷伦 1290Infinity Ⅱ 型超高效液相色谱仪（美国安捷伦公司，G7167B 型自动进样系统，G7166B 型柱温箱，G7117A 型 DAD 检测器），Sartorius-BS-210S-型电子分析天平（德国赛多利斯天平有限公司），KQ-100E 型超声波清洗器（昆山市超声仪器有限公司），LD510-2 型电子天平（沈阳龙腾电子有限公司），H1650-W 型台式高速离心机（湖南湘仪）。

咖啡酸（含量≥98%，批号 130815，购自成都普菲德生物技术有限公司），甲醇、乙腈为色谱纯（美国 Fisher 公司），水为娃哈哈纯净水，其他试剂为分析纯。

2.样品采集

样品共 13 份，（编号 PGY-01～PGY-13），采自主产区、道地产区，湖北、河北、甘肃、河南、四川阿坝州等地，以及安国药材市场、成都新荷花池药材市场，包括符合 2015 年版《中国药典》要求的不同商品规格等级。

3.物种鉴别

经鉴定，所研究样品均为菊科植物蒲公英 *Taraxacum mongolicum* Hand.- Mazz.。

4.定量测定

1）色谱条件

饮片色谱条件：Thermo-C18 色谱柱（150mm×2.1mm，2.6μm）；以甲醇-磷酸盐缓冲液（取磷酸二氢钠 1.56g，加水溶解，定容至 1000mL，再加 1%磷酸溶液调节 pH 值至 3.8～4.0，即得）（23∶77）为流动相；流速为 0.4mL/min；柱温为 40℃；检测波长为 323nm。理论塔板数按咖啡酸峰计算应不低于 3000。

标准汤剂色谱条件：Thermo-C18 色谱柱（150mm×2.1mm，2.6μm）；以乙腈为流动相 A，以 0.2%磷酸水溶液为流动相 B；梯度洗脱条件：0～12min、5%～20%A，12～25min、20%～45%A；流速为 0.4mL/min；柱温为 30℃；检测波长为 323nm。理论塔板数按咖啡酸峰计算应不低于 3000，见图 8-11-2。

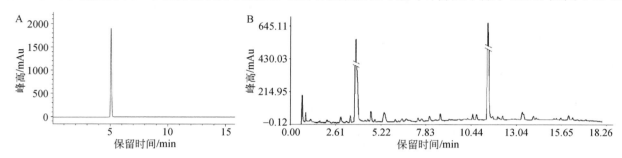

图 8-11-2　标准汤剂 UPLC 色谱图

A：咖啡酸（caffeic acid，$C_9H_8O_4$）；B：标准汤剂

2）对照品溶液制备

取经五氧化二磷减压干燥器中干燥 36h 的咖啡酸对照品适量，精密称定，加甲醇制成每毫升含 0.97mg 的溶液，即得。

3）供试品溶液制备

（1）饮片供试品溶液制备

取本品粉末约 1g，精密称定，置于具塞锥形瓶中，精密加入 5%甲酸的甲醇溶液 10mL，称定重量，超声处理 30min，放冷，再称定重量，补足减失的重量，摇匀，0.22μm 滤膜滤过，取续滤液，即得。

（2）标准汤剂供试品溶液制备

取蒲公英饮片 50g，加 12 倍量水浸泡 30min，回流 30min，趁热过滤；药渣再加 10 倍量水，回流 20min，趁热过滤。合并 2 次滤液，减压浓缩至 500mL，即得蒲公英标准汤剂。

精密吸取蒲公英标准汤剂（PGY01～PGY13）各 1mL，超声 5min，12 000r/min 离心 5min，0.22μm 滤膜过滤，取续滤液，即得标准汤剂供试品溶液。

4）方法学验证

以咖啡酸峰面积积分值为纵坐标（Y）、对照品进样量（μg）为横坐标（X）绘制标准曲线，$Y=12844716.49X-92.50$，$R^2=1.000$，表明线性关系良好。精密度考察合格，RSD 为 1.9%。蒲公英标准汤剂供试品制备后 24h 内稳定性良好，RSD 为 0.6%。重复性良好，平行 6 份供试品溶液的 RSD 为 0.6%；平均加样回收率为 96.89%，RSD 为 0.71%。

5）测定法

（1）含量测定

分别精密吸取对照品溶液、饮片供试品溶液 2μL，标准汤剂供试品溶液 5μL，注入高效液相色谱仪，按照 4 项下"色谱条件"测定含量。

（2）pH 值测定

取标准汤剂，用 pH 计测定 pH 值。

（3）总固体测定

参照编写说明【总固体】项下测定方法操作。

（4）咖啡酸转移率测定

参照编写说明【转移率】项下公式计算。

6）结果

（1）饮片中咖啡酸含量

咖啡酸含量测定结果见表 8-11-2，所收集样品均满足 2015 年版《中国药典》中咖啡酸（不少于 0.020%）的限量要求。

表 8-11-2　饮片中咖啡酸含量测定

编号	咖啡酸含量/%	RSD/%
PGY-01	0.04	1.1
PGY-02	0.03	1.2
PGY-03	0.03	1.4
PGY-04	0.04	0.9
PGY-05	0.04	1.2
PGY-06	0.04	1.1
PGY-07	0.04	2.1
PGY-08	0.04	1.8
PGY-09	0.03	1.2
PGY-10	0.03	1.3
PGY-11	0.03	1.4
PGY-12	0.04	1.5
PGY-13	0.04	1.2

（2）标准汤剂中咖啡酸含量（表 8-11-3）

表 8-11-3　标准汤剂中咖啡酸含量测定

编号	标准汤剂中咖啡酸含量/（mg/mL）	RSD/%
PGY-01	0.002	1.1
PGY-02	0.002	1.2
PGY-03	0.002	0.9
PGY-04	0.003	1.5
PGY-05	0.004	1.8
PGY-06	0.006	1.4
PGY-07	0.011	1.9
PGY-08	0.002	1.5
PGY-09	0.003	1.3
PGY-10	0.002	1.3
PGY-11	0.002	1.4
PGY-12	0.008	1.6
PGY-13	0.003	1.6

（3）pH 值及总固体（表 8-11-4）

表 8-11-4　pH 值及总固体

编号	pH 值	总固体/g	RSD/%
PGY-01	6.3	0.20	1.2
PGY-02	6.7	0.23	1.7
PGY-03	7.2	0.21	1.3
PGY-04	7.1	0.34	1.4
PGY-05	6.9	0.32	1.1
PGY-06	6.8	0.18	1.1
PGY-07	7.2	0.20	1.8
PGY-08	7.2	0.22	1.2
PGY-09	6.9	0.23	1.2
PGY-10	6.8	0.26	1.3
PGY-11	6.7	0.18	1.6
PGY-12	6.6	0.22	1.4
PGY-13	6.8	0.25	1.5

（4）咖啡酸转移率（表 8-11-5）

表 8-11-5　咖啡酸转移率计算结果

编号	标准汤剂中咖啡酸含量/mg	饮片中咖啡酸含量/mg	转移率/%	$(\overline{X} \pm S)$/%
PGY-01	0.950	19.870	4.78	
PGY-02	1.156	16.046	7.21	
PGY-03	1.136	15.549	7.30	
PGY-04	1.534	19.877	7.72	
PGY-05	1.886	19.776	9.53	
PGY-06	2.924	20.086	14.56	
PGY-07	5.672	19.364	29.29	14.34±14.9
PGY-08	1.060	18.429	5.75	
PGY-09	1.517	14.983	10.13	
PGY-10	0.965	15.842	6.09	
PGY-11	0.912	12.853	7.10	
PGY-12	4.212	20.183	20.87	
PGY-13	1.478	18.284	8.09	

5.标准汤剂特征图谱研究

1）色谱条件

同 4 项下"色谱条件"。

2）参照物溶液制备

取咖啡酸、绿原酸对照品适量，精密称定，加甲醇制成每毫升含咖啡酸 0.97mg、绿原酸 0.80mg 的混合溶液，即得。

3）标准汤剂供试品溶液制备

同 4 项下"标准汤剂供试品溶液制备"。

4）方法学验证

方法学考察合格（具体内容略）。

5）特征图谱的建立及共有峰的标定

按照 4 项下"色谱条件"，分别精密吸取 13 批蒲公英标准汤剂供试品溶液 5μL，注入高效液相色谱仪，记录色谱峰信息，特征图谱见图 8-11-3，相似度结果见表 8-11-6，生成的对照特征图谱见图 8-11-4，共有峰 11 个，指认 2 个。各共有峰峰面积见表 8-11-7，以峰 5 为参照峰，计算其他峰的相对保留时间和相对峰面积（表 8-11-8）。

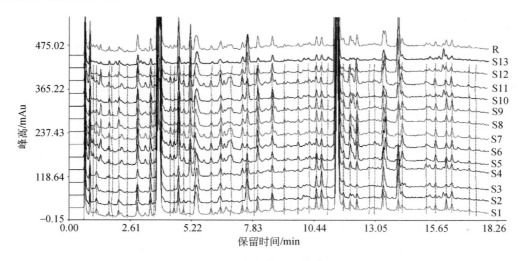

图 8-11-3　蒲公英标准汤剂特征图谱

表 8-11-6　相似度计算结果

编号	S1	S2	S3	S4	S5	S6	S7	S8	S9	S10	S11	S12	S13	对照特征图谱
S1	1.000	0.976	0.964	0.963	0.968	0.964	0.96	0.992	0.981	0.968	0.961	0.968	0.917	0.981
S2	0.976	1.000	0.95	0.955	0.941	0.937	0.933	0.97	0.951	0.969	0.935	0.969	0.968	0.961
S3	0.964	0.95	1.000	0.997	0.977	0.966	0.958	0.958	0.942	0.993	0.959	0.993	0.944	0.979
S4	0.963	0.955	0.997	1.000	0.974	0.964	0.956	0.957	0.946	0.993	0.958	0.994	0.952	0.979
S5	0.968	0.941	0.977	0.974	1.000	0.998	0.996	0.979	0.974	0.983	0.996	0.983	0.915	0.997
S6	0.964	0.937	0.966	0.964	0.998	1.000	0.999	0.978	0.977	0.976	0.999	0.975	0.907	0.996
S7	0.961	0.933	0.958	0.956	0.996	0.999	1.000	0.976	0.978	0.971	1.000	0.97	0.900	0.994
S8	0.992	0.97	0.958	0.957	0.979	0.978	0.976	1.000	0.992	0.969	0.976	0.968	0.912	0.988
S9	0.981	0.951	0.942	0.946	0.974	0.977	0.978	0.992	1.000	0.954	0.978	0.952	0.886	0.984
S10	0.968	0.969	0.993	0.993	0.983	0.976	0.971	0.969	0.954	1.000	0.972	1.000	0.968	0.988
S11	0.961	0.935	0.959	0.958	0.996	0.999	1.000	0.976	0.978	0.972	1.000	0.971	0.902	0.994
S12	0.968	0.969	0.993	0.994	0.983	0.975	0.97	0.968	0.952	1.000	0.971	1.000	0.968	0.988
S13	0.917	0.968	0.944	0.952	0.915	0.907	0.9	0.912	0.886	0.968	0.902	0.968	1.000	0.931
对照特征图谱	0.981	0.961	0.979	0.979	0.997	0.996	0.994	0.988	0.984	0.988	0.994	0.988	0.931	1.000

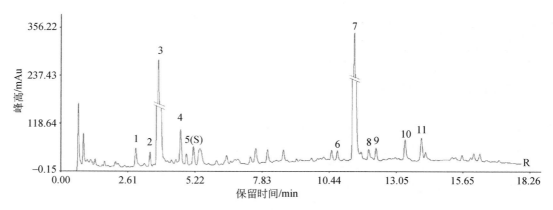

图 8-11-4　对照特征图谱及共有峰

峰 4：绿原酸（chlorogenic acid，$C_{16}H_{18}O_9$）；峰 5：咖啡酸（caffeic acid，$C_9H_8O_4$）

表 8-11-7　各共有峰峰面积

编号	保留时间/min	S1	S2	S3	S4	S5	S6	S7	S8	S9	S10	S11	S12	S13
1	2.92	222.21	233.95	133.19	141.60	317.76	363.53	321.77	285.63	338.55	167.62	330.71	167.74	117.10
2	3.47	175.24	122.94	153.09	161.85	117.86	136.22	126.74	172.24	166.52	106.50	130.46	109.83	76.55
3	3.78	3972.28	2170.98	4408.60	4482.67	7593.90	8499.65	7743.04	4194.88	4897.57	3303.21	7771.39	3356.02	1566.03
4	4.66	304.62	178.59	222.96	145.53	708.73	858.94	829.55	311.13	468.00	213.26	715.72	213.00	113.18
5	4.89	63.13	35.69	41.95	41.83	83.20	103.81	97.10	43.68	56.22	26.73	58.66	26.48	15.04
6	10.53	167.12	123.48	154.45	179.73	91.26	107.83	94.37	136.83	145.36	100.49	89.95	86.23	77.29
7	11.40	5997.23	3313.40	4976.76	5151.21	12393.05	15835.55	15632.16	7099.90	9415.19	4412.94	15627.34	4424.53	2018.99
8	12.27	135.72	56.74	33.38	107.67	233.66	288.89	292.04	82.60	107.05	61.43	289.60	61.67	27.25
9	12.79	36.36	18.61	23.19	44.88	53.07	55.31	39.14	36.55	58.80	12.02	40.42	11.14	7.65
10	13.39	254.10	186.14	363.12	407.65	159.99	195.29	186.62	201.77	254.13	265.53	181.10	270.10	202.99
11	14.19	83.33	105.63	61.91	61.25	195.89	244.31	241.90	92.63	180.08	90.96	243.28	91.65	78.94

表 8-11-8　相对保留时间与相对峰面积

峰编号	保留时间/min	相对保留时间	峰面积/mAu×s	相对峰面积
1	2.92	0.60	241.64	4.53
2	3.47	0.71	135.08	2.53
3	3.78	0.77	4920.02	92.23
4	4.66	0.95	406.40	7.62
5	4.89	1.00	53.35	1.00
6	10.53	2.15	119.57	2.24
7	11.40	2.33	8176.79	153.28
8	12.27	2.51	136.74	2.56

峰编号	保留时间/min	相对保留时间	峰面积/mAu×s	相对峰面积
9	12.79	2.61	33.63	0.63
10	13.39	2.74	240.66	4.51
11	14.19	2.90	136.29	2.55

（研究人员：朱广伟）

8.12 瞿 麦

8.12.1 瞿麦标准汤剂质量标准

本品为石竹科植物瞿麦 *Dianthus superbus* L.的干燥地上部分，经炮制、加工制成的标准汤剂。

【制法】取瞿麦饮片 100g，加 12 倍量水浸泡 30min，回流 30min，趁热过滤；滤渣再加 10 倍量水，回流 20min，趁热过滤。合并 2 次滤液，减压浓缩至 500mL，即得。

【性状】本品为深褐色混悬液，静置后会产生沉淀。

【检查】pH 值：应为 5.3～6.0。

总固体：应为 0.27～0.49g。

其他：应符合口服混悬剂项下有关的各项规定。

【特征图谱】按照高效液相色谱法测定。

色谱条件与系统适应性试验：色谱柱，Welch XB-C18 色谱柱（250mm×4.6mm，5μm）；流动相，以甲醇为流动相 A，以 0.1%磷酸水溶液为流动相 B，按表 8-12-1 中的规定进行梯度洗脱；流速为 1.0mL/min；柱温为 25℃；检测波长为 254nm。

表 8-12-1　洗脱条件

时间/min	流动相 A/%	流动相 B/%
0～20	5→10	95→90
20～25	10→30	90→70
25～40	30	70
40～50	30→50	50→50

供试品溶液的制备：取本品摇匀，量取 1mL，置 2mL 离心管中，加入 1mL 甲醇溶液，超声 5min，12 000r/min 离心 5min，取上清液，摇匀，过 0.45μm 微孔滤膜，即得。

测定法：精密吸取供试品溶液 10μL，注入液相色谱仪，测定，记录 50min 的色谱图，即得。

供试品特征图谱中应呈现 11 个特征峰（图 8-12-1），峰 5 为 S 峰，计算特征峰峰 1～峰 4、峰 6～峰 11 的相对保留时间，其相对保留时间应在规定值的±5%之内。规定值为：0.66（峰 1）、0.68（峰 2）、0.82（峰 3）、0.92（峰 4）、1.00（峰 5）、1.14（峰 6）、2.38（峰 7）、2.43（峰 8）、2.55（峰 9）、2.57（峰 10）、3.97（峰 11）。

色谱条件与系统适用性试验：同【特征图谱】项下。

供试品溶液的制备：同【特征图谱】项下。

测定法：同【特征图谱】项下。

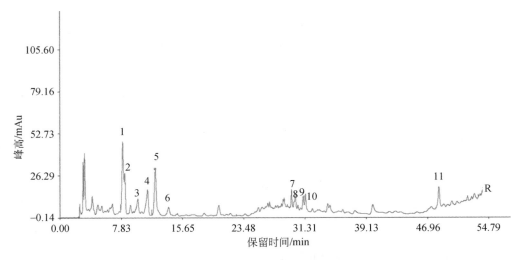

图 8-12-1　对照特征图谱及共有峰

峰 6 为参照峰

【规格】0.2g/mL（以饮片计）。

【贮藏】冷冻保存，用时复融。

8.12.2　瞿麦标准汤剂质量标准草案起草说明

1.仪器与材料

Agilent 1200 高效液相色谱仪，HP 真空脱气泵，HP 四元泵，HP 自动进样，HP 柱温箱，HPLC-DAD 检测器；KQ5200DE 型超声波清洗器（昆山市超声仪器有限公司）；JA2003 型电子天平（上海舜宇恒平科学仪器有限公司）；TG16-WS 型台式高速离心机（湖南湘仪）；FE20 型 pH 计（Mettler-Toledo）。

甲醇为色谱纯（美国 Fisher 公司），水为娃哈哈纯净水，其他试剂为分析纯。

2.样品采集

样品共 12 份（编号 QM-01～QM-12），采自主产区、道地产区及 GAP 基地，安徽亳州、浙江、河南、湖南、山东等地及安国药材市场，包括符合 2015 年版《中国药典》要求的不同商品规格等级。

3.物种鉴别

经鉴定，研究样品均为石竹科植物瞿麦 *Dianthus superbus* L.。

4.定量测定

1）标准汤剂的制备

取瞿麦饮片 100g，加 12 倍量水浸泡 30min，回流 30min，趁热过滤；滤渣再加 10 倍量水，回流 20min，趁热过滤。合并 2 次煎煮滤液，减压浓缩至 500mL，即得。

2）测定法

（1）pH 值测定

取标准汤剂，用 pH 计测定 pH 值。

（2）总固体测定

参照编写说明【总固体】项下测定方法操作。

3）结果

pH 值及总固体结果见表 8-12-2。

表 8-12-2　pH 值和总固体

编号	pH 值	总固体/g	RSD/%
QM-01	5.9	0.34	0.4
QM-02	5.6	0.47	0.3
QM-03	5.8	0.34	0.8
QM-04	5.8	0.34	0.1
QM-05	5.7	0.34	0.4
QM-06	5.8	0.44	0.2
QM-07	5.7	0.43	0.2
QM-08	5.7	0.45	0.7
QM-09	5.3	0.33	0.3
QM-10	5.9	0.35	1.0
QM-11	5.9	0.32	0.4
QM-12	5.9	0.39	0.7

5.标准汤剂特征图谱研究

1）色谱条件

色谱柱：Welch XB-C18 色谱柱（250mm×4.6mm，5μm）；流动相：以甲醇为流动相 A，以 0.1% 磷酸水溶液为流动相 B；梯度洗脱条件：0～20min、5%～10%A，20～25min、10%～30%A，25～40min、30%A，40～50min、30%～50%B；流速为 1.0mL/min；柱温为 25℃；检测波长为 254nm。见图 8-12-2。

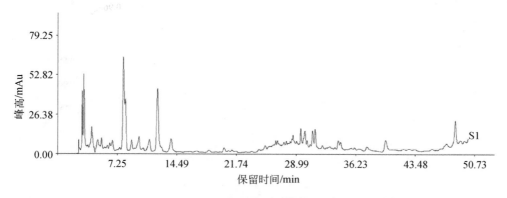

图 8-12-2　瞿麦标准汤剂 HPLC 色谱图

2）供试品溶液的制备

精密吸取瞿麦标准汤剂（QM-01～QM-12）各 1mL，置 2mL 离心管中，加入 1mL 甲醇溶液，超声 5min，12 000r/min 离心 5min，取上清液，摇匀，0.45μm 微孔滤膜过滤，取续滤液即得标准汤剂供试品溶液。

3）方法学验证

方法学考察合格（具体内容略）。

4）特征图谱的建立及共有峰的标定

按照5项下"色谱条件"，分别精密吸取12批瞿麦标准汤剂供试品溶液10μL，注入高效液相色谱仪，记录色谱峰信息（图8-12-3），相似度结果见表8-12-3，生成的对照特征图谱见图8-12-4，其中共有峰8个。各共有峰峰面积见表8-12-4，以峰6为参照峰，计算其他峰的相对保留时间和相对峰面积（表8-12-5）。

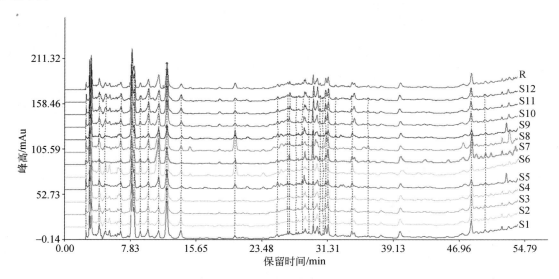

图 8-12-3　瞿麦标准汤剂特征图谱

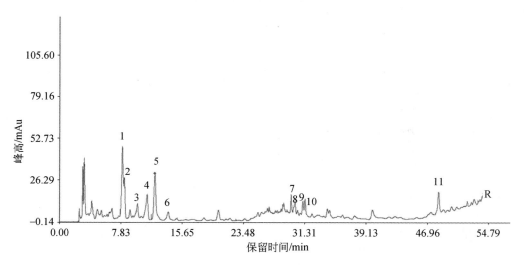

图 8-12-4　瞿麦标准汤剂对照特征图谱

表 8-12-3　相似度计算结果

编号	1	2	3	4	5	6	7	8	9	10	11	12	对照特征图谱
1	1.000	1.000	0.905	0.906	0.763	0.705	0.711	0.823	0.754	0.947	0.941	0.947	0.961
2	1.000	1.000	0.905	0.906	0.763	0.705	0.711	0.823	0.754	0.947	0.941	0.947	0.961
3	0.905	0.905	1.000	0.935	0.813	0.742	0.800	0.852	0.811	0.879	0.824	0.838	0.951
4	0.906	0.906	0.935	1.000	0.788	0.741	0.812	0.859	0.784	0.857	0.861	0.872	0.938
5	0.763	0.763	0.813	0.788	1.000	0.713	0.644	0.758	0.947	0.797	0.725	0.727	0.829

编号	1	2	3	4	5	6	7	8	9	10	11	12	对照特征图谱
6	0.705	0.705	0.742	0.741	0.713	1.000	0.737	0.822	0.726	0.720	0.725	0.707	0.782
7	0.711	0.711	0.800	0.812	0.644	0.737	1.000	0.838	0.710	0.740	0.643	0.665	0.790
8	0.823	0.823	0.852	0.859	0.758	0.822	0.838	1.000	0.787	0.839	0.791	0.807	0.882
9	0.754	0.754	0.811	0.784	0.947	0.726	0.710	0.787	1.000	0.798	0.705	0.721	0.826
10	0.947	0.947	0.879	0.857	0.797	0.720	0.740	0.839	0.798	1.000	0.924	0.932	0.939
11	0.941	0.941	0.824	0.861	0.725	0.725	0.643	0.791	0.705	0.924	1.000	0.974	0.916
12	0.947	0.947	0.838	0.872	0.727	0.707	0.665	0.807	0.721	0.932	0.974	1.000	0.928
对照特征图谱	0.961	0.961	0.951	0.938	0.829	0.782	0.790	0.882	0.826	0.939	0.916	0.928	1.000

表 8-12-4 各共有峰峰面积

编号	保留时间/min	S1	S2	S3	S4	S5	S6	S7	S8	S9	S10	S11	S12
1	8.011	862.3	862.3	693.6	649.3	619.2	577.2	434.1	692.0	384.9	702.5	818.1	801.2
2	8.275	405.4	405.4	294.7	291.5	233.9	267.1	152.0	305.9	177.3	340.9	365.1	422.5
3	9.956	226.1	226.1	202.7	197.2	182.2	188.9	113.0	300.1	88.3	325.8	342.6	311.8
4	11.204	184.8	184.8	160.8	159.5	268.4	938.4	585.5	592.4	186.5	306.0	265.6	265.5
5	12.192	776.4	776.4	556.1	583.4	406.6	544.1	327.7	535.0	250.0	492.1	609.7	668.0
6	13.877	173.4	173.4	95.3	95.4	50.5	129.3	28.3	103.6	53.7	99.6	133.7	149.5
7	29.043	125.4	125.4	73.2	89.8	65.9	145.7	108.4	138.7	56.2	99.5	62.7	76.6
8	29.569	195.4	195.4	184.5	162.2	138.7	194.2	285.0	272.0	145.5	215.9	165.7	184.4
9	31.065	172.4	172.4	146.1	115.3	109.0	168.6	145.5	228.1	96.1	145.9	120.1	144.1
10	31.344	197.6	197.6	189.1	152.8	146.9	170.6	242.1	232.4	150.6	211.4	154.7	182.4
11	48.392	396.2	396.2	381.4	336.0	134.1	297.8	651.2	379.2	120.0	334.7	291.5	324.7

表 8-12-5 相对保留时间与相对峰面积

峰编号	保留时间/min	相对保留时间	峰面积/mAu×s	相对峰面积
1	8.011	0.657	674.726	1.241
2	8.275	0.679	305.152	0.561
3	9.956	0.817	225.387	0.415
4	11.204	0.919	341.521	0.628
5	12.192	1.000	543.789	1.000
6	13.877	1.138	107.142	0.197
7	29.043	2.382	97.285	0.179
8	29.569	2.425	194.902	0.359
9	31.065	2.548	146.969	0.270
10	31.344	2.571	185.679	0.342
11	48.392	3.969	336.924	0.620

（研究人员：赵庆贺）

8.13 肉 苁 蓉

8.13.1 肉苁蓉标准汤剂质量标准

本品为列当科植物肉苁蓉 *Cistanche deserticola* Y. C. Ma 的干燥肉质茎，经炮制、加工制成标准汤剂。

【制法】取肉苁蓉饮片 100g，加 7 倍量水浸泡 30min，回流 60min，趁热过滤；药渣再加 6 倍量水，回流 40min，趁热过滤。合并 2 次滤液，减压浓缩至 500mL，即得。

【性状】本品为棕褐色悬浊液，静置后会产生沉淀。

【检查】pH 值：应为 4.7～5.5。

总固体：应为 0.70～1.0g。

其他：应符合口服混悬剂项下有关的各项规定。

【特征图谱】按照高效液相色谱法测定。

以十八烷基硅烷键合硅胶为填充剂（柱长为 250mm，内径为 4.6mm，粒径为 5μm）；以乙腈为流动相 A，0.1%甲酸水溶液为流动相 B，按表 8-13-1 中的规定进行梯度洗脱；流速为 1mL/min；柱温为 40℃；检测波长为 330nm。理论塔板数按松果菊苷峰计算应不低于 3000。

表 8-13-1 洗脱条件

时间/min	流动相 A/%	流动相 B/%
0～14	12→14	88→86
14～22	14→17	84→83
22～42	17→22	83→78
42～43	22→85	78→15

参照物溶液的制备：取松果菊苷、肉苁蓉苷 A、毛蕊花糖苷、异毛蕊花糖苷对照品适量，精密称定，加 50%甲醇制成每毫升分别含松果菊苷 0.1mg、肉苁蓉苷 A 0.1mg、毛蕊花糖苷 0.1mg、异毛蕊花糖苷 0.1mg 的混合溶液，即得。

供试品溶液的制备：取本品摇匀，精密量取 1mL，置 50mL 量瓶中，用 25%乙醇稀释至接近刻度，超声 20min，冷却，25%乙醇定容至刻度，摇匀，0.45μm 滤膜滤过，取续滤液，即得。

测定法：分别精密吸取参照物溶液 10μL、供试品溶液 10μL，注入液相色谱仪，测定，记录 43min 色谱图，即得。

供试品特征图谱中呈现 5 个特征峰（图 8-13-1），其中 4 个峰与对应的参照物峰保留时间相同；与松果菊苷参照物峰相应的峰为 S 峰，计算特征峰峰 2～峰 5 的相对保留时间，其相对保留时间应在规定值的±5%之内。规定值为：1.00（峰 1）、1.63（峰 2）、1.80（峰 3）、2.06（峰 4）、2.21（峰 5）。

【含量测定】按照高效液相色谱法测定。

色谱条件与系统适用性试验：同【特征图谱】项下。

对照品溶液的制备：取松果菊苷、毛蕊花糖苷对照品适量，精密称定，加 50%甲醇制成每毫升含松果菊苷 150μg、毛蕊花糖苷 150μg 的混合溶液，即得。

供试品溶液的制备：同【特征图谱】项下。

测定法：分别精密吸取对照品溶液 4μL、供试品溶液 10μL，注入液相色谱仪，测定，记录色谱图，即得。

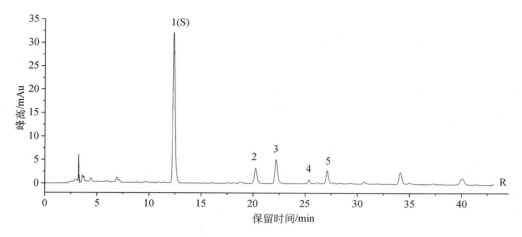

图 8-13-1　对照特征图谱及共有峰

峰 1：松果菊苷（echinacoside，$C_{35}H_{46}O_{20}$）；峰 2：肉苁蓉苷 A（cistanoside A，$C_{36}H_{48}O_{20}$）；

峰 3：毛蕊花糖苷（acteoside，$C_{29}H_{36}O_{15}$）；峰 5：异毛蕊花糖苷（isoacteoside，$C_{29}H_{36}O_{15}$）

本品每毫升含肉苁蓉以松果菊苷（$C_{35}H_{46}O_{20}$）和毛蕊花糖苷（$C_{29}H_{36}O_{15}$）合计应不低于 0.34mg。

【转移率】松果菊苷（$C_{35}H_{46}O_{20}$）和毛蕊花糖苷（$C_{29}H_{36}O_{15}$）合计的转移率为 17.1%～97.9%。

【规格】0.2g/mL（以饮片计）。

【贮藏】冷冻保存，用时复融。

8.13.2　肉苁蓉标准汤剂质量标准起草说明

1.仪器与材料

岛津 LC-20AT 型高效液相色谱仪（日本岛津公司，DGC-20 A 型在线脱气系统，SIL-20 A 型自动进样系统，CTO-20 A 型柱温箱，SPD-M20 A 型二极管阵列检测器），BS224S-型 1/10 万电子分析天平（德国赛多利斯公司），KQ-250DB 型超声波清洗器（昆山市超声仪器有限公司），Sartorius BS 210 S 型电子天平，Sartorius PB-10 型 pH 计。

松果菊苷对照品（纯度≥98%，批号 BCY-0641，购自江西佰草源生物科技有限公司），毛蕊花糖苷对照品（纯度≥98%，批号 BCY-0451，购自江西佰草源生物科技有限公司），异毛蕊花糖苷对照品（纯度≥98%，批号 BCY-000849，购自江西佰草源生物科技有限公司），肉苁蓉苷 A 对照品（纯度≥98%，批号 BCY-01161，购自江西佰草源生物科技有限公司），甲醇、乙腈为色谱纯（美国 Fisher 公司），水为高纯水，其他试剂为分析纯。

2.样品采集

样品共 13 份（编号 RCR-01～RCR-13），采自主产区、道地产区，内蒙古、新疆等地及安国药材市场，包括符合 2015 年版《中国药典》要求的不同商品规格等级。

3.物种鉴别

经鉴定，所研究样品为列当科植物肉苁蓉 *Cistanche deserticola* Y. C. Ma。

4.定量测定

1）标准汤剂的制备

取肉苁蓉饮片 100g，加 7 倍量水浸泡 30min，回流 60min，趁热过滤；药渣再加 6 倍量水，回流

40min，趁热过滤。合并 2 次滤液，减压浓缩至 500mL，即得肉苁蓉标准汤剂。

2）色谱条件

饮片色谱条件：色谱柱，Thermo-C18（250mm×4.6mm，5μm）；以甲醇为流动相 A，以 0.1%甲酸为流动相 B；梯度洗脱条件：0～17min、26.5%A，17～20min、26.5%～29.5%A，20～27min、29.5%A；柱温为 40℃；流速为 1mL/min；检测波长为 330nm。理论塔板数按松果菊苷峰计算不低于 3000。

标准汤剂色谱条件：色谱柱，Thermo-C18（250mm×4.6mm，5μm）；以乙腈为流动相 A，以 0.1%甲酸为流动相 B；梯度洗脱条件：0～14min、12%～14%A，14～22min、14%～17%A，22～42min、17%～22%A，42～43min、22%～85%A；柱温为 40℃；流速为 1mL/min；检测波长为 330nm。理论塔板数按松果菊苷峰计算不低于 3000，见图 8-13-2。

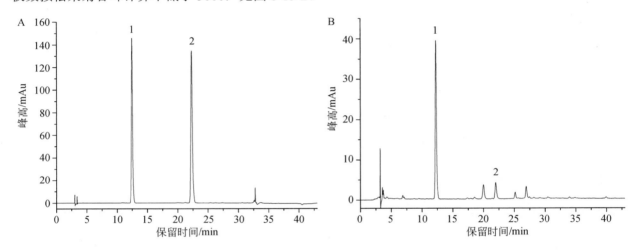

图 8-13-2　标准汤剂 HPLC 色谱图

A：混合对照品；B：标准汤剂

峰 1：松果菊苷（echinacoside，$C_{35}H_{46}O_{20}$）；峰 2：毛蕊花糖苷（acteoside，$C_{29}H_{36}O_{15}$）

3）对照品溶液的制备

取经五氧化二磷减压干燥器干燥 36h 的松果菊苷和毛蕊花糖苷对照品适量，精密称定，加 50%甲醇制成每毫升含松果菊苷 163.2μg、毛蕊花糖苷 157.12μg 的混合溶液，即得。

4）供试品溶液制备

（1）饮片供试品溶液制备

取肉苁蓉粉末（过四号筛）约 1g，精密称定，置 100mL 棕色量瓶中，精密加入 50%甲醇 50mL，密塞，摇匀，称定重量，浸泡 30min，超声处理 40min（功率 250W，频率 35kHz），放冷，再称定重量，加 50%甲醇补足减失的重量，摇匀，静置，取上清液，0.45μm 滤膜滤过，取续滤液，即得。

（2）标准汤剂供试品溶液制备

取肉苁蓉标准汤剂（RCR-01～RCR-13）摇匀，精密量取 1mL，置 50mL 量瓶中，加 25%乙醇至接近刻度，超声处理 20min，冷却，25%乙醇定容，摇匀，0.45μm 滤膜滤过，取续滤液，即得标准汤剂供试品溶液。

5）方法学验证

以松果菊苷峰面积积分值为纵坐标（Y）、以对照品进样量（μg）为横坐标（X）绘制标准曲线，$Y=1285487X+9031$，$R^2=0.9999$；以毛蕊花糖苷峰面积积分值为纵坐标（Y）、以对照品进样量（μg）为横坐标（X）绘制标准曲线，$Y=1542790X+9518$，$R^2=0.9999$，表明线性关系良好。精密度考察合格，RSD 分别为 0.3%和 0.7%。肉苁蓉标准汤剂供试品制备后 24h 内稳定性良好，RSD 分别为 1.0%和 1.2%。重复性良好，平行 6 份供试品溶液的 RSD 分别为 0.5% 和 0.8%，松果菊苷平均加样回收率为 104.7%，RSD 为 0.3%；毛蕊花糖苷平均加样回收率为 103.6%，RSD 为 0.6%。

6）测定法

（1）含量测定

分别精密吸取对照品溶液 10μL、饮片供试品溶液 10μL、标准汤剂供试品溶液 10μL，注入高效液相色谱仪，按照 4 项下"色谱条件"测定含量。

（2）pH 值测定

取标准汤剂，用 pH 计测定 pH 值。

（3）总固体测定

参照编写说明【总固体】项下测定方法操作。

（4）松果菊苷和毛蕊花糖苷转移率测定

参照编写说明【转移率】项下公式计算。

7）结果

（1）饮片中松果菊苷和毛蕊花糖苷含量

松果菊苷和毛蕊花糖苷含量测定结果见表 8-13-2，按干燥品计，所收集样品均满足 2015 年版《中国药典》中肉苁蓉项下规定，二者总量不少于 0.30% 的限量要求。

表 8-13-2　饮片中松果菊苷和毛蕊花糖苷含量

编号	松果菊苷含量/%	RSD/%	毛蕊花糖苷含量/%	RSD/%	含水率/%	RSD/%	干燥品中总含量/%
RCR-01	2.064	2.3	0.828	2.7	12.3	0.3	3.297
RCR-02	1.626	4.2	0.170	2.0	10.9	0.9	2.016
RCR-03	1.114	3.0	0.115	1.1	11.0	1.0	1.381
RCR-04	2.042	2.6	0.513	0.6	11.4	0.1	2.884
RCR-05	1.324	1.6	0.457	1.1	9.5	0.6	1.968
RCR-06	1.530	3.9	0.354	3.3	11.3	0.4	2.124
RCR-07	0.361	3.3	0.016	3.8	8.1	2.3	0.410
RCR-08	0.738	1.8	0.036	0.1	8.8	0.8	0.849
RCR-09	0.586	2.9	0.142	4.5	9.1	0.7	0.801
RCR-10	1.028	0.7	0.437	1.5	8.9	0.1	1.608
RCR-11	0.810	2.4	0.356	1.7	10.2	0.1	1.298
RCR-12	3.727	2.3	0.467	1.6	13.2	0.3	4.830
RCR-13	2.082	3.3	0.369	0.5	11.7	0.7	2.776

（2）标准汤剂中松果菊苷和毛蕊花糖苷含量（表 8-13-3）

表 8-13-3　标准汤剂中松果菊苷和毛蕊花糖苷含量

编号	松果菊苷含量/（mg/mL）	RSD/%	毛蕊花糖苷含量/（mg/mL）	RSD/%	2 种成分含量合计/（mg/mL）
RCR-01	2.556	1.0	0.729	0.0	3.285
RCR-02	2.159	0.2	0.233	0.2	2.392
RCR-03	1.267	0.1	0.172	0.8	1.439
RCR-04	1.897	0.8	0.155	0.2	2.052
RCR-05	4.225	0.7	0.620	1.0	4.845
RCR-06	2.192	0.9	0.601	0.2	2.793
RCR-07	0.654	0.4	0.028	1.3	0.682

编号	松果菊苷含量/（mg/mL）	RSD/%	毛蕊花糖苷含量/（mg/mL）	RSD/%	2种成分含量合计/（mg/mL）
RCR-08	0.825	1.8	0.035	0.2	0.860
RCR-09	0.477	1.1	0.067	0.7	0.544
RCR-10	1.477	1.0	0.306	0.5	1.783
RCR-11	0.933	1.4	0.234	0.8	1.167
RCR-12	1.073	1.6	0.347	1.2	1.420
RCR-13	3.645	0.3	0.395	0.2	4.040

（3）pH 值及总固体（表 8-13-4）

表 8-13-4　pH 值及总固体

编号	pH 值	总固体/g	RSD/%
RCR-01	5.4	0.91	0.1
RCR-02	5.0	0.80	0.4
RCR-03	5.2	0.78	0.1
RCR-04	5.1	0.77	0.2
RCR-05	5.0	0.98	0.1
RCR-06	4.7	0.93	0.1
RCR-07	5.5	0.75	0.3
RCR-08	5.2	0.86	0.1
RCR-09	4.7	0.92	0.0
RCR-10	5.1	0.87	0.4
RCR-11	5.1	0.77	0.3
RCR-12	5.0	0.84	0.3
RCR-13	5.0	0.98	0.3

（4）松果菊苷和毛蕊花糖苷总量转移率（表 8-13-5）

表 8-13-5　松果菊苷和毛蕊花糖苷总量转移率计算结果

编号	标准汤剂中总含量/mg	饮片中总含量/mg	转移率/%	$(\overline{X} \pm S)$/%
RCR-01	1642.5	2891.0	56.8	
RCR-02	1196.0	1795.0	66.6	
RCR-03	719.5	1229.0	58.5	
RCR-04	1026.0	2554.0	40.2	
RCR-05	2422.5	1781.0	136.0	
RCR-06	1396.5	1884.0	74.1	
RCR-07	341.0	377.0	90.5	63.5±29.1
RCR-08	430.0	774.0	55.6	
RCR-09	272.0	728.0	37.4	
RCR-10	891.5	1464	60.9	
RCR-11	583.5	1166	50.0	
RCR-12	710	4194	16.9	
RCR-13	2020	2450	82.4	

5.标准汤剂特征图谱研究

1）色谱条件

同 4 项下"色谱条件"。

2）参照物溶液制备

取松果菊苷、肉苁蓉苷 A、毛蕊花糖苷、异毛蕊花糖苷对照品适量，精密称定，加 50%甲醇制成每毫升分别含松果菊苷 0.1mg、肉苁蓉苷 A 0.1mg、毛蕊花糖苷 0.1mg、异毛蕊花糖苷 0.1mg 的混合溶液，即得。

3）标准汤剂供试品溶液制备

同 4 项下"标准汤剂供试品溶液制备"。

4）方法学验证

方法学考察合格（具体内容略）。

5）特征图谱的建立及共有峰的标定

按照 4 项下"色谱条件"，分别精密吸取 13 批肉苁蓉标准汤剂供试品溶液 10μL，注入高效液相色谱仪，记录色谱峰信息，特征图谱见图 8-13-3，相似度结果见表 8-13-6，生成的对照特征图谱见图 8-13-4，共有峰 5 个，指认 4 个。各共有峰峰面积见表 8-13-7，以峰 1 为参照峰，计算其他峰的相对保留时间和相对峰面积（表 8-13-8）。

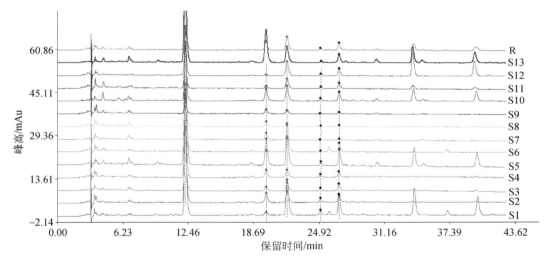

图 8-13-3　肉苁蓉标准汤剂特征图谱

表 8-13-6　相似度计算结果

编号	S1	S2	S3	S4	S5	S6	S7	S8	S9	S10	S11	S12	S13	对照特征图谱
S1	1.000	0.975	0.985	0.967	0.977	0.997	0.930	0.947	0.970	0.982	0.998	1.000	0.952	0.988
S2	0.975	1.000	0.998	0.999	0.998	0.977	0.985	0.994	0.995	0.989	0.986	0.968	0.990	0.997
S3	0.985	0.998	1.000	0.996	0.996	0.985	0.975	0.987	0.991	0.990	0.993	0.979	0.983	0.999
S4	0.967	0.999	0.996	1.000	0.996	0.972	0.986	0.997	0.992	0.984	0.980	0.959	0.989	0.994
S5	0.977	0.998	0.996	0.996	1.000	0.979	0.987	0.992	0.999	0.996	0.989	0.971	0.995	0.997
S6	0.997	0.977	0.985	0.972	0.979	1.000	0.935	0.954	0.971	0.980	0.996	0.996	0.955	0.988
S7	0.930	0.985	0.975	0.986	0.987	0.935	1.000	0.994	0.991	0.977	0.953	0.920	0.997	0.974

续表

编号	S1	S2	S3	S4	S5	S6	S7	S8	S9	S10	S11	S12	S13	对照特征图谱
S8	0.947	0.994	0.987	0.997	0.992	0.954	0.994	1.000	0.991	0.977	0.965	0.937	0.993	0.984
S9	0.970	0.995	0.991	0.992	0.999	0.971	0.991	0.991	1.000	0.996	0.984	0.963	0.998	0.994
S10	0.982	0.989	0.990	0.984	0.996	0.980	0.977	0.977	0.996	1.000	0.992	0.978	0.990	0.994
S11	0.998	0.986	0.993	0.980	0.989	0.996	0.953	0.965	0.984	0.992	1.000	0.996	0.970	0.996
S12	1.000	0.968	0.979	0.959	0.971	0.996	0.920	0.937	0.963	0.978	0.996	1.000	0.944	0.984
S13	0.952	0.990	0.983	0.989	0.995	0.955	0.997	0.993	0.998	0.990	0.970	0.944	1.000	0.985
对照特征图谱	0.988	0.997	0.999	0.994	0.997	0.988	0.974	0.984	0.994	0.994	0.996	0.984	0.985	1.000

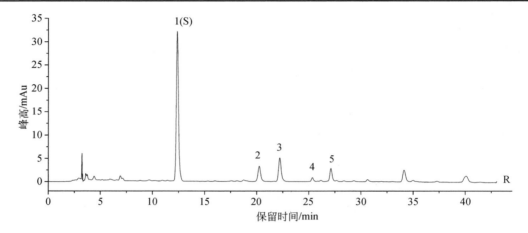

图 8-13-4　对照特征图谱及共有峰

峰 1：松果菊苷（echinacoside，$C_{35}H_{46}O_{20}$）；峰 2：肉苁蓉苷 A（cistanoside A，$C_{36}H_{48}O_{20}$）

峰 3：毛蕊花糖苷（acteoside，$C_{29}H_{36}O_{15}$）；峰 5：异毛蕊花糖苷（isoacteoside，$C_{29}H_{36}O_{15}$）

表 8-13-7　各共有峰峰面积

编号	保留时间/min	S1	S2	S3	S4	S5	S6	S7	S8	S9	S10	S11	S12	S13
1	12.17	669639	560788	329813	490652	1104624	573982	170595	217273	123078	381637	227903	262271	879591
2	19.89	20139	63651	26245	50397	178293	7031	45570	34092	25716	78765	17438	6518	223366
3	21.88	226707	72683	53371	48073	191374	187324	8870	10956	21029	94945	65922	98044	110755
4	25.07	25207	21620	13248	14082	18840	3918	2809	4152	2233	12581	8955	9290	7624
5	26.85	109754	45482	38101	28920	84981	48364	5955	6012	9083	46192	31702	44068	49020

表 8-13-8　相对保留时间与相对峰面积

峰编号	保留时间/min	相对保留时间	峰面积/μAu×s	相对峰面积
1	12.172	1.000	460911	1.000
2	19.886	1.634	59786	0.130
3	21.883	1.798	91542	0.199
4	25.073	2.060	11120	0.024
5	26.851	2.206	42126	0.091

（研究人员：章　军）

8.14 桑　叶

8.14.1　桑叶标准汤剂质量标准

本品为桑科植物桑 *Morus alba* L.的干燥叶，经炮制、加工制成的标准汤剂。

【制法】取桑叶饮片 100g，加 12 倍量水浸泡 30min，回流 30min，趁热过滤；药渣再加 10 倍量水，回流 20min，趁热过滤。合并 2 次滤液，减压浓缩至 500mL，即得。

【性状】本品为棕色悬浊液，静置后会产生沉淀。

【检查】pH 值：应为 5.6～6.7。

　　　　总固体：应为 0.38～0.58g。

　　　　其他：应符合口服混悬剂项下有关的各项规定。

【特征图谱】按照高效液相色谱法测定。

色谱条件与系统适用性试验：以十八烷基硅烷键合硅胶为填充剂（柱长为 250mm，内径为 4.6mm，粒径为 5μm）；以甲醇为流动相 A，以 0.1%磷酸水溶液为流动相 B，按表 8-14-1 中的规定进行梯度洗脱；流速为 1mL/min；柱温为 40℃；检测波长为 358nm。理论塔板数按芦丁峰计算应不低于 5000。

表 8-14-1　洗脱条件

时间/min	流动相 A/%	流动相 B/%
0～28	20→30	80→70
28～35	30→35	70→65
35～55	35→40	65→60

参照物溶液的制备：取芦丁、绿原酸对照品适量，精密称定，加甲醇制成每毫升含芦丁 25μg、绿原酸 25μg 的混合溶液，即得。

供试品溶液的制备：取本品摇匀，精密量取 1mL，置 5mL 离心管中，加 50%乙醇 2mL，超声处理 30min，冷却，摇匀，0.45μm 滤膜滤过，取续滤液，即得。

测定法：分别精密吸取参照物溶液 10μL、供试品溶液 10μL，注入液相色谱仪，测定，记录 55min 色谱图，即得。

供试品特征图谱中呈现 9 个特征峰（图 8-14-1），其中 2 个峰与对应的参照物峰保留时间相同；与

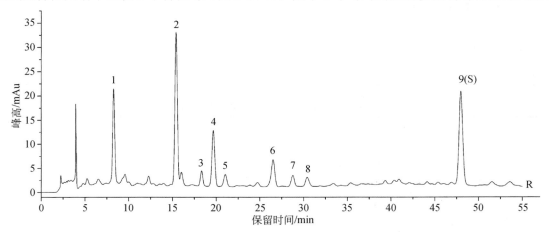

图 8-14-1　对照特征图谱及共有峰

峰 2：绿原酸（chlorogenic acid，$C_{16}H_{18}O_9$）；峰 9：芦丁（rutin，$C_{27}H_{30}O_{16}$）

峰 9 相应的峰为 S 峰，计算特征峰峰 1～峰 8 的相对保留时间，其相对保留时间应在规定值的±5%之内。规定值为：0.17（峰 1）、0.32（峰 2）、0.38（峰 3）、0.41（峰 4）、0.44（峰 5）、0.56（峰 6）、0.60（峰 7）、0.64（峰 8）、1.00（峰 9）。

【含量测定】芦丁：按照高效液相色谱法测定。

色谱条件与系统适用性试验：同【特征图谱】项下。

对照品溶液的制备：取芦丁对照品适量，精密称定，加甲醇制成每毫升含 25μg 的溶液，即得。

供试品溶液的制备：同【特征图谱】项下。

测定法：分别精密吸取对照品溶液 10μL、供试品溶液 10μL，注入液相色谱仪，测定，记录色谱图，即得。

本品每毫升含桑叶以芦丁（$C_{27}H_{30}O_{16}$）计应不低于 0.065mg。

【转移率】芦丁转移率为 16.8%～47.9%。

【规格】0.2g/mL（以饮片计）。

【贮藏】冷冻保存，用时复融。

8.14.2 桑叶标准汤剂质量标准起草说明

1.仪器与材料

岛津 LC-20AT 型高效液相色谱仪（日本岛津公司，DGC-20 A 型在线脱气系统，SIL-20 A 型自动进样系统，CTO-20 A 型柱温箱，SPD-M20 A 型二极管阵列检测器），BS224S-型 1/10 万电子分析天平（德国赛多利斯公司），KQ-250DB 型超声波清洗器（昆山市超声仪器有限公司），Sartorius BS 210 S 型电子天平，Sartorius PB-10 型 pH 计。

芦丁对照品（纯度≥98%，批号 BCY-0411，购自江西佰草源生物科技有限公司），甲醇、乙腈为色谱纯（美国 Fisher 公司），水为高纯水，其他试剂为分析纯。

2.样品采集

样品共 12 份（编号 SY-01～SY-12），采自主产区、道地产区及 GACP 基地，河北、四川、浙江等地及安国药材市场，包括符合 2015 年版《中国药典》要求的不同商品规格等级。

3.物种鉴别

经鉴定，所研究样品均为桑科植物桑 *Morus alba* L.。

4.定量测定

1）标准汤剂的制备

取桑叶饮片 100g，加 12 倍量水浸泡 30min，回流 30min，趁热过滤；药渣再加 10 倍量水，回流 20min，趁热过滤。合并 2 次滤液，减压浓缩至 500mL，即得桑叶标准汤剂。

2）色谱条件

饮片色谱条件：色谱柱，Diamonsil-C18 色谱柱（250mm×4.6mm，5μm）；以甲醇为流动相 A，以 0.5%磷酸水溶液为流动相 B；梯度洗脱条件：0～5min、30%A，5～10min、30%～35%A，10～15min、35%～40%A，15～18min、40%～50%A，18～30min、50%A，30～35min、50%～80%A；柱温为 40℃；流速为 1mL/min；检测波长为 358nm；理论塔板数按芦丁峰计算不低于 5000。

标准汤剂色谱条件：色谱柱，Diamonsil-C18 色谱柱（250mm×4.6mm，5μm）；以甲醇为流动相 A，以 0.1%磷酸水溶液为流动相 B，梯度洗脱条件：0～28min、20%～30%A，28～35min、30%～35%A，

35～55min、35%～40%A；柱温为 40℃；流速为 1mL/min；检测波长为 358nm；理论塔板数按芦丁峰计算不低于 5000，见图 8-14-2。

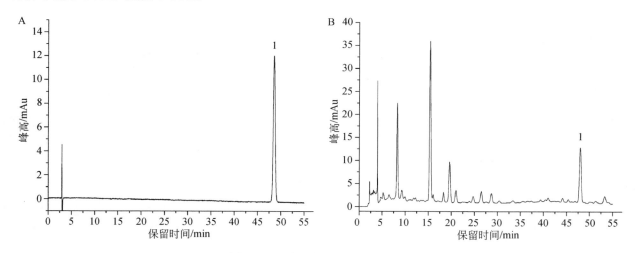

图 8-14-2　标准汤剂 HPLC 色谱图

A：芦丁（rutin，$C_{27}H_{30}O_{16}$）；B：标准汤剂

3）对照品溶液的制备

取经五氧化二磷减压干燥器干燥 36h 的芦丁对照品适量，精密称定，加甲醇制成每毫升含 25.104μg 的溶液，即得。

4）供试品溶液制备

（1）饮片供试品溶液制备

取桑叶饮片粉末（过三号筛）约 1g，精密称定，置圆底烧瓶中，加甲醇 50mL，加热回流 30min，滤过，滤渣再用甲醇 50mL，同法提取 2 次，合并滤液，减压回收溶剂，残渣用甲醇溶解，转移至 25mL 量瓶中，加甲醇至刻度，摇匀，0.45μm 滤膜滤过，取续滤液，即得。

（2）标准汤剂供试品溶液制备

取桑叶标准汤剂（SY-01～SY-12）摇匀，精密量取 1mL，置 5mL 离心管中，加 50%乙醇 2mL，超声处理 30min，冷却，摇匀，0.45μm 滤膜滤过，取续滤液，即得标准汤剂供试品溶液。

5）方法学验证

以芦丁峰面积积分值为纵坐标（Y）、以对照品进样量（μg）为横坐标（X）绘制标准曲线，$Y=1474095X-2435$，$R^2=0.9998$，表明线性关系良好。精密度考察合格，RSD 为 0.9%。桑叶标准汤剂供试品制备后 24h 内稳定性良好，RSD 为 1.9%。重复性良好，平行 6 份供试品溶液的 RSD 为 0.7%；平均加样回收率为 101.4%，RSD 为 2.2%。

6）测定法

（1）含量测定

分别精密吸取对照品溶液 10μL、饮片供试品溶液 10μL，标准汤剂供试品溶液 10μL，注入高效液相色谱仪，按照 4 项下"色谱条件"测定含量。

（2）pH 值测定

取标准汤剂，用 pH 计测定 pH 值。

（3）总固体测定

参照编写说明【总固体】项下测定方法操作。

（4）芦丁转移率测定

参照编写说明【转移率】项下公式计算。

7）结果

（1）饮片中芦丁含量

芦丁含量测定结果见表8-14-2，所收集样品均满足2015年版《中国药典》中芦丁（$C_{27}H_{30}O_{16}$）不少于0.10%的限量要求。

表8-14-2　饮片中芦丁含量测定

编号	芦丁含量/%	RSD/%
SY-01	0.23	2.4
SY-02	0.20	2.9
SY-03	0.13	2.9
SY-04	0.13	1.0
SY-05	0.12	2.7
SY-06	0.22	2.8
SY-07	0.15	2.3
SY-08	0.35	2.0
SY-09	0.14	2.8
SY-10	0.21	0.9
SY-11	0.19	0.6
SY-12	0.18	0.8

（2）标准汤剂中芦丁含量（表8-14-3）

表8-14-3　标准汤剂中芦丁含量测定

编号	标准汤剂中芦丁含量/（mg/mL）	RSD/%
SY-01	0.191	1.3
SY-02	0.119	0.4
SY-03	0.070	0.7
SY-04	0.076	0.2
SY-05	0.078	0.6
SY-06	0.133	0.1
SY-07	0.065	1.0
SY-08	0.158	0.9
SY-09	0.077	1.0
SY-10	0.194	0.4
SY-11	0.148	0.2
SY-12	0.142	0.6

（3）pH 值及总固体（表 8-14-4）

表 8-14-4　pH 值及总固体

编号	pH 值	总固体/g	RSD/%
SY-01	6.4	0.56	0.2
SY-02	6.3	0.57	0.6
SY-03	6.3	0.46	1.2
SY-04	6.1	0.46	0.2
SY-05	6.2	0.45	2.1
SY-06	6.7	0.51	0.3
SY-07	6.6	0.55	0.6
SY-08	6.6	0.48	0.9
SY-09	6.0	0.47	2.0
SY-10	5.6	0.43	0.0
SY-11	6.1	0.44	0.5
SY-12	6.1	0.44	0.0

（4）芦丁转移率（表 8-14-5）

表 8-14-5　芦丁转移率计算结果

编号	标准汤剂中芦丁含量/mg	饮片中芦丁含量/mg	转移率/%	$(\overline{X}\pm S)$/%
SY-01	95.5	230	41.5	
SY-02	59.5	200	29.8	
SY-03	35.0	130	26.9	
SY-04	38.0	130	29.2	
SY-05	39.0	120	32.5	
SY-06	66.5	220	30.2	32.2±7.7
SY-07	32.5	150	21.7	
SY-08	79.0	350	22.6	
SY-09	38.5	140	27.5	
SY-10	97.0	210	46.2	
SY-11	74.0	190	38.9	
SY-12	71.0	180	39.4	

5.标准汤剂特征图谱研究

1）色谱条件

同 4 项下"色谱条件"。

2）参照物溶液制备

取芦丁、绿原酸对照品适量，精密称定，加甲醇制成每毫升含芦丁 25μg、绿原酸 25μg 的混合溶液，即得。

3）标准汤剂供试品溶液制备

同 4 项下"标准汤剂供试品溶液制备"。

4）方法学验证

方法学考察合格（具体内容略）。

5）特征图谱的建立及共有峰的标定

按照 4 项下"色谱条件"，分别精密吸取 12 批桑叶标准汤剂供试品溶液 10μL，注入高效液相色谱仪，记录色谱峰信息，特征图谱见图 8-14-3，相似度结果见表 8-14-6，生成的对照特征图谱见图 8-14-4，共有峰 9 个，指认 2 个。各共有峰峰面积见表 8-14-7，以峰 9 为参照峰，计算其他峰的相对保留时间和相对峰面积（表 8-14-8）。

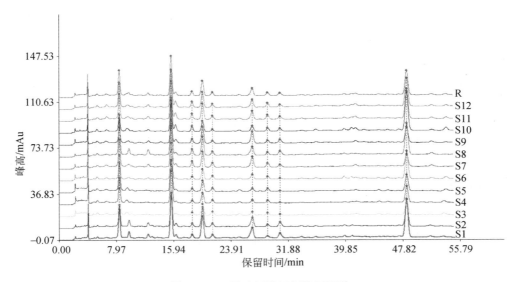

图 8-14-3 桑叶标准汤剂特征图谱

表 8-14-6 相似度计算结果

编号	S1	S2	S3	S4	S5	S6	S7	S8	S9	S10	S11	S12	对照特征图谱
S1	1.000	0.993	0.905	0.918	0.901	0.983	0.914	0.981	0.965	0.968	0.996	0.995	0.975
S2	0.993	1.000	0.918	0.926	0.911	0.966	0.942	0.981	0.986	0.932	0.987	0.987	0.979
S3	0.905	0.918	1.000	0.999	0.999	0.940	0.975	0.968	0.887	0.831	0.922	0.929	0.975
S4	0.918	0.926	0.999	1.000	0.999	0.952	0.971	0.975	0.891	0.854	0.935	0.940	0.980
S5	0.901	0.911	0.999	0.999	1.000	0.940	0.969	0.966	0.877	0.833	0.919	0.926	0.972
S6	0.983	0.966	0.940	0.952	0.940	1.000	0.917	0.988	0.921	0.968	0.992	0.992	0.982
S7	0.914	0.942	0.975	0.971	0.969	0.917	1.000	0.963	0.946	0.810	0.924	0.930	0.974
S8	0.981	0.981	0.968	0.975	0.966	0.988	0.963	1.000	0.951	0.933	0.988	0.990	0.999
S9	0.965	0.986	0.887	0.891	0.877	0.921	0.946	0.951	1.000	0.879	0.958	0.958	0.955
S10	0.968	0.932	0.831	0.854	0.833	0.968	0.810	0.933	0.879	1.000	0.969	0.966	0.917
S11	0.996	0.987	0.922	0.935	0.919	0.992	0.924	0.988	0.958	0.969	1.000	1.000	0.983
S12	0.995	0.987	0.929	0.940	0.926	0.992	0.930	0.990	0.958	0.966	1.000	1.000	0.986
对照特征图谱	0.975	0.979	0.975	0.980	0.972	0.982	0.974	0.999	0.955	0.917	0.983	0.986	1.000

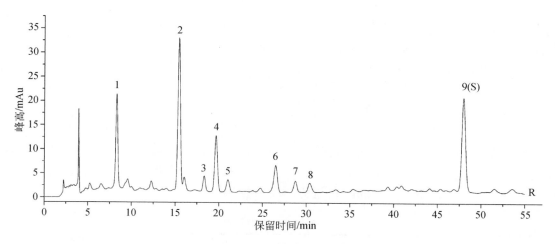

图 8-14-4　对照特征图谱及共有峰

峰 2：绿原酸（chlorogenic acid，$C_{16}H_{18}O_9$）；峰 9：芦丁（rutin，$C_{27}H_{30}O_{16}$）

表 8-14-7　各共有峰峰面积

编号	保留时间/min	S1	S2	S3	S4	S5	S6	S7	S8	S9	S10	S11	S12
1	8.38	380444	283452	355014	330635	381265	326221	378832	480661	220513	230093	341383	339218
2	15.60	730511	547297	701553	685861	779856	588112	663998	884857	372115	544826	600847	599412
3	18.49	62228	49924	43256	39960	39753	39515	91220	94547	70796	87039	84529	93766
4	19.95	426477	378196	213136	196897	206180	194763	296625	354493	312693	199073	305480	293000
5	21.34	70691	65490	66855	58634	64239	67660	87443	74371	51034	39023	68834	68660
6	26.85	266600	220741	68270	65202	65573	103592	230759	205645	247519	111687	176642	169952
7	29.01	46318	39285	54866	52553	58132	49842	80709	46172	55227	62743	83915	80687
8	30.73	110242	105638	12240	13765	13192	18248	58388	93752	80629	64961	61839	60988
9	48.33	915242	579309	339866	368800	378575	645450	317334	761922	372411	937621	718890	690281

表 8-14-8　相对保留时间与相对峰面积

峰编号	保留时间/min	相对保留时间	峰面积/μAu×s	相对峰面积
1	8.377	0.173	337311	0.576
2	15.600	0.323	641604	1.096
3	18.494	0.383	66378	0.113
4	19.952	0.413	281418	0.481
5	21.341	0.442	65245	0.111
6	26.854	0.556	161015	0.275
7	29.005	0.600	59204	0.101
8	30.728	0.636	57824	0.099
9	48.331	1.000	585475	1.000

（研究人员：章　军）

8.15　伸　筋　草

8.15.1　伸筋草标准汤剂质量标准

本品为石松科植物石松 *Lycopodium japonicum* Thunb.的干燥全草，经炮制、加工制成的标准汤剂。

【制法】取伸筋草饮片 100g，加 12 倍量水浸泡 30min，回流 30min，趁热过滤；药渣再加 10 倍量水，回流 20min，趁热过滤。合并 2 次滤液，水浴浓缩至 500mL，即得。

【性状】本品为黄褐色悬浊液，静置后会产生沉淀。

【检查】pH 值：应为 4.7～5.2。

总固体：应为 0.27～0.37g。

其他：应符合口服混悬剂项下有关的各项规定。

【特征图谱】按照高效液相色谱法测定。

色谱条件与系统适用性试验：以十八烷基硅烷键合硅胶为填充剂（柱长为 250mm，内径为 4.6mm，粒径为 5μm）；以甲醇-乙腈（1∶1）为流动相 A，以 0.05%磷酸水溶液为流动相 B，按表 8-15-1 中的规定进行梯度洗脱；流速为 1.0mL/min；柱温为 30℃；检测波长为 256nm。

表 8-15-1 洗脱条件

时间/min	流动相 A/%	流动相 B/%
0～4	99→70	1→30
4～10	70→60	30→40
10～20	60→50	40→50

供试品溶液的制备：精密吸取伸筋草标准汤剂各 1.5mL，超声处理 5min，12 000r/min 离心 15min，0.22μm 滤膜过滤，取续滤液即得。

测定法：分别精密吸取参照物和供试品溶液各 10μL，注入液相色谱仪测定，记录 35min 色谱图，即得。

供试品特征图谱中呈现 9 个特征峰（图 8-15-1），以峰 9 为 S 峰，计算特征峰峰 1～峰 8 的相对保留时间，其相对保留时间应在规定值的±5%之内。规定值为：0.19（峰 1）、0.50（峰 2）、0.51（峰 3）、0.54（峰 4）、0.58（峰 5）、0.69（峰 6）、0.75（峰 7）、0.78（峰 8）、1.00（峰 9）。

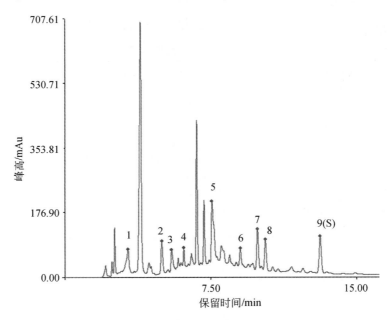

图 8-15-1 对照特征图谱及共有峰确认

【规格】0.2g/mL（以饮片计）。

【贮藏】冷冻保存，用时复融。

8.15.2 伸筋草标准汤剂质量标准草案

1.仪器与材料

安捷伦 1260Infinity Series 型高效液相色谱仪（美国安捷伦公司，G1329B 型自动进样，G1316A 型柱温箱，G1314F 型 VWD 检测器），FA224 型电子分析天平（上海舜宇恒平科学仪器有限公司），HU3120B 型超声波清洗器（济宁天华超声电子仪器有限公司），JM-A1003 型电子天平（诸暨市超泽衡器设备有限公司）。

甲醇、乙腈为色谱纯（美国 Fisher 公司），水为娃哈哈纯净水，其他试剂为分析纯。

2.样品采集

样品共 14 份（编号 SJC-01～SGC-14），采自安徽、湖南、湖北、浙江等地，包括符合 2015 年版《中国药典》要求的不同商品规格等级。

3.物种鉴别

经鉴定，本研究样品均为石松科植物石松 *Lycopodium japonicum* Thunb.的干燥全草。

4.定量测定

1）标准汤剂溶液制备

取伸筋草饮片 100g，加 12 倍量水，浸泡 30min，回流 30min，趁热过滤；药渣再加 10 倍量水，回流 20min，趁热过滤。合并 2 次滤液，水浴浓缩至 500mL，即得。

2）测定法

（1）pH 值测定

取标准汤剂，用 pH 计（Sartorius PB-10）测定 pH 值。

（2）总固体测定

参照编写说明【总固体】项下测定方法操作。

3）结果

pH 值及总固体（表 8-15-2）。

表 8-15-2 pH 值及总固体

编号	pH 值	总固体/g	RSD/%
SJC-01	4.8	0.36	2.0
SJC-02	4.7	0.37	1.9
SJC-03	4.7	0.35	2.0
SJC-04	5.2	0.29	2.5
SJC-05	4.7	0.27	5.4
SJC-06	4.8	0.29	2.4
SJC-07	4.7	0.29	4.7
SJC-08	4.8	0.33	2.2
SJC-09	4.8	0.30	2.4
SJC-10	4.9	0.27	2.7

编号	pH 值	总固体/g	RSD/%
SJC-11	4.7	0.27	2.6
SJC-12	5.0	0.35	4.2
SJC-13	5.0	0.36	2.0
SJC-14	4.7	0.29	2.4

5.标准汤剂特征图谱研究

1）色谱条件

色谱柱：ZORBAX SB-C18（250mm×4.6mm，5μm）；以甲醇-乙腈（1∶1）为流动相 A，以 0.05% 磷酸水溶液为流动相 B；梯度洗脱条件：0～4min、1%～30%B，4～10min、30%～40%B，10～20min、40%～50%B；流速为 1.0mL/min；柱温为 30℃；检测波长为 256 nm。

2）标准汤剂供试品溶液制备

精密吸取伸筋草标准汤剂（SJC-01～SJC-14）各 1.5mL，超声处理 5min，12 000r/min 离心 15min，0.22μm 滤膜过滤，取续滤液即得。

3）方法学验证

方法学考察合格（具体内容略）。

4）特征图谱的建立及共有峰的标定

按照色谱条件，分别精密吸取 14 批伸筋草标准汤剂供试品溶液 10μL，注入液相色谱仪，记录色谱峰信息，特征图谱见图 8-15-2，相似度结果见表 8-15-3，生成的对照特征图谱见图 8-15-3，共有峰 9 个。各共有峰峰面积见表 8-15-4，以峰 9 为参照峰（松脂醇二葡萄糖苷），计算其他峰的相对保留时间和相对峰面积（表 8-15-5）。

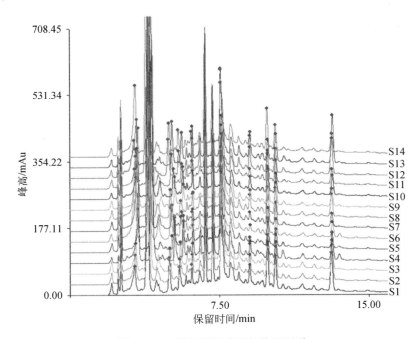

图 8-15-2　伸筋草标准汤剂特征图谱

表 8-15-3 相似度计算结果

编号	S1	S2	S3	S4	S5	S6	S7	S8	S9	S10	S11	S12	S13	S14	对照特征图谱
S1	1.000	0.960	0.950	0.898	0.937	0.934	0.918	0.903	0.909	0.929	0.941	0.259	0.935	0.916	0.957
S2	0.96	1.000	0.979	0.932	0.954	0.911	0.938	0.929	0.931	0.958	0.96	0.217	0.946	0.942	0.969
S3	0.95	0.979	1.000	0.928	0.963	0.894	0.947	0.929	0.931	0.958	0.971	0.216	0.954	0.942	0.969
S4	0.898	0.932	0.928	1.000	0.951	0.843	0.955	0.958	0.97	0.974	0.947	0.269	0.953	0.96	0.966
S5	0.937	0.954	0.963	0.951	1.000	0.893	0.985	0.968	0.97	0.977	0.99	0.269	0.979	0.972	0.987
S6	0.934	0.911	0.894	0.843	0.893	1.000	0.862	0.846	0.846	0.884	0.897	0.195	0.875	0.865	0.908
S7	0.918	0.938	0.947	0.955	0.985	0.862	1.000	0.981	0.983	0.973	0.982	0.295	0.979	0.977	0.984
S8	0.903	0.929	0.929	0.958	0.968	0.846	0.981	1.000	0.984	0.968	0.958	0.307	0.965	0.975	0.976
S9	0.909	0.931	0.931	0.97	0.97	0.846	0.983	0.984	1.000	0.985	0.961	0.306	0.964	0.975	0.979
S10	0.929	0.958	0.958	0.974	0.977	0.884	0.973	0.968	0.985	1.000	0.977	0.247	0.968	0.978	0.984
S11	0.941	0.96	0.971	0.947	0.99	0.897	0.982	0.958	0.961	0.977	1.000	0.245	0.983	0.971	0.985
S12	0.259	0.217	0.216	0.269	0.269	0.195	0.295	0.307	0.306	0.247	0.245	1.000	0.298	0.248	0.342
S13	0.935	0.946	0.954	0.953	0.979	0.875	0.979	0.965	0.964	0.968	0.983	0.298	1.000	0.962	0.984
S14	0.916	0.942	0.942	0.96	0.972	0.865	0.977	0.975	0.975	0.978	0.971	0.248	0.962	1.000	0.977
对照特征图谱	0.957	0.969	0.969	0.966	0.987	0.908	0.984	0.976	0.979	0.984	0.985	0.342	0.984	0.977	1.000

表 8-15-4 各共有峰峰面积

编号	保留时间/min	S1	S2	S3	S4	S5	S6	S7	S8	S9	S10	S11	S12	S13	S14
1	2.563	446.9	433.3	449.1	426.3	391.3	644.3	426.4	496.9	379.8	403.6	449.0	456.7	439.5	522.8
2	6.523	189.8	126.3	127.4	335.5	88.03	219.8	79.9	231.9	72.66	146.5	95.48	275.1	259.5	260.9
3	6.796	1709.8	1439.5	1466.2	1248.5	1088.0	903.9	1265.9	1532.8	1326.9	1092.9	1084.1	1376.9	1465.8	1127.4
4	7.166	762.1	688.8	709.5	765.7	643.2	568.1	791.1	1001.5	829.2	612.8	637.5	802.7	867.6	709.0
5	7.578	1551.3	1003.4	956.8	1800.2	1595.8	1365.4	1756.5	2124.9	1661.0	1398.2	1581.9	2239.6	2365.5	1923.6
6	9.034	330.1	327.1	331.0	214.1	74.6	90.5	129.9	294.9	171.7	228.5	136.4	426.5	506.4	155.5
7	9.922	689.2	688.6	717.6	258.4	451.7	438.8	628.9	686.9	578.7	429.5	504.3	298.2	347.9	681.1
8	10.324	548.4	538.2	547.1	276.0	289.0	271.3	377.9	465.4	388.1	340.4	358.1	417.4	489.8	426.6
9	13.149	772.1	719.6	741.9	563.9	181.7	334.8	300.3	453.2	394.7	424.5	331.5	765.1	1018.7	383.1

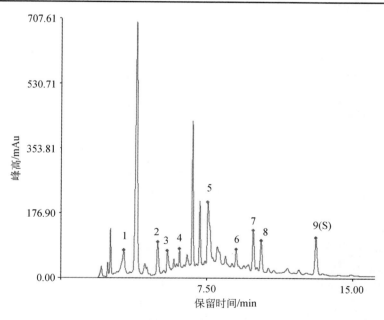

图 8-15-3 伸筋草标准汤剂对照特征图谱

表 8-15-5　相对保留时间与相对峰面积

峰编号	保留时间/min	相对保留时间	峰面积/mAu×s	相对峰面积
1	2.563	0.195	454.7	0.862
2	6.523	0.496	179.2	0.340
3	6.796	0.517	1294.9	2.454
4	7.166	0.545	742.1	1.407
5	7.578	0.576	1666.0	3.158
6	9.034	0.687	244.1	0.463
7	9.922	0.755	528.6	1.001
8	10.324	0.785	409.6	0.776
9	13.149	1.000	527.6	1.000

（研究人员：代云桃）

8.16　仙　鹤　草

8.16.1　仙鹤草标准汤剂质量标准

本品为蔷薇科植龙牙草 *Agrimonia pilosa* Ledeb.的干燥地上部分，经炮制、加工制成的标准汤剂。

【制法】取仙鹤草饮片 100g，加 12 倍量水浸泡 30min，回流 30min，趁热过滤；药渣再加 10 倍量水，回流 20min，趁热过滤。合并 2 次滤液，减压浓缩至 500mL，即得。

【性状】本品为褐色悬浊液，静置后会产生沉淀。

【检查】pH 值：应为 5.0～5.3。

总固体：应为 0.20～0.34g。

其他：应符合口服混悬剂项下有关的各项规定。

【特征图谱】按照高效液相色谱法测定。

色谱条件与系统适用性试验：以十八烷基硅烷键合硅胶为填充剂（柱长为 250mm，内径为 4.6mm，粒径为 5μm）；以乙腈为流动相 A，以 0.1%磷酸水溶液为流动相 B，按表 8-16-1 中的规定进行梯度洗脱；流速为 1mL/min；柱温为 35℃；检测波长为 254nm。理论塔板数按峰 2 计算应不低于 2500。

表 8-16-1　洗脱条件

时间/min	流动相 A/%	流动相 B/%
0～20	12→19	88→81
20～40	19→45	81→55
40～40.01	45→90	55→10
40.01～45	90	10

供试品溶液的制备：取本品摇匀，精密量取 1mL，置 25mL 量瓶中，加甲醇至接近刻度，超声处理 20min，冷却，甲醇定容，摇匀，0.45μm 滤膜滤过，取续滤液，即得。

测定法：精密吸取供试品溶液 10μL，注入液相色谱仪，测定，记录 45min 色谱图，即得。

供试品特征图谱中呈现 7 个特征峰（图 8-16-1），其中峰 2 为 S 峰，计算特征峰峰 1、峰 3～峰 7 的相对保留时间，其相对保留时间应在规定值的±5%之内。规定值为：0.83（峰 1）、1.00（峰 2）、1.50（峰 3）、1.68（峰 4）、2.11（峰 5）、2.46（峰 6）、2.61（峰 7）。

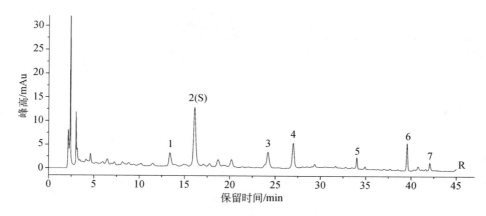

图 8-16-1　对照特征图谱及共有峰

【规格】0.2g/mL（以饮片计）。

【贮藏】冷冻保存，用时复融。

8.16.2　仙鹤草标准汤剂质量标准起草说明

1.仪器与材料

岛津 LC-20AT 型高效液相色谱仪（日本岛津公司，DGC-20 A 型在线脱气系统，SIL-20 A 型自动进样系统，CTO-20 A 型柱温箱，SPD-M20 A 型二极管阵列检测器），KQ-250DB 型超声波清洗器（昆山市超声仪器有限公司），Sartorius BS 210 S 型电子天平，Sartorius PB-10 型 pH 计。

甲醇、乙腈为色谱纯（美国 Fisher 公司），水为高纯水，其他试剂为分析纯。

2.样品采集

样品共 14 份（编号 XHC-01～ XHC-14），采自主产区、道地产区及 GACP 基地，江苏、安徽、河北、河南、湖北等地及安国药材市场，包括符合 2015 年版《中国药典》要求的不同商品规格等级。

3.物种鉴别

通过鉴定，所研究样品均为蔷薇科植龙牙草 *Agrimonia pilosa* Ledeb.。

4.定量测定

1）标准汤剂的制备

取仙鹤草饮片 100g，加 12 倍量水浸泡 30min，回流 30min，趁热过滤；药渣再加 10 倍量水，回流 20min，趁热过滤。合并 2 次滤液，减压浓缩至 500mL，即得仙鹤草标准汤剂。

2）测定法

（1）pH 值测定

取标准汤剂，用 pH 计测定 pH 值。

（2）总固体测定

参照编写说明【总固体】项下测定方法操作。

3）结果

pH 值及总固体（表 8-16-2）。

表 8-16-2 pH 值及总固体

编号	pH 值	总固体/g	RSD/%
XHC-01	5.0	0.34	0.5
XHC-02	5.2	0.21	0.4
XHC-03	5.3	0.25	0.4
XHC-04	5.2	0.25	0.1
XHC-05	5.2	0.26	0.5
XHC-06	5.2	0.25	0.3
XHC-07	5.3	0.27	0.4
XHC-08	5.1	0.31	0.1
XHC-09	5.2	0.27	0.1
XHC-10	5.1	0.28	0.1
XHC-11	5.1	0.32	0.0
XHC-12	5.2	0.24	0.2
XHC-13	5.2	0.26	0.0
XHC-14	5.1	0.31	0.1

5.标准汤剂特征图谱研究

1）色谱条件

色谱柱：Agilent Extend-C18 色谱柱（250mm×4.6mm，5μm）；以乙腈为流动相 A，以 0.1%磷酸水溶液为流动相 B；梯度洗脱条件：0～20min、12%～19%A，20～40min、19%～45%A，40～40.01min、45%～90%A，40.01～45min、90%A；流速为 1mL/min；柱温为 35℃；检测波长为 254nm。理论塔板数按峰 2 计算应不低于 2500。

2）参照物溶液制备

无。

3）标准汤剂供试品溶液制备

取仙鹤草标准汤剂（XHC-01～XHC-14）摇匀，精密量取 1mL 置 25mL 容量瓶中，加入甲醇至接近刻度，超声 20min，冷却，甲醇定容，摇匀，0.45μm 滤膜滤过，取续滤液，即得标准汤剂供试品溶液。

4）方法学验证

方法学考察合格（具体内容略）。

5）特征图谱的建立及共有峰的标定

按照 5 项下"色谱条件"，分别精密吸取 14 批仙鹤草标准汤剂供试品溶液 10μL，注入高效液相色谱仪，记录色谱峰信息，特征图谱见图 8-16-2，相似度结果见表 8-16-3，生成的对照特征图谱见图 8-16-3，共有峰 7 个。各共有峰峰面积见表 8-16-4，以峰 2 为参照峰，计算其他峰的相对保留时间和相对峰面积（表 8-16-5）。

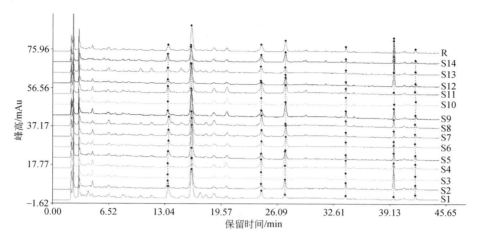

图 8-16-2 仙鹤草标准汤剂特征图谱

表 8-16-3 相似度计算结果

编号	S1	S2	S3	S4	S5	S6	S7	S8	S9	S10	S11	S12	S13	S14	对照特征图谱
S1	1.000	0.925	0.837	0.780	0.954	0.948	0.939	0.987	0.891	0.722	0.888	0.803	0.949	0.783	0.937
S2	0.925	1.000	0.954	0.917	0.972	0.970	0.970	0.943	0.958	0.789	0.907	0.962	0.947	0.907	0.972
S3	0.837	0.954	1.000	0.992	0.920	0.936	0.959	0.850	0.984	0.914	0.948	0.940	0.892	0.946	0.959
S4	0.780	0.917	0.992	1.000	0.864	0.885	0.919	0.791	0.958	0.915	0.921	0.928	0.831	0.964	0.919
S5	0.954	0.972	0.920	0.864	1.000	0.998	0.989	0.967	0.963	0.813	0.944	0.875	0.994	0.813	0.990
S6	0.948	0.970	0.936	0.885	0.998	1.000	0.996	0.956	0.977	0.848	0.961	0.875	0.989	0.827	0.995
S7	0.939	0.970	0.959	0.919	0.989	0.996	1.000	0.944	0.991	0.885	0.978	0.886	0.978	0.864	0.999
S8	0.987	0.943	0.850	0.791	0.967	0.956	0.944	1.000	0.898	0.703	0.885	0.839	0.970	0.792	0.948
S9	0.891	0.958	0.984	0.958	0.963	0.977	0.991	0.898	1.000	0.927	0.985	0.897	0.947	0.893	0.990
S10	0.722	0.789	0.914	0.915	0.813	0.848	0.885	0.703	0.927	1.000	0.949	0.724	0.795	0.798	0.877
S11	0.888	0.907	0.948	0.921	0.944	0.961	0.978	0.885	0.985	0.949	1.000	0.815	0.938	0.841	0.976
S12	0.803	0.962	0.940	0.928	0.875	0.875	0.886	0.839	0.897	0.724	0.815	1.000	0.837	0.950	0.891
S13	0.949	0.947	0.892	0.831	0.994	0.989	0.978	0.970	0.947	0.795	0.938	0.837	1.000	0.773	0.981
S14	0.783	0.907	0.946	0.964	0.813	0.827	0.864	0.792	0.893	0.798	0.841	0.950	0.773	1.000	0.865
对照特征图谱	0.937	0.972	0.959	0.919	0.990	0.995	0.999	0.948	0.990	0.877	0.976	0.891	0.981	0.865	1.000

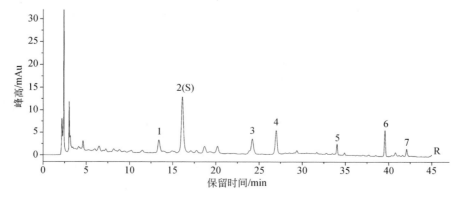

图 8-16-3 对照特征图谱及共有峰

表 8-16-4　各共有峰峰面积

编号	保留时间/min	S1	S2	S3	S4	S5	S6	S7	S8	S9	S10	S11	S12	S13	S14
1	13.40	122 560	63 513	23 874	27 207	51 676	45 398	43 124	102 367	33 463	15 742	45 568	28 353	31 195	52 005
2	16.11	249 888	276 392	176 865	178 360	287 328	245 398	213 348	304 299	217 112	137 563	249 397	178 072	239 255	125 401
3	24.21	72 961	55 948	71 897	94 734	58 112	55 075	64 549	93 465	76 569	82 584	118 001	42 433	61 913	81 040
4	26.99	29 419	75 022	107 365	136 791	70 121	76 263	82 692	11 658	114 538	157 286	143 921	57 484	43 129	78 159
5	34.02	14 092	22 582	28 422	33 900	15 149	17 208	16 833	19 541	22 438	28 796	17 889	13 390	11 233	12 604
6	39.57	13 249	102 565	76 886	104 381	29 784	24 693	29 263	33 773	44 908	5 518	8 508	132 259	8 180	113 365
7	42.07	20 232	19 967	18 531	20 291	19 357	17 488	15 564	7 886	15 509	15 626	12 565	13 266	13 812	13 523

表 8-16-5　相对保留时间与相对峰面积

峰编号	保留时间/min	相对保留时间	峰面积/μAu×s	相对峰面积
1	13.396	0.832	49 003	0.223
2	16.106	1.000	219 906	1.000
3	24.211	1.503	73 520	0.334
4	26.993	1.676	84 561	0.385
5	34.018	2.112	19 577	0.089
6	39.567	2.457	51 952	0.236
7	42.065	2.612	15 973	0.073

（研究人员：章　军）

8.17　小　蓟

8.17.1　小蓟标准汤剂质量标准

本品为菊科植物刺儿菜 *Cirsium setosum*（Willd.）MB.的干燥地上部分，经炮制、加工制成的标准汤剂。

【制法】取小蓟饮片 100g，加 12 倍量水浸泡 30min，回流 30min，趁热过滤；药渣再加 10 倍量水，回流 20min，趁热过滤。合并 2 次滤液，减压浓缩至 500mL，即得。

【性状】本品为棕褐色悬浊液，静置后会产生沉淀。

【检查】pH 值：应为 4.7～5.2。

　　　　总固体：应为 0.04～0.05g。

　　　　其他：应符合口服混悬剂项下有关的各项规定。

【特征图谱】按照高效液相色谱法测定。

色谱条件与系统适用性试验：以十八烷基硅烷键合硅胶为填充剂（柱长为 250mm，内径为 4.6mm，粒径为 5μm）；以乙腈为流动相 A，以 0.5%乙酸水溶液为流动相 B，按表 8-17-1 中的规定进行梯度洗脱；流速为 1.0mL/min；柱温为 30℃；检测波长为 280nm。理论板数按蒙花苷峰计算应不低于 1500。

表 8-17-1　洗脱条件

时间/min	流动相 A/%	流动相 B/%
0～10	1→5	99→95

续表

时间/min	流动相 A/%	流动相 B/%
10～50	5→30	95→70
50～55	30→30	70→70
55～60	30→70	70→30

参照物溶液的制备：取蒙花苷对照品适量，精密称定，置棕色量瓶中，加甲醇制成每毫升含蒙花苷为 0.1mg 的溶液，即得。

供试品溶液的制备：本品摇匀，精密量取 2mL，置于 2mL 离心管中，12 000r/min 离心 5min，放冷，取上清液，0.22μm 滤膜滤过，取续滤液，即得。

测定法：分别精密吸取对照品溶液和供试品溶液各 10μL，注入液相色谱仪，测定，记录 60min 的色谱图，即得。

供试品特征图谱中应呈现 6 个特征峰（图 8-17-1），其中 1 个峰与对应的参照物峰保留时间相同，与蒙花苷参照物峰相应的峰为 S 峰，计算特征峰峰 2～峰 6 的相对保留时间，其相对保留时间应在规定值的 ±5% 之内。规定值为：　1.00（峰 1）、2.11（峰 2）、2.74（峰 3）、4.33（峰 4）、4.54（峰 5）、5.28（峰 6）。

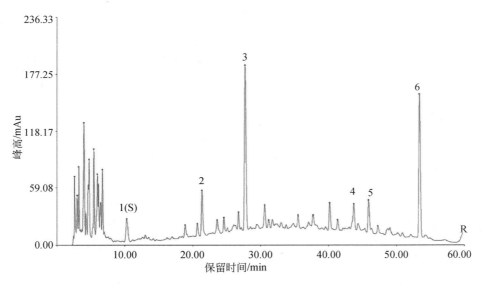

图 8-17-1　对照特征图谱及共有峰

峰 1：蒙花苷（$C_{28}H_{32}O_{14}$）

【含量测定】蒙花苷：按照高效液相色谱法测定。

色谱条件与系统适用性试验：以十八烷基硅烷键合硅胶为填充剂（柱长为 250mm，内径为 4.6mm，粒径为 5μm）；以甲醇-0.5%乙酸水溶液（55∶45）为流动相；检测波长为 326nm。理论板数按蒙花苷峰计算应不低于 1500。

对照品溶液的制备：同【特征图谱】项下。

供试品溶液的制备：同【特征图谱】项下。

测定法：分别精密吸取对照品溶液与供试品溶液 10μL，注入液相色谱仪，测定，即得。

【转移率】蒙花苷转移率为 5.5%～10.2%。

【规格】0.2g/mL（以饮片计）。

【贮藏】冷冻保存，用时复融。

8.17.2 小蓟标准汤剂质量标准草案

1.仪器与材料

Agilent 1260 型高效液相色谱仪（美国安捷伦公司），Sartorius-CGLP-210S-型电子分析天平（德国赛多利斯天平有限公司），KQ-100E 型超声波清洗器（昆山市超声仪器有限公司），LD510-2 型电子天平（沈阳龙腾电子有限公司），H1650-W 型台式高速离心机（湖南湘仪）。

2.样本采集

样品共 12 份（编号 XJ-01～XJ-12），分别采集于主产区、药材市场，河北、江苏、安徽、湖南等地。

3.物种鉴定

经鉴定，研究样品均为菊科植物刺儿菜 *Cirsium setosum* （Willd.）MB.。

4.定量测定

1）色谱条件

饮片色谱条件色谱柱：YMC-TriartC18 色谱柱（250mm×4.6mm，5μm）；以甲醇-0.5%乙酸水溶液（55：45）为流动相；检测波长为326nm。理论板数按蒙花苷峰计算应不低于1500。

标准汤剂色谱条件：同饮片色谱条件，见图 8-17-2。

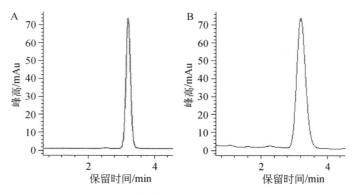

图 8-17-2　标准汤剂 HPLC 色谱图
A：蒙花苷（$C_{28}H_{32}O_{14}$）；B：标准汤剂

2）对照品溶液的制备

取蒙花苷对照品适量，精密称定，置棕色量瓶中，加甲醇制成每毫升含蒙花苷 0.1mg 的溶液，即得。

3）供试品溶液的制备

（1）饮片供试品溶液制备

取本品粉末（过四号筛）约 0.1g，精密称定，置具塞锥形瓶中，精密加入甲醇 10mL，密塞，称定重量，超声处理（功率 100W，频率 40kHz）15min，放冷，再称定重量，用甲醇补足减失的重量，摇匀，滤过，取续滤液，即得。

（2）标准汤剂供试品溶液制备

取小蓟饮片 100g，加 12 倍量水浸泡 30min，回流 30min，趁热过滤；药渣再加 10 倍量水，回流

20min，趁热过滤。合并 2 次滤液，减压浓缩至 500mL，即得小蓟标准汤剂。

精密吸取小蓟标准汤剂（XJ-01～XJ-12）2mL，置于 2mL 离心管中，12 000r/min，离心 5min，取上清液，0.22μm 滤膜滤过，取续滤液，即得。

4）方法学验证

以蒙花苷峰面积积分值为纵坐标（Y）、对照品进样量（μg）为横坐标（X）绘制标准曲线，$Y= 13\,441X -42.755$，$R^2= 0.9996$，表明线性关系良好。精密度考察合格，RSD 为 0.1%。小蓟标准汤剂供试品制备后 24h 内稳定性良好，RSD 为 0.1%。重复性良好，平行 6 份供试品溶液的 RSD 为 1.2%；平均加样回收率为 96.7%，RSD 为 0.8%。

5）测定法

（1）含量测定

精密吸取对照品溶液 10μL、饮片供试品溶液 10μL 和标准汤剂供试品溶液 10μL，注入高效液相色谱仪，按照 4 项下"色谱条件"测定含量。

（2）pH 值测定

取标准汤剂，用 pH 计测定 pH 值。

（3）总固体测定

参照编写说明【总固体】项下测定方法操作。

（4）转移率测定

参照编写说明【转移率】项下公式计算。

6）结果

（1）饮片中蒙花苷含量

含量测定结果见表 8-17-2，所收集样品均满足 2015 年版《中国药典》蒙花苷（不少于 0.7%）的限量要求。

表 8-17-2　饮片中蒙花苷含量测定

编号	蒙花苷含量/%	RSD/%
XJ-01	0.8	13.1
XJ-02	1.0	33.9
XJ-03	0.9	20.6
XJ-04	1.0	6.9
XJ-05	0.8	21.5
XJ-06	0.9	6.5
XJ-07	0.8	4.6
XJ-08	0.9	14.6
XJ-09	0.8	8.9
XJ-10	0.8	6.4
XJ-11	0.9	7.1
XJ-12	0.8	20.6

（2）标准汤剂中蒙花苷含量（表 8-17-3）。

表 8-17-3　标准汤剂中蒙花苷含量测定

编号	蒙花苷含量/（mg/mL）	RSD/%
XJ-01	0.13	0.04
XJ-02	0.13	0.05
XJ-03	0.13	0.10
XJ-04	0.13	0.12
XJ-05	0.15	0.03
XJ-06	0.15	0.06
XJ-07	0.14	0.07
XJ-08	0.14	0.08
XJ-09	0.15	0.08
XJ-10	0.09	0.17
XJ-11	0.12	0.04
XJ-12	0.16	0.02

（3）pH 值及总固体（表 8-17-4）。

表 8-17-4　pH 值及总固体

编号	pH 值	总固体/g	RSD%
XJ-01	4.8	0.04	0.2
XJ-02	4.8	0.05	0.5
XJ-03	4.7	0.05	1.1
XJ-04	4.7	0.05	0.8
XJ-05	5.0	0.05	0.4
XJ-06	4.9	0.05	0.4
XJ-07	5.2	0.04	1.4
XJ-08	4.7	0.04	0.6
XJ-09	4.8	0.04	1.3
XJ-10	5.1	0.04	0.8
XJ-11	5.0	0.04	1.0
XJ-12	5.0	0.04	0.6

（4）蒙花苷转移率（表 8-17-5）。

表 8-17-5　蒙花苷转移率计算结果

编号	饮片中蒙花苷含量/mg	标准汤剂中蒙花苷含量/mg	转移率/%	$(\overline{X} \pm S)$/%
XJ-01	775.6	65.6	8.5	
XJ-02	984.4	67.0	6.8	
XJ-03	855.9	65.6	7.7	
XJ-04	1041.5	65.2	6.3	7.9±1.2
XJ-05	818.0	73.3	9.0	
XJ-06	885.5	73.9	8.3	
XJ-07	817.1	70.1	8.6	

续表

编号	饮片中蒙花苷含量/mg	标准汤剂中蒙花苷含量/mg	转移率/%	$(\overline{X}\pm S)$/%
XJ-08	861.5	71.5	8.3	
XJ-09	840.0	76.9	9.1	
XJ-10	822.7	46.8	5.7	7.9±1.2
XJ-11	940.0	61.6	6.6	
XJ-12	815.9	78.6	9.6	

5.标准汤剂特征图谱研究

1）色谱条件

色谱柱：YMC-TriartC18（250mm×4.6mm，5μm）；以乙腈为流动相 A，以 0.5%乙酸水溶液为流动相 B；梯度洗脱条件：0～10min、1%～5%A，10～50min、5%～30%A，50～55min、30%～30%A，55～60min、30%～70%A；流速为 1.0mL/min；检测波长 280nm；柱温为 30℃。理论板数按蒙花苷峰计算应不低于 1500。

2）参照物溶液的制备

取蒙花苷对照品适量，精密称定，置棕色量瓶中，加甲醇制成每毫升含蒙花苷为 0.1mg 的溶液，即得。

3）标准汤剂供试品溶液制备

同 4 项下"标准汤剂供试品溶液制备"。

4）方法学验证

方法学考察合格（具体内容略）。

5）特征图谱的建立及共有峰的标定

按照色谱条件，分别精密吸取 12 批小蓟标准汤剂供试品溶液 10μL，注入高效液相色谱仪，记录色谱峰信息，特征图谱见图 8-17-3，相似度结果见表 8-17-6，生成的对照特征图谱见图 8-17-4，其中共有峰 6 个。各共有峰峰面积见表 8-17-7，以峰 1 为参照峰，计算其他峰的相对保留时间和相对峰面积（表 8-17-8）。

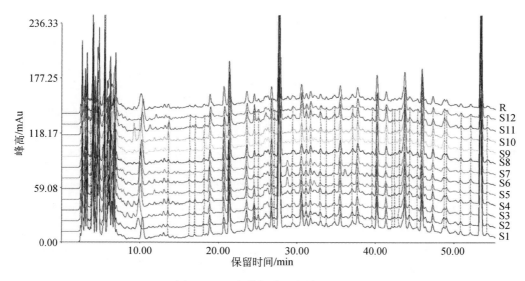

图 8-17-3　小蓟标准汤剂特征图谱

表 8-17-6　相似度计算结果

编号	S1	S2	S3	S4	S5	S6	S7	S8	S9	S10	S11	S12	对照特征图谱
S1	1.000	0.968	0.976	0.980	0.933	0.935	0.919	0.962	0.959	0.953	0.979	0.920	0.986
S2	0.968	1.000	0.949	0.952	0.880	0.879	0.865	0.918	0.914	0.919	0.971	0.935	0.958
S3	0.976	0.949	1.000	0.995	0.950	0.958	0.946	0.971	0.968	0.956	0.960	0.902	0.989
S4	0.980	0.952	0.995	1.000	0.960	0.965	0.949	0.977	0.976	0.957	0.965	0.911	0.994
S5	0.933	0.880	0.950	0.960	1.000	0.996	0.983	0.956	0.963	0.912	0.888	0.909	0.970
S6	0.935	0.879	0.958	0.965	0.996	1.000	0.983	0.961	0.966	0.923	0.895	0.892	0.972
S7	0.919	0.865	0.946	0.949	0.983	0.983	1.000	0.940	0.939	0.893	0.867	0.895	0.957
S8	0.962	0.918	0.971	0.977	0.956	0.961	0.940	1.000	0.997	0.968	0.953	0.866	0.984
S9	0.959	0.914	0.968	0.976	0.963	0.966	0.939	0.997	1.000	0.970	0.949	0.871	0.984
S10	0.953	0.919	0.956	0.957	0.912	0.923	0.893	0.968	0.970	1.000	0.960	0.844	0.966
S11	0.979	0.971	0.960	0.965	0.888	0.895	0.867	0.953	0.949	0.960	1.000	0.878	0.968
S12	0.920	0.935	0.902	0.911	0.909	0.892	0.895	0.866	0.871	0.844	0.878	1.000	0.928
对照特征图谱	0.986	0.958	0.989	0.994	0.970	0.972	0.957	0.984	0.984	0.966	0.968	0.928	1.000

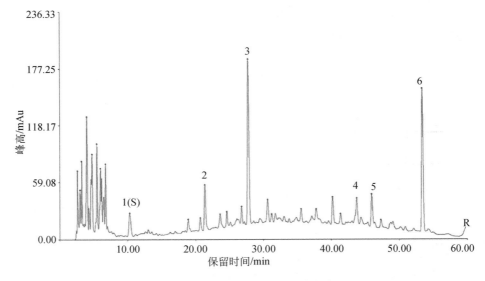

图 8-17-4　对照特征图谱及共有峰

表 8-17-7　各共有峰峰面积

编号	保留时间/min	S1	S2	S3	S4	S5	S6	S7	S8	S9	S10	S11	S12
1	10.107	474.366	290.916	492.778	508.921	740.865	762.951	654.452	568.517	672.759	551.365	373.685	430.385
2	21.352	687.847	718.177	599.732	712.706	579.521	621.631	497.222	722.76	798.903	704.637	838.707	675.564
3	27.696	2680.885	2581.996	2340.64	2710.865	1561.134	1696.911	1430.838	2443.231	2573.093	2272.325	3288.57	1525.902
4	43.719	496.06	451.309	509.059	585.513	550.561	533.276	506.046	894.733	960.123	581.004	416.684	501.627
5	45.914	540.569	486.238	435.345	569.378	417.866	388.34	327.461	747.473	874.317	774.762	777.67	595.409
6	53.383	2221.164	1836.386	1804.257	2332.257	2390.9	2254.254	2139.917	2192.369	2428.374	1413.088	2101.305	2422.681

表 8-17-8 相对保留时间与相对峰面积

峰编号	保留时间/min	相对保留时间	峰面积/mAu×s	相对峰面积
1	10.107	1.000	543.5	1.000
2	21.352	2.113	679.8	1.251
3	27.696	2.740	2258.9	4.156
4	43.719	4.326	582.2	1.071
5	45.914	4.543	577.9	1.063
6	53.383	5.282	2128.1	3.916

（研究人员：代云桃）

8.18 辛 夷

8.18.1 辛夷标准汤剂质量标准

本品为木兰科植物望春花 *Magnolia biondii* Pamp.的干燥花蕾，经炮制、加工制成的标准汤剂。

【制法】取辛夷饮片 100g，加 12 倍量水浸泡 30min，置挥发油提取器中提取 2h，得挥发油，提取液趁热过滤；药渣再加 10 倍量水，于挥发油提取器中继续提取 30min，得挥发油，提取液滤过。合并挥发油，合并滤液，浓缩至适量，定容至 500mL，即得。

【性状】本品为褐色悬浊液，静置后会产生沉淀。

【检查】pH 值：应为 5.0～5.7。

总固体：应为 0.27～0.39g。

其他：应符合口服混悬剂项下有关的各项规定。

【特征图谱】按照高效液相色谱法测定。

色谱条件与系统适用性试验：色谱柱，Welch Ultimate XB-C18 色谱柱（100mm×2.1mm，1.8μm）；流动相，水-乙腈-四氢呋喃（59：40：1）；检测波长为 278nm。理论板数按木兰脂素峰计算应不低于 9000。

参照物溶液的制备：取木兰脂素对照品适量，精密称定，加甲醇制成每毫升含木兰脂素 0.1mg 的溶液，即得。

供试品溶液的制备：本品摇匀，精密吸取 1mL，分别加甲醇定容至 10mL，超声 5min，12 000r/min 离心 5min，取上清液，摇匀，0.22μm 滤膜过滤，取续滤液，即得标准汤剂供试品溶液。

测定法：分别精密吸取对照品溶液和供试品溶液 10μL，注入液相色谱仪，测定，记录 20min 色谱图，即得。

供试品特征图谱中呈现 4 个共有峰（图 8-18-1），其中 1 个峰与对应的参照物峰保留时间相同；与木兰脂素参照峰相应的峰为 S 峰，计算特征峰峰 1、峰 3、峰 4 的相对保留时间，其相对保留时间应在规定值的±5%之内。规定值为：0.89（峰 1）、1.00（峰 2）、1.13（峰 3）、1.28（峰 4）。

【含量测定】按照高效液相色谱法测定。

色谱条件与系统适用性试验：同【特征图谱】项下。

对照品溶液的制备：取木兰脂素对照品适量，精密称定，加甲醇制成每毫升含木兰脂素 0.1mg 的溶液，即得。

供试品溶液的制备：同【特征图谱】项下。

测定法：同【特征图谱】项下。

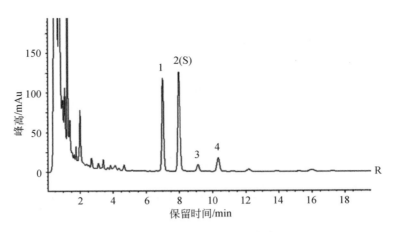

图 8-18-1　特征图谱及共有峰

峰 2：木兰脂素（magnolin，$C_{23}H_{28}O_7$）

本品每毫升含辛夷以木兰脂素（$C_{23}H_{28}O_7$）计应不低于 0.8mg。

本品每毫升含辛夷以挥发油计不得少于 0.002mL。

【转移率】木兰脂素转移率为 6.6%～36.6%。

【规格】0.2g/mL（以饮片计）。

【贮藏】冷冻保存，用时复融。

8.18.2　辛夷标准汤剂质量标准草案起草说明

1.仪器与材料

安捷伦 1290 Infinity II 型超高效液相色谱仪（美国安捷伦公司，G7167B 型自动进样系统，G7166B 型柱温箱，G7117A 型 DAD 检测器），Mettler Toledo-XS105 型电子分析天平［瑞士梅特勒-托利多仪器（中国）有限公司］，KQ5200DE 型超声波清洗器（昆山市超声仪器有限公司），JA2003 型电子天平（上海舜宇恒平科学仪器有限公司），TG16-WS 型台式高速离心机（湖南湘仪），pH 计（Mettler Toledo FE20），FE20 型实验室 pH 计（Mettler-Toledo）。

木兰脂素（含量≥98%，批号 31008-18-1，购自北京四面体生物科技有限公司），甲醇、乙腈为色谱纯（美国 Fisher 公司），其他试剂为分析纯。

2.样品采集

样品共 12 份（编号 XY-01～XY-12），采自主产区、道地产区及 GAP 基地，安徽亳州、浙江、河南、湖南、山东等地及安国药材市场，包括符合 2015 年版《中国药典》要求的不同商品规格等级。

3.物种鉴别

经鉴定，所研究样品均为木兰科植物望春花 *Magnolia biondii* Pamp.的干燥花蕾。

4.定量测定

1）饮片挥发油含量测定

取 12 批辛夷饮片，按 2015 年版《中国药典》挥发油测定法（通则 2204）测定，保持微沸 2.5h。

2）色谱条件

饮片色谱条件：以十八烷基硅烷键合硅胶为填充剂；以水-乙腈-四氢呋喃（59：40：1）为流动相；

检测波长为 278nm。理论板数按木兰脂素峰计算应不低于 9000。

标准汤剂色谱条件：色谱柱，Welch Ultimate XB-C18 色谱柱（100mm×2.1mm，1.8μm）；流动相：水（A）-乙腈（B）-四氢呋喃（C）（59：40：1）；柱温为 30℃；流速为 0.4mL/min；检测波长为 278nm。理论塔板数按木兰脂素峰计算应不低于 9000。色谱图见图 8-18-2。

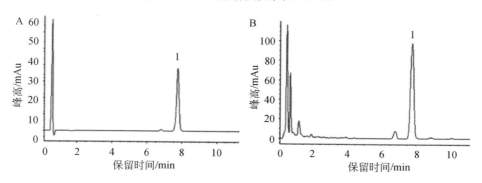

图 8-18-2 辛夷标准汤剂 UPLC 色谱图

A：对照品；B：标准汤剂

1：木兰脂素（magnolin，$C_{23}H_{28}O_7$）

3）对照品溶液制备

取经五氧化二磷减压干燥器中干燥 36h 的木兰脂素对照品，取木兰脂素适量，精密称定，加甲醇制成每毫升含 1.07mg 的溶液，即得。

4）供试品溶液制备

（1）饮片供试品溶液制备（2015 年版《中国药典》）

取本品粗粉约 1g，精密称定，置具塞锥形瓶中，精密加入乙酸乙酯 20mL，称定重量，浸泡 30min，超声处理（功率 250W，频率 33Hz）30min，放冷，再称定重量，用甲醇补足减失的重量，摇匀，滤过，精密量取续滤液 3mL，加在中性氧化铝柱（100～200 目，2g，内径为 9mm，湿法装柱，用乙酸乙酯 5mL 预洗）上，用甲醇 15mL 洗脱，收集洗脱液，置 25mL 量瓶中，加甲醇至刻度，摇匀，滤过，取续滤液，即得。

（2）标准汤剂供试品溶液制备

取辛夷饮片 100g，置于 2000mL 圆底烧瓶中，加 12 倍量水，浸泡 30min，置挥发油提取器中提取 2h，得挥发油，提取液趁热过滤；药渣再加 10 倍量水，于挥发油提取器中继续提取 30min，得挥发油，提取液滤过。合并挥发油，合并滤液，浓缩至适量，定容至 500mL，即得辛夷标准汤剂。

精密吸取辛夷标准汤剂（XY-01～XY-12）各 1mL，分别加甲醇定容至 10mL，超声 5min，12 000r/min 离心 5min，取上清，摇匀，0.22μm 滤膜过滤，取续滤液，即得标准汤剂供试品溶液。

5）方法学验证

以木兰脂素锋面积积分值为纵坐标（Y）、对照品进样量（μg）为横坐标（X）绘制标准曲线，$Y=3887.2X-19.24$，$R^2=0.998$，表明线性关系良好。精密度考察合格，RSD 为 0.07%。辛夷标准汤剂供试品制备后 24h 内稳定性良好，RSD 为 0.41%。重复性良好，平行 6 份供试品溶液的 RSD 为 1.18%；平均加样回收率为 98.52%，RSD 为 0.7%。

6）测定法

（1）含量测定

分别精密吸取对照品溶液 3μL、饮片供试品溶液 5μL、标准汤剂供试品溶液 5μL，注入高效液相色谱仪，按照 4 项下"色谱条件"测定含量。

（2）pH 值测定

取标准汤剂，用 pH 计测定 pH 值。

（3）总固体测定

参照编写说明【总固体】项下测定方法操作。

（4）木兰脂素转移率测定

参照编写说明【转移率】项下公式计算。

7）结果

（1）饮片挥发油含量测定结果

挥发油含量测定结果见表 8-18-1，所收集样品均满足 2015 年版《中国药典》中挥发油［不少于 1.0%（mL/g）］的限量要求。

表 8-18-1　饮片中挥发油含量测定

编号	挥发油含量/%
XY-01	1.80
XY-02	1.60
XY-03	1.80
XY-04	1.25
XY-05	1.50
XY-06	1.30
XY-07	1.45
XY-08	1.35
XY-09	1.20
XY-10	1.30
XY-11	1.10
XY-12	1.25

（2）饮片及标准汤剂中木兰脂素含量

木兰脂素含量测定结果见表 8-18-2，所收集样品均满足 2015 年版《中国药典》中木兰脂素（不少于 0.40%）的限量要求。

表 8-18-2　饮片及标准汤剂中木兰脂素含量测定

编号	饮片中木兰脂素含量/%	RSD/%	标准汤剂中木兰脂素含量/%	RSD/%
XY-01	3.97	3.31	1.14	0.63
XY-02	4.51	2.71	0.48	1.50
XY-03	1.76	0.08	0.64	0.44
XY-04	5.92	1.66	0.94	0.83
XY-05	3.27	1.81	0.93	0.22
XY-06	6.50	0.29	0.87	0.31
XY-07	5.06	2.11	0.40	2.42
XY-08	6.85	0.23	0.45	2.20
XY-09	4.13	3.12	0.64	2.48

编号	饮片中木兰脂素含量/%	RSD/%	标准汤剂中木兰脂素含量/%	RSD/%
XY-10	5.56	0.52	0.76	0.29
XY-11	4.88	2.70	0.67	0.21
XY-12	5.61	1.42	0.74	1.78

（3）pH 值及总固体（表 8-18-3）

表 8-18-3　标准汤剂 pH 值及总固体

编号	pH 值	总固体/g	RSD/%
XY-01	5.2	0.32	0.3
XY-02	5.3	0.28	0.1
XY-03	5.2	0.32	0.1
XY-04	5.6	0.31	0.8
XY-05	5.7	0.36	0.3
XY-06	5.6	0.35	1.3
XY-07	5.2	0.39	0.7
XY-08	5.1	0.31	0.2
XY-09	5.2	0.33	0.3
XY-10	5.1	0.33	0.7
XY-11	5.1	0.32	0.3
XY-12	5.1	0.34	0.3

（4）木兰脂素转移率（表 8-18-4）

表 8-18-4　木兰脂素转移率计算结果

编号	标准汤剂中木兰脂素含量/mg	饮片中木兰脂素含量/mg	转移率/%	$(\bar{X} \pm S)$/%
XY-01	1142.89	4481.28	28.8	
XY-02	475.82	5087.49	10.5	
XY-03	644.69	2041.71	36.6	
XY-04	941.40	6641.87	15.9	
XY-05	931.80	3713.69	28.5	
XY-06	868.62	7283.99	13.4	16.5±1.4
XY-07	401.87	5693.20	7.9	
XY-08	453.09	7672.22	6.6	
XY-09	644.40	4660.88	15.6	
XY-10	759.98	6241.34	13.7	
XY-11	673.18	5994.90	13.8	
XY-12	736.80	6300.39	13.1	

5.标准汤剂特征图谱研究

1）色谱条件

同4项下"色谱条件"。

2）标准汤剂供试品溶液制备

同4项下"标准汤剂供试品溶液制备"。

3）方法学验证

方法学考察合格（具体内容略）。

4）指纹图谱的建立及共有峰的标定

按照4项下"色谱条件"，分别精密吸取12批辛夷标准汤剂供试品溶液5μL，注入高效液相色谱仪，记录色谱峰信息，指纹图谱见图8-18-3，相似度结果见表8-18-5，共有峰4个，指认1个，见图8-18-4。各共有峰峰面积见表8-18-6，以峰1为参照峰，计算其他峰的相对保留时间和相对峰面积（表8-18-7）。

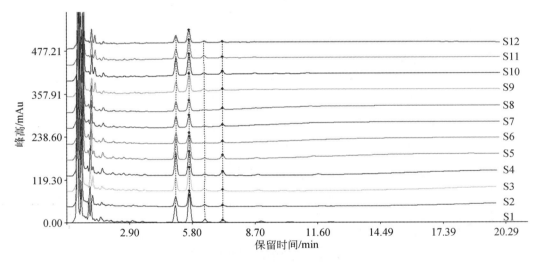

图 8-18-3　辛夷标准汤剂特征图谱

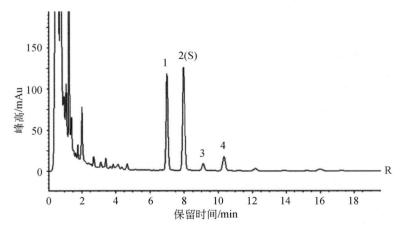

图 8-18-4　对照特征图谱及共有峰的确认

峰2：木兰脂素（magnolin，$C_{23}H_{28}O_7$）

表 8-18-5 辛夷饮片标准汤剂特征图谱相似度计算结果

编号	S1	S2	S3	S4	S5	S6	S7	S8	S9	S10	S11	S12	对照特征图谱
S1	1.000	0.999	0.999	0.973	0.970	0.970	0.972	0.975	0.998	0.982	0.996	0.996	0.998
S2	0.999	1.000	0.999	0.977	0.974	0.974	0.976	0.979	0.998	0.985	0.996	0.996	0.999
S3	0.999	0.999	1.000	0.971	0.967	0.967	0.969	0.972	0.998	0.979	0.997	0.995	0.998
S4	0.973	0.977	0.971	1.000	0.995	0.996	0.997	0.997	0.973	0.995	0.960	0.977	0.976
S5	0.970	0.974	0.967	0.995	1.000	0.998	0.999	0.998	0.974	0.996	0.960	0.978	0.976
S6	0.970	0.974	0.967	0.996	0.998	1.000	0.999	0.999	0.974	0.997	0.960	0.979	0.976
S7	0.972	0.976	0.969	0.997	0.999	0.999	1.000	1.000	0.976	0.998	0.962	0.980	0.978
S8	0.975	0.979	0.972	0.997	0.998	0.999	1.000	1.000	0.979	0.999	0.966	0.983	0.981
S9	0.998	0.998	0.998	0.973	0.974	0.974	0.976	0.979	1.000	0.985	0.998	0.998	0.999
S10	0.982	0.985	0.979	0.995	0.996	0.997	0.998	0.999	0.985	1.000	0.975	0.988	0.987
S11	0.996	0.996	0.997	0.960	0.960	0.960	0.962	0.966	0.998	0.975	1.000	0.995	0.997
S12	0.996	0.996	0.995	0.977	0.978	0.979	0.980	0.983	0.998	0.988	0.995	1.000	0.999
对照特征图谱	0.998	0.999	0.998	0.976	0.976	0.976	0.978	0.981	0.999	0.987	0.997	0.999	1.000

表 8-18-6 各共有峰峰面积

编号	保留时间/min	S1	S2	S3	S4	S5	S6	S7	S8	S9	S10	S11	S12
1	5.724	400.1	154.6	228.0	315.4	511.8	476.3	219.6	242.5	227.6	380.4	208.1	220.3
2	6.459	758.0	302.8	418.3	614.8	611.7	565.5	253.7	287.1	419.1	498.5	434.6	478.5
3	7.300	89.0	37.8	47.0	72.5	49.3	39.8	18.9	20.5	54.7	45.2	57.7	60.4
4	8.274	40.3	27.0	41.2	47.5	124.4	117.0	49.7	55.2	37.6	84.6	28.0	28.9

表 8-18-7 相对保留时间与相对峰面积

峰编号	保留时间/min	相对保留时间	峰面积/mAu×s	相对峰面积
1	5.724	0.886	273.7	0.582
2	6.459	1.000	470.2	1.000
3	7.300	1.130	49.4	0.105
4	8.274	1.281	59.3	0.126

（研究人员：赵庆贺）

8.19 茵 陈

8.19.1 茵陈标准汤剂质量标准

本品为菊科植物茵陈蒿 *Artemisia capillaris* Thunb.的干燥地上部分，经炮制、加工制成的标准汤剂。

【制法】取茵陈饮片 50g，加 12 倍量水浸泡 30min，回流 30min，趁热过滤；药渣再加 10 倍量水，回流 20min，趁热过滤。合并 2 次滤液，减压浓缩至 500mL，即得。

【性状】本品为棕褐色悬浊液，静置后会产生沉淀。

【检查】pH 值：应为 5.2～5.7。

总固体：应为 0.09～0.20g。

其他：应符合口服混悬剂项下有关的各项规定。

【特征图谱】按照高效液相色谱法测定。

色谱条件与系统适用性试验：以十八烷基硅烷键合硅胶为填充剂（柱长为 150mm，内径为 2.1mm，粒径为 2.6μm）；以乙腈为流动相 A，0.05%磷酸水溶液为流动相 B，按照表 8-19-1 中的规定进行梯度洗脱；流速为 0.4mL/min；柱温为 30℃；检测波长为 327nm。理论塔板数按理论板数按绿原酸峰计算应不低于 5000。

表 8-19-1　洗脱条件

时间/min	流动相 A/%	流动相 B/%
0～2	5→11	95→89
2～6	11→20	89→80
6～12	20→60	80→40
12～14	60→80	40→20

参照物溶液的制备：取绿原酸对照品适量，精密称定，加甲醇制成每毫升含绿原酸 0.38mg 的溶液，即得。

供试品溶液的制备：本品摇匀，精密量取 1mL，超声 5min，12 000r/min 离心 5min，放冷，取上清液，0.22μm 滤膜滤过，取续滤液，即得。

测定法：分别精密吸取对照品溶液 5μL、供试品溶液 2μL，注入液相色谱仪，测定，记录 14min 色谱图，即得。

供试品特征图谱中呈现 11 个特征峰（图 8-19-1），其中 1 个峰与对应的参照物峰保留时间相同；与绿原酸参照物峰相应的峰为 S 峰，计算特征峰峰 1～峰 3、峰 5～峰 11 的相对保留时间，其相对保留时间应在规定值的 ±5% 之内。规定值为：0.57（峰 1）、0.73（峰 2）、0.89（峰 3）、1.00（峰 4）、1.09（峰 5）、1.33（峰 6）、1.40（峰 7）、1.53（峰 8）、1.77（峰 9）、2.03（峰 10）、2.13（峰 11）。

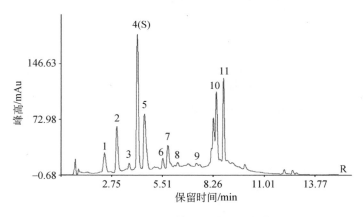

图 8-19-1　对照特征图谱及共有峰

【含量测定】绿原酸：按照高效液相色谱法测定。

色谱条件与系统适用性试验：同【特征图谱】项下。

对照品溶液的制备：取绿原酸对照品适量，精密称定，加甲醇制成每毫升含 0.38mg 的溶液，即得。

供试品溶液的制备：同【特征图谱】项下。

测定法：同【特征图谱】项下。

本品每毫升含茵陈以绿原酸（$C_{16}H_{18}O_9$）计应不低于 0.25mg。

【转移率】绿原酸转移率为 38.05%～61.22%。

【规格】0.1g/mL（以饮片计）。

【贮藏】冷冻保存，用时复融。

8.19.2　茵陈标准汤剂质量标准草案起草说明

1.仪器与材料

安捷伦 1290Infinity II 型超高效液相色谱仪（美国安捷伦公司，G7167B 型自动进样系统，G7166B 型柱温箱，G7117A 型 DAD 检测器），Sartorius-BS-210S-型电子分析天平（德国赛多利斯天平有限公司），KQ-100E 型超声波清洗器（昆山市超声仪器有限公司），LD510-2 型电子天平（沈阳龙腾电子有限公司），H1650-W 型台式高速离心机（湖南湘仪）。

绿原酸（含量≥98%，批号 151217，购自成都普菲德生物技术有限公司），甲醇、乙腈为色谱纯（美国 Fisher 公司），水为高纯水，其他试剂为分析纯。

2.样品采集

样品共 14 份，（编号 YC-01～YC-14），采自主产区、道地产区，甘肃陇西、陕西、河北等地及安国药材市场，包括符合 2015 年版《中国药典》要求的不同商品规格等级。

3.物种鉴别

经鉴定，所研究样品均为菊科植物茵陈蒿 *Artemisia capillaris* Thunb.。

4.含量测定

1）色谱条件

饮片色谱条件：Thermo-C18 色谱柱（150mm×2.1mm，2.6μm）；以乙腈-0.05%磷酸水溶液（10：90）为流动相；流速为 0.4mL/min；柱温为 30℃；检测波长为 327nm。理论板数按绿原酸峰计算应不低于 5000。

标准汤剂色谱条件：Thermo-C18 色谱柱（150mm×2.1mm，2.6μm）；以乙腈为流动相 A，以 0.1%甲酸水溶液为流动相 B；梯度洗脱条件：0～2min、5%～11%A，2～6min、11%～20%A，6～12min、20%～60%A，12～14min、60%～80%A；流速为 0.4mL/min；柱温为 30℃；检测波长为 327nm。理论塔板数按绿原酸峰计算应不低于 5000，见图 8-19-2。

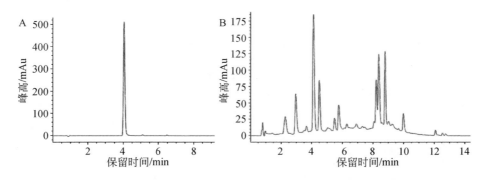

图 8-19-2　标准汤剂 UPLC 色谱图

A：绿原酸（chlorogenic acid，$C_{16}H_{18}O_9$）；B：标准汤剂

2）对照品溶液制备

取经五氧化二磷减压干燥器中干燥 36h 的绿原酸对照品适量，精密称定，加甲醇制成每毫升含 0.38mg 的溶液，即得。

3）供试品溶液制备

（1）饮片供试品溶液制备

取本品粉末约 1g，精密称定，置于具赛锥形瓶中，精密加入 5%甲酸的甲醇溶液 10mL，称定重量，超声处理 30min，放冷，再称定重量，补足减失的重量，摇匀，0.22μm 滤膜滤过，取续滤液，即得。

（2）标准汤剂供试品溶液制备

取茵陈饮片 50g，加 12 倍量水浸泡 30min，回流 30 min，趁热过滤；药渣再加 10 倍量水，回流 20min，趁热过滤。合并 2 次滤液，减压浓缩至 500mL，即得茵陈标准汤剂。

精密吸取茵陈标准汤剂（YC01～YC13）各 0.5mL，分别加 0.5mL 甲醇超声 5min，涡旋混匀，12 000r/min，离心 5min，0.22μm 滤膜过滤，取续滤液，即得标准汤剂供试品溶液。

4）方法学验证

以绿原酸峰面积积分值为纵坐标（Y）、对照品进样量（μg）为横坐标（X）绘制标准曲线，$Y=3064473.6842X-71.9000$，$R^2=0.998$，表明线性关系良好。精密度考察合格，RSD 为 1.8%。茵陈标准汤剂供试品制备后 24h 内稳定性良好，RSD 为 2.0%。重复性良好，平行 6 份供试品溶液的 RSD 为 1.7%；平均加样回收率为 98.2%，RSD 为 2.4%。

5）测定法

（1）含量测定

分别精密吸取对照品溶液 5μL，饮片供试品溶液、标准汤剂供试品溶液各 2μL，注入高效液相色谱仪，按照 4 项下"色谱条件"测定含量。

（2）pH 值测定

取标准汤剂，用 pH 计测定 pH 值。

（3）总固体测定

参照编写说明【总固体】项下测定方法操作。

（4）转移率测定

参照编写说明【转移率】项下公式计算。

6）结果

（1）饮片中绿原酸含量

绿原酸含量测定结果见表 8-19-2，所收集样品均满足 2015 年版《中国药典》中绿原酸（不少于 0.5%）的限量要求。

表 8-19-2　饮片中绿原酸含量测定

编号	绿原酸含量/%	RSD/%
YC-01	0.95	0.9
YC-02	0.97	1.1
YC-03	0.90	0.8
YC-04	0.56	1.0
YC-05	1.15	1.0
YC-06	0.83	0.5
YC-07	1.12	1.3
YC-08	0.52	1.9
YC-09	0.72	0.7
YC-10	0.54	0.8
YC-11	0.89	1.1
YC-12	1.22	0.7
YC-13	1.08	0.6
YC-14	0.91	0.9

（2）标准汤剂中绿原酸含量（表 8-19-3）

表 8-19-3　标准汤剂中绿原酸含量测定

编号	标准汤剂中绿原酸含量/（mg/mL）	RSD/%
YC-01	0.276	0.9
YC-02	0.265	0.8
YC-03	0.226	0.9
YC-04	0.179	0.6
YC-05	0.433	0.8
YC-06	0.174	1.3
YC-07	0.288	1.1
YC-08	0.106	1.3
YC-09	0.213	0.8
YC-10	0.108	0.9
YC-11	0.152	0.9
YC-12	0.228	0.8
YC-13	0.263	1.3
YC-14	0.182	0.7

（3）pH 值及总固体（表 8-19-4）

表 8-19-4　pH 值及总固体

编号	pH 值	总固体/g	RSD/%
YC-01	5.4	0.15	1.3
YC-02	5.3	0.13	1.7
YC-03	5.5	0.16	1.6
YC-04	5.4	0.11	1.4
YC-05	5.7	0.15	1.2
YC-06	5.5	0.12	1.0
YC-07	5.4	0.17	1.3
YC-08	5.7	0.20	1.1
YC-09	5.6	0.14	1.4
YC-10	5.3	0.15	2.1
YC-11	5.2	0.17	0.9
YC-12	5.5	0.11	1.5
YC-13	5.4	0.14	2.3
YC-14	5.4	0.14	1.8

（4）绿原酸转移率（表 8-19-5）

表 8-19-5　绿原酸转移率计算结果

编号	标准汤剂中绿原酸含量/mg	饮片中绿原酸含量/mg	转移率/%	$(\overline{X} \pm S)$/%
YC-01	276.31	475.84	58.07	
YC-02	264.83	483.12	54.82	49.64±11.59
YC-03	226.45	451.45	50.16	

编号	标准汤剂中绿原酸含量/mg	饮片中绿原酸含量/mg	转移率/%	$(\overline{X}\pm S)$/%
YC-04	179.17	281.01	63.76	
YC-05	432.52	577.10	74.95	
YC-06	174.08	415.94	41.85	
YC-07	287.80	561.30	51.27	
YC-08	105.71	260.34	40.61	
YC-09	213.40	361.47	59.04	49.64±11.59
YC-10	108.19	270.25	40.03	
YC-11	152.49	444.97	34.27	
YC-12	227.90	610.69	37.32	
YC-13	262.90	539.18	48.76	
YC-14	181.52	453.83	40.00	

5.标准汤剂特征图谱研究

1）色谱条件

同4项下"色谱条件"。

2）参照物溶液制备

同4项下"对照品溶液制备"。

3）标准汤剂供试品溶液制备

同4项下"标准汤剂供试品溶液制备"。

4）方法学验证

方法学考察合格（具体内容略）。

5）特征图谱的建立及共有峰的标定

按照4项下"色谱条件"，分别精密吸取14批茵陈标准汤剂供试品溶液2μL，注入高效液相色谱仪，记录色谱峰信息，特征图谱见图8-19-3，相似度结果见表8-19-6，生成的对照特征图谱见图8-19-4，共有峰11个，指认1个。各共有峰峰面积见表8-19-7，以峰4为参照峰，计算其他峰的相对保留时间和相对峰面积（表8-19-8）。

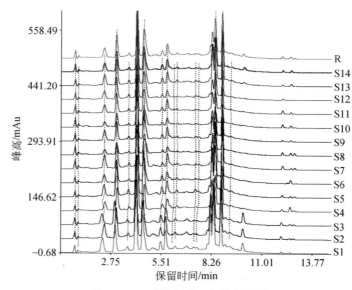

图8-19-3　茵陈标准汤剂特征图谱

表 8-19-6 相似度计算结果

编号	S1	S2	S3	S4	S5	S6	S7	S8	S9	S10	S11	S12	S13	S14	对照特征图谱
S1	1.000	1.000	0.995	0.924	0.939	0.917	0.942	0.919	0.949	0.911	0.931	0.947	0.942	0.944	0.970
S2	1.000	1.000	0.995	0.924	0.936	0.918	0.943	0.922	0.949	0.915	0.934	0.947	0.942	0.944	0.970
S3	0.995	0.995	1.000	0.924	0.939	0.908	0.932	0.902	0.940	0.892	0.913	0.933	0.936	0.937	0.963
S4	0.924	0.924	0.924	1.000	0.977	0.993	0.982	0.957	0.983	0.950	0.962	0.964	0.992	0.992	0.983
S5	0.939	0.936	0.939	0.977	1.000	0.965	0.984	0.941	0.986	0.927	0.942	0.978	0.989	0.979	0.984
S6	0.917	0.918	0.908	0.993	0.965	1.000	0.985	0.969	0.982	0.965	0.971	0.966	0.991	0.991	0.981
S7	0.942	0.943	0.932	0.982	0.984	0.985	1.000	0.981	0.997	0.973	0.981	0.991	0.995	0.992	0.994
S8	0.919	0.922	0.902	0.957	0.941	0.969	0.981	1.000	0.979	0.997	0.992	0.977	0.969	0.977	0.975
S9	0.949	0.949	0.940	0.983	0.986	0.982	0.997	0.979	1.000	0.972	0.981	0.993	0.995	0.994	0.996
S10	0.911	0.915	0.892	0.950	0.927	0.965	0.973	0.997	0.972	1.000	0.994	0.971	0.961	0.971	0.968
S11	0.931	0.934	0.913	0.962	0.942	0.971	0.981	0.992	0.981	0.994	1.000	0.978	0.973	0.982	0.979
S12	0.947	0.947	0.933	0.964	0.978	0.966	0.991	0.977	0.993	0.971	0.978	1.000	0.985	0.982	0.990
S13	0.942	0.942	0.936	0.992	0.989	0.991	0.995	0.969	0.995	0.961	0.973	0.985	1.000	0.997	0.994
S14	0.944	0.944	0.937	0.992	0.979	0.991	0.992	0.977	0.994	0.971	0.982	0.982	0.997	1.000	0.994
对照特征图谱	0.970	0.970	0.963	0.983	0.984	0.981	0.994	0.975	0.996	0.968	0.979	0.990	0.994	0.994	1.000

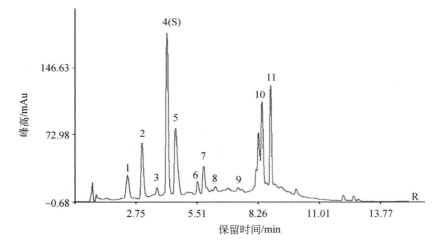

图 8-19-4 对照特征图谱及共有峰

峰 4：绿原酸（chlorogenic acid，$C_{16}H_{18}O_9$）

表 8-19-7 各共有峰峰面积

编号	保留时间/min	S1	S2	S3	S4	S5	S6	S7	S8	S9	S10	S11	S12	S13	S14
1	2.369	378.868	393.896	268.909	219.483	308.372	200.954	361.725	129.369	269.4	129.955	208.755	233.936	270.342	228.485
2	3.031	626.267	633.553	529.874	456.498	650.204	444.42	533.109	238.497	388.656	285.901	414.846	453.645	522.078	410.498
3	3.702	76.315	71.389	65.013	49.645	100.472	46.305	74.886	40.414	55.495	45.102	67.507	67.522	69.381	51.931
4	4.151	1621.62	1551.194	1315.963	1026.203	2578.968	994.962	1692.05	575.996	1236.037	591.236	862.671	1324.871	1539.394	1040.649
5	4.539	886.009	876.069	556.423	464.959	946.913	626.045	982.331	457.496	673.895	518.226	685.603	809.32	800.908	586.172
6	5.529	155.712	148.059	131.579	85.508	136.786	92.648	68.56	53.801	80.47	52.447	68.615	56.592	98.264	92.039
7	5.802	406.214	393.244	296.603	192.398	276.039	169.6	243.275	116.624	224.272	137.036	274.391	152.709	265.148	230.548
8	6.337	48.275	54.236	54.685	43.304	59.246	44.343	35.719	15.616	30.914	23.368	28.269	14.664	48.034	31.912

续表

编号	保留时间/min	S1	S2	S3	S4	S5	S6	S7	S8	S9	S10	S11	S12	S13	S14
9	7.349	49.78	41.311	25.215	28.847	77.604	27.737	29.544	21.83	33.117	25.406	30.461	38.193	42.643	30.752
10	8.431	925.867	884.675	748.366	536.014	1169.854	530.859	700.093	225.587	555.245	232.263	353.305	551.542	749.678	523.239
11	8.822	764.916	741.57	620.951	565.124	1034.314	642.38	805.463	269.816	508.246	276.878	404.974	423.892	749.354	509.914

表 8-19-8　相对保留时间与相对峰面积

峰编号	保留时间/min	相对保留时间	峰面积/mAu×s	相对峰面积
1	2.37	0.57	257.32	0.20
2	3.03	0.73	470.58	0.37
3	3.70	0.89	62.96	0.05
4	4.15	1.00	1282.27	1.00
5	4.54	1.09	705.03	0.55
6	5.53	1.33	94.36	0.07
7	5.80	1.40	241.29	0.19
8	6.34	1.53	38.04	0.03
9	7.35	1.77	35.89	0.03
10	8.43	2.03	620.47	0.48
11	8.82	2.13	594.13	0.46

（研究人员：朱广伟）

8.20　泽　　兰

8.20.1　泽兰标准汤剂质量标准

本品为唇形科植毛叶地瓜儿苗 *Lycopus lucidus* Turcz. var. *hirtus* Regel 的干燥地上部分，经炮制、加工制成的标准汤剂。

【制法】取泽兰饮片 100g，加 12 倍量水浸泡 30min，回流 30min，趁热过滤；药渣再加 10 倍量水，回流 20min，趁热过滤。合并 2 次滤液，减压浓缩至 500mL，即得。

【性状】本品为褐色悬浊液，静置后会产生沉淀。

【检查】pH 值：应为 4.9～5.3。

　　　　总固体：应为 0.32～0.51g。

　　　　其他：应符合口服混悬剂项下有关的各项规定。

【特征图谱】按照高效液相色谱法测定。

色谱条件与系统适用性试验：以十八烷基硅烷键合硅胶为填充剂（柱长为 250mm，内径为 4.6mm，粒径为 5μm）；以乙腈为流动相 A，以 0.1%磷酸水溶液为流动相 B，按表 8-20-1 中的规定进行梯度洗脱；流速为 1mL/min；柱温为 40℃；检测波长为 330 nm。理论塔板数按迷迭香酸峰计算应不低于 2500。

表 8-20-1　洗脱条件

时间/min	流动相 A/%	流动相 B/%
0～30	13→22	87→78
30～45	22→30	78→70
45～50	30→85	70→15

参照物溶液的制备：取咖啡酸、迷迭香酸对照品适量，精密称定，加甲醇制成每毫升含咖啡酸 50μg、迷迭香酸 50μg 的混合溶液，即得。

供试品溶液的制备：取本品摇匀，精密量取 1mL，置 25mL 量瓶中，加 25%乙醇至接近刻度，超声处理 20min，冷却，25%乙醇定容，摇匀，0.45μm 滤膜滤过，取续滤液，即得。

测定法：分别精密吸取参照物溶液 10μL、供试品溶液 10μL，注入液相色谱仪，测定，记录 50min 色谱图，即得。

供试品特征图谱中呈现 7 个特征峰（图 8-20-1），其中 2 个峰与对应的参照物峰保留时间相同；与迷迭香酸参照物峰相应的峰为 S 峰，计算特征峰峰 1、峰 2、峰 4～峰 7 的相对保留时间，其相对保留时间应在规定值的±5%之内。规定值为：0.29（峰 1）、0.73（峰 2）、1.00（峰 3）、1.06（峰 4）、1.24（峰 5）、1.84（峰 6）、2.09（峰 7）。

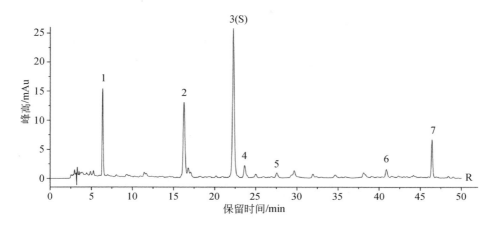

图 8-20-1　对照特征图谱及共有峰

峰 1：咖啡酸（caffeic acid，$C_9H_8O_4$）；峰 3：迷迭香酸（rosmarinic acid，$C_{18}H_{16}O_8$）

【规格】0.2g/mL（以饮片计）。

【贮藏】冷冻保存，用时复融。

8.20.2　泽兰标准汤剂质量标准起草说明

1.仪器与材料

岛津 LC-20AT 型高效液相色谱仪（日本岛津公司，DGC-20 A 型在线脱气系统，SIL-20 A 型自动进样系统，CTO-20 A 型柱温箱，SPD-M20 A 型二极管阵列检测器），BS224S-型 1/10 万电子分析天平（德国赛多利斯公司），KQ-250DB 型超声波清洗器（昆山市超声仪器有限公司），Sartorius BS 210 S 型电子天平，Sartorius PB-10 型 pH 计。

咖啡酸对照品（纯度≥98%，批号 BCTG-0353，购自中药固体制剂制造技术国家工程研究中心），迷迭香酸对照品（纯度≥98%，批号 BCTG-0468，购自中药固体制剂制造技术国家工程研究中心），甲醇、乙腈为色谱纯（美国 Fisher 公司），水为高纯水，其他试剂为分析纯。

2.样品采集

样品共 17 份（编号 ZL-01～ZL-17），采自主产区、道地产区及 GACP 基地，江西、河北、安徽、江苏等地及安国药材市场，包括符合 2015 年版《中国药典》要求的不同商品规格等级。

3.物种鉴别

经鉴定，所研究样品均为唇形科植毛叶地瓜儿苗 *Lycopus lucidus* Turcz. var. *hirtus* Regel。

4.定量测定

1）标准汤剂的制备

取泽兰饮片 100g，加 12 倍量水浸泡 30min，回流 30min，趁热过滤；药渣再加 10 倍量水，回流 20min，趁热过滤。合并 2 次滤液，减压浓缩至 500mL，即得泽兰标准汤剂。

2）测定法

（1）pH 值测定

取标准汤剂，用 pH 计测定 pH 值。

（2）总固体测定

参照编写说明【总固体】项下测定方法操作。

3）结果

pH 值及总固体见表 8-20-2。

表 8-20-2　pH 值及总固体

编号	pH 值	总固体/g	RSD/%
ZL-01	5.0	0.42	1.2
ZL-02	5.0	0.47	0.0
ZL-03	5.1	0.47	0.2
ZL-04	5.2	0.43	0.1
ZL-05	5.3	0.30	0.0
ZL-06	5.0	0.37	0.4
ZL-07	5.1	0.39	0.3
ZL-08	4.9	0.35	0.4
ZL-09	5.3	0.41	0.2
ZL-10	5.3	0.41	1.2
ZL-11	5.0	0.45	0.3
ZL-12	4.9	0.39	0.3
ZL-13	5.0	0.43	0.3
ZL-14	4.9	0.43	0.5
ZL-15	5.0	0.42	0.5
ZL-16	5.2	0.47	0.5
ZL-17	5.0	0.46	0.2

5.标准汤剂特征图谱研究

1）色谱条件

色谱柱：Thermo HYPERSIL-C18 色谱柱（250mm×4.6mm，5μm）；以乙腈为流动相 A，以 0.1% 磷酸水溶液为流动相 B；梯度洗脱条件：0～30min、13%～22%A，30～45min、22%～30%A，45～50min、30%～85%A；流速为 1mL/min；柱温为 40℃；检测波长为 330 nm。理论塔板数按迷迭香酸峰计算应不低于 2500。

2）参照物溶液制备

取咖啡酸、迷迭香酸对照品适量，精密称定，加甲醇制成每毫升含咖啡酸 50μg、迷迭香酸 50μg 的混合溶液，即得。

3）标准汤剂供试品溶液制备

取泽兰标准汤剂（ZL-01～ZL-17）摇匀，精密量取 1mL，置 25mL 量瓶中，加 25%乙醇至接近刻度，超声处理 20min，冷却，25%乙醇定容，摇匀，0.45μm 滤膜滤过，取续滤液，即得标准汤剂供试品溶液。

4）方法学验证

方法学考察合格（具体内容略）。

5）特征图谱的建立及共有峰的标定

按照 5 项下"色谱条件"，分别精密吸取 17 批泽兰标准汤剂供试品溶液 10μL，注入高效液相色谱仪，记录色谱峰信息，特征图谱见图 8-20-2，相似度结果见表 8-20-3，生成的对照特征图谱见图 8-20-3，共有峰 7 个，指认 2 个。各共有峰峰面积见表 8-20-4，以峰 3 为参照峰，计算其他峰的相对保留时间和相对峰面积（表 8-20-5）。

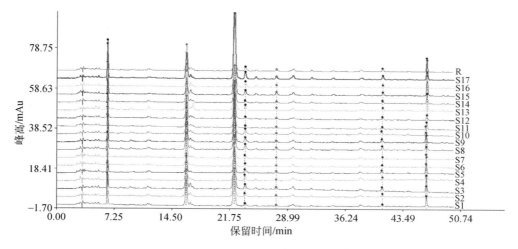

图 8-20-2 泽兰标准汤剂特征图谱

表 8-20-3 相似度计算结果

编号	S1	S2	S3	S4	S5	S6	S7	S8	S9	S10	S11	S12	S13	S14	S15	S16	S17	对照特征图谱
S1	1.000	0.996	0.974	0.987	0.980	0.969	0.966	0.998	0.997	0.998	1.000	0.993	0.979	0.994	0.915	0.941	0.939	0.994
S2	0.996	1.000	0.990	0.987	0.969	0.947	0.941	0.998	0.999	0.998	0.995	0.998	0.991	0.997	0.945	0.965	0.965	0.999
S3	0.974	0.990	1.000	0.974	0.935	0.898	0.889	0.982	0.987	0.980	0.972	0.988	0.996	0.986	0.978	0.990	0.991	0.992
S4	0.987	0.987	0.974	1.000	0.974	0.954	0.950	0.992	0.986	0.983	0.984	0.975	0.975	0.986	0.934	0.957	0.951	0.990
S5	0.980	0.969	0.935	0.974	1.000	0.954	0.957	0.974	0.972	0.972	0.979	0.958	0.929	0.957	0.881	0.909	0.901	0.970
S6	0.969	0.947	0.898	0.954	0.954	1.000	0.999	0.963	0.951	0.960	0.971	0.944	0.920	0.957	0.799	0.842	0.837	0.942
S7	0.966	0.941	0.889	0.950	0.957	0.999	1.000	0.958	0.947	0.956	0.968	0.938	0.910	0.951	0.789	0.833	0.827	0.937
S8	0.998	0.998	0.982	0.992	0.974	0.963	0.958	1.000	0.998	0.998	0.997	0.994	0.987	0.997	0.929	0.954	0.952	0.997
S9	0.997	0.999	0.987	0.986	0.972	0.951	0.947	0.998	1.000	0.999	0.997	0.998	0.988	0.996	0.937	0.960	0.959	0.999
S10	0.998	0.998	0.980	0.983	0.972	0.960	0.956	0.998	0.999	1.000	0.998	0.997	0.985	0.996	0.923	0.948	0.948	0.996
S11	1.000	0.995	0.972	0.984	0.979	0.971	0.968	0.997	0.997	0.998	1.000	0.994	0.977	0.994	0.908	0.936	0.934	0.993
S12	0.993	0.998	0.988	0.975	0.958	0.944	0.938	0.994	0.998	0.997	0.994	1.000	0.991	0.996	0.936	0.957	0.959	0.996
S13	0.979	0.991	0.996	0.975	0.929	0.920	0.910	0.987	0.988	0.985	0.977	0.991	1.000	0.993	0.959	0.976	0.978	0.991

续表

编号	S1	S2	S3	S4	S5	S6	S7	S8	S9	S10	S11	S12	S13	S14	S15	S16	S17	对照特征图谱
S14	0.994	0.997	0.986	0.986	0.957	0.957	0.951	0.997	0.996	0.996	0.994	0.996	0.993	1.000	0.932	0.956	0.956	0.995
S15	0.915	0.945	0.978	0.934	0.881	0.799	0.789	0.929	0.937	0.923	0.908	0.936	0.959	0.932	1.000	0.997	0.997	0.951
S16	0.941	0.965	0.990	0.957	0.909	0.842	0.833	0.954	0.960	0.948	0.936	0.957	0.976	0.956	0.997	1.000	0.999	0.971
S17	0.939	0.965	0.991	0.951	0.901	0.837	0.827	0.952	0.959	0.948	0.934	0.959	0.978	0.956	0.997	0.999	1.000	0.970
对照特征图谱	0.994	0.999	0.992	0.990	0.970	0.942	0.937	0.997	0.999	0.996	0.993	0.996	0.991	0.995	0.951	0.971	0.970	1.000

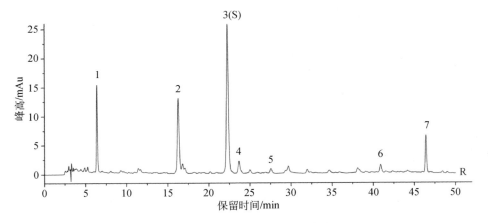

图 8-20-3　对照特征图谱及共有峰

峰 1：咖啡酸（caffeic acid，$C_9H_8O_4$）；峰 3：迷迭香酸（rosmarinic acid，$C_{18}H_{16}O_8$）

表 8-20-4　各共有峰峰面积

编号	保留时间/min	S1	S2	S3	S4	S5	S6	S7	S8	S9	S10	S11	S12	S13	S14	S15	S16	S17
1	6.38	130 449	138 340	160 930	138 415	141 611	103 742	102 657	141 829	142 191	143 526	96 782	97 527	124 387	86 836	132 685	100 919	143 481
2	16.27	201 288	221 991	288 793	207 677	130 316	218 050	198 015	246 549	225 790	246 507	156 375	178 978	345 367	190 794	125 605	127 934	203 502
3	22.26	311 890	408 939	721 579	379 881	211 259	200 313	177 560	405 913	399 226	396 156	232 748	312 099	692 912	312 023	731 850	512 002	801 887
4	23.65	24 669	29 528	41 873	48 278	34 712	27 042	26 927	47 157	40 981	46 120	19 391	19 622	44 654	19 203	39 300	46 739	57 273
5	27.55	7 098	11 253	18 610	8 474	14 473	9 294	7 003	18 537	12 126	8 146	6 792	9 268	21 134	10 506	23 898	15 960	21 788
6	40.89	15 032	19 536	29 340	20 397	20 329	12 436	15 019	24 821	24 251	25 432	14 243	19 537	22 018	18 776	24 360	18 890	28 396
7	46.42	56 458	60 250	93 651	131 263	56 775	71 565	66 416	80 314	55 366	50 143	38 287	25 688	94 502	55 226	113 728	87 360	107 533

表 8-20-5　相对保留时间与相对峰面积

峰编号	保留时间/min	相对保留时间	峰面积/mAu×s	相对峰面积
1	6.384	0.287	125077	0.295
2	16.272	0.731	206678	0.487
3	22.264	1.000	424014	1.000
4	23.653	1.062	36086	0.085
5	27.551	1.237	13198	0.031
6	40.889	1.837	20754	0.049
7	46.418	2.085	73207	0.173

（研究人员：章　军）

第9章 其 他 类

本章所选 4 味饮片分别来自于真菌类、动物类药材，经炮制而得。真菌类药材为灵芝，动物类药材分别为阿胶、龟甲胶、鹿角胶。

真菌类药材为低等植物或无胚植物，它们在形态上无根、茎、叶的分化，是单细胞或多细胞的叶状体或菌丝体，在构造上一般无组织分化，无中柱和胚胎。动物类药材来自动物的全体，除去内脏的动物全体，或动物体某部分如骨骼、角类等。

真菌类饮片头煎加 7 倍量水，二煎加 6 倍量水为宜，一般头煎时间为 30min，二煎时间为 20min。阿胶、龟甲胶和鹿角胶饮片分别加 4 倍量水，以水浴加热，使之溶化，过滤即得。

9.1 阿 胶

9.1.1 阿胶标准汤剂质量标准

本品为马科动物驴 *Equus asinus* L.的干燥皮或鲜皮经煎煮、浓缩制成的固体胶（阿胶 *Asini corii Colla*），经炮制、加工制成的标准汤剂。

【制法】阿胶饮片粉碎成粗粉，取 50g，加 4 倍量水，水浴加热使溶化，趁热过滤，滤液加水至 500mL，即得。

【性状】本品为棕色至棕褐色混悬液。

【检查】pH 值：应为 5.0～6.0。

总固体：应为 0.82～0.86g。

其他：应符合口服混悬剂项下有关的各项规定。

【特征图谱】按照高效液相色谱-质谱法测定。

色谱、质谱条件与系统适用性试验：以十八烷基硅烷键合硅胶（柱长为 100mm，内径为 2.1mm，粒径为 1.8μm）为填充剂；以 0.1%甲酸溶液为流动相 A，以乙腈为流动相 B，按表 9-1-1 中的规定进行梯度洗脱，流速为 0.3mL/min；采用质谱检测器，电喷雾正离子模式（ESI$^+$），进行多反应监测（MRM），选择 m/z393.3（双电荷）→499.3、402.0，m/z469.4（双电荷）→457.3、655.4，m/z592.2（双电荷）→910.5、556.3，m/z386.3（双电荷）→499.3、402.0 作为检测离子对，对照品溶液（进样量为 5μL）中色谱峰 m/z393.3（双电荷）→499.3、m/z469.4→457.3 和 m/z592.2→910.5 信噪比均应大于 10∶1。

表 9-1-1 洗脱条件

时间/min	流动相 A/%	流动相 B/%
0～5.0	98→95	2→5
5.0～25.0	95→83	5→17
25.0～25.5	83→0	17→100
25.5～34.0	0	100

续表

时间/min	流动相 A/%	流动相 B/%
34.0～34.5	0→98	100→2
34.5～40.0	98	2

阿胶对照药材为中国食品药品检定研究院提供，质量可靠，简单易得，且液相色谱-质谱联用（液质联用）方法抗干扰能力强，采用阿胶对照药材作为对照品结果准确，因此选用阿胶对照药材进行对照品溶液制备。

对照药材溶液的制备：精密称取阿胶对照药材粉末 0.10g，置 50mL 量瓶中，加 1% 碳酸氢铵溶液 40mL，超声处理 30min，使样品完全溶解，加 1% 碳酸氢铵溶液稀释至刻度，摇匀，即得。

马源寡肽 A 溶液的制备：取马源寡肽 A 适量，精密称定，加 1% 碳酸氢铵溶液，制成每毫升含 0.2μg 马源寡肽 A 的对照品溶液，即得。

供试品溶液的制备：本品摇匀，精密量取本品 0.50mL，置 50mL 量瓶中，用 1% 碳酸氢铵溶液稀释至刻度，摇匀，即得。

酶解：取上述对照药材溶液和供试品溶液各 5mL，过 0.22μm 的滤膜，精密量取 100μL 滤液到 200μL 微量进样瓶中，加胰蛋白酶溶液（取序列分析纯胰蛋白酶适量，加 1% 碳酸氢铵溶液溶解，制成每微升中含 1μL 胰蛋白酶的溶液）10μL，摇匀，37℃恒温酶解 12h，即得。

测定法：分别精密吸取酶解后的对照药材溶液、供试品溶液及马源寡肽 A 溶液各 5μL，注入液相色谱-质谱联用仪，测定，记录 25min 质谱图，即得。

供试品的特征图谱（质谱图）中应呈现 3 个特征峰（图 9-1-1）。供试品 m/z393.3（双电荷）→499.3、402.0，m/z469.4（双电荷）→457.3、655.4，m/z592.2（双电荷）→910.5、556.3 提取离子流色谱图中，应同时出现与对照药材色谱保留时间相同的色谱峰，且供试品中 m/z393.3（双电荷）→499.3、m/z469.4（双电荷）→457.3 和 m/z592.2（双电荷）→910.5 提取离子流图峰面积均不得低于对照药材中相应提取离子流图峰面积的 0.8 倍。

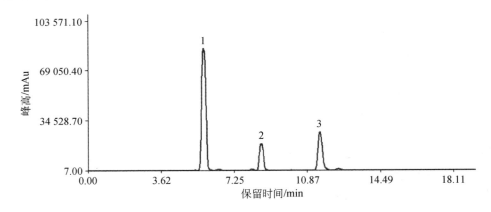

图 9-1-1 对照特征图谱（多肽质谱图）

峰 1：九肽（$C_{32}H_{56}N_{12}O_{11}$）；峰 2：十一肽（$C_{41}H_{68}N_{12}O_{13}$）；峰 3：十三肽（$C_{49}H_{83}N_{11}O_{17}$）

此外，供试品中 m/z386.3（双电荷）→499.3、402.0 提取离子流色谱图中，应不能同时出现与马源寡肽 A 保留时间相同的色谱峰（图 9-1-2）；若同时出现，则要求样品中 m/z386.3（双电荷）→m/z499.3 提取离子流图中色谱峰面积不得超过马源寡肽 A 溶液 m/z386.3（双电荷）→m/z499.3 提取离子流图的峰面积（表 9-1-2）。

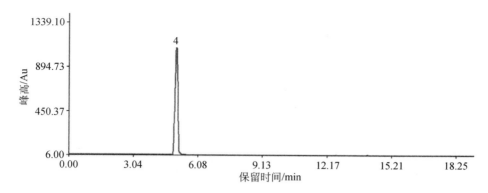

图 9-1-2 马源寡肽 A 检测质谱图

表 9-1-2 多肽检测对照表

峰编号	出峰时间/min	名称	分子式	分子质量	实测值（m/z）	MS/MS
1	5.73	九肽	$C_{32}H_{56}N_{12}O_{11}$	784.87	393.25	499.30、402.04
2	8.60	十一肽	$C_{41}H_{68}N_{12}O_{13}$	937.07	469.44	457.28、655.38
3	11.49	十三肽	$C_{49}H_{83}N_{11}O_{17}$	1182.31	592.16	910.51、556.32
4	5.07	马源寡肽 A	$C_{31}H_{54}N_{12}O_{11}$	770.85	386.32	499.30、402.03

【含量测定】L-羟脯氨酸、甘氨酸、丙氨酸、L-脯氨酸：按照高效液相色谱法测定。

色谱条件与系统适用性试验：以十八烷基硅烷键合硅胶为填充剂（柱长为 250mm，内径为 4.6mm，粒径为 5μm）；以乙腈-0.1mol/L 乙酸钠溶液（用乙酸调节 pH 值至 6.5）（7∶93）为流动相 A，以乙腈-水（4∶1）为流动相 B，按表 9-1-3 中的规定进行梯度洗脱；流速为 1mL/min；柱温为 43℃；检测波长为 254nm；进样量为 5μL。理论板数按 L-羟脯氨酸峰计算应不低于 4000。

表 9-1-3 洗脱条件

时间/min	流动相 A/%	流动相 B/%
0～11	100→93	0→7
11～13.9	93→88	7→12
13.9～14	88→85	12→15
14～29	85→66	15→34
29～30	66→0	34→100

对照品溶液的制备：取 L-羟脯氨酸对照品、甘氨酸对照品、丙氨酸对照品、L-脯氨酸对照品适量，精密称定，加 0.1mol/L 盐酸溶液制成每毫升分别含 L-羟脯氨酸 80μg、甘氨酸 0.16mg、丙氨酸 70μg、L-脯氨酸 0.12mg 的混合溶液，即得。

供试品溶液的制备：取标准汤剂摇匀，精密量取 2.5mL，置 25mL 量瓶中，加 0.1mol/L 盐酸溶液至刻度，混匀。精密量取 2mL，置 5mL 安瓿中，加盐酸 2mL，150℃水解 1h，放冷，移至蒸发皿中，用水 10mL 分次洗涤，洗液并入蒸发皿中，蒸干，残渣加 0.1mol/L 盐酸溶液溶解，转移至 25mL 量瓶中，加 0.1mol/L 盐酸溶液至刻度，摇匀，即得。

精密量取上述对照品溶液和供试品溶液各 5mL，分别置 25mL 量瓶中，各加 0.1mol/L 异硫氰酸苯酯（PITC）的乙腈溶液 2.5mL，1mol/L 三乙胺的乙腈溶液 2.5mL，摇匀，室温放置 1h 后，加 50%乙腈至刻度，摇匀。取 10mL，加正己烷 10mL，振摇，放置 10min，取下层溶液，滤过，取续滤液，即得。

测定法：分别精密吸取衍生化后的对照品溶液与供试品溶液各 5μL，注入液相色谱仪，测定，即得。

本品每毫升含阿胶以 L-羟脯氨酸（$C_5H_9NO_3$）计应不低于 6.64mg，以甘氨酸（$C_2H_5NO_2$）计应不低于 14.92mg，以丙氨酸（$C_3H_7NO_2$）计应不低于 5.81mg，以 L-脯氨酸（$C_5H_9NO_2$）计应不低于 8.30mg。

【转移率】L-羟脯氨酸转移率应为 96.9%～98.5%，甘氨酸转移率应为 96.7%～98.3%，丙氨酸转移率应为 96.4%～98.8%，L-脯氨酸转移率应为 96.5%～98.9%。

【规格】0.1g/mL（以饮片计）。

【贮藏】冷冻保存，用时复融。

9.1.2　阿胶标准汤剂质量标准起草说明

1.仪器与材料

Waters Alliance 高效液相色谱仪（美国 Waters 公司，e2695 四源溶剂管理系统，2998 二极管阵列检测器，Empower3 色谱工作站），Agilent Technologies 1290 Infinity 超高压液相色谱仪（美国 Agilent 公司），Thermo Scientific TSQ Quantum™ Access MAX 三重四极杆质谱仪（配加热电喷雾电离源 HESI），XP105 型 1/10 万电子分析天平（瑞士，梅特勒-托利多仪器有限公司），PHS-3C 型 pH 计（上海精密科学仪器有限公司）。

阿胶对照药材（121274-201703，供鉴别用），马源寡肽 A（供特征图谱用），胰蛋白酶（615-200206，供特征图谱用）均购于中国食品药品检定研究院；L-羟脯氨酸（111578-201602，供含量测定用，含量按 99.9%计），甘氨酸（140689-201605，供含量测定用，含量按 100%计），丙氨酸（140680-201604，供含量测定用，含量 100%计），L-脯氨酸（140677-201507，供含量测定用，含量按 99.9%计）均购于中国食品药品检定研究院；乙腈为高效液相色谱法级（德国默克公司），水为高纯水，其他试剂为分析纯。

2.样品采集

样品共 15 份（编号 EJ-01～EJ-15），采自主产区及道地产区山东、河北、湖南等地，包括符合 2015 年版《中国药典》要求的产品。

3.物种鉴别

经鉴定，研究样品均为马科动物驴 *Equus asinus* L.的干燥皮或鲜皮经煎煮、浓缩制成的固体胶（阿胶 *Asini corii* Colla）。

4.定量测定

1）色谱条件

饮片色谱条件：色谱柱，Phenomenex C18（250mm×4.6mm，5μm）；流动相，以乙腈-0.1mol/L乙酸钠溶液（用乙酸调节 pH 值至 6.5）（7：93）为流动相 A，以乙腈-水（4：1）为流动相 B；梯度洗脱程序，0～11min、100%～93%A，11～13.9min，93%～88%A，13.9～14min，88%～85%A，14～29min、85%～66%A，29～30min、66%～0%A；柱温为 43℃；流速为 1mL/min；检测波长为 254nm；进样量为 5μL，色谱图见图 9-1-3，理论板数按 L-羟脯氨酸峰计算应不低于 4000。

标准汤剂色谱条件：同【饮片色谱条件】。

2）对照品溶液制备

取 L-羟脯氨酸对照品、甘氨酸对照品、丙氨酸对照品、L-脯氨酸对照品适量，精密称定，加 0.1mol/L盐酸溶液制成每毫升分别含 L-羟脯氨酸 80μg、甘氨酸 0.16mg、丙氨酸 70μg、L-脯氨酸 0.12mg 的混合溶液，即得。

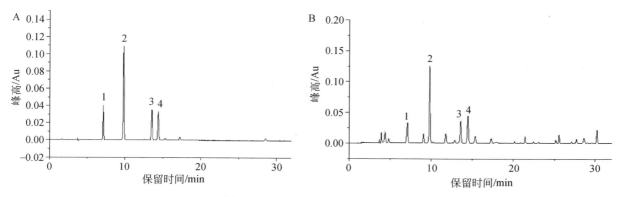

图 9-1-3 标准汤剂 HPLC 色谱图

A：混合对照品；B：标准汤剂

峰 1：L-羟脯氨酸（L-hydroxyproline，$C_5H_9NO_3$）；峰 2：甘氨酸（glycine，$C_2H_5NO_2$）；

峰 3：丙氨酸（alanine，$C_3H_7NO_2$）；峰 4：L-脯氨酸（L-proline，$C_5H_9NO_2$）

3）供试品溶液制备

（1）饮片供试品溶液制备

取阿胶粗粉约 0.25g，精密称定，置 25mL 量瓶中，加 0.1mol/L 盐酸溶液 20mL，超声处理（功率 500W，频率 40kHz）30min，放冷，加 0.1mol/L 盐酸溶液至刻度，摇匀，精密量取 2mL，置 5mL 安瓿中，加盐酸 2mL，150℃水解 1h，放冷，移至蒸发皿中，用水 10mL 分次洗涤，洗液并入蒸发皿中，蒸干，残渣加 0.1mol/L 盐酸溶液溶解，转移至 25mL 量瓶中，加 0.1mol/L 盐酸溶液至刻度，摇匀，即得。

（2）标准汤剂供试品溶液制备

阿胶饮片粉碎成粗粉，取 50g，加 4 倍量水，水浴加热使溶化，趁热过滤，滤液加水至 500mL。

精密量取标准汤剂（EJ-01～EJ-15）溶液 2.5mL，置 25mL 量瓶中，加 0.1mol/L 盐酸溶液至刻度，混匀。精密量取 2mL，置 5mL 安瓿中，加盐酸 2mL，150℃水解 1h，放冷，移至蒸发皿中，用水 10mL 分次洗涤，洗液并入蒸发皿中，蒸干，残渣加 0.1mol/L 盐酸溶液溶解，转移至 25mL 量瓶中，加 0.1mol/L 盐酸溶液至刻度，摇匀，即得。

4）方法学验证

以 L-羟脯氨酸、甘氨酸、丙氨酸、L-脯氨酸峰面积积分值为纵坐标（Y），上样量（ng）为横坐标（X）绘制标准曲线。L-羟脯氨酸：$Y=1241.2X+10\,998$，$R^2=0.9996$；甘氨酸：$Y=1942.2X+5202.4$，$R^2=0.9996$；丙氨酸：$Y=1634.3X+2426.2$，$R^2=0.9992$；L-脯氨酸：$Y=1288X+12\,335$，$R^2=0.9994$，表明线性关系良好。精密度考察合格，RSD 均小于 2.0%。阿胶标准汤剂供试品制备后 24h 内稳定性良好，L-羟脯氨酸 RSD 为 0.7%，甘氨酸 RSD 为 0.2%，丙氨酸 RSD 为 1.9%，L-脯氨酸 RSD 为 0.7%。重复性良好，平行 6 份供试品溶液的 L-羟脯氨酸 RSD 为 1.7%，甘氨酸 RSD 为 1.7%，丙氨酸 RSD 为 1.8%，L-脯氨酸 RSD 为 1.8%。L-羟脯氨酸、甘氨酸、丙氨酸、L-脯氨酸平均加样回收率分别为 99.0%、98.6%、97.4%、98.6%，RSD 分别为 2.0%、2.4%、2.9%、2.1%。

5）测定法

（1）含量测定

分别精密吸取衍生后的对照品溶液、饮片供试品溶液、标准汤剂供试品溶液各 5μL，注入液相色谱仪，测定，即得。

因 2015 年版《中国药典》中规定阿胶饮片按干燥品计算，含 L-羟脯氨酸不得少于 8.0%，甘氨酸不得少于 18.0%，丙氨酸不得少于 7.0%，L-脯氨酸不得少于 10.0%，水分不得超过 15.0%。因此需折去水分。

阿胶标准汤剂限量标准=阿胶饮片 2015 年版《中国药典》规定的限量标准×平均转移率×（1-水分%）

（2）pH 值测定

取标准汤剂，用 pH 计测定 pH 值。

（3）总固体测定

参照编写说明【总固体】项下测定方法操作。

（4）L-羟脯氨酸、甘氨酸、丙氨酸、L-脯氨酸转移率测定

参照编写说明【转移率】项下公式计算。

6）结果

（1）饮片中 L-羟脯氨酸、甘氨酸、丙氨酸、L-脯氨酸含量

L-羟脯氨酸、甘氨酸、丙氨酸、L-脯氨酸含量测定结果见表 9-1-4，所收集样品均满足 2015 年版《中国药典》中 L-羟脯氨酸（不少于 8.0%）、甘氨酸（不少于 18.0%）、丙氨酸（不少于 7.0%）、L-脯氨酸（不少于 10.0%）的限量要求。

表 9-1-4　饮片中 L-羟脯氨酸、甘氨酸、丙氨酸、L-脯氨酸含量测定

编号	L-羟脯氨酸		甘氨酸		丙氨酸		L-脯氨酸	
	含量/%	RSD/%	含量/%	RSD/%	含量/%	RSD/%	含量/%	RSD/%
EJ-01	9.5	1.2	19.8	1.4	8.3	1.3	12.3	1.5
EJ-02	9.9	1.6	20.4	1.5	8.6	1.5	12.7	1.4
EJ-03	10.1	1.8	20.5	1.9	8.8	1.7	12.9	1.6
EJ-04	9.8	1.3	20.3	1.2	8.3	1.0	12.5	1.2
EJ-05	10.2	1.4	21.6	1.3	9.3	1.1	13.4	1.0
EJ-06	10.2	1.5	21.4	1.6	9.2	1.4	13.2	1.5
EJ-07	8.5	1.7	18.2	1.7	8.4	1.6	12.3	1.4
EJ-08	9.1	0.9	19.4	1.1	8.9	1.0	10.6	1.2
EJ-09	9.6	2.0	19.4	1.8	8.7	1.9	12.3	1.7
EJ-10	9.3	1.8	19.0	1.7	8.3	1.6	12.2	1.7
EJ-11	9.7	1.6	20.5	1.7	8.7	1.8	12.6	1.9
EJ-12	9.9	1.2	20.5	1.0	8.7	1.3	12.8	1.4
EJ-13	9.9	1.4	20.6	1.6	8.8	1.5	12.7	1.6
EJ-14	9.5	1.6	20.2	1.3	8.3	1.4	12.3	1.6
EJ-15	8.4	1.3	18.3	1.5	7.6	1.2	11.2	1.4

（2）标准汤剂中 L-羟脯氨酸、甘氨酸、丙氨酸、L-脯氨酸含量（表 9-1-5）

表 9-1-5　标准汤剂中 L-羟脯氨酸、甘氨酸、丙氨酸、L-脯氨酸含量测定

编号	L-羟脯氨酸		甘氨酸		丙氨酸		L-脯氨酸	
	含量/（mg/mL）	RSD/%	含量/（mg/mL）	RSD/%	含量/（mg/mL）	RSD/%	含量/（mg/mL）	RSD/%
EJ-01	7.95	1.4	16.53	1.2	6.95	1.3	10.29	1.5
EJ-02	8.44	1.5	17.34	1.4	7.27	1.5	10.72	1.4
EJ-03	8.52	1.1	17.30	1.3	7.44	1.4	10.88	1.2
EJ-04	8.21	1.3	17.04	1.2	6.92	1.0	10.46	1.2
EJ-05	8.71	1.9	18.30	1.7	7.85	1.7	11.39	2.0

编号	L-羟脯氨酸		甘氨酸		丙氨酸		L-脯氨酸	
	含量/（mg/mL）	RSD/%	含量/（mg/mL）	RSD/%	含量/（mg/mL）	RSD/%	含量/（mg/mL）	RSD/%
EJ-06	8.56	1.2	17.91	1.5	7.71	1.4	11.02	1.3
EJ-07	7.28	1.4	15.53	1.7	7.18	1.6	10.49	1.5
EJ-08	7.67	1.0	16.23	1.1	7.55	1.0	8.97	1.2
EJ-09	8.01	1.5	16.27	1.4	7.35	1.7	10.27	1.6
EJ-10	7.80	1.7	15.90	1.7	6.97	1.6	10.20	1.5
EJ-11	8.10	1.4	17.14	1.6	7.26	1.6	10.70	1.3
EJ-12	8.45	1.5	17.30	1.3	7.45	1.3	10.92	1.4
EJ-13	8.32	1.9	17.36	1.8	7.36	2.0	10.70	1.7
EJ-14	8.13	1.3	17.31	1.2	7.11	1.4	10.55	1.3
EJ-15	7.13	1.7	15.62	1.5	6.41	1.8	9.48	1.7

（3）pH 值及总固体（表 9-1-6）

表 9-1-6　pH 值及总固体

编号	pH 值	总固体/g	RSD/%
EJ-01	5.63	0.83	1.5
EJ-02	5.65	0.85	1.2
EJ-03	5.59	0.84	0.8
EJ-04	5.70	0.84	0.9
EJ-05	5.66	0.85	0.7
EJ-06	5.88	0.86	0.9
EJ-07	5.85	0.86	0.8
EJ-08	5.68	0.84	1.4
EJ-09	5.67	0.86	0.8
EJ-10	5.33	0.83	0.7
EJ-11	5.44	0.86	0.9
EJ-12	5.63	0.83	0.8
EJ-13	5.84	0.84	0.7
EJ-14	5.50	0.83	1.3
EJ-15	5.54	0.85	0.9

（4）L-羟脯氨酸、甘氨酸、丙氨酸、L-脯氨酸转移率（表 9-1-7～表 9-1-10）

表 9-1-7　L-羟脯氨酸转移率计算结果

编号	标准汤剂中 L-羟脯氨酸含量/mg	饮片中 L-羟脯氨酸含量/mg	转移率/%	$(\overline{X} \pm S)$/%
EJ-01	3975	4085	97.3	
EJ-02	4220	4307	98.0	97.7±0.4
EJ-03	4260	4343	98.1	
EJ-04	4104	4214	97.4	

编号	标准汤剂中 L-羟脯氨酸含量/mg	饮片中 L-羟脯氨酸含量/mg	转移率/%	$(\overline{X} \pm S)$/%
EJ-05	4353	4437	98.1	
EJ-06	4281	4386	97.6	
EJ-07	3642	3698	98.5	
EJ-08	3835	3913	98.0	
EJ-09	4004	4128	97.0	
EJ-10	3899	3999	97.5	97.7±0.4
EJ-11	4050	4171	97.1	
EJ-12	4225	4307	98.1	
EJ-13	4159	4257	97.7	
EJ-14	4063	4180	97.2	
EJ-15	3566	3654	97.6	

表 9-1-8 甘氨酸转移率计算结果

编号	标准汤剂中甘氨酸含量/mg	饮片中甘氨酸含量/mg	转移率/%	$(\overline{X} \pm S)$/%
EJ-01	8267	8514	97.1	
EJ-02	8670	8874	97.7	
EJ-03	8648	8815	98.1	
EJ-04	8520	8729	97.6	
EJ-05	9152	9396	97.4	
EJ-06	8954	9202	97.3	
EJ-07	7767	7917	98.1	
EJ-08	8117	8342	97.3	97.5±0.4
EJ-09	8133	8342	97.5	
EJ-10	7949	8170	97.3	
EJ-11	8568	8815	97.2	
EJ-12	8650	8918	97.0	
EJ-13	8681	8858	98.0	
EJ-14	8657	8888	97.4	
EJ-15	7809	7961	98.1	

表 9-1-9 丙氨酸转移率计算结果

编号	标准汤剂中丙氨酸含量/mg	饮片中丙氨酸含量/mg	转移率/%	$(\overline{X} \pm S)$/%
EJ-01	3476	3569	97.4	
EJ-02	3633	3741	97.1	
EJ-03	3720	3784	98.3	
EJ-04	3462	3569	97.0	97.6±0.6
EJ-05	3924	4046	97.0	
EJ-06	3857	3956	97.5	
EJ-07	3588	3654	98.2	

编号	标准汤剂中丙氨酸含量/mg	饮片中丙氨酸含量/mg	转移率/%	$(\overline{X} \pm S)$/%
EJ-08	3773	3827	98.6	
EJ-09	3674	3741	98.2	
EJ-10	3483	3569	97.6	
EJ-11	3629	3741	97.0	97.6±0.6
EJ-12	3724	3785	98.4	
EJ-13	3678	3784	97.2	
EJ-14	3553	3652	97.3	
EJ-15	3207	3306	97.0	

表 9-1-10　L-脯氨酸转移率计算结果

编号	标准汤剂中 L-脯氨酸含量/mg	饮片中 L-脯氨酸含量/mg	转移率/%	$(\overline{X} \pm S)$/%
EJ-01	5146	5289	97.3	
EJ-02	5359	5525	97.0	
EJ-03	5442	5547	98.1	
EJ-04	5230	5375	97.3	
EJ-05	5695	5829	97.7	
EJ-06	5511	5676	97.1	
EJ-07	5243	5351	98.0	
EJ-08	4485	4558	98.4	97.7±0.6
EJ-09	5136	5289	97.1	
EJ-10	5099	5246	97.2	
EJ-11	5348	5418	98.7	
EJ-12	5462	5568	98.1	
EJ-13	5352	5461	98.0	
EJ-14	5277	5412	97.5	
EJ-15	4740	4816	98.4	

5.标准汤剂特征图谱研究

阿胶中主要成分为蛋白质多肽，本方法选择阿胶中 3 条特异性强、稳定性好、响应值高、线性好的多肽，并结合相对峰面积衡量产品质量稳定性。在判定阿胶真伪时，马皮胶是阿胶的易混淆品，且对结果干扰较大，可通过检测马源寡肽 A 来判定供试品是否含有马皮源性成分，从而排除干扰。

1）液相条件

色谱柱为 ZORBAX Eclipse Plus C18（100mm×2.1mm，1.8μm），以 0.1%甲酸水溶液为流动相 A，乙腈为流动相 B；梯度洗脱条件：0～5min，2%～5%B，5～25min、5%～17%B，25～26min、17%～100%B，26～35min、100%B，35～36min、100%～2%B，36～45min、2%B；流速为 0.3mL/min；柱温为 45℃；进样量为 5μL。

2）质谱条件

离子化模式为 ESI⁺，喷雾电压（spray valtage）3200V，气化温度（vaporizer temperature）350℃，传输毛细管温度（capillary temperature）300℃，鞘气（sheath gas，N2）压力为 40au（arbitrary units），辅助气（aux gas，N2）压力为 10au，碰撞气（collision，Ar）压力为 1.5mTorr；进行多反应监测（MRM），选择 m/z469.4（双电荷）→457.3、655.4，m/z592.2（双电荷）→910.5、556.3，m/z393.3（双电荷）→499.3、402.0，m/z386.3（双电荷）→499.3、402.0 作为检测离子对。

3）对照药材溶液的制备

精密称取阿胶对照药材粉末 0.10g，置 50mL 量瓶中，加 1%碳酸氢铵溶液 40mL，超声处理 30min，使样品完全溶解，加 1%碳酸氢铵溶液稀释至刻度，摇匀，过 0.22μm 的滤膜，精密量取 100μL 滤液到 200μL 微量进样瓶中，加胰蛋白酶溶液（取序列分析纯胰蛋白酶适量，加 1%碳酸氢铵溶液溶解，制成每微升中含 1μL 胰蛋白酶的溶液）10μL，摇匀，37℃恒温酶解 12h，即得。

4）供试品溶液的制备

标准汤剂摇匀，精密量取 0.50mL，置 50mL 量瓶中，用 1%碳酸氢铵溶液稀释至刻度，摇匀，过 0.22μm 的滤膜，精密量取 100μL 滤液到 200μL 微量进样瓶中，加胰蛋白酶溶液（取序列分析纯胰蛋白酶适量，加 1%碳酸氢铵溶液溶解，制成每 1μL 中含 1μL 胰蛋白酶的溶液）10μL，摇匀，37℃恒温酶解 12 小时，即得。

5）马源寡肽 A 溶液的制备

取马源寡肽 A 适量，精密称定，加 1%碳酸氢铵溶液制成每 1mL 含 0.2μg 马源寡肽 A 的对照品溶液，摇匀，过 0.22μm 的滤膜，即得。

6）方法学验证

经专属性、检测限、重复性等方法学考察，结果良好，具体内容略。

7）特征图谱（多肽质谱图）的建立

按照设定的液相条件和质谱条件下，分别精密吸取 15 批阿胶标准汤剂供试品溶液 5μL，注入液质联用仪进行检测，特征图谱见图 9-1-4，相似度结果见表 9-1-11，生成的对照特征图谱见图 9-1-5，特征峰共 3 个。

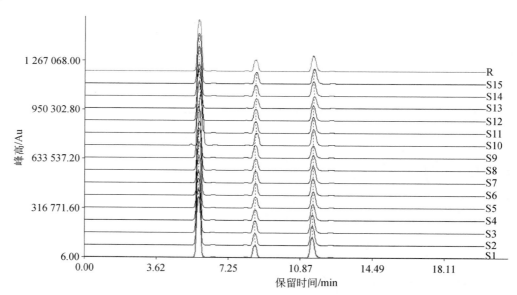

图 9-1-4　阿胶标准汤剂特征图谱（多肽质谱图）

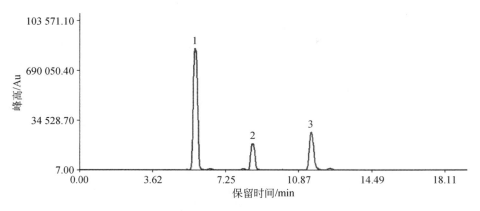

图 9-1-5 对照特征图谱（多肽质谱图）

峰 1：九肽（$C_{32}H_{56}N_{12}O_{11}$）；峰 2：十一肽（$C_{41}H_{68}N_{12}O_{13}$）；峰 3：十三肽（$C_{49}H_{83}N_{11}O_{17}$）

表 9-1-11 相似度计算结果

编号	S1	S2	S3	S4	S5	S6	S7	S8	S9	S10	S11	S12	S13	S14	S15	对照特征图谱
S1	1.000	1.000	1.000	1.000	1.000	0.999	0.999	0.999	0.992	0.998	0.999	0.997	0.996	0.999	0.998	0.999
S2	1.000	1.000	1.000	1.000	1.000	0.999	0.999	0.999	0.992	0.998	0.999	0.998	0.996	0.999	0.998	0.999
S3	1.000	1.000	1.000	1.000	1.000	0.999	0.999	0.999	0.992	0.999	0.999	0.998	0.996	0.999	0.998	0.999
S4	1.000	1.000	1.000	1.000	1.000	1.000	1.000	1.000	0.994	0.999	1.000	0.999	0.997	0.999	0.999	1.000
S5	1.000	1.000	1.000	1.000	1.000	1.000	1.000	1.000	0.995	0.999	1.000	0.999	0.998	1.000	0.999	1.000
S6	0.999	0.999	0.999	1.000	1.000	1.000	1.000	1.000	0.996	1.000	1.000	0.999	0.999	1.000	1.000	1.000
S7	0.999	0.999	0.999	1.000	1.000	1.000	1.000	1.000	0.996	1.000	1.000	0.999	0.999	1.000	1.000	1.000
S8	0.999	0.999	0.999	1.000	1.000	1.000	1.000	1.000	0.997	1.000	1.000	1.000	0.999	1.000	1.000	1.000
S9	0.992	0.992	0.992	0.994	0.995	0.996	0.996	0.997	1.000	0.997	0.996	0.998	0.999	0.997	0.998	0.997
S10	0.998	0.998	0.999	0.999	0.999	1.000	1.000	1.000	0.997	1.000	1.000	1.000	0.999	1.000	1.000	1.000
S11	0.999	0.999	0.999	1.000	1.000	1.000	1.000	1.000	0.996	1.000	1.000	1.000	0.999	1.000	1.000	1.000
S12	0.997	0.998	0.998	0.999	0.999	0.999	0.999	1.000	0.998	1.000	1.000	1.000	1.000	1.000	1.000	1.000
S13	0.996	0.996	0.996	0.997	0.998	0.999	0.999	0.999	0.999	0.999	0.999	1.000	1.000	0.999	1.000	0.999
S14	0.999	0.999	0.999	0.999	1.000	1.000	1.000	1.000	0.997	1.000	1.000	1.000	0.999	1.000	1.000	1.000
S15	0.998	0.998	0.998	0.999	0.999	1.000	1.000	1.000	0.998	1.000	1.000	1.000	0.999	1.000	1.000	1.000
对照特征图谱	0.999	0.999	0.999	1.000	1.000	1.000	1.000	1.000	0.997	1.000	1.000	1.000	0.999	1.000	1.000	1.000

（研究人员：郭尚伟）

9.2 龟 甲 胶

9.2.1 龟甲胶标准汤剂质量标准

本品为龟甲经水煎煮、浓缩制成的固体胶（龟甲胶 Testudinis carapacis et plastri Colla），经炮制、加工制成的标准汤剂。

【制法】龟甲胶饮片粉碎成粗粉，取 50g，加 4 倍量水，水浴加热使溶化，趁热过滤，滤液加水至 500mL，即得。

【性状】本品为棕色至棕褐色混悬液。

【检查】pH 值：应为 5.0～6.5。

总固体：应为 0.83～0.87g。

其他：应符合口服混悬剂项下有关的各项规定。

【特征图谱】按照高效液相色谱-质谱法测定。

色谱、质谱条件与系统适用性试验：以十八烷基硅烷键合硅胶（柱长为 100mm，内径为 2.1mm，粒径为 1.8μm）为填充剂；以 0.1%甲酸溶液为流动相 A，以乙腈为流动相 B，按表 9-2-1 中的规定进行梯度洗脱，流速为 0.3mL/min；采用质谱检测器，电喷雾正离子模式（ESI$^+$），进行多反应监测（MRM），选择 m/z442.0（双电荷）→528.3、783.3，m/z631.3（双电荷）→546.4、921.4，m/z758.3（双电荷）→615.4、544.4 作为检测离子对，对照品溶液（进样量为 5μL）中色谱峰 m/z442.0（双电荷）→528.3、m/z631.3（双电荷）→921.4 和 m/z758.3（双电荷）→615.4 信噪比均应大于 10：1。

表 9-2-1　洗脱条件

时间/min	流动相 A/%	流动相 B/%
0～5.0	98→95	2→5
5.0～25.0	95→83	5→17
25.0～25.5	83→0	17→100
25.5～34.0	0	100
34.0～34.5	0→98	100→2
34.5～40.0	98	2

龟甲胶对照药材为中国食品药品检定研究院提供，质量可靠，简单易得，且液质联用方法抗干扰能力强，采用龟甲胶对照药材作为对照品结果准确，因此选用龟甲胶对照药材进行对照品溶液制备。

对照药材溶液的制备：精密称取龟甲胶对照药材粉末 0.10g，置 50mL 量瓶中，加 1%碳酸氢铵溶液 40mL，超声处理 30min，使样品完全溶解，加 1%碳酸氢铵溶液稀释至刻度，摇匀，即得。

供试品溶液的制备：本品摇匀，精密量取本品 0.50mL，置 50mL 量瓶中，用 1%碳酸氢铵溶液稀释至刻度，摇匀，即得。

酶解：取上述对照药材溶液和供试品溶液各 5mL，过 0.22μm 的滤膜，精密量取 100μL 滤液到 200μL 微量进样瓶中，加胰蛋白酶溶液（取序列分析纯胰蛋白酶适量，加 1%碳酸氢铵溶液溶解，制成每微升中含 1μL 胰蛋白酶的溶液）10μL，混匀，37℃恒温酶解 12h，即得。

测定法：分别精密吸取酶解后的对照药材溶液与供试品溶液各 5μL，注入液相色谱-质谱联用仪，测定，即得。

供试品的特征图谱（质谱图）中应呈现 3 个特征峰（图 9-2-1）。供试品 m/z442.0（双电荷）→528.3、783.3，m/z631.3（双电荷）→546.4、921.4，m/z758.3（双电荷）→615.4、544.4 提取离子流色谱图中，应同时出现与对照药材色谱保留时间相同的色谱峰，且供试品中 m/z631.3（双电荷）→921.4、m/z442.0（双电荷）→528.3、m/z758.3（双电荷）→615.4 提取离子流图峰面积均不得低于对照药材中相应离子流图峰面积的 0.8 倍（表 9-2-2）。

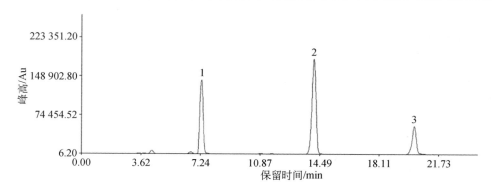

图 9-2-1　对照特征图谱（多肽质谱图）

峰 1：十肽（$C_{37}H_{63}N_{13}O_{12}$）；峰 2：十五肽（$C_{54}H_{88}N_{18}O_{17}$）；峰 3：十七肽（$C_{64}H_{98}N_{20}O_{23}$）

表 9-2-2　多肽检测对照表

峰号	出峰时间/min	名称	分子式	分子质量	实测值（m/z）	MS／MS
1	7.35	十肽	$C_{37}H_{63}N_{13}O_{12}$	784.87	442.00	528.29、783.34
2	14.15	十五肽	$C_{54}H_{88}N_{18}O_{17}$	1261.41	631.34	546.36、921.44
3	20.28	十七肽	$C_{64}H_{98}N_{20}O_{23}$	1515.61	758.34	615.36、544.38

【含量测定】L-羟脯氨酸、甘氨酸、丙氨酸、L-脯氨酸：按照高效液相色谱法测定。

色谱条件与系统适用性试验：以十八烷基硅烷键合硅胶为填充剂（柱长为 250mm，内径为 4.6mm，粒径为 5μm）；以乙腈-0.1mol/L 乙酸钠溶液（用乙酸调节 pH 至 6.5）（7∶93）为流动相 A，以乙腈-水（4∶1）为流动相 B，按表 9-2-3 中的规定进行梯度洗脱；流速为 1mL/min；柱温为 43℃；检测波长为 254nm；进样量为 5μL。理论板数按 L-羟脯氨酸峰计算应不低于 4000。

表 9-2-3　洗脱条件

时间/min	流动相 A/%	流动相 B/%
0～11	100→93	0→7
11～13.9	93→88	7→12
13.9～14	88→85	12→15
14～29	85→66	15→34
29～30	66→0	34→100

对照品溶液的制备：取 L-羟脯氨酸对照品、甘氨酸对照品、丙氨酸对照品、L-脯氨酸对照品适量，精密称定，加 0.1mol/L 盐酸溶液制成每毫升分别含 L-羟脯氨酸 70μg、甘氨酸 0.14mg、丙氨酸 60μg、L-脯氨酸 70μg 的混合溶液，即得。

供试品溶液的制备：精密量取龟甲胶标准汤剂（GJJ-01～GJJ-15）各 2.5mL，置 25mL 量瓶中，加 0.1mol/L 盐酸溶液至刻度，混匀。精密量取 2mL，置 5mL 安瓿中，加盐酸 2mL，150℃水解 1h，放冷，移至蒸发皿中，用水 10mL 分次洗涤，洗液并入蒸发皿中，蒸干，残渣加 0.1mol/L 盐酸溶液溶解，转移至 25mL 量瓶中，加 0.1mol/L 盐酸溶液至刻度，摇匀，即得。

精密量取上述对照品溶液和供试品溶液各 5mL，分别置 25mL 量瓶中，各加 0.1mol/L 异硫氰酸苯酯（PITC）的乙腈溶液 2.5mL，1mol/L 三乙胺的乙腈溶液 2.5mL，摇匀，室温放置 1h 后，加 50%乙腈至刻度，摇匀。取 10mL，加正己烷 10mL，振摇，放置 10min，取下层溶液，滤过，取续滤液，即得。

测定法：分别精密吸取衍生化后的对照品溶液与供试品溶液 5μL，注入液相色谱仪，测定，即得。

本品每毫升含龟甲胶以 L-羟脯氨酸（$C_5H_9NO_3$）计应不低于 4.48mg，以甘氨酸（$C_2H_5NO_2$）计应不低于 10.30mg，以丙氨酸（$C_3H_7NO_2$）计应不低于 4.31mg，以 L-脯氨酸（$C_5H_9NO_2$）计应不低于 5.15mg。

【转移率】L-羟脯氨酸转移率应为 96.0%～99.2%，甘氨酸转移率应为 96.3%～99.1%，丙氨酸转移率应为 95.7%～99.3%，L-脯氨酸转移率应为 96.7%～98.7%。

【规格】0.1g/mL（以饮片计）。

【贮藏】冷冻保存，用时复融。

9.2.2　龟甲胶标准汤剂质量标准起草说明

1.仪器与材料

Waters Alliance 高效液相色谱仪（美国 Waters 公司，e2695 四源溶剂管理系统，2998 二极管阵列检测器，Empower3 色谱工作站），Agilent Technologies 1290 Infinity 超高压液相色谱仪（美国 Agilent 公

司），Thermo Scientific TSQ Quantum™ Access MAX 三重四极杆质谱仪（配加热电喷雾电离源 HESI），XP105 型 1/10 万电子分析天平（瑞士，梅特勒-托利多仪器有限公司），PHS-3C 型 pH 计（上海精密科学仪器有限公司）。

龟甲胶对照药材（121693-201301，供鉴别用）、胰蛋白酶（615-200206，供特征图谱用）均购于中国食品药品检定研究院，L-羟脯氨酸（111578-201602，供含量测定用，含量按 99.9%计）、甘氨酸（140689-201605，供含量测定用，含量按 100%计）、丙氨酸（140680-201604，供含量测定用，含量 100%计）、L-脯氨酸（140677-201507，供含量测定用，含量按 99.9%计）均购于中国食品药品检定研究院，乙腈为 HPLC 级（德国默克公司），水为高纯水，其他试剂为分析纯。

2.样品采集

样品共 15 份（编号 GJJ-01～GJJ-15），采自主产区及道地产区山东、河南、湖南等地，包括符合 2015 年版《中国药典》要求的产品。

3.物种鉴别

经鉴定，研究样品均为龟甲，经水煎煮、浓缩制成的固体胶（龟甲胶 *Testudinis carapacis* et *plastri* Colla）。

4.定量测定

1）色谱条件
（1）饮片色谱条件
色谱柱：Phenomenex-C18 色谱柱（250mm×4.6mm，5μm）；流动相：以乙腈-0.1mol/L 乙酸钠溶液（用乙酸调节 pH 至 6.5）（7:93）为流动相 A，以乙腈-水（4:1）为流动相 B；梯度洗脱程序：0～11min、100%～93%A，11～13.9min、93%～88%A，13.9～14min、88%～85%A，14～29min、85%～66%A，29～30min、66%～0%A；柱温为 43℃；流速为 1mL/min；检测波长为 254nm；进样量为 5μL，色谱图见图 9-2-2。理论板数按 L-羟脯氨酸峰计算应不低于 4000。
（2）标准汤剂色谱条件：同【饮片色谱条件】。

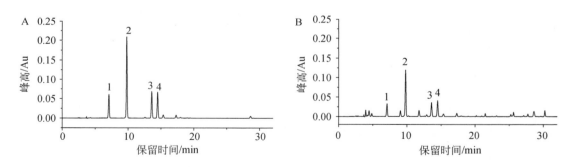

图 9-2-2　标准汤剂 HPLC 色谱图

A：混合对照品；B：标准汤剂

峰 1：L-羟脯氨酸（L-hydroxyproline，$C_5H_9NO_3$）；峰 2：甘氨酸（glycine，$C_2H_5NO_2$）；

峰 3：丙氨酸（alanine，$C_3H_7NO_2$）；峰 4：L-脯氨酸（L-proline，$C_5H_9NO_2$）

2）对照品溶液制备
取 L-羟脯氨酸对照品、甘氨酸对照品、丙氨酸对照品、L-脯氨酸对照品适量，精密称定，加 0.1mol/L 盐酸溶液制成每毫升分别含 L-羟脯氨酸 70μg、甘氨酸 0.14mg、丙氨酸 60μg、L-脯氨酸 70μg 的混合溶液，即得。

3）供试品溶液制备

（1）饮片供试品溶液制备

取龟甲胶粗粉约 0.25g，精密称定，置 25mL 量瓶中，加 0.1mol/L 盐酸溶液 20mL，超声处理（功率 300W，频率 40kHz）30min，放冷，加 0.1mol/L 盐酸溶液至刻度，摇匀，精密量取 2mL，置 5mL 安瓿中，加盐酸 2mL，150℃水解 1h，放冷，移至蒸发皿中，用水 10mL 分次洗涤，洗液并入蒸发皿中，蒸干，残渣加 0.1mol/L 盐酸溶液溶解，转移至 25mL 量瓶中，加 0.1mol/L 盐酸溶液至刻度，摇匀，即得。

（2）标准汤剂供试品溶液制备

龟甲胶饮片粉碎成粗粉，取 50g，加 4 倍量水，水浴加热使溶化，趁热过滤，滤液加水至 500mL。

精密吸取标准汤剂（GJJ-01～GJJ-15）溶液 2.5mL，置 25mL 量瓶中，加 0.1mol/L 盐酸溶液至刻度，混匀。精密量取 2mL，置 5mL 安瓿中，加盐酸 2mL，150℃水解 1h，放冷，移至蒸发皿中，用水 10mL 分次洗涤，洗液并入蒸发皿中，蒸干，残渣加 0.1mol/L 盐酸溶液溶解，转移至 25mL 量瓶中，加 0.1mol/L 盐酸溶液至刻度，摇匀，即得。

4）方法学验证

以 L-羟脯氨酸、甘氨酸、丙氨酸、L-脯氨酸峰面积积分值为纵坐标（Y）、上样量（ng）为横坐标（X）绘制标准曲线。L-羟脯氨酸：$Y=1354X-2491.8$，$R^2=0.9999$；甘氨酸：$Y=1773.8X+10\,546$，$R^2=0.9998$；丙氨酸：$Y=1481.1X+1830$，$R^2=0.9999$；L-脯氨酸：$Y=1316.3X-1165.8$，$R^2=0.9999$，表明线性关系良好。精密度考察合格，RSD 均小于 1.8%。龟甲胶标准汤剂供试品制备后 24h 内稳定性良好，L-羟脯氨酸 RSD 为 1.1%，甘氨酸 RSD 为 0.9%，丙氨酸 RSD 为 2.3%，L-脯氨酸 RSD 为 1.3%。重复性良好，平行 6 份供试品溶液的 L-羟脯氨酸 RSD 为 2.1%，甘氨酸 RSD 为 1.9%，丙氨酸 RSD 为 2.4%，L-脯氨酸 RSD 为 1.6%。L-羟脯氨酸、甘氨酸、丙氨酸、L-脯氨酸平均加样回收率分别为 98.7%、98.3%、99.2%、97.8%，RSD 分别为 1.8%、1.4%、2.5%、1.5%。

5）测定法

（1）含量测定

分别精密吸取衍生后的对照品溶液、饮片供试品溶液、标准汤剂供试品溶液各 5μL，注入液相色谱仪，测定，即得。

因 2015 年版《中国药典》中规定龟甲胶饮片按干燥品计算，含 L-羟脯氨酸不得少于 5.4%，甘氨酸不得少于 12.4%，丙氨酸不得少于 5.2%，L-脯氨酸不得少于 6.2%，水分不得超过 15.0%。因此，应折去水分。

龟甲胶标准汤剂限量标准=龟甲胶饮片 2015 年版《中国药典》规定的限量标准×平均转移率×（1-水分%）

（2）pH 值测定

取标准汤剂，用 pH 计测定 pH 值。

（3）总固体测定

参照编写说明【总固体】项下测定方法操作。

（4）L-羟脯氨酸、甘氨酸、丙氨酸、L-脯氨酸转移率测定

参照编写说明【转移率】项下公式计算。

6）结果

（1）饮片中 L-羟脯氨酸、甘氨酸、丙氨酸、L-脯氨酸含量

L-羟脯氨酸、甘氨酸、丙氨酸、L-脯氨酸含量测定结果见表 9-2-4，所收集样品均满足 2015 年版《中国药典》中 L-羟脯氨酸（不少于 5.4%）、甘氨酸（不少于 12.4%）、丙氨酸（不少于 5.2%）、L-脯氨酸（不少于 6.2%）的限量要求。

表 9-2-4　饮片中 L-羟脯氨酸、甘氨酸、丙氨酸、L-脯氨酸含量测定

编号	L-羟脯氨酸		甘氨酸		丙氨酸		L-脯氨酸	
	含量/%	RSD/%	含量/%	RSD/%	含量/%	RSD/%	含量/%	RSD/%
GJJ-01	8.3	1.4	16.6	1.4	7.2	1.5	9.2	1.4
GJJ-02	7.3	1.3	15.4	1.4	6.6	1.3	8.2	1.4
GJJ-03	7.8	1.5	17.0	1.6	7.2	1.5	9.1	1.5
GJJ-04	6.7	1.7	14.2	1.8	6.2	1.7	7.5	1.7
GJJ-05	6.0	1.5	12.9	1.3	5.4	1.4	7.1	1.5
GJJ-06	7.7	1.8	16.4	1.7	6.9	1.7	8.6	1.6
GJJ-07	7.3	1.3	16.0	1.3	6.7	1.4	8.3	1.4
GJJ-08	7.6	1.6	16.2	1.8	6.8	1.7	8.5	1.7
GJJ-09	6.2	1.9	14.6	1.6	6.3	1.7	7.7	1.8
GJJ-10	5.8	1.5	12.9	1.6	5.4	1.6	5.9	1.6
GJJ-11	6.1	1.8	14.1	1.7	6.0	1.7	7.0	1.6
GJJ-12	6.1	1.3	14.0	1.4	5.9	1.4	7.0	1.3
GJJ-13	6.4	1.7	13.4	1.8	5.9	1.8	7.2	1.8
GJJ-14	6.3	1.5	12.9	1.4	5.6	1.4	7.0	1.5
GJJ-15	6.7	1.8	13.5	1.8	6.1	1.7	7.6	1.9

（2）标准汤剂中 L-羟脯氨酸、甘氨酸、丙氨酸、L-脯氨酸含量（表 9-2-5）

表 9-2-5　标准汤剂中 L-羟脯氨酸、甘氨酸、丙氨酸、L-脯氨酸含量测定

编号	L-羟脯氨酸		甘氨酸		丙氨酸		L-脯氨酸	
	含量/（mg/mL）	RSD/%	含量/（mg/mL）	RSD/%	含量/（mg/mL）	RSD/%	含量/（mg/mL）	RSD/%
GJJ-01	7.01	1.5	14.03	1.4	6.05	1.3	7.82	1.4
GJJ-02	6.20	1.1	13.04	1.2	5.61	1.3	6.94	1.2
GJJ-03	6.63	1.5	14.51	1.4	6.18	1.4	7.82	1.5
GJJ-04	5.77	1.3	12.19	1.2	5.21	1.3	6.39	1.2
GJJ-05	5.04	1.7	10.96	1.7	4.56	1.7	6.02	1.5
GJJ-06	6.59	1.8	14.16	1.8	5.99	1.9	7.49	1.8
GJJ-07	6.36	0.9	14.02	0.7	5.92	0.6	7.24	0.8
GJJ-08	6.66	1.1	14.13	1.2	5.85	1.0	7.37	1.2
GJJ-09	5.38	1.2	12.70	1.2	5.52	1.3	6.70	1.2
GJJ-10	5.01	1.9	11.16	1.8	4.57	1.8	5.06	1.7
GJJ-11	5.08	1.2	11.71	1.3	4.99	1.3	5.87	1.2
GJJ-12	5.40	1.3	12.43	1.4	5.21	1.3	6.16	1.3
GJJ-13	5.60	0.8	11.69	0.8	5.14	0.9	6.30	0.9
GJJ-14	5.46	1.1	11.23	1.2	4.93	1.2	6.14	1.3
GJJ-15	5.93	1.5	11.92	1.5	5.36	1.4	6.64	1.5

（3）pH 值及总固体（表 9-2-6）

表 9-2-6　标准汤剂 pH 值及总固体

编号	pH 值	总固体/g	RSD/%
GJJ-01	5.68	0.84	1.2
GJJ-02	5.56	0.86	1.1
GJJ-03	5.90	0.84	1.3
GJJ-04	5.83	0.87	1.5
GJJ-05	5.77	0.86	0.9
GJJ-06	5.70	0.85	1.3
GJJ-07	6.01	0.85	1.1
GJJ-08	5.43	0.84	1.2
GJJ-09	5.42	0.84	1.6
GJJ-10	5.44	0.85	0.8
GJJ-11	5.59	0.85	1.3
GJJ-12	5.96	0.83	1.4
GJJ-13	6.31	0.83	0.9
GJJ-14	5.59	0.84	0.8
GJJ-15	5.69	0.85	1.1

（4）L-羟脯氨酸、甘氨酸、丙氨酸、L-脯氨酸转移率（表 9-2-7～表 9-2-10）

表 9-2-7　L-羟脯氨酸转移率计算结果

编号	标准汤剂中 L-羟脯氨酸含量/mg	饮片中 L-羟脯氨酸含量/mg	转移率/%	$(\overline{X} \pm S)$/%
GJJ-01	3504	3594	97.5	
GJJ-02	3100	3183	97.4	
GJJ-03	3316	3436	96.5	
GJJ-04	2884	2931	98.4	
GJJ-05	2519	2592	97.2	
GJJ-06	3297	3430	96.1	
GJJ-07	3179	3234	98.3	
GJJ-08	3329	3359	99.1	97.6±0.8
GJJ-09	2688	2765	97.2	
GJJ-10	2506	2549	98.3	
GJJ-11	2540	2632	96.5	
GJJ-12	2702	2754	98.1	
GJJ-13	2798	2867	97.6	
GJJ-14	2731	2807	97.3	
GJJ-15	2967	3022	98.2	

表 9-2-8　甘氨酸转移率计算结果

编号	标准汤剂中甘氨酸含量/mg	饮片中甘氨酸含量/mg	转移率/%	$(\overline{X} \pm S)$/%
GJJ-01	7015	7188	97.6	
GJJ-02	6520	6714	97.1	97.7±0.7
GJJ-03	7256	7489	96.9	

编号	标准汤剂中甘氨酸含量/mg	饮片中甘氨酸含量/mg	转移率/%	$(\overline{X} \pm S)$/%
GJJ-04	6094	6213	98.1	
GJJ-05	5478	5573	98.3	
GJJ-06	7080	7306	96.9	
GJJ-07	7010	7088	98.9	
GJJ-08	7067	7160	98.7	
GJJ-09	6349	6512	97.5	97.7±0.7
GJJ-10	5579	5670	98.4	
GJJ-11	5853	6084	96.2	
GJJ-12	6214	6321	98.3	
GJJ-13	5847	6003	97.4	
GJJ-14	5615	5747	97.7	
GJJ-15	5961	6089	97.9	

表 9-2-9　丙氨酸转移率计算结果

编号	标准汤剂中丙氨酸含量/mg	饮片中丙氨酸含量/mg	转移率/%	$(\overline{X} \pm S)$/%
GJJ-01	3027	3118	97.1	
GJJ-02	2806	2878	97.5	
GJJ-03	3089	3172	97.4	
GJJ-04	2607	2713	96.1	
GJJ-05	2279	2333	97.7	
GJJ-06	2994	3074	97.4	
GJJ-07	2959	2968	99.7	
GJJ-08	2924	3006	97.3	97.5±0.9
GJJ-09	2762	2810	98.3	
GJJ-10	2283	2373	96.2	
GJJ-11	2496	2589	96.4	
GJJ-12	2603	2664	97.7	
GJJ-13	2572	2643	97.3	
GJJ-14	2465	2495	98.8	
GJJ-15	2680	2751	97.4	

表 9-2-10　L-脯氨酸转移率计算结果

编号	标准汤剂中 L-脯氨酸含量/mg	饮片中 L-脯氨酸含量/mg	转移率/%	$(\overline{X} \pm S)$/%
GJJ-01	3912	3984	98.2	
GJJ-02	3472	3575	97.1	
GJJ-03	3912	4009	97.6	97.7±0.5
GJJ-04	3196	3281	97.4	
GJJ-05	3009	3067	98.1	

续表

编号	标准汤剂中 L-脯氨酸含量/mg	饮片中 L-脯氨酸含量/mg	转移率/%	($\overline{X} \pm S$)/%
GJJ-06	3743	3831	97.7	
GJJ-07	3618	3677	98.4	
GJJ-08	3686	3757	98.1	
GJJ-09	3352	3434	97.6	
GJJ-10	2528	2593	97.5	97.7±0.5
GJJ-11	2936	3021	97.2	
GJJ-12	3081	3161	97.5	
GJJ-13	3151	3226	97.7	
GJJ-14	3072	3119	98.5	
GJJ-15	3321	3428	96.9	

5.标准汤剂特征图谱研究

龟甲胶中的主要成分为蛋白质多肽,本方法选择龟甲胶中 3 条特异性强、稳定性好、响应值高、线性好的多肽,并结合相对峰面积衡量产品质量稳定性。

1)液相条件

色谱柱为 ZORBAX Eclipse Plus C18(100mm×2.1mm,1.8μm),以 0.1%甲酸水溶液为流动相 A,乙腈为流动相 B;梯度洗脱条件:0～5min、2%～5%B,5～25min、5%～17%B,25～26min、17%～100%B,26～35min、100%B,35～36min、100%～2%B,36～45min、2%B;流速为 0.3mL/min;柱温为 45℃;进样量为 5μL。

2)质谱条件

离子化模式为 ESI⁺,喷雾电压(spray valtage)3200V,汽化温度(vaporizer temperature)350℃,传输毛细管温度(capillary temperature)300℃,鞘气(sheath gas,N₂)压力为 40au(arbitrary units),辅助气(aux gas,N₂)压力为 10au,碰撞气(collision,Ar)压力为 1.5mTorr;进行多反应监测(MRM),选择 m/z631.3(双电荷)→546.4、921.4,m/z442.0(双电荷)→528.3、783.3 作为检测离子对。

3)对照品溶液的制备

精密称取龟甲胶对照药材粉末 0.10g,置 50mL 量瓶中,加 1%碳酸氢铵溶液 40mL,超声处理 30min,使样品完全溶解,加 1%碳酸氢铵溶液稀释至刻度,摇匀,过 0.22μm 的滤膜,精密量取 100μL 滤液到 200μL 微量进样瓶中,加胰蛋白酶溶液(取序列分析纯胰蛋白酶适量,加 1%碳酸氢铵溶液溶解,制成每微升中含 1μL 胰蛋白酶的溶液)10μL,摇匀,37℃恒温酶解 12h,即得。

4)供试品溶液的制备

标准汤剂摇匀,精密量取 0.50mL,置 50mL 量瓶中,用 1%碳酸氢铵溶液稀释至刻度,摇匀,过 0.22μm 的滤膜,精密量取 100μL 滤液到 200μL 微量进样瓶中,加胰蛋白酶溶液(取序列分析纯胰蛋白酶适量,加 1%碳酸氢铵溶液溶解,制成每微升中含 1μL 胰蛋白酶的溶液)10μL,摇匀,37℃恒温酶解 12h,即得。

5)方法学验证

经专属性、检测限、重复性等方法学验证表明,结果良好,具体内容略。

6)特征图谱的建立

按照设定的液相条件和质谱条件下,分别精密吸取 15 批龟甲胶标准汤剂供试品溶液 5μL,注入液质联用仪进行检测,特征图谱见图 9-2-3,相似度结果见表 9-2-11,生成的对照特征图谱见图 9-2-4,特征峰共 3 个。

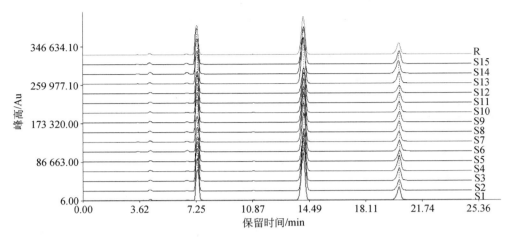

图 9-2-3 龟甲胶标准汤剂特征图谱（多肽质谱图）

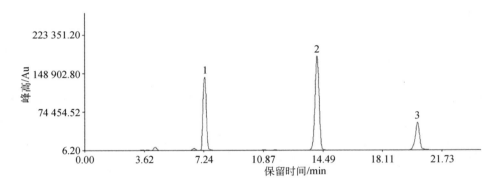

图 9-2-4 对照特征图谱（多肽质谱图）

峰 1：十肽（$C_{37}H_{63}N_{13}O_{12}$）；峰 2：十五肽（$C_{54}H_{88}N_{18}O_{17}$）；峰 3：十七肽（$C_{64}H_{98}N_{20}O_{23}$）

表 9-2-11 相似度计算结果

编号	S1	S2	S3	S4	S5	S6	S7	S8	S9	S10	S11	S12	S13	S14	S15	对照特征图谱
S1	1.000	0.999	0.998	0.995	0.998	1.000	1.000	0.995	0.994	0.992	0.991	0.993	0.999	0.984	0.984	0.997
S2	0.999	1.000	0.999	0.995	0.999	0.998	0.999	0.999	0.998	0.996	0.996	0.997	1.000	0.990	0.990	0.999
S3	0.998	0.999	1.000	0.999	1.000	0.998	0.998	0.999	0.999	0.998	0.998	0.998	0.999	0.993	0.993	1.000
S4	0.995	0.995	0.999	1.000	0.999	0.994	0.995	0.997	0.997	0.998	0.997	0.997	0.995	0.994	0.994	0.998
S5	0.998	0.999	1.000	0.999	1.000	0.998	0.998	0.999	0.999	0.998	0.997	0.998	0.999	0.993	0.993	1.000
S6	1.000	0.998	0.998	0.994	0.998	1.000	1.000	0.995	0.993	0.991	0.990	0.992	0.998	0.983	0.983	0.996
S7	1.000	0.999	0.998	0.995	0.998	1.000	1.000	0.996	0.995	0.993	0.992	0.994	0.999	0.985	0.986	0.997
S8	0.995	0.999	0.999	0.997	0.999	0.995	0.996	1.000	1.000	0.999	0.999	1.000	0.999	0.996	0.996	1.000
S9	0.994	0.998	0.999	0.997	0.999	0.993	0.995	1.000	1.000	1.000	1.000	1.000	0.998	0.997	0.997	1.000
S10	0.992	0.996	0.998	0.998	0.998	0.991	0.993	0.999	1.000	1.000	1.000	1.000	0.996	0.999	0.999	0.999
S11	0.991	0.996	0.998	0.997	0.997	0.990	0.992	0.999	1.000	1.000	1.000	1.000	0.996	0.999	0.999	0.999
S12	0.993	0.997	0.998	0.997	0.998	0.992	0.994	1.000	1.000	1.000	1.000	1.000	0.997	0.998	0.998	0.999
S13	0.999	1.000	0.999	0.995	0.999	0.998	0.999	0.999	0.998	0.996	0.996	0.997	1.000	0.990	0.990	0.999

续表

编号	S1	S2	S3	S4	S5	S6	S7	S8	S9	S10	S11	S12	S13	S14	S15	对照特征图谱
S14	0.984	0.990	0.993	0.994	0.993	0.983	0.985	0.996	0.997	0.999	0.999	0.998	0.990	1.000	1.000	0.995
S15	0.984	0.990	0.993	0.994	0.993	0.983	0.986	0.996	0.997	0.999	0.999	0.998	0.990	1.000	1.000	0.995
对照特征图谱	0.997	0.999	1.000	0.998	1.000	0.996	0.997	1.000	1.000	0.999	0.999	0.999	0.999	0.995	0.995	1.000

（研究人员：张 淹）

9.3 鹿 角 胶

9.3.1 鹿角胶标准汤剂质量标准

本品为鹿角经水煎煮、浓缩制成的固体胶（鹿角胶 *Cervi cornus* Colla），经炮制、加工制成的标准汤剂。

【制法】鹿角胶饮片粉碎成粗粉，取 50g，加 4 倍量水，水浴加热使溶化，趁热过滤，滤液加水至 500mL，即得。

【性状】本品为棕色至棕褐色混悬液。

【检查】pH 值：应为 5.0～6.5。

总固体：应为 0.81～0.89g。

其他：应符合口服混悬剂项下有关的各项规定。

【特征图谱】按照高效液相色谱-质谱法测定。

色谱、质谱条件与系统适用性试验：以十八烷基硅烷键合硅胶（柱长为 100mm，内径为 2.1mm，粒径为 1.8μm）为填充剂；以 0.1%甲酸溶液为流动相 A，以乙腈为流动相 B，按表 9-3-1 中的规定进行梯度洗脱，流速为 0.3mL/min；采用质谱检测器，电喷雾正离子模式（ESI$^+$），进行多反应监测（MRM），选择 m/z435.0（双电荷）→554.3、611.3，m/z553.3（双电荷）→764.4、821.3，m/z765.4（双电荷）→554.0、733.0 作为检测离子对，对照品溶液（进样量为 5μL）中色谱峰 m/z435.0（双电荷）→554.3、m/z553.3（双电荷）→821.3、m/z765.4（双电荷）→554.0 信噪比均应大于 10∶1。

表 9-3-1 洗脱条件

时间/min	流动相 A/%	流动相 B/%
0～5.0	98→95	2→5
5.0～25.0	95→83	5→17
25.0～25.5	83→0	17→100
25.5～34.0	0	100
34.0～34.5	0→98	100→2
34.5～40.0	98	2

鹿角胶对照药材为中国食品药品检定研究院提供，质量可靠，简单易得，且液质联用方法抗干扰能力强，采用鹿角胶对照药材作为对照品结果准确，因此选用鹿角胶对照药材进行对照品溶液制备。

对照药材溶液的制备：精密称取鹿角胶对照药材粉末 0.10g，置 50mL 量瓶中，加 1%碳酸氢铵溶液 40mL，超声处理 30min，使样品完全溶解，加 1%碳酸氢铵溶液稀释至刻度，摇匀，即得。

供试品溶液的制备：本品摇匀，精密量取本品 0.50mL，置 50mL 量瓶中，用 1%碳酸氢铵溶液稀释至刻度,摇匀,即得。

酶解:取上述对照药材溶液和供试品溶液各 5mL,过 0.22μm 的滤膜,精密量取 100μL 滤液到 200μL 微量进样瓶中,加胰蛋白酶溶液(取序列分析纯胰蛋白酶适量,加 1%碳酸氢铵溶液溶解,制成每微升中含 1μL 胰蛋白酶的溶液)10μL,混匀,37℃恒温酶解 12h,即得。

测定法:分别精密吸取酶解后的对照药材溶液与供试品溶液各 5μL,注入液相色谱-质谱联用仪,测定,即得。

供试品的特征图谱(质谱图)中应呈现 3 个特征峰(图 9-3-1)。供试品 m/z435.0(双电荷)→554.3、611.3,m/z553.3(双电荷)→764.4、821.3,m/z765.4(双电荷)→554.0、733.0 提取离子流色谱图中,应同时出现与对照药材色谱保留时间相同的色谱峰,且供试品中 m/z435.0(双电荷)→554.3、m/z553.3(双电荷)→821.3、m/z765.4(双电荷)→554.0 提取离子流图峰面积均不得低于对照药材中相应提取离子流图峰面积的 0.8 倍(表 9-3-2)。

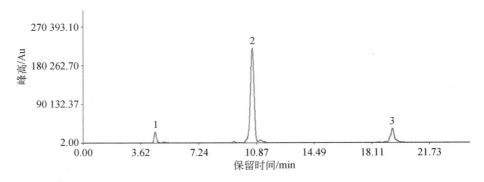

图 9-3-1　对照特征图谱(多肽质谱图)

峰 1:九肽($C_{35}H_{57}N_{13}O_{13}$);峰 2:十二肽($C_{47}H_{76}N_{16}O_{15}$);峰 3:十六肽($C_{68}H_{105}N_{17}O_{23}$)

表 9-3-2　多肽检测对照表

峰号	出峰时间/min	名称	分子式	分子质量	实测值(m/z)	MS/MS
1	4.51	九肽	$C_{35}H_{57}N_{13}O_{13}$	867.92	435.00	554.31、611.33
2	10.62	十二肽	$C_{47}H_{76}N_{16}O_{15}$	1105.22	553.29	764.41、821.35
3	19.41	十六肽	$C_{68}H_{105}N_{17}O_{23}$	1528.69	765.38	554.04、733.16

【含量测定】L-羟脯氨酸、甘氨酸、丙氨酸、L-脯氨酸:按照高效液相色谱法测定。

色谱条件与系统适用性试验:以十八烷基硅烷键合硅胶为填充剂(柱长为 250mm,内径为 4.6mm,粒径为 5μm);以乙腈-0.1mol/L 乙酸钠溶液(用乙酸调节 pH 值至 6.5)(7:93)为流动相 A,以乙腈-水(4:1)为流动相 B,按表 9-3-3 中的规定进行梯度洗脱;流速为 1mL/min;柱温为 43℃;检测波长为 254nm;进样量为 5μL。理论板数按 L-羟脯氨酸峰计算应不低于 4000。

表 9-3-3　洗脱条件

时间/min	流动相 A/%	流动相 B/%
0～11	100→93	0→7
11～13.9	93→88	7→12
13.9～14	88→85	12→15
14～29	85→66	15→34
29～30	66→0	34→100

对照品溶液的制备：取 L-羟脯氨酸对照品、甘氨酸对照品、丙氨酸对照品、L-脯氨酸对照品适量，精密称定，加 0.1mol/L 盐酸溶液制成每毫升分别含 L-羟脯氨酸 70μg、甘氨酸 0.14mg、丙氨酸 60μg、L-脯氨酸 70μg 的混合溶液，即得。

供试品溶液的制备：精密吸取鹿角胶标准汤剂（LJJ-01～LJJ-15）各 2.5mL，置 25mL 量瓶中，加 0.1mol/L 盐酸溶液至刻度，混匀。精密量取 2mL，置 5mL 安瓿中，加盐酸 2mL，150℃水解 1h，放冷，移至蒸发皿中，用水 10mL 分次洗涤，洗液并入蒸发皿中，蒸干，残渣加 0.1mol/L 盐酸溶液溶解，转移至 25mL 量瓶中，加 0.1mol/L 盐酸溶液至刻度，摇匀，即得。

精密量取上述对照品溶液和供试品溶液各 5mL，分别置 25mL 量瓶中，各加 0.1mol/L 异硫氰酸苯酯（PITC）的乙腈溶液 2.5mL、1mol/L 三乙胺的乙腈溶液 2.5mL，摇匀，室温放置 1h 后，加 50%乙腈至刻度，摇匀。取 10mL，加正己烷 10mL，振摇，放置 10min，取下层溶液，滤过，取续滤液，即得。

测定法：分别精密吸取衍生化后的对照品溶液与供试品溶液各 5μL，注入液相色谱仪，测定，即得。

本品每毫升含鹿角胶以 L-羟脯氨酸（$C_5H_9NO_3$）计应不低于 5.49mg，以甘氨酸（$C_2H_5NO_2$）计应不低于 11.04mg，以丙氨酸（$C_3H_7NO_2$）计应不低于 4.31mg，以 L-脯氨酸（$C_5H_9NO_2$）计应不低于 6.22mg。

【转移率】L-羟脯氨酸转移率应为 96.6%～99.0%，甘氨酸转移率应为 96.3%～99.3%，丙氨酸转移率应为 95.8%～99.0%，L-脯氨酸转移率应为 95.9%～99.1%。

【规格】0.1g/mL（以饮片计）。

【贮藏】冷冻保存，用时复融。

9.3.2　鹿角胶标准汤剂质量标准起草说明

1.仪器与材料

Waters Alliance 高效液相色谱仪（美国 Waters 公司，e2695 四源溶剂管理系统，2998 二极管阵列检测器，Empower3 色谱工作站），Agilent Technologies 1290 Infinity 超高压液相色谱仪（美国 Agilent 公司），Thermo Scientific TSQ Quantum™ Access MAX 三重四极杆质谱仪（配加热电喷雾电离源 HESI），XP105 型 1/10 万电子分析天平（瑞士，梅特勒-托利多仪器有限公司），PHS-3C 型 pH 计（上海精密科学仪器有限公司）。

鹿角胶对照药材（121694-201301，供鉴别用）、胰蛋白酶（615-200206，供特征图谱用）均购于中国食品药品检定研究院，L-羟脯氨酸（111578-201602，供含量测定用，含量按 99.9%计）、甘氨酸（140689-201605，供含量测定用，含量按 100%计）、丙氨酸（140680-201604，供含量测定用，含量 100%计）、L-脯氨酸（140677-201507，供含量测定用，含量按 99.9%计）均购于中国食品药品检定研究院，乙腈为 HPLC 级（德国默克公司），水为高纯水，其他试剂为分析纯。

2.样品采集

样品共 15 份（编号 LJJ-01～LJJ-15），采自主产区及道地产区山东、河南、湖南、新疆等地，包括符合 2015 年版《中国药典》要求的产品。

3.物种鉴别

经鉴定，研究样品均为鹿角经水煎煮、浓缩制成的固体胶（鹿角胶 *Cervi cornus* Colla）。

4.定量测定

1）色谱条件

饮片色谱条件：色谱柱，Phenomenex-C18 色谱柱（250mm×4.6mm，5μm）；流动相，以乙腈-0.1mol/L

乙酸钠溶液（用乙酸调节 pH 值至 6.5）（7∶93）为流动相 A，以乙腈-水（4∶1）为流动相 B；梯度洗脱程序：0～11min、100%～93%A，11～13.9min、93%～88%A，13.9～14min、88%～85%A，14～29min、85%～66%A，29～30min、66%～0%A；柱温为 43℃；流速为 1mL/min；检测波长为 254nm；进样量为 5μL，色谱图见图 9-3-2，理论板数按 L-羟脯氨酸峰计算应不低于 4000。

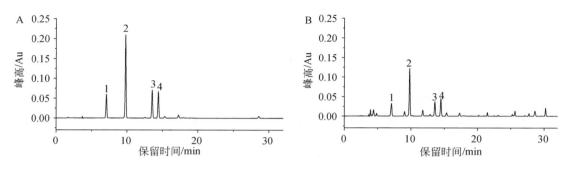

图 9-3-2　标准汤剂 HPLC 色谱图

A：混合对照品；B：标准汤剂

峰 1：L-羟脯氨酸（L-hydroxyproline，$C_5H_9NO_3$）；峰 2：甘氨酸（glycine，$C_2H_5NO_2$）；

峰 3：丙氨酸（alanine，$C_3H_7NO_2$）；峰 4：L-脯氨酸（L-proline，$C_5H_9NO_2$）

标准汤剂色谱条件同【饮片色谱条件】。

2）对照品溶液制备

取 L-羟脯氨酸对照品、甘氨酸对照品、丙氨酸对照品、L-脯氨酸对照品适量，精密称定，加 0.1mol/L 盐酸溶液制成每毫升分别含 L-羟脯氨酸 70μg、甘氨酸 0.14mg、丙氨酸 60μg、L-脯氨酸 70μg 的混合溶液，即得。

3）供试品溶液制备

（1）饮片供试品溶液制备

取鹿角胶粗粉约 0.25g，精密称定，置 25mL 量瓶中，加 0.1mol/L 盐酸溶液 20mL，超声处理（功率 300W，频率 40kHz）30min，放冷，加 0.1mol/L 盐酸溶液至刻度，摇匀，精密量取 2mL，置 5mL 安瓿中，加盐酸 2mL，150℃水解 1h，放冷，移至蒸发皿中，用水 10mL 分次洗涤，洗液并入蒸发皿中，蒸干，残渣加 0.1mol/L 盐酸溶液溶解，转移至 25mL 量瓶中，加 0.1mol/L 盐酸溶液至刻度，摇匀，即得。

（2）标准汤剂供试品溶液制备

鹿角胶饮片粉碎成粗粉，取 50g，加 4 倍量水，水浴加热使溶化，趁热过滤，滤液加水至 500mL。

精密吸取标准汤剂（LJJ-01～LJJ-15）溶液 2.5mL，置 25mL 量瓶中，加 0.1mol/L 盐酸溶液至刻度，混匀。精密量取 2mL，置 5mL 安瓿中，加盐酸 2mL，150℃水解 1h，放冷，移至蒸发皿中，用水 10mL 分次洗涤，洗液并入蒸发皿中，蒸干，残渣加 0.1mol/L 盐酸溶液溶解，转移至 25mL 量瓶中，加 0.1mol/L 盐酸溶液至刻度，摇匀，即得。

4）方法学验证

以 L-羟脯氨酸、甘氨酸、丙氨酸、L-脯氨酸峰面积积分值为纵坐标（Y）、上样量（ng）为横坐标（X）绘制标准曲线。L-羟脯氨酸：$Y=1340.1X-192.7$，$R^2=0.9999$；甘氨酸：$Y=1841.4X-5369.9$，$R^2=0.9998$；丙氨酸：$Y=1468.4X+2279.2$，$R^2=0.9998$；L-脯氨酸：$Y=1296.3X+3915.3$，$R^2=0.9999$，表明线性关系良好。精密度考察合格，RSD 均小于 1.4%。鹿角胶标准汤剂供试品制备后 24h 内稳定性良好，L-羟脯氨酸 RSD 为 0.5%，甘氨酸 RSD 为 0.3%，丙氨酸 RSD 为 2.2%，L-脯氨酸 RSD 为 1.4%。重复性良好，平行 6 份供试品溶液的 L-羟脯氨酸 RSD 为 1.4%，甘氨酸 RSD 为 2.0%，丙氨酸 RSD 为 2.3%，L-脯氨酸 RSD 为 1.5%。L-羟脯氨酸、甘氨酸、丙氨酸、L-脯氨酸平均加样回收率分别为 98.5%、97.3%、98.1%、

99.0%，RSD 分别为 2.3%、1.6%、2.2%、1.9%。

5）测定法

（1）含量测定

分别精密吸取衍生后的对照品溶液、饮片供试品溶液、标准汤剂供试品溶液 5μL，注入液相色谱仪，测定，即得。

因 2015 年版《中国药典》中规定鹿角胶饮片按干燥品计算，含 L-羟脯氨酸不得少于 6.6%，甘氨酸不得少于 13.3%，丙氨酸不得少于 5.2%，L-脯氨酸不得少于 7.5%，水分不得超过 15.0%。因此，应折去水分。

鹿角胶标准汤剂限量标准=鹿角胶饮片 2015 年版《中国药典》规定的限量标准×平均转移率×（1-水分%）

（2）pH 值测定

取标准汤剂，用 pH 计测定 pH 值。

（3）总固体测定

参照编写说明【总固体】项下测定方法操作。

（4）L-羟脯氨酸、甘氨酸、丙氨酸、L-脯氨酸转移率测定

参照编写说明【转移率】项下公式计算。

6）结果

（1）饮片中 L-羟脯氨酸、甘氨酸、丙氨酸、L-脯氨酸含量

L-羟脯氨酸、甘氨酸、丙氨酸、L-脯氨酸含量测定结果见表 9-3-4，所收集样品均满足 2015 年版《中国药典》中 L-羟脯氨酸（不少于 6.6%）、甘氨酸（不少于 13.3%）、丙氨酸（不少于 5.2%）、L-脯氨酸（不少于 7.5%）的限量要求。

表 9-3-4 饮片中 L-羟脯氨酸、甘氨酸、丙氨酸、L-脯氨酸含量测定

编号	L-羟脯氨酸		甘氨酸		丙氨酸		L-脯氨酸	
	含量/%	RSD/%	含量/%	RSD/%	含量/%	RSD/%	含量/%	RSD/%
LJJ-01	8.0	1.1	16.1	1.5	6.8	1.0	9.1	1.8
LJJ-02	8.3	1.4	16.5	1.8	7.0	1.4	9.3	1.4
LJJ-03	7.7	1.6	15.3	1.4	6.4	1.1	8.7	1.5
LJJ-04	8.7	1.8	16.2	1.5	7.3	1.9	9.2	0.9
LJJ-05	6.9	0.8	13.7	0.7	6.1	1.1	7.7	1.2
LJJ-06	8.5	1.1	16.4	1.6	6.7	0.8	9.7	0.9
LJJ-07	7.7	0.9	15.9	1.3	6.6	1.6	8.5	0.8
LJJ-08	7.8	1.3	15.9	1.1	6.5	0.7	8.5	1.2
LJJ-09	7.7	1.8	15.5	1.6	6.3	1.9	8.4	1.1
LJJ-10	7.7	1.4	15.3	1.8	6.5	1.2	8.7	1.6
LJJ-11	9.8	1.2	19.9	1.4	8.1	1.5	11.0	1.9
LJJ-12	9.9	1.8	19.4	1.7	8.2	1.4	11.1	1.5
LJJ-13	8.0	1.7	15.4	1.4	6.6	1.6	8.8	1.1
LJJ-14	7.1	1.9	13.6	1.7	5.8	1.8	7.9	1.4
LJJ-15	7.8	1.1	14.9	1.6	6.1	1.7	8.5	1.8

（2）标准汤剂中 L-羟脯氨酸、甘氨酸、丙氨酸、L-脯氨酸含量（表 9-3-5）

表 9-3-5 标准汤剂中 L-羟脯氨酸、甘氨酸、丙氨酸、L-脯氨酸含量测定

编号	L-羟脯氨酸		甘氨酸		丙氨酸		L-脯氨酸	
	含量/（mg/mL）	RSD/%	含量/（mg/mL）	RSD/%	含量/（mg/mL）	RSD/%	含量/（mg/mL）	RSD/%
LJJ-01	6.75	1.3	13.63	1.4	5.78	1.2	7.74	1.3
LJJ-02	7.06	1.4	13.99	1.6	5.93	1.7	7.91	1.6
LJJ-03	6.55	1.8	13.10	1.1	5.49	1.3	7.31	1.2
LJJ-04	7.32	1.3	13.70	1.0	6.11	1.1	7.66	1.1
LJJ-05	5.87	1.2	11.55	1.1	5.16	1.6	6.62	1.7
LJJ-06	7.28	1.0	13.98	1.3	5.76	1.4	8.41	1.2
LJJ-07	6.69	0.8	13.74	1.4	5.78	1.8	7.38	1.6
LJJ-08	6.84	0.9	13.86	1.2	5.69	1.4	7.46	1.3
LJJ-09	6.73	1.7	13.49	1.6	5.44	1.6	7.32	1.6
LJJ-10	6.55	1.1	13.06	1.2	5.43	1.5	7.33	1.1
LJJ-11	8.35	1.2	17.02	1.3	6.96	1.1	9.37	1.0
LJJ-12	8.80	1.7	17.22	1.9	7.13	0.9	9.77	1.6
LJJ-13	7.02	1.3	13.42	1.7	5.67	2.0	7.61	1.4
LJJ-14	6.12	1.1	11.82	1.4	5.02	1.8	6.77	1.8
LJJ-15	6.86	1.6	13.07	1.1	5.32	1.4	7.45	1.2

（3）pH 值及总固体（表 9-3-6）

表 9-3-6 pH 值及总固体

编号	pH 值	总固体/g	RSD/%
LJJ-01	6.18	0.85	1.3
LJJ-02	6.36	0.89	1.1
LJJ-03	6.26	0.86	0.6
LJJ-04	5.53	0.87	0.9
LJJ-05	5.77	0.83	1.3
LJJ-06	5.84	0.88	0.8
LJJ-07	5.93	0.82	0.7
LJJ-08	6.00	0.85	1.6
LJJ-09	6.11	0.87	0.9
LJJ-10	6.28	0.85	0.9
LJJ-11	5.37	0.84	0.7
LJJ-12	6.33	0.83	0.5
LJJ-13	6.26	0.86	0.6
LJJ-14	5.52	0.82	1.1
LJJ-15	6.13	0.88	0.9

（4）L-羟脯氨酸、甘氨酸、丙氨酸、L-脯氨酸转移率（表 9-3-7～表 9-3-10）

表 9-3-7　L-羟脯氨酸转移率计算结果

编号	标准汤剂中 L-羟脯氨酸含量/mg	饮片中 L-羟脯氨酸含量/mg	转移率/%	$(\overline{X} \pm S)$ /%
LJJ-01	3376	3488	96.8	
LJJ-02	3529	3594	98.2	
LJJ-03	3273	3353	97.6	
LJJ-04	3661	3758	97.4	
LJJ-05	2934	2991	98.1	
LJJ-06	3641	3757	96.9	
LJJ-07	3344	3419	97.8	
LJJ-08	3420	3479	98.3	97.8±0.6
LJJ-09	3367	3450	97.6	
LJJ-10	3273	3323	98.5	
LJJ-11	4174	4307	96.9	
LJJ-12	4402	4465	98.6	
LJJ-13	3508	3576	98.1	
LJJ-14	3059	3135	97.6	
LJJ-15	3432	3494	98.2	

表 9-3-8　甘氨酸转移率计算结果

编号	标准汤剂中甘氨酸含量/mg	饮片中甘氨酸含量/mg	转移率/%	$(\overline{X} \pm S)$ /%
LJJ-01	6816	7020	97.1	
LJJ-02	6994	7145	97.9	
LJJ-03	6550	6663	98.3	
LJJ-04	6851	6998	97.9	
LJJ-05	5773	5939	97.2	
LJJ-06	6988	7249	96.4	
LJJ-07	6869	7060	97.3	
LJJ-08	6928	7091	97.7	97.7±0.7
LJJ-09	6743	6944	97.1	
LJJ-10	6529	6602	98.9	
LJJ-11	8510	8746	97.3	
LJJ-12	8609	8749	98.4	
LJJ-13	6712	6884	97.5	
LJJ-14	5908	6004	98.4	
LJJ-15	6535	6675	97.9	

表 9-3-9　丙氨酸转移率计算结果

编号	标准汤剂中丙氨酸含量/mg	饮片中丙氨酸含量/mg	转移率/%	$(\overline{X} \pm S)$ /%
LJJ-01	2891	2965	97.5	
LJJ-02	2964	3031	97.8	
LJJ-03	2743	2787	98.4	97.4±0.8
LJJ-04	3053	3154	96.8	
LJJ-05	2578	2644	97.5	

续表

编号	标准汤剂中丙氨酸含量/mg	饮片中丙氨酸含量/mg	转移率/%	$(\overline{X} \pm S)$/%
LJJ-06	2878	2961	97.2	
LJJ-07	2892	2930	98.7	
LJJ-08	2844	2899	98.1	
LJJ-09	2721	2822	96.4	
LJJ-10	2715	2805	96.8	
LJJ-11	3482	3560	97.8	97.4±0.8
LJJ-12	3565	3698	96.4	
LJJ-13	2835	2950	96.1	
LJJ-14	2512	2561	98.1	
LJJ-15	2659	2733	97.3	

表 9-3-10　L-脯氨酸转移率计算结果

编号	标准汤剂中 L-脯氨酸含量/mg	饮片中 L-脯氨酸含量/mg	转移率/%	$(\overline{X} \pm S)$/%
LJJ-01	3872	3968	97.6	
LJJ-02	3954	4027	98.2	
LJJ-03	3656	3789	96.5	
LJJ-04	3831	3974	96.4	
LJJ-05	3311	3338	99.2	
LJJ-06	4206	4287	98.1	
LJJ-07	3691	3774	97.8	
LJJ-08	3730	3791	98.4	97.5±0.8
LJJ-09	3658	3763	97.2	
LJJ-10	3664	3754	97.6	
LJJ-11	4685	4835	96.9	
LJJ-12	4886	5006	97.6	
LJJ-13	3804	3934	96.7	
LJJ-14	3387	3488	97.1	
LJJ-15	3724	3808	97.8	

5.标准汤剂特征图谱研究

鹿角胶中主要成分为蛋白质多肽，本方法选择鹿角胶中 3 条特异性强、稳定性好、响应值高、线性好的多肽，并结合相对峰面积衡量产品质量稳定性。

1）液相条件

色谱柱为 ZORBAX Eclipse Plus C18（100mm×2.1mm，1.8μm），以 0.1%甲酸水溶液为流动相 A，乙腈为流动相 B；梯度洗脱条件：0～5min、2%～5%B，5～25min、5%～17%B，25～26min、17%～100%B，26～35min、100%B，35～36min、100%～2%B，36～45min、2%B；流速为 0.3mL/min；柱温为 45℃；进样量为 5μL。

2）质谱条件

离子化模式为 ESI⁺，喷雾电压（spray valtage）3200V，汽化温度（vaporizer temperature）350℃，传输毛细管温度（capillary temperature）300℃，鞘气（sheath gas，N₂）压力为 40au（arbitrary units），辅助气（aux gas，N₂）压力为 10au，碰撞气（collision，Ar）压力为 1.5mTorr；进行多反应监测（MRM），

选择 m/z 435.0（双电荷）→554.3、611.3，m/z 553.3（双电荷）→764.4、821.3，m/z 765.4（双电荷）→554.0、733.0 作为检测离子对。

3）对照品溶液的制备

精密称取鹿角胶对照药材粉末 0.10g，置 50mL 量瓶中，加 1%碳酸氢铵溶液 40mL，超声处理 30min，使样品完全溶解，加 1%碳酸氢铵溶液稀释至刻度，摇匀，过 0.22μm 的滤膜，精密量取 100μL 滤液到 200μL 微量进样瓶中，加胰蛋白酶溶液（取序列分析纯胰蛋白酶适量，加 1%碳酸氢铵溶液溶解，制成每微升中含 1μL 胰蛋白酶的溶液）10μL，摇匀，37℃恒温酶解 12h，即得。

4）供试品溶液的制备

标准汤剂摇匀，精密量取 0.50mL，置 50mL 量瓶中，用 1%碳酸氢铵溶液稀释至刻度，摇匀，过 0.22μm 的滤膜，精密量取 100μL 滤液到 200μL 微量进样瓶中，加胰蛋白酶溶液（取序列分析纯胰蛋白酶适量，加 1%碳酸氢铵溶液溶解，制成每微升中含 1μL 胰蛋白酶的溶液）10μL，摇匀，37℃恒温酶解 12h，即得。

5）方法学验证

经专属性、检测限、重复性等方法学验证表明，结果良好，具体内容略。

6）特征图谱的建立

按照设定的液相条件和质谱条件，分别精密吸取 15 批鹿角胶标准汤剂供试品溶液 5μL，注入液质联用仪进行检测，特征图谱见图 9-3-3，相似度结果见表 9-3-11，生成的对照特征图谱见图 9-3-4，特征峰共 3 个。

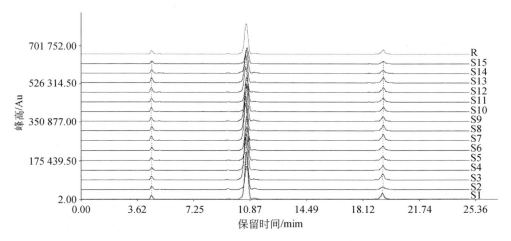

图 9-3-3　鹿角胶标准汤剂特征图谱（多肽质谱图）

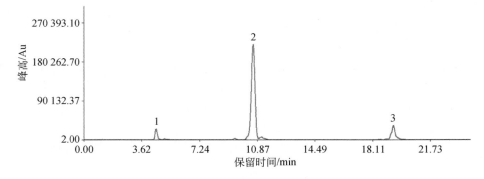

图 9-3-4　对照特征图谱（多肽质谱图）

峰 1：九肽（$C_{35}H_{57}N_{13}O_{13}$）；峰 2：十二肽（$C_{47}H_{76}N_{16}O_{15}$）；峰 3：十六肽（$C_{68}H_{105}N_{17}O_{23}$）

表 9-3-11　相似度计算结果

编号	S1	S2	S3	S4	S5	S6	S7	S8	S9	S10	S11	S12	S13	S14	S15	对照特征图谱
S1	1.000	1.000	1.000	1.000	0.999	1.000	1.000	1.000	0.999	0.999	0.999	0.998	0.996	0.999	0.998	1.000
S2	1.000	1.000	1.000	1.000	0.998	0.999	1.000	1.000	0.998	1.000	0.999	0.998	0.997	0.999	0.999	1.000
S3	1.000	1.000	1.000	0.999	0.998	0.998	1.000	1.000	0.998	1.000	0.999	0.999	0.998	0.999	0.999	1.000
S4	1.000	1.000	0.999	1.000	1.000	1.000	1.000	0.999	0.999	0.999	0.999	0.997	0.995	0.998	0.997	1.000
S5	0.999	0.998	0.998	1.000	1.000	1.000	0.999	0.998	1.000	0.997	0.997	0.995	0.992	0.997	0.996	0.999
S6	1.000	0.999	0.998	1.000	1.000	1.000	0.999	0.999	1.000	0.998	0.998	0.996	0.993	0.998	0.997	0.999
S7	1.000	1.000	1.000	100.0	0.999	0.999	1.000	1.000	0.998	1.000	1.000	0.999	0.997	1.000	0.999	1.000
S8	1.000	1.000	1.000	0.999	0.998	0.999	1.000	1.000	0.998	1.000	1.000	0.999	0.997	1.000	0.999	1.000
S9	0.999	0.998	0.998	0.999	1.000	1.000	0.998	0.998	1.000	0.997	0.997	0.994	0.992	0.997	0.996	0.999
S10	0.999	1.000	1.000	0.999	0.997	0.998	1.000	1.000	0.997	1.000	1.000	0.999	0.998	1.000	1.000	1.000
S11	0.999	0.999	0.999	0.999	0.997	0.998	1.000	1.000	0.997	1.000	1.000	0.999	0.998	1.000	1.000	1.000
S12	0.998	0.998	0.999	0.997	0.995	0.996	0.999	0.999	0.994	0.999	0.999	1.000	1.000	0.999	1.000	0.998
S13	0.996	0.997	0.998	0.995	0.992	0.993	0.997	0.997	0.992	0.998	0.998	1.000	1.000	0.998	1.000	0.997
S14	0.999	0.999	0.999	0.998	0.997	0.998	1.000	1.000	0.997	1.000	1.000	0.999	0.998	1.000	1.000	1.000
S15	0.998	0.999	0.999	0.997	0.996	0.997	0.999	0.999	0.996	1.000	1.000	1.000	1.000	1.000	1.000	0.999
对照特征图谱	1.000	1.000	1.000	1.000	0.999	0.999	1.000	1.000	0.999	1.000	1.000	0.998	0.997	1.000	0.999	1.000

（研究人员：齐晓丹）

9.4　灵　　芝

9.4.1　灵芝标准汤剂质量标准

本品为多孔菌科真菌赤芝 *Ganoderma lucidum* Karst.的干燥子实体，经炮制、加工制成的标准汤剂。

【制法】取灵芝饮片 100g，加 7 倍量水浸泡 30min，回流 30min，趁热过滤；药渣再加 6 倍量水，回流 20min，趁热过滤。合并 2 次滤液，减压浓缩至 500mL，即得。

【性状】本品为褐色混悬液，静置后会产生沉淀。

【检查】pH 值：应为 3.1～4.8。

总固体：应为 0.07～0.11g。

其他：应符合口服混悬剂项下有关的各项规定。

【特征图谱】按照高效液相色谱法测定。

色谱条件与系统适用性试验：以十八烷基硅烷键合硅胶为填充剂（柱长为 250mm，内径为 4.6mm，粒径为 5μm）；以乙腈（A）-0.1%乙酸水（B）为流动相，按照表 9-4-1 中的规定进行梯度洗脱；流速为 1mL/min；柱温为 30℃；检测波长为 256nm；理论板数按腺苷峰计算应不低于 3000。

表 9-4-1　洗脱条件

时间/min	流动相 A/%	流动相 B/%
0	28	72
20	32	68
40	36	64

参照物溶液的制备：取灵芝酸 A 适量，精密称定，加甲醇制成每毫升含 82.0μg 的溶液，即得。

供试品溶液的制备：本品摇匀，精密吸取灵芝标准汤剂 0.75mL，加水 0.75mL，摇匀，10 000r/min 离心 10min，取上清液，即得。

测定法：分别精密吸取对照品溶液 10μL、供试品溶液各 20μL，注入液相色谱仪，测定，记录 40min 色谱图，即得。

供试品特征图谱中呈现 9 个特征峰（图 9-4-1），其中 1 个峰应与对应峰保留时间相同；与灵芝酸 A 参照物峰相应的峰为 S 峰，计算特征峰峰 1～峰 8 的相对保留时间，其相对保留时间应在规定值的 ±5% 之内。规定值为：0.48（峰 1）、0.53（峰 2）、0.63（峰 3）、0.72（峰 4）、0.74（峰 5）、0.78（峰 6）、0.86（峰 7）、0.90（峰 8）、1.00（峰 9）。

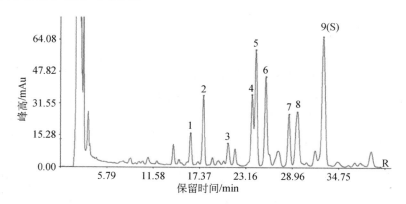

图 9-4-1　对照特征图谱及共有峰

峰 9（S）：灵芝酸 A（$C_{30}H_{42}O_7$）

【含量测定】多糖：按照紫外-可见分光光度法测定；三萜及甾醇：按照紫外-可见分光光度法测定。

紫外条件：多糖，在 625nm 波长处测定吸光度；三萜及甾醇，在 546nm 波长处测定吸光度。

对照品溶液的制备：多糖，取无水葡萄糖对照品适量，精密称定，加水制成每毫升含 0.12mg 的溶液，即得。三萜及甾醇，取齐墩果酸对照品适量，精密称定，加甲醇制成每毫升含 0.20mg 的溶液，即得。

供试品溶液的制备：多糖供试品溶液的制备，精密吸取灵芝标准汤剂（LZ-01～LZ-12）各 10mL 置水浴上蒸干，残渣用水 5mL 溶解，边搅拌边缓慢滴加乙醇 75mL，摇匀，在 4℃ 下静置 12h，离心，弃去上清液，沉淀物用热水溶解并转移至 50mL 量瓶中，放冷，加水至刻度。精密量取上述溶液 2.5mL，定容至 10mL 容量瓶，即得。

测定法：多糖测定法，精密量取供试品溶液 2mL，置 10mL 具塞试管中，迅速精密加入硫酸蒽酮溶液（精密称取蒽酮 0.1g，加硫酸 100mL 使溶解，摇匀）6mL，立即摇匀，放置 15min 后，立即置冰浴中冷却 15min，取出，以相应的试剂为空白，照紫外-可见分光光度法，在 625nm 波长处测定吸光度，从标准曲线上读出供试品溶液中无水葡萄糖的含量，计算，即得。

三萜及甾醇测定法，精密吸取灵芝标准汤剂（LZ-01～LZ-12）各 320μL，置于 15mL 具塞试管中，挥干，放冷，精密加入新配制的香草醛冰醋酸溶液（精密称取香草醛 0.5g，加冰醋酸 10mL 使其溶解，即得）0.4mL、高氯酸 1.6mL，摇匀，在 70℃ 水浴中加热 15min，立即置冰浴中冷却 5min，取出，精密加入乙酸乙酯 8mL，摇匀，以相应试剂为空白，按照紫外-可见分光光度法，在 546nm 波长处测定吸光度，从标准曲线上读出供试品溶液中齐墩果酸的含量，计算，即得。

本品每毫升含多糖以葡萄糖（$C_6H_{12}O_6$）计应不低于 0.78mg，每毫升含三萜及甾醇以齐墩果酸（$C_{30}H_{48}O_3$）计应不低于 0.23mg。

【转移率】多糖转移率为 27.6%～74.5%，三萜及甾醇转移率为 13.0%～14.0%。

【规格】0.2g/mL（以饮片计）。

【贮藏】冷冻保存，用时复融。

9.4.2 灵芝标准汤剂质量标准起草说明

1.仪器与材料

岛津 LC-20A 高效液相色谱仪（日本岛津公司，配备 SPD-20A/20AV 检测器），T6 新世纪紫外可见分光光度计，Sartorius-BS-210S-型电子分析天平（德国赛多利斯天平有限公司），KQ-100E型超声波清洗器（昆山市超声仪器有限公司），LD510-2 型电子天平（沈阳龙腾电子有限公司），H1650-W 型台式高速离心机（湖南湘仪），电子恒温水浴锅（北京中兴伟业仪器有限公司），梅特勒水分测定仪［梅特勒-托利多仪器（上海）有限公司］，电热鼓风干燥箱（上海博讯实业有限公司医疗设备厂）。

灵芝酸 A（HPLC，含量≥98%，批号 B20742，购自上海源叶生物科技有限公司），葡萄糖（HPLC，含量≥98%，批号 B21882，购自上海源叶生物科技有限公司），齐墩果酸（HPLC，含量≥98%，批号 B20954，购自上海源叶生物科技有限公司），甲醇、乙腈为色谱纯（美国 Fisher 公司），水为高纯水，其他试剂为分析纯。

2.样品采集

样品共 12 份（编号 LZ-01～LZ-12），采自主产区、道地产区及 GACP 基地，安徽、浙江、山东、吉林等地及安国药材市场，包括符合 2015 年版《中国药典》要求的不同商品规格等级。

3.物种鉴别

经鉴定，研究样品均为多孔菌科真菌赤芝 *Ganoderma lucidum* Karst.。

4.定量测定

1）紫外条件
多糖：在 625nm 波长处测定吸光度；三萜及甾醇：在 546nm 波长处测定吸光度。
2）对照品溶液制备
多糖：取无水葡萄糖对照品适量，精密称定，加水制成每毫升含 0.12mg 的溶液，即得。
三萜及甾醇：取齐墩果酸对照品适量，精密称定，加甲醇制成每毫升含 0.2mg 的溶液，即得。
3）供试品溶液制备
（1）饮片供试品溶液制备
多糖供试品溶液制备：取本品粉末约 2g，精密称定，置圆底烧瓶中，加水 60mL 静置 1h，加热回流 4h，趁热滤过，用少量热水洗涤滤器和滤渣，将滤渣及滤纸置烧瓶中，加水 60mL，加热回流 3h，趁热滤过，合并滤液，置水浴上蒸干，残渣用水 5mL 溶解，边搅拌边缓慢滴加乙醇 75mL，摇匀，在 4℃下静置 12h，离心，弃去上清液，沉淀物用热水溶解并转移至 50mL 量瓶中，放冷，加水至刻度，摇匀，取溶液适量，离心，精密取上清液 3mL 置 25mL 量瓶中，加水至刻度，摇匀，即得。

三萜及甾醇供试品溶液制备：取本品粉末约 2g，精密称定，置具塞锥形瓶中，加乙醇 50mL，超声处理（功率 140W，频率 42kHz）45min，滤过，滤液置 100mL 量瓶中，用适量乙醇，分次洗涤滤器和滤渣，洗液并入同一量瓶中，加乙醇至刻度，摇匀，即得。

（2）标准汤剂供试品溶液制备
取灵芝饮片 100g，加 7 倍量水浸泡 30min，回流 60min，趁热过滤；药渣再加 6 倍量水，回流 40min，趁热过滤。合并 2 次滤液，减压浓缩至 500mL，即得灵芝标准汤剂。

多糖供试品溶液制备同标汤【含量测定】项下。

4）方法学验证

以葡萄糖吸光度为纵坐标（Y）、浓度为横坐标（X）绘制标准曲线，$Y=0.0051X-0.0053$，$R^2=0.996$，表明线性关系良好；以齐墩果酸吸光度为纵坐标（Y）、浓度为横坐标（X）绘制标准曲线，$Y=0.0074X-0.07$，$R^2=0.999$，表明线性关系良好。精密度考察合格，多糖和三萜及甾醇的 RSD 分别为 0.09% 和 0%。灵芝标准汤剂供试品制备后 2h 内稳定性良好，多糖和三萜及甾醇的 RSD 分别为 0.4% 和 1.8%。灵芝标准汤剂供试品重复性良好，平行 6 份供试品溶液中多糖和三萜及甾醇的 RSD 分别为 2.4% 和 4.2%。多糖平均加样回收率为 101.6%，RSD 为 1.7%；三萜及甾醇平均加样回收率为 97.1%，RSD 为 1.2%；

5）测定法

（1）含量测定

多糖含量测定：同标汤【含量测定】项下。

三帖及甾醇含量测定：同标汤【含量测定】项下。

（2）pH 值测定

取标准汤剂，用 pH 计测定 pH 值。

（3）总固体测定

参照编写说明【总固体】项下测定方法操作。

（4）多糖和三萜及甾醇转移率测定

参照编写说明【转移率】项下公式计算。

6）结果

（1）饮片中葡萄糖和三萜及甾醇的含量

葡萄糖和三萜及甾醇含量测定结果见表 9-4-2，所收集样品均满足 2015 年版《中国药典》中多糖（不少于 0.9%）和三萜及甾醇（不少于 0.5%）的限量要求。

表 9-4-2　饮片中多糖和三萜及甾醇含量测定

编号	多糖含量/%	RSD/%	三萜及甾醇含量/%	RSD/%
LZ-01	0.92	0.0	1.05	0.0
LZ-02	1.27	0.0	1.12	0.0
LZ-03	1.49	0.0	1.06	0.0
LZ-04	1.04	0.1	1.14	0.0
LZ-05	1.22	0.0	1.11	0.0
LZ-06	1.20	0.0	0.88	0.0
LZ-07	1.43	0.0	0.93	0.0
LZ-08	1.21	0.0	1.08	0.0
LZ-09	1.21	0.0	1.10	0.2
LZ-10	1.08	1.1	1.38	0.0
LZ-11	1.06	1.1	0.98	0.0
LZ-12	1.13	0.0	1.23	0.0

（2）标准汤剂中多糖和三萜及甾醇含量（表 9-4-3）

表 9-4-3　标准汤剂中多糖和三萜及甾醇含量测定

编号	三萜及甾醇含量/（mg/mL）	RSD/%	多糖含量/（mg/mL）	RSD/%
LZ-01	0.25	2.2	0.78	0.7
LZ-02	0.23	1.0	1.75	0.2
LZ-03	0.25	1.3	1.46	0.8

编号	三萜及甾醇含量/（mg/mL）	RSD/%	多糖含量/（mg/mL）	RSD/%
LZ-04	0.26	2.5	1.13	1.5
LZ-05	0.27	0.3	1.23	1.2
LZ-06	0.26	1.1	1.15	0.9
LZ-07	0.27	1.1	1.26	0.8
LZ-08	0.37	1.8	1.56	0.7
LZ-09	0.34	0.5	1.13	0.3
LZ-10	0.32	0.2	1.33	0.4
LZ-11	0.32	0.2	1.49	0.8
LZ-12	0.33	0.3	1.42	0.4

（3）pH 值及总固体（表 9-4-4）

表 9-4-4　pH 值及总固体

编号	pH 值	总固体/g	RSD/%
LZ-01	4.7	4.92	3.0
LZ-02	4.0	3.96	0.9
LZ-03	4.5	5.57	1.1
LZ-04	4.3	4.12	2.4
LZ-05	4.6	3.66	1.2
LZ-06	4.3	4.60	0.4
LZ-07	4.2	4.13	0.7
LZ-08	4.5	5.72	1.6
LZ-09	4.1	4.06	1.6
LZ-10	4.6	4.63	0.2
LZ-11	4.2	4.48	0.9
LZ-12	4.8	5.27	0.3

（4）多糖（表 9-4-5）、三萜及甾醇（表 9-4-6）转移率

表 9-4-5　多糖转移率计算结果

编号	标准汤剂中多糖含量/mg	饮片中多糖含量/mg	转移率/%	$(\overline{X} \pm S)$/%
LZ-01	389	848	45.9	
LZ-02	873	1156	75.5	
LZ-03	731	1372	53.3	
LZ-04	563	944	59.6	
LZ-05	612	1123	64.9	
LZ-06	577	1189	27.6	58.2±12.7
LZ-07	629	1332	57.6	
LZ-08	781	1125	58.6	
LZ-09	563	1109	50.1	
LZ-10	664	1003	59.9	
LZ-11	744	999	74.2	
LZ-12	711	1063	71.2	

表 9-4-6 三萜及甾醇转移率计算结果

编号	标准汤剂中三萜及甾醇含量/mg	饮片中三萜及甾醇含量/mg	转移率/%	$(\overline{X}\pm S)$/%
LZ-01	125	967	13.0	
LZ-02	116	1020	11.3	
LZ-03	127	982	12.9	
LZ-04	131	1032	12.7	
LZ-05	137	1020	13.5	
LZ-06	130	1378	9.4	14.8±3.2
LZ-07	149	680	21.9	
LZ-08	140	805	17.3	
LZ-09	137	863	15.9	
LZ-10	184	1009	18.2	
LZ-11	172	1010	17.0	
LZ-12	158	1286	12.3	

5.标准汤剂特征图谱研究

1）色谱条件

色谱柱：Thermo-C18 色谱柱（250mm×4.6mm，5μm）；以乙腈（A）-0.1%乙酸水溶液（B）为流动相；按照表 9-4-1 中的规定进行梯度洗脱；流速为 1mL/min；柱温为 30℃；检测波长为 256nm；理论板数按灵芝酸 A 峰计算应不低于 3000。色谱图见图 9-4-2。

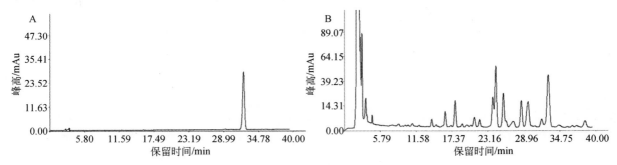

图 9-4-2 标准汤剂 HPLC 色谱图

A：灵芝酸 A（ganoderic acid A，$C_{30}H_{42}O_7$）；B：标准汤剂

2）参照物溶液制备

取灵芝酸 A 适量，精密称定，加甲醇制成每毫升含 83.0μg 的溶液，即得。

3）标准汤剂供试品溶液制备

取标准汤剂，摇匀，精密吸取灵芝标准汤剂 0.75mL，加水 0.75mL，摇匀，10 000r/min 离心 10min，取上清液，即得。

4）方法学验证

方法学考察合格（具体内容略）。

5）特征图谱的建立及共有峰的标定

按照特征图谱色谱条件，分别精密吸取 12 批灵芝标准汤剂供试品溶液 20μL，注入高效液相色谱仪，记录色谱峰信息，特征图谱见图 9-4-3，相似度结果见表 9-4-7，生成的对照指纹图谱见图 9-4-4，其中共有峰 9 个，指认 1 个。各共有峰峰面积见表 9-4-8，以峰 9 为参照峰，计算其他峰的相对保留时间和相对峰面积（表 9-4-9）。

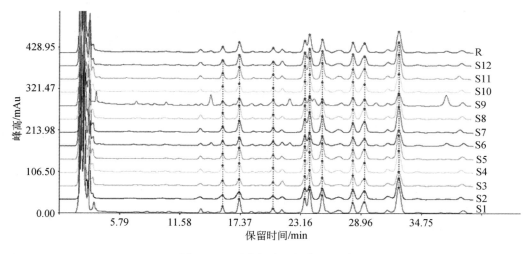

图 9-4-3 灵芝标准汤剂特征图谱

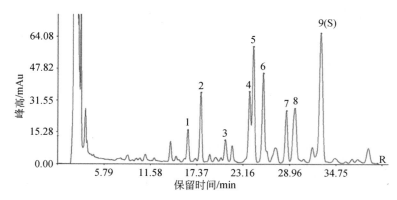

图 9-4-4 对照特征图谱及共有峰的确认

峰 9（S）：灵芝酸 A（ganoderic acid A，$C_{30}H_{42}O_7$）

表 9-4-7 相似度计算结果

编号	S1	S2	S3	S4	S5	S6	S7	S8	S9	S10	S11	S12	对照特征图谱
S1	1.000	0.993	0.983	0.994	0.999	0.991	1.000	1.000	0.962	0.989	1.000	0.996	0.999
S2	0.993	1.000	0.977	0.989	0.993	0.989	0.993	0.993	0.975	0.985	0.992	0.999	0.996
S3	0.983	0.977	1.000	0.995	0.981	0.983	0.98	0.982	0.965	0.993	0.982	0.98	0.988
S4	0.994	0.989	0.995	1.000	0.994	0.992	0.992	0.993	0.969	0.995	0.993	0.991	0.997
S5	0.999	0.993	0.981	0.994	1.000	0.992	0.999	0.999	0.962	0.988	0.999	0.996	0.998
S6	0.991	0.989	0.983	0.992	0.992	1.000	0.99	0.99	0.971	0.988	0.99	0.991	0.994
S7	1.000	0.993	0.98	0.992	0.999	0.99	1.000	1.000	0.963	0.987	1.000	0.996	0.998
S8	1.000	0.993	0.982	0.993	0.999	0.99	1.000	1.000	0.963	0.988	1.000	0.995	0.998
S9	0.962	0.975	0.965	0.969	0.962	0.971	0.963	0.963	1.000	0.97	0.962	0.974	0.973
S10	0.989	0.985	0.993	0.995	0.988	0.988	0.987	0.988	0.97	1.000	0.989	0.987	0.993
S11	1.000	0.992	0.982	0.993	0.999	0.99	1.000	1.000	0.962	0.989	1.000	0.995	0.998
S12	0.996	0.999	0.98	0.991	0.996	0.991	0.996	0.995	0.974	0.987	0.995	1.000	0.998
对照特征图谱	0.999	0.996	0.988	0.997	0.998	0.994	0.998	0.998	0.973	0.993	0.998	0.998	1.000

表 9-4-8 各共有峰峰面积

编号	保留时间/min	S1	S2	S3	S4	S5	S6	S7	S8	S9	S10	S11	S12
1	15.672	308.908	306.018	311.342	363.025	277.787	215.792	291.641	303.785	273.141	320.5	290.654	310.897
2	17.278	640.442	595.117	388.751	490.549	578.307	438.636	708.412	688.394	528.963	489.249	687.85	661.192
3	20.495	236.254	187.266	173.62	229.027	226.549	208.894	223.182	225.507	383.884	206.278	221.566	239.124
4	23.547	752.195	625.247	525.241	635.087	668.407	488.409	707.613	736.075	344.227	564.277	717.166	725.729
5	24.013	1182.271	793.09	927.815	1158.825	1114.516	789.694	1171.482	1181.248	527.631	982.119	1213.031	949.154
6	25.24	978.31	762.473	480.01	708.269	912.712	536.964	991.13	966.686	359.727	568.232	984.049	913.094
7	28.161	577.038	620.829	621.386	691.73	538.753	467.77	565.851	552.855	513.436	596.759	580.068	686.491
8	29.287	904.937	745.049	615.275	788.107	790.016	551.259	893.741	905.895	456.219	661.235	917.758	810.567
9	32.559	1915.744	1734.657	1177.493	1740.88	1868.199	1338.446	1912.835	1898.655	1083.401	1425.598	1929.69	1892.875

表 9-4-9 相对保留时间与相对峰面积

峰编号	保留时间/min	相对保留时间	峰面积/mAu×s	相对峰面积
1	15.672	0.48	297.791	0.18
2	17.278	0.53	574.655	0.35
3	20.495	0.63	230.096	0.14
4	23.547	0.72	624.139	0.38
5	24.013	0.74	999.240	0.60
6	25.240	0.78	763.471	0.46
7	28.161	0.86	584.414	0.35
8	29.287	0.90	753.338	0.45
9	32.559	1.00	1659.873	1.00

（研究人员：马 海）

参 考 文 献

[1] 陈士林，刘安，李琦，等. 中药饮片标准汤剂研究策略. 中国中药杂志，2016，41（8）：1367-1375.

[2] 陈士林. 中药饮片标准汤剂（第一卷）. 北京：科学出版社，2018.

[3] 刘昌孝，陈士林，肖小河，等. 中药质量标志物（Q-Marker）：中药产品质量控制的新概念. 中草药，2016，47（9）：1443-1457.

[4] 刘安. 中药饮片标准汤剂制备与质量标准研究方法概述. 中国实验方剂学杂志，2017，23（7）：1.

[5] 董丽丽，李野，刘春波. 日本汉方药发展概况及其借鉴意义. 国际医药卫生导报，2004，（13）：66-68.

[6] 郭晓，郁洋. 日本汉方药的发展及对我国中药产业的启示. 亚太传统医药，2007，3（9）：9-12.

[7] 田军军，刘莹，冯广义. 中药汤剂煎煮法和有效成分溶出率关系探讨. 吉林中医药，2008，28（5）：373-374.

[8] 刘凤仙. 浅谈中药汤剂的制作. 云南中医中药杂志，2008，29（2）：64-65.

[9] 杨宏艳，付红梅. 中药煎煮方法及注意事项. 中国实用医药，2010，5（13）：241.

[10] 杨艳环，赵瑞华. 中药煎服方法研究进展. 辽宁中医药大学学报，2011，（1）：30-32.

[11] 刘芳，陈明. 试论现代汤剂煎服方法的规范化. 环球中医药，2014，7（5）：377-378.

[12] 国家药典委员会. 中华人民共和国药典（一部）. 北京：中国医药科技出版社，2015.

[13] 国家药典委员会. 中华人民共和国药典（四部）. 北京：中国医药科技出版社，2015.

[14] 陈士林，林余霖. 中草药大典：原色中草药植物图鉴. 北京：军事医学科学出版社，2006.

[15] 徐世义，吴立明. 生药学（第2版）. 北京：科学出版社，2015.

[16] 陈士林，郭宝林，张贵君，等. 中药鉴定学新技术新方法研究进展. 中国中药杂志，2012，37（8）：1123-1126.

[17] 陈士林. 中国药典中药材DNA条形码标准序列. 北京：科学出版社，2015.

[18] 杨立伟，王海南，耿莲，等. 基于标准汤剂的中药整体质量控制模式探讨 [J]. 中国实验方剂学杂志，2008，24（8）：1-6.

[19] 朱广伟，李西文，陈士林. 白芍饮片标准汤剂质量标准研究. 世界中医药，2016，11（5）：753-757.

[20] 孙宝莹，郭涛，李西文，等. 葛根饮片标准汤剂的研究. 世界中医药，2016，11（8）：1586-1589.

[21] 李琦，章军，崔文金，等. 黄芩饮片标准汤剂的制备和质量标准评价. 中国实验方剂学杂志，2017，23（7）：36-40.

[22] 朱广伟，李西文，李琦，等. 基于传统煎药工艺的龙胆饮片标准汤剂制备及质量评价方法研究[J]. 中草药，2017，48(20):4253-4260.

[23] 于小红，赵嵘，代云桃，等. 党参标准汤剂质量评价的建立. 中国实验方剂学杂志，2017，23（7）：24-29.

[24] 仝家羽，赵嵘，代云桃，等. 当归标准汤剂质量评价体系的建立. 中国实验方剂学杂志，2017，23（7）：18-23.

[25] 董青，赵嵘，代云桃，等. 红花标准汤剂的质量评价. 中国实验方剂学杂志，2017，23（7）：12-17.

[26] 张鹏，邬兰，李西文，等. 人参饮片标准汤剂的评价及应用探讨. 中国实验方剂学杂志，2017，23（7）：2-11.

[27] 徐姣，赵嵘，代云桃，等. 栀子标准汤剂的质量评价方法考察. 中国实验方剂学杂志，2017，23（7）：30-35.

[28] 张铁军，王杰，陈常青，等. 基于中药属性和作用特点的中药质量标志物研究与质量评价路径. 中草药，2017，48（6）：1051-1060.

[29] 刘昌孝. 从中药资源-质量-质量标志物认识中药产业的健康发展. 中草药，2016，47（18）：3149-3154.

[30] 陈平. 中药配方颗粒对丰富、发展传统中药汤剂的作用与意义. 中华中医药杂志，2005，20（5）：314-315.

[31] 龙凤，谢镇山，高新开，等. 山楂 HPLC 指纹图谱研究[J]. 中国现代中药，2016，12(18):1598-1601.

[32] 沈晓宇，刘雪松，毕宇安，徐桂红，栾连军. 盐补骨脂标准汤剂质量评价体系的建立. 中草药，2018,49(01):100-108.

[33] 郑楠，郭晏华，刘刈，郭忠成，郑或. 补骨脂不同炮制品的指纹图谱研究. 辽宁中医杂志，2015，42(04):823-825.

[34] 谢明，杨爽爽，王亮亮，等. 中药车前子的研究进展[J]. 黑龙江医药，2015，28（3）：474-476.

[35] 姚闽，王勇庆，白吉庆，等. 车前草及车前子应用历史沿革考证及资源调查[J]. 中医药导报，2016，22（17）：36-39.

[36] 曾金祥，毕莹，许兵兵，等. 车前子提取物部位群抗痛风的作用[J]. 中国实验方剂学杂志，2015，21（8）：132-135.

[37] 王娟，许兵兵，曾金祥，等. 车前子醇提物与毛蕊花糖苷对实验性高尿酸血症小鼠的比较研究[J]. 中国新药与临床杂志，2016，35（9）：653-658.

[38] 王晓帆，冯卫生，马利刚，等. 车前子水提物雌激素样作用筛选及机制探讨[J]. 中国新药杂志，2016，25（10）：1191-1196.

[39] 张艳丽，梁茂新. 枳实潜在功用的发掘和利用[J]. 中华中医药杂志，2016，31（7）：2789-2792.

[40] 何英杰，刘东波，唐其，等. 酸橙类中药材枳实和枳壳化学成分研究进展[J]. 中药材，2017，40（6）：1488-1494.

[41] 张霄潇，李振勇，马玉玲，等. 中药枳实的研究进展[J]. 中国中药杂志，2015，40（2）：185-190.

[42] 邓敏芝，邓可众，陈虹，等. 不同采收期枳实促胃肠动力作用及其辛弗林含量的比较研究[J]. 中国民族民间医药，2016，25（17）：14-17.

[43] 刘伟，袁洪燕，张群，等. 柑橘类生物碱辛弗林的研究进展[J]. 湖南农业科学，2016，（9）：101-106.

[44] 闫晗，丁之恩，董敏，等. 柑橘皮中辛弗林对营养型肥胖大鼠的减肥效果研究[J]. 食品与生物技术学报，2017，36（8）：890-895.

[45] 曾洪莲，刘振丽，宋志前，等. 不同品种枳实 HPLC 指纹图谱及成分含量差异性研究[J]. 中国中药杂志，2016，41（17）：3272-3278.

[46] 牛凤菊，周祉延. 桑枝降血糖的活性部位研究[J]. 世界中西医结合杂志，2015，10（9）：1219-1221.

[47] 邓媛. 桑枝总黄酮对肝损伤的保护作用及机制研究[D]. 杭州：浙江中医药大学，2017.

[48] 郭福团，许雄伟，潘建峰，等. 桑枝多糖对糖尿病肾病小鼠肾皮质氧化应激作用的影响[J]. 中国药理学通报，2016，32（8）：1148-1152.

[49] 陈倩，孙登阳，邓霖芳，等. HPLC 法同时测定桑枝中桑皮苷 A 和桑皮黄素的含量[J]. 中国药房，2015，26（3）：364-366.

[50] 杜申道，胡尔西丹·依麻木，朱卫敏，等. HPLC 法同时测定新疆桑枝中五种活性成分的含量[J]. 化学研究与应用，2017，29（8）：1238-1244.

[51] 赵婷婷，魏华，陈两绵，等. 桑不同药用部位 HPLC 指纹图谱比较研究[J]. 中国药学杂志，2017，52（7）：560-566.

[52] 李晋，杜昆泽，罗蓉，等. HPLC 法同时测定桑枝中 6 种成分的含量[J]. 天津中医药，2017，34（11）：775-777.

[53] 闫捷，卫莹芳，胡慧玲，等. 全国不同产地厚朴药材品质评价[J]. 时珍国医国药，2016，27（2）：472-474.

[54] 陈淑珍. 和厚朴酚的抗肿瘤实验治疗及其分子作用靶点的研究进展[J]. 药学学报，2016，51（2）：202-207.

[55] 刘畅，邵淑丽，夏艳，等. 和厚朴酚对人肺癌 A2 细胞增殖和凋亡的影响[J]. 基因组学和应用生物学，2017，36（5）：1797-1803.

[56] 陈雄，虞伟慧，龚小花，等. 厚朴酚通过 MAPK/NF-κB 信号通路改善 1 型糖尿病模型小鼠的心肌损伤[J]. 中草药，2017，48(22):4719-4725.

[57] 盛安琪，刘文涛，张艳，等. 和厚朴酚神经保护作用的研究进展[J]. 药学研究，2017，36（11）：660-662.

[58] 黄大智，王建，田微，等. 厚朴水煎液及其总酚提取物对胃肠动力和胃电慢波的影响[J]. 时珍国医国药，2015，26

（3）：528-530.

[59] 李艳，苗明三. 肉桂的化学、药理及应用特点[J]. 中医学报，2015，30（9）：1335-1337.

[60] 吴存恩，王瑞平，滕钰浩. 肉桂活性成分及抗肿瘤作用研究进展[J]. 时珍国医国药，2015，26（8）：1985-1987.

[61] 尹兴忠，赵冬梅，刘蕾，等. 肉桂醛对小鼠 U14 宫颈癌组织中 PI3K 表达的影响[J]. 中成药，2017，39（1）：188-191.

[62] 马如风，王丽丽，郭鱼波，等. 肉桂治疗 2 型糖尿病的理论基础及临床研究[J]. 中国中医基础医学杂志，2016，22
（3）：409-411.

[63] 吴修富. 肉桂提取物的主要化学成分及药理活性研究进展[J]. 中国药房，2015，26（24）：3454-3456.

[64] 邓哲，冯伟红，章军，等. 含挥发油饮片-桂枝饮片标准汤剂质量标准的建立及探讨[J]. 中国中药杂志，2017，42
（14）：2691-2696.

[65] 曾超，陆东，段伟昌，等. 肉桂配方颗粒的 HPLC 指纹图谱研究[J]. 中国药房，2014，25（7）：635-637.

[66] 肖宗崇，卢识礼，郑晓英，等. 首乌藤配方颗粒的 HPLC 指纹图谱. 中国实验方剂学杂志，2017（10）:50-54.

[67] 温亚娟，项令玲，苗明三. 薄荷的现代应用研究[J]. 中医学报，2016，32（12）：1963-1965.

[68] 陈晨，刘兆国，汪思亮，等. 薄荷醇及其受体 TRPM8 与肿瘤关系研究进展[J]. 中国药理学通报，2015，31（3）：
312-314.

[69] 王凤，温桃群，徐锋，等. 薄荷酮对内毒素致炎症模型小鼠的保护作用研究[J]. 中国药理学通报，2017，33（2）：
227-234.

[70] Zhang wen-juan，Yang kai，You Chun-xue，et al. Contact Toxicity and Repellency of the Essential oil from Mentha
haplocalyx Briq. Against   Lasioderma serricorne[J]. Chemistry &Biodiversity，2015（12）:832-839.

[71] 温亚，韩彬，戴王强，等. 薄荷醇对芍药苷透皮吸收作用的影响[J]. 湖南中医药杂志，2014，30（5）：128-130.

[72] 李祥，邢文峰. 薄荷的化学成分及临床应用研究进展[J[. 中南药学，2011，9（5）：362-365.

[73] 张彤，吴骥宇，陶建生，等. 薄荷配方颗粒中薄荷脑和咖啡酸的含量测定研究[J]. 中国药学杂志，2007，42（4）：
301-304.

[74] 田伟，甄亚钦，王鑫国，等. HPLC 法同时测定薄荷配方颗粒中 3 种成分[J]. 中成药，2016，38（12）：2602-2605.

[75] 邓哲，冯伟红，章军，等. 含挥发油饮片-桂枝饮片标准汤剂质量标准的建立及探讨[J]. 中国中药杂志，2017，42
（14）：2691-2696.

[76] 夏玲红，金冠钦，孙黎，等. 车前草的化学成分与药理作用研究进展[J]. 中国药师，2013，16（2）：294-295.

[77] 王歌. 车前草化学成分与药理作用研究[J]. 黑龙江医药，2014，27（4）：864-865.

[78] 吕昂，范新，苏倩，等. 车前草醇提物治疗肾草酸钙结石的作用及其机制[J]. 中国临床药理学与治疗学，2016，21
（11）：1239-1245.

[79] 陈兰英，王昌芹，罗园红，等. 车前草水提物对肾小球肾炎大鼠的保护作用研究[J]. 时珍国医国药，2015，26（12）：
2874-2877.

[80] 陈兰英，王昌芹，骆瑶，等. 车前草水提物对肾小球肾炎大鼠肾组织及相关蛋白分子 CD2AP 和 nephrin 的影响[J]. 中
药新药与临床药理，2015，26（5）：605-609.

[81] 苟成. 车前草提取物及其有效成分的抗菌活性研究[D]. 延边大学，2015.

[82] 曾金祥，毕莹，魏娟，等. 车前草提取物降低急性高尿酸血症小鼠血尿酸水平及机理研究[J]. 时珍国医国药，2013，
24（9）：2064-2066.

[83] 彭璇，李玉山. 车前草总黄酮对大鼠膀胱和尿道平滑肌收缩反应的影响[J]. 中医杂志，2015，56（21）：1875-1879.

[84] 赵春艳，李园园，王海星，等. HPLC 法测定车前草中大车前苷和毛蕊花糖苷含量[J]. 药物分析杂志，2016，36（6）：
1059-1064.

[85] 黄桃芬，卢丹逸，喻芳君，等. HPLC 法同时测定车前草中 4 种成分的含量[J]. 中药材，2017，40（3）：645-648.

[86] 易满，封传华，汤小林，等. 不同产地车前草中总苯乙醇苷和毛蕊花糖苷含量测定[J]. 中国中医药信息杂志，2017，24（9）：84-86.

[87] 史洋，刘峰，杨东花，等. 淡竹叶药效物质基础研究进展[J]. 中国现代中药，2014，16（7）：597-600.

[88] Aeyung Kim，Minju Im，Min jung Gu，et al. Ethanol extract of Lophatheri Herba exhibits anti-cancer activity in human cancer cells by suppression of metastatic and angiogenic potential[J]. Scientific Reports，2016.

[89] 黄塞金，尹爱武，龚灯，等. 淡竹叶多糖抗衰老作用研究[J]. 现代食品科技，2015，31(11):51-55.

[90] Jyun-Siang Fan，I-Jung Lee，Yun-Lian Lin. Flavone glycosides from commercially available Lophatheri herba and their chromatographic fingerprinting and quantitation[J]. Journal of food and drug analysis，2015，23:821-827.

[91] 潘智然，王腾华，朱首伦，等. 基于超高压液相色谱-高分辨多级质谱联用技术的中药淡竹叶化学成分分析[J]. 广东药学学报，2016，32（3）：300-306.

[92] 时海燕，徐男，王玉团，等. HPLC 法同时测定淡竹叶绿原酸和牡荆素的含量[J]. 中国药房，2016，27（6）：833-835.

[93] 郭耀丽，郑丽香，张敏，等. 淡竹叶商品规格市场调查研究[J]. 现代中药研究与实践，2017，31（5）：9-13.

[94] 黄兴，王哲，王保和. 仙鹤草药理作用及临床应用研究进展[J]. 山东中医药杂志，2017，32（2）：172-176.

[95] 蔡翔，陈培红，饶玉凤. 仙鹤草的临床新用[J]. 中国中医基础医学杂志，2016，22（8）：1109-1141.

[96] 费鲜明，陈艳，吴万飞，等. 仙鹤草水提物体外对血小板聚集、凝血功能及血液流变学的影响[J]. 中国临床药理学与治疗学，2013，18（1）：10-15.

[97] 巴晓雨，何永志，路芳，等. 仙鹤草研究进展[J]. 辽宁中医药大学学报，2011，13（5）：258-260.

[98] Y. Wang，L. Yin，G. Lv，et . al. Multiple Compounds Determination and Fingerprint Analysis of Agrimoniapilosa Ledeb by High-Performance Liquid Chrotagraphy[J]. Acta Chromatography，2014，26(1):137-156.

[99] Qinghua Jiang，Jianghao Ma，Ying wang，et al. Simultaneous determination of nine major constituents in Agrimonia pilosa Ledeb. by HPLCDAD-ESI-MS/MS[J]. Analytical Methods，2014，(6) 4373-4379.

[100] 高意，周光明，陈军华，等. 高效液相色谱法同时测定仙鹤草中 6 种黄酮[J]. 食品科学，2015，36（18）：93-96.

附　　录

卫生部国家中医药管理局关于
印发医疗机构中药煎药室管理规范的通知

国中医药发〔2009〕3号

各省、自治区、直辖市卫生厅局、中医药管理局，新疆生产建设兵团卫生局，局各直属单位：

根据《医疗机构管理条例》有关规定，卫生部国家中医药管理局制定了《医疗机构中药煎药室管理规范》。现印发给你们，请遵照执行。在执行过程中有何问题，请及时反馈卫生部、国家中医药管理局。

本规范自印发之日起施行。

卫　生　部
国家中医药管理局
二〇〇九年三月十六日

医疗机构中药煎药室管理规范

第一章　总　　则

第一条　为加强医疗机构中药煎药室规范化、制度化建设，保证中药煎药质量，根据有关法律、行政法规的规定，制定本规范。

第二条　本规范适用于开展中药煎药服务的各级各类医疗机构。

第二章　设施与设备要求

第三条　中药煎药室（以下称煎药室）应当远离各种污染源，周围的地面、路面、植被等应当避免对煎药造成污染。

第四条　煎药室的房屋和面积应当根据本医疗机构的规模和煎药量合理配置。工作区和生活区应当分开，工作区内应当设有储藏（药）、准备、煎煮、清洗等功能区域。

第五条　煎药室应当宽敞、明亮，地面、墙面、屋顶应当平整、洁净、无污染、易清洁，应当有有效的通风、除尘、防积水以及消防等设施，各种管道、灯具、风口以及其他设施应当避免出现不易清洁的部位。

第六条　煎药室应当配备完善的煎药设备设施，并根据实际需要配备储药设施、冷藏设施以及量杯（筒）、过滤装置、计时器、储药容器、药瓶架等。

第七条 煎药工作台面应当平整、洁净。

煎药容器应当以陶瓷、不锈钢、铜等材料制作的器皿为宜，禁用铁制等易腐蚀器皿。

储药容器应当做到防尘、防霉、防虫、防鼠、防污染。用前应当严格消毒，用后应当及时清洗。

第三章 人员要求

第八条 煎药室应当由具备一定理论水平和实际操作经验的中药师具体负责煎药室的业务指导、质量监督及组织管理工作。

第九条 煎药人员应当经过中药煎药相关知识和技能培训并考核合格后方可从事中药煎药工作。煎药工作人员需有计划地接受相关专业知识和操作技能的岗位培训。

第十条 煎药人员应当每年至少体检一次。传染病、皮肤病等患者和乙肝病毒携带者、体表有伤口未愈合者不得从事煎药工作。

第十一条 煎药人员应当注意个人卫生。煎药前要进行手的清洁，工作时应当穿戴专用的工作服并保持工作服清洁。

第四章 煎药操作方法

第十二条 煎药应当使用符合国家卫生标准的饮用水。待煎药物应当先行浸泡，浸泡时间一般不少于 30 分钟。

煎煮开始时的用水量一般以浸过药面 2~5 厘米为宜，花、草类药物或煎煮时间较长的应当酌量加水。

第十三条 每剂药一般煎煮两次，将两煎药汁混合后再分装。

煎煮时间应当根据方剂的功能主治和药物的功效确定。一般药物煮沸后再煎煮 20~30 分钟；解表类、清热类、芳香类药物不宜久煎，煮沸后再煎煮 15~20 分钟；滋补药物先用武火煮沸后，改用文火慢煎 40~60 分钟。药剂第二煎的煎煮时间应当比第一煎的煎煮时间略缩短。

煎药过程中要搅拌药料 2~3 次。搅拌药料的用具应当以陶瓷、不锈钢、铜等材料制作的棍棒为宜，搅拌完一药料后应当清洗再搅拌下一药料。

第十四条 煎药量应当根据儿童和成人分别确定。儿童每剂一般煎至 100~300 毫升，成人每剂一般煎至 400~600 毫升，一般每剂按两份等量分装，或遵医嘱。

第十五条 凡注明有先煎、后下、另煎、烊化、包煎、煎汤代水等特殊要求的中药饮片，应当按照要求或医嘱操作。

（一）先煎药应当煮沸 10~15 分钟后，再投入其他药料同煎（已先行浸泡）。

（二）后下药应当在第一煎药料即将煎至预定量时，投入同煎 5~10 分钟。

（三）另煎药应当切成小薄片，煎煮约 2 小时，取汁；另炖药应当切成薄片，放入有盖容器内加入冷水（一般为药量的 10 倍左右）隔水炖 2~3 小时，取汁。此类药物的原处方如系复方，则所煎（炖）得的药汁还应当与方中其他药料所煎得的药汁混匀后，再行分装。某些特殊药物可根据药性特点具体确定煎（炖）药时间（用水适量）。

（四）溶化药（烊化）应当在其他药煎至预定量并去渣后，将其置于药液中，微火煎药，同时不断搅拌，待需溶化的药溶解即可。

（五）包煎药应当装入包煎袋闭合后，再与其他药物同煎。包煎袋材质应符合药用要求（对人体无害）并有滤过功能。

（六）煎汤代水药应当将该类药物先煎 15~25 分钟后，去渣、过滤、取汁，再与方中其他药料同煎。

（七）对于久煎、冲服、泡服等有其他特殊煎煮要求的药物，应当按相应的规范操作。

先煎药、后下药、另煎或另炖药、包煎药、煎汤代水药在煎煮前均应当先行浸泡，浸泡时间一般不少于 30 分钟。

第十六条 药料应当充分煎透，做到无糊状块、无白心、无硬心。煎药时应当防止药液溢出、煎干或煮焦。煎干或煮焦者禁止药用。

第十七条 内服药与外用药应当使用不同的标识区分。

第十八条　煎煮好的药液应当装入经过清洗和消毒并符合盛放食品要求的容器内，严防污染。

第十九条　使用煎药机煎煮中药，煎药机的煎药功能应当符合本规范的相关要求。应当在常压状态煎煮药物，煎药温度一般不超过100℃。煎出的药液量应当与方剂的剂量相符，分装剂量应当均匀。

第二十条　包装药液的材料应当符合药品包装材料国家标准。

第五章　煎药室的管理

第二十一条　煎药室应当由药剂部门统一管理。药剂部门应有专人负责煎药室的组织协调和管理工作。

第二十二条　药剂部门应当根据本单位的实际情况制定相应的煎药室工作制度和相关设备的标准化操作程序（SOP），工作制度、操作程序应当装订成册并张挂在煎药室的适宜位置，严格执行。

第二十三条　煎药人员在领药、煎药、装药、送药、发药时应当认真核对处方（或煎药凭证）有关内容，建立收发记录，内容真实、记录完整。

每方（剂）煎药应当有一份反映煎药各个环节的操作记录。记录应保持整洁，内容真实、数据完整。

第二十四条　急煎药物应在2小时内完成，要建立中药急煎制度并规范急煎记录。

第二十五条　煎药设备设施、容器使用前应确保清洁，要有清洁规程和每日清洁记录。用于清扫、清洗和消毒的设备、用具应放置在专用场所妥善保管。

煎药室应当定期消毒。洗涤剂、消毒剂品种应定期更换，符合《食品工具、设备用洗涤卫生标准》（GB14930.1）和《食品工具、设备用洗涤消毒剂卫生标准》（GB14930.2）等有关卫生标准和要求，不得对设备和药物产生腐蚀和污染。

第二十六条　传染病病人的盛药器具原则上应当使用一次性用品，用后按照医疗废物进行管理和处置。不具备上述条件的，对重复使用的盛药器具应当加强管理，固定专人使用，且严格消毒，防止交叉污染。

第二十七条　加强煎药的质量控制、监测工作。药剂科负责人应当定期（每季度至少一次）对煎药工作质量进行评估、检查，征求医护人员和住院病人意见，并建立质量控制、监测档案。

第六章　附　　则

第二十八条　本规范自发布之日起施行，国家中医药管理局于1997年印发的《中药煎药室管理规范》同时废止。

第二十九条　本规范由国家中医药管理局负责解释。